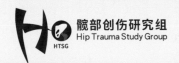

现代髋部骨折治疗理念与技术

Contemporary Concept and Technique of Hip Fracture Management

主　编　周　方

副主编　纪　方　李开南　汤　欣

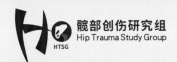

现代髋部骨折治疗理念与技术

Contemporary Concept and Technique of Hip Fracture Management

主　编　周　方

副主编　纪　方　李开南　汤　欣

图文校对　谷萍萍　牛晓燕

编　者　（按姓氏汉语拼音排序）

丁　云	海军军医大学第一附属医院	汤　洋	上海交通大学医学院
范吉星	北京大学第三医院		附属第九人民医院
高　山	北京大学第三医院	佟大可	上海交通大学医学院
高哲辰	安徽医科大学第二附属医院		附属第九人民医院
郭　琰	北京大学第三医院	王光超	海军军医大学第一附属医院
郝有亮	北京大学第三医院	王郑浩	成都大学附属医院
侯国进	北京大学第三医院	许翔宇	北京积水潭医院
纪　方	上海交通大学医学院	杨钟玮	北京大学第三医院
	附属第九人民医院	张　健	大连医科大学附属第一医院
李开南	成都大学附属医院	张雅文	北京医院
李鹏飞	北京同仁医院	张志山	北京大学第三医院
李　上	济南市中心医院	张稚琪	北京大学第三医院
刘冰川	北京大学第三医院	章　浩	海军军医大学第一附属医院
吕　扬	北京大学第三医院	郑　江	成都大学附属医院
司　高	北京大学第三医院	周　方	北京大学第三医院
汤　欣	大连医科大学附属第一医院	周如冰	北京大学第三医院

北京大学医学出版社

XIANDAI KUANBU GUZHE ZHILIAO LINIAN YU JISHU

图书在版编目（CIP）数据

现代髋部骨折治疗理念与技术 / 周方主编．—北京：
北京大学医学出版社，2023.1
　ISBN 978-7-5659-2742-3

　Ⅰ．①现…　Ⅱ．①周…　Ⅲ．①髋骨折 - 治疗
Ⅳ．① R683.3

　中国版本图书馆 CIP 数据核字（2022）第 170531 号

现代髋部骨折治疗理念与技术

主　　编：周　方
出版发行：北京大学医学出版社
地　　址：（100191）北京市海淀区学院路38号　北京大学医学部院内
电　　话：发行部 010-82802230；图书邮购 010-82802495
网　　址：http://www.pumpress.com.cn
E - m a i l：booksale@bjmu.edu.cn
印　　刷：北京金康利印刷有限公司
经　　销：新华书店
责任编辑：许　立　　责任校对：靳新强　　责任印制：李　啸
开　　本：889 mm×1194 mm　1/16　　印张：23.75　　字数：769 千字
版　　次：2023年1月第1版　2023年1月第1次印刷
书　　号：ISBN 978-7-5659-2742-3
定　　价：228.00元

主编简介

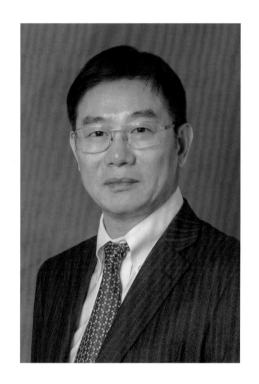

周方，医学博士，主任医师。北京大学教授、博士研究生及博士后导师，北京大学第三医院创伤中心主任。曾任北京大学第三医院创伤骨科主任，北京大学第三医院延庆院区（北京市延庆区医院）执行院长。

毕业于北京大学医学部，曾在英国阿伯丁大学附属医院和顿卡斯特皇家医院接受骨科医师专科培训3年，时任住院医师及总住院医师，在美国加州大学洛杉矶医学中心（UCLA）接受高级创伤骨科培训。

在髋部骨折、四肢骨折的微创治疗、脊柱骨折及严重多发创伤救治方面有较深造诣，致力于骨科生物材料及脊柱脊髓损伤的基础研究，主持科技部重大专项、国家自然科学基金、北京市科委重点项目基金、北京大学交叉学科基金等多项课题研究。在国内外期刊发表论著200余篇，其中在 *JOT，Injury，CORR，Spine，Euro Spine，Advanced Materials* 等 SCI 期刊发表论文40余篇，最高影响因子（IF）30.8。主编/主译著作7部，参编、参译著作20余部，授权专利20余项。曾获教育部提名国家科技进步一等奖，首届全国骨科中青年优秀论文二等奖，首届留学归国人员学术论坛优秀论文奖，北京大学医学部优秀教师、北医三院优秀医师等奖项。

作为国际内固定学会（AO）创伤骨科和脊柱外科国际讲师，多次应邀在瑞士达沃斯骨科论坛讲学。现任中华医学会创伤学分会常务委员，中国医疗保健国际交流促进会运动损伤防治分会副主任委员，中国老年学和老年医学学会老年骨科分会副主任委员，北京医学会创伤学分会副主任委员，国际内固定学会（AO）理事会理事及 AO 中国科学研究主管，国际内固定学会（AO）北京委员会主任委员，国际内固定学会技术顾问委员会（AOTK）委员，国际骨创伤基金会（OTC）中国分会秘书长，国际脊髓学会（ISCS）中国分会常务委员，国际矫形与创伤外科学会（SICOT）中国分会常务委员，并任《中国组织工程研究杂志》常务编委，《中华创伤骨科杂志》《中华创伤学杂志》《中国骨与关节杂志》编委等职务。

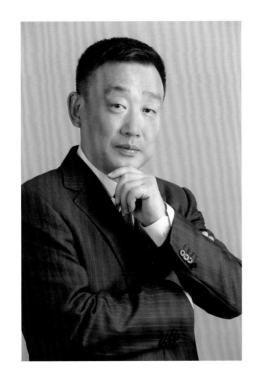

纪方，医学博士，上海交通大学医学院附属第九人民医院骨科主任医师、教授，博士生导师

中华医学会骨科学分会创伤骨科学组委员

中华医学会创伤学分会骨关节损伤学组委员

中华医学会医学工程学分会数字骨科学组委员

中国医师协会骨科医师分会委员及创伤专业委员会委员

中国医疗保健国际交流促进会骨科分会创伤骨科学组副组长

国际矫形与创伤外科学会（SICOT）中国创伤部常务委员

中国老年学和老年医学学会骨科分会副主任委员兼创伤学组副组长

国家卫健委骨创伤能力培训项目专家组副组长

全军骨科专科委员会创伤工作委员会主任委员

上海市医学会骨科专科分会委员兼创伤学组组长

上海市医学会创伤专科分会委员兼创伤骨科学组组长

上海市医师协会骨科医师分会委员兼创伤学组副组长

上海市中西医结合学会创伤医学专业委员会副主任委员

国际内固定学会上海委员会主席

上海市医学会烧伤外科专科分会副主任委员

《中华创伤骨科杂志》《中国矫形外科杂志》《中国骨与关节杂志》《中华肩肘外科杂志》等多个国内相关专业核心期刊编委、特约审稿专家

中华医学会骨科学分会创伤骨科学组讲师团及国际内固定学会（AO）以及国际骨创伤基金会（OTC）等多个讲师团及学术团体资深讲师。

副主编简介

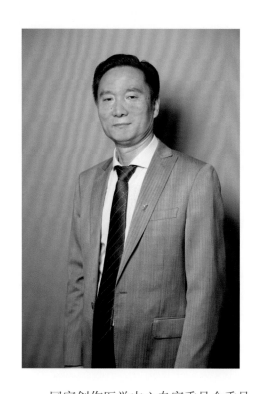

李开南，成都大学附属医院首席专家、二级教授、主任医师

成都市创伤骨科研究所执行所长

成都大学附属医院外科主任（2005—2021）、骨科主任（1996—2021）

中华预防医学会骨与关节病预防与控制专业委员会副主任委员

国际骨科创伤基金会中国委员会常务理事

国际内固定学会（AO）四川省委员会主席

中华医学会创伤学分会常务委员

中国医师协会骨科医师分会常务委员

中国医师协会骨科医师分会足踝学组组长

中国康复医学会骨与关节康复专业委员会常委

中国医师协会医学机器人医师分会常委

国家骨科手术机器人应用中心指导专家

国家创伤医学中心专家委员会委员

国家创伤医学中心医疗质量控制中心委员

四川省医学会第十届和第十二届骨科专业委员会主任委员

四川省医学会第三届创伤专业委员会主任委员

第一、第二、第三、第四届四川省医师协会骨科医师分会副会长

成都市骨科质量控制中心主任

连续五届成都医学会骨科专业委员会副主任委员

中国医药教育协会骨科规范化培训四川基地主任委员

四川省国际医学交流促进会创伤与骨科专业委员会主任委员

副主编简介

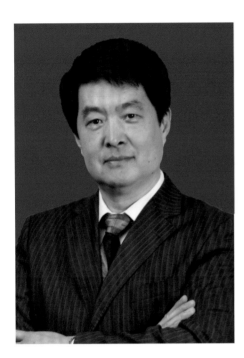

汤欣，教授，博士生导师，主任医师，大连医科大学骨科医院副院长，大连医科大学附属第一医院创伤骨科主任

中国医师协会骨科医师分会委员

中华医学会骨科学分会外固定与肢体延长学组副组长

国际内固定学会（AO/ASIF）创伤中国委员会东北区主席

中华医学会创伤学分会辽宁省分会副主任委员

中国医疗保健国际交流促进会骨科分会骨盆髋臼学组副组长

中国医师学会骨科医师分会创伤工作委员会下肢学组副组长

中国医学促进会运动创伤分会副主任委员

中国医药教育协会骨质疾病专业委员会修复重建学组副主委

中华医学会创伤学分会骨与关节损伤学组委员

中国中西医结合学会委员

辽宁省中西医结合学会骨伤科专业委员会副主任委员

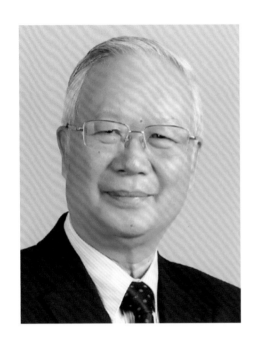

周方教授领衔主编，纪方、李开南和汤欣教授担任副主编的学术专著《现代髋部骨折治疗理念与技术》即将出版。听到这个消息，我禁不住感到由衷的高兴。这是因为，尽管髋部骨折在临床上常见，但由于罹患群体、解剖部位和骨折形态极具特殊性，其处理方法还存在争议，治疗效果也亟待完善和提高；而这部展现髋部骨折治疗的现代理念和技术的专著无疑将正本清源，厘清创伤骨科医生对髋部骨折的认识，传授经验授人以渔，提升创伤骨科医生处理髋部骨折的临床能力，进而改善髋部骨折患者的整体治疗效果，为健康中国的国家战略贡献中国创伤骨科医生的智慧和力量。

看到这部书稿的题目，我不由得想起很多年以前在中国骨科不同专业的医生之间进行的一场争论。争论的焦点是，老年股骨转子间骨折究竟应该如何处理才更合适？它所涉及的正是治疗理念和技术。关节外科医生说，老年髋部骨折应该做髋关节置换，理由是，那样做允许患者早期起床活动，甚至完全负重行走，避免长期卧床引起并发症。创伤骨科医生说，老年股骨转子间骨折要用切开复位内固定的方法治疗，理由是，人体股骨转子部的血供丰富，骨折后愈合的概率很高，那样治疗成功后老人还可以用自己的关节走路！其实争论双方的治疗理念都是为了病人好，只是着眼的角度不同而已。但就技术而言，关节外科医生做髋关节置换手术是驾轻就熟，和择期手术不同的是需要花费时间和精力处理骨折的大小转子，增加局部损伤则是难免的；创伤骨科医生处理骨折复位是得心应手，又有众多的内固定植入物可供选择，有信心能治好老人的股骨转子间骨折，至于手术过程中可能潜伏的陷阱，他们的态度是明知山有虎偏向虎山行，费心费力去研究和应用适宜的技术，保证病患的安全。争论的结果，在创伤骨科医生中达成一个共识，不把人工关节置换作为老年转子间骨折的常规治疗，给这项技术设定了手术适应证。这场争论也给创伤骨科医生提出了新的要求和努力方向，那就是要加强临床研究，深入认识股骨转子间骨折，改进内固定手术技术，研制和应用新的更加适宜的内植物，改善转子间骨折的治疗效果，为病人造福。从那以后，髋部骨折的诊疗技术就成为创伤骨科专科教育的必修课，在全国范围内普及和开展。无论是中华医学会骨科学分会创伤骨科学组、中国医师协会骨科医师分会创伤骨科工作委员会，还是 OTC 中国委员会组织和推进的创伤骨科教育活动，周方教授和他的伙伴们都是身先士卒的干将，他们不辞辛劳为中国创伤骨科的教育奉献自己的知识和精力，奔波教学为向年轻医生们传授技术殚精沥血，在业内有着很高的声望和影响力。2005 年出版、2015 年再版的《OTC 中国创伤骨科教程》的"股骨近端骨折"都是周方教授担纲撰写的，发行之后影响很好。现在他又担纲主编《现代髋部骨折治疗理念与技术》，和他的伙伴们一起将他们近年来在这个领域里的实践和研究成果提炼总结、汇编成书、和盘托出与骨科同道们分享，共同用自己的技术和智慧为广大髋部骨折患者减轻痛苦，让他们恢复肢体功能，重新扬起生命的风帆，为建设和谐社会出力，其价值与意义不言而喻。

这部专著涵盖的内容非常广泛，既涉及髋部骨折的相关解剖、骨折分类等基础知识，也报告最新的治疗理念和技术以及相应的基础研究，还阐述围手术期处理和快速康复等多个热点话题。本书图文并茂，配以大量的影像学资料、手术图片和典型病例诠释，既着力先进理念的推广，也注重实践技术的应用，是近年国内鲜有的髋部骨折专著。

这部专著的主要作者都是常年活跃在临床一线、从事创伤骨科工作的行家里手，在骨折、尤其是髋部骨折的治疗上有着独特的见解、深厚的造诣和丰富的临床经验。他们深知临床工作的需求现状，对临床医生需要什么了如指掌，因此，他们笔下的阐述总是深入浅出娓娓道来，很接地气，有助于读者理解和效仿。我相信，专著出版发行之后很快就会作为临床治疗髋部骨折的工具书，指导临床医生按图索骥进行髋部骨折手术的借鉴，能成为创伤骨科医生的好帮手。

当然，创伤患者的伤情纷繁复杂千变万化，身居临床一线的医生们随时都得准备面对严峻的挑战：也许损伤部位的不利情况会使进一步的处理陷入困境；也许损伤机制的特殊类型将会布下手术处理的陷阱；也许损伤特征本身极易被忽视而造成不良后果；诸如此类不一而足。因此，读者阅读时一定要认真细致，不仅要熟记应知应会的知识，还要把学习的重点集中在理念和原则上，刻意领会理念的真谛，熟练掌握手术的原则，从而将作者们的经验和技术融会贯通消化理解，变成自己处理临床难题的技术技能，以便日后在面对具体病例的时候能够得心应手地提出正确的应对方法，就近就地，像专著的作者们一样，给病人提供正确有效的治疗，不枉他们的一片苦心，共同提高髋部骨折的治疗效果，推进髋部骨折手术技术的发展。

上海交通大学医学院附属第六人民医院骨科教授

中国医师协会骨科医师分会会长（2010-2013）

2022.9.12 于上海

序 2

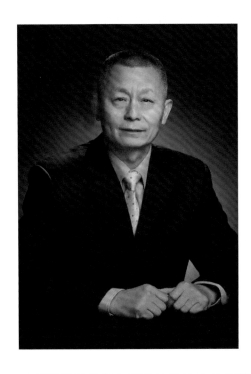

髋部骨折是创伤骨科医生临床工作中遇到的最常见的骨折，虽然每个创伤骨科的医生都治疗过髋部骨折，但有些医生还存在一些错误的治疗理念甚至浑然不知。在髋部骨折治疗理念和治疗方式上还存在一些争议是很正常的，因此适时出版一本能够反映国内外髋部骨折治疗现状的论著，对于帮助创伤骨科医师应用先进的髋部骨折治疗理念和技术，正确处理各种类型的髋部骨折有重要的意义。

我与本著作的主要作者们认识了 20 多年，他们都是国内大型三甲医院的创伤骨科主任，在骨折尤其是髋部骨折的治疗上都有着很深的造诣，在此基础上结合当代髋部骨折治疗的新理念和新技术，编写了此书，其涵盖面广泛，涉及了髋部骨折的基础研究、骨折分类、最新的治疗理念和技术、术前处理、术后康复以及创伤骨科医生关注的多个热点和争议的话题，同时配以大量的原创影像学资料和手术图片以及典型病例，使读者能更好地学习掌握现代髋部骨折治疗的理念和技术，是一本迄今为止我认为对于髋部骨折从基础研究到临床治疗全过程学习的非常有帮助的优秀参考书籍。

北京积水潭医院骨科教授

原中华医学会骨科学分会创伤骨科学组组长

原 AO 创伤亚太区主席

前　言

　　髋部骨折是常见骨折，尤其在老年人，这一部位骨折更为常见。随着全球人口老龄化及交通伤的日益增多，髋部骨折将越来越多，髋部骨折的处理将成为创伤骨科医生最为常见的日常工作。髋部骨折后除了会出现一般四肢骨折的常见并发症外，由于髋部自身的解剖学、生物力学、流行病学及血运的特点，使其内固定失败、骨折不愈合等并发症的发病率高于其他部位的骨折，还有其特有的股骨头坏死及与老年人相关的骨质疏松和可能并存的一系列内科并发症，这些因素使髋部骨折的治疗变得更加复杂和富有挑战。近百年来全球骨科医生使用了多种治疗手段，从保守治疗到手术治疗，从各种各样的内固定到关节置换来治疗髋部骨折，但治疗效果和其他部位的骨折相比仍然不太满意，因此，髋部骨折虽然是一个治疗上历史悠久的骨折，一些治疗理念和治疗方式也还存在着争议，还有许多问题有待研究和解决。

　　本书的主要作者们均来自髋部创伤研究组，他们在一起共同专注于髋部骨折的治疗和研究多年，在国内外专业期刊发表了几十篇相关论著，本书也是髋部创伤研究组对于髋部骨折多年来临床研究的总结。本书结合国内外文献和作者们近年来对髋部骨折的基础、临床研究，从基础理论到临床治疗，对目前国内外髋部骨折最新、最前沿的治疗理念和手术技术进行了详细的介绍和总结，内容包括了股骨颈、转子间、股骨头骨折的热点和争议话题，并配以大量相应的图片和典型病例，力求使读者能了解到目前髋部骨折治疗上国内外的新理念和新技术，在面对具体骨折的治疗时，能应用这些理念和技术，有效解决平时临床工作中所遇到的复杂问题。本著作中引用的大量髋部骨折基础和临床研究的经典和现代的权威文献，对于广大骨科医生的科研工作、临床工作的总结及论文撰写也将起到较大的帮助。

　　本著作由于编写时间仓促，难免存在一些不足，恳请读者批评指正。

北京大学第三医院创伤中心主任

AO（国际内固定学会）理事会理事

2022 年 8 月于北京

致 谢

　　本著作能够最终得以出版需要感谢北京大学医学出版社的大力支持。感谢国家重点研发计划项目（2018YFF0301102）资助。感谢书中参与编写的各位作者历时 1 年多来辛勤的劳动，没有他们在自己业余时间的付出，这本书就不可能在这么短的时间面向读者，感谢我们的家人对我们无怨无悔的支持，感谢我们的病人，在给他们治疗骨折的同时我们也从他们那里获得了宝贵的临床经验。

目　录

髋部骨折治疗的发展简史

第一节　转子间骨折治疗历史

　　了解转子间骨折治疗理念的演变对于推进传统治疗方案的改革至关重要。在 19 世纪之前，英国医生对于转子间骨折的治疗大多选择由 Pott 和 Cooper 提出的治疗方案，该方案以保证患者生存作为治疗的首要目标，患者股骨被固定于屈曲状态，建议患者尽早从卧床休息状态转为坐立，再到保护性行走。而另一种治疗流派是则由利物浦的 Hugh Owen Thomas 提出，他主张患者需要长期制动和卧床休息[1]。

　　在 1902 年 Whitman 对早期转子间骨折保守治疗的效果进行评估，提出通过牵引复位后保持患肢外展、内旋位固定，将能够更好地恢复髋关节的解剖结构[2]。患者在全身麻醉（全麻）下先进行牵引，随后将患肢固定在长腿髋关节石膏内以保持复位。自此外科医生在髋部骨折的治疗过程中从被动转换为主动。接着 Whitman 在 1938 年进一步回顾了髋部骨折的治疗进展[3]，在他的研究中写道："在本世纪初之前，医生对于髋部骨折的治疗方法是不负责任的。传统的治疗方案已被 Astley Cooper 爵士证明将不可避免地对患者遗留永久性残疾。虽然矫正畸形被认为可能会"破坏神圣的嵌塞"，医生选择为了病人所谓的"利益"而忽视骨折本身是不需要承担道德和法律责任，但相比之下积极的治疗只能吸引具有冒险精神的医生和患者，虽然这是愈合的唯一希望，长期单纯石膏固定将只会危及患者的生命。但是尽管存在反对和消极意见，在过去的几年里复位后石膏固定已经成为普遍使用的治疗方法，治疗经验证明消极治疗所依赖的每一个假设都是错误的。"Whitman 成功预见到手术治疗将会取代非手术治疗，并且他对改变传统教条的治疗方案的研究方式仍然可以反映在现代髋部骨折固定的进展中。在这之后 Smith-Petersen 钉的使用是稳定患肢和降低死亡率的下一个进展。

　　早在 19 世纪初 Langebeck 和他的同事便开始尝试在股骨转子间植入内固定以固定髋关节，但由于材料缺乏生物相容性和手术设计不合理等问题导致手术失败[4]。Lane、Lambotte 和 Hey Groves 是发展现代骨固定原理的先驱[5]。随后 X 线影像的出现促使人们对于髋部骨折的治疗方法进行了重新评估。在 1911 年英国医学会外科学会回顾了大量接受 X 线检查的髋部骨折患者后得出结论：应尽早进行手术治疗，且患者功能恢复与有无影像学畸形相关。而真正髋部骨折内固定治疗的现代时代始于 1925 年，由 Smith Peterson 发明了三翼钉（triflange nail）[6]。三翼钉的设计可控制骨折的旋转不稳定性，并且固定足够坚强以便于患者活动，可用于治疗转子间和股骨颈骨折。Brittain[7] 等报道了利用 Smith-Petersen 钉在股骨外侧较低位置治疗股骨大转子骨折的技术，这也为后来高角度型内固定设计的改良奠定基础。接着瑞典的 Johansson[8] 于 1932 年开发了一种新技术（与美国 Wescott 同时报道），即在不切开关节的情况下，在 X 线引导下植入 Smith-Petersen 钉。这被称为"盲钉（blind nail）"，也是微创手术的雏形。同时 Johansson 还开发了第一个空心 Smith-Petersen 钉。1934 年，King[9] 和 Henderson[10] 分别独立报道了使用克氏针临时固定后，用于指导和正确放置 Smith-Petersen 钉以达到 Lambotte（图 1-1-1）所描述的标准。

　　20 世纪 30 年代初，Herry、Lippmann、Henderson 和其他研究人员先后报道了使用拉力螺钉代替单纯螺钉的技术[10-12]，但是直到 1930 年末股骨头固定螺钉以及与之相连钢板的内固定设计问世，才真正为转子间骨折治疗方案从非手术治疗向手术治疗的转

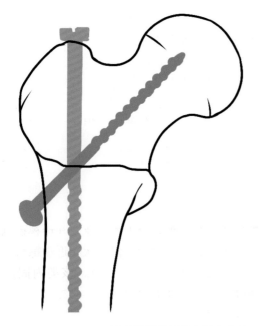

图 1-1-1　Lambotte 治疗髋部骨折的内固定方法

变奠定了基础。在 1937 年，Thornton 发明了第一个固定 Smith-Petersen 钉的可连接外侧钢板[13]。在此后的 10 年内，相关的内固定设计数量出现了爆炸式增长。其中，Jewett 是第一个提出需要用单独的螺钉切开复位"小转子"（或后内侧骨折块），以增加骨折的稳定性，其设计的 Jewett 钉是一种焊接到钢板上用于固定股骨干的三翼钉。20 世纪 40 年代，Blount[14]和 Moore[15] 建立了"接骨板（Blade plate）"的术语和概念。1944 年，来自美国加利福尼亚的 Neufeld 和英国的 Capener[16] 开发了角固定型钉板[17]。Boyd 和 Griffin[18] 在 1949 年首次报道了转子支撑钢板（Richardson 在 Campbell 诊所发明）用于在不稳定骨折中防止 Neufeld 钢板中间化。Boyd[19] 并进一步报道了支撑技术的改进，包括螺钉固定到转子内进一步固定转子碎片。

在 20 世纪 30 年代和 40 年代，选择外科治疗的主要原因是相信手术固定可降低长时间卧床休息的死亡率，并无须人字形石膏固定。早期研究报告显示，相对于非手术治疗，患者可以更早地活动，且住院时间更短。1949 年，Evans 比较了使用 Neufeld 型钉技术手术治疗股骨粗隆骨折与非手术治疗的疗效，他基于四个至今仍适用的参数评估，结果显示手术治疗效果更佳：①更好的疼痛缓解和患者的舒适度；②改善患者的早期活动能力；③住院护理的经济性和医院效率；④较低的死亡率（手术治疗 18%，非手术治疗 33%）[20]。

20 世纪 40 年代，随着 Inman[21] 认识到髋部生

物力学的重要性以及 Eggers[22] 等认识到压力对骨折愈合的影响，人们开始对髋部骨折固定进行力学分析。Smith 开发了基于尸体标本进行力学测试的方法，并确定了导致骨折所需的力[23]。Taylor、Janzen 和 Neufeld[24] 在一份关于内固定失败的报告中提出，内固定需要具有足够的疲劳寿命以及骨折稳定固定的重要性。1956 年，Martz[25] 第一个报道了当时常见髋关节植入物载荷失效的测试结果。在分析人类股骨上的应力时，Martz 指出由于动量和杠杆作用，行走时股骨头受到大约 400 磅的力。他应用工程学的方法，设置安全系数为 2，发现对于股骨近端内固定系统需要抵抗至少 800 磅（3200N）的压力。基于负荷的几何假设，Foster[26] 提倡采用更大角度的钉板，以尽量减少对植入物的负荷。Cleveland 等[27] 认为，即使优化内固定设计，仍会有一小部分种植失败发生。

1963 年，Holt[28] 提出内固定失败与植入物力学设计有关。他第一个提出股骨转子骨折不易出现旋转移位，并因此设计了圆形钉板（固定角度设计），该设计去除了先前用于控制股骨头旋转的组件。他认为股骨转子间骨折的近端骨折不太可能在骨折复位、插入髓内钉、钢板固定后发生旋转，因为骨折处有骨折块限制。在使用他设计的内固定治疗的 100 例骨折患者中，未发现任何旋转移位的迹象。同时他认为内固定植入物的抗疲劳能力足以承受相应的负荷，也是第一个提倡术后完全负重的人。

带滑动加压的空心套筒型内固定是由 Godoy-Moreira[29] 于 1938 年发明，这是动力髋螺钉（dynamic hip screw，DHS）的雏形。与其他类似内固定一样，它最初设计用于治疗股骨颈骨折，主要设计用于减少内固定失败。作者认为，螺钉和侧螺栓产生的压力会限制骨折部位的旋转或弯曲移位。Schumpelick 和 Jantzen[30] 在 1952 年报道了 Pohl 在德国基尔设计的一种带有侧板的滑动套管系统的植入物（Y 型钉）。有趣的是，他们还报告了植入物的套叠将会导致骨折处塌陷，最终引起一些患者出现 Trendelenburg 步态。同时他们还提出了滑动髋螺针（sliding hip screws，SHS）早期负重的概念。

1955—1958 年，Pugh 和 Massie[31] 先后报道了 SHS 的成功应用。SHS 能够减少内固定在股骨头内的穿透率以及早期疲劳失败率。但使用 SHS 内固定治疗的患者在术后 4～6 个月内不建议完全负重。有趣的是，Pugh 试图通过功能评分上对结果进行分类，但"由于年龄的变化，以及这些患者的一般身体状况的变化，这被认为是不切实际的。在发生完全愈合

的情况下，结果被认为是良好或令人满意的"。1956年，美国第一个商用滑动加压髋螺钉由西雅图的Clawson[32,33]博士和苏格兰的McKenzie博士合作推出，并在孟菲斯的Richards公司（田纳西州）制造。他们的改进包括一个钝头空心螺钉设计，其与一个可选长度和角度的侧板相连接；并有一个键槽，以提高旋转稳定性。而在1975年由Mullholland在Clawson研究所（现为Harborview医疗中心）进行的相关临床研究显示[34]，患者功能恢复与术前情况和术后康复相关，而使用该内固定治疗后的患者死亡率似乎有所改善。

1960—1970年，Dimon和Hughston[35]、Sarmiento和Williams1[36]，以及Harrington和Johnston[37]推广了通过主动外翻截骨术来改善不稳定骨折稳定性的想法。然而一系列前瞻性研究和Meta分析均显示，相较于SHS内固定，截骨术并未在改善死亡率及功能恢复方面展现出明显优势，且其失血量风险较高[37-40]，因此该类技术已基本被淘汰。

1979—1980年，Kyle等[41]和Jensen[42]分别独立提出了滑动装置的不稳定性问题，他们均报道了对Evans分型的改良，包括后内侧骨折部分的侧位摄片位置及其与滑动固定系统稳定性的关系。Kyle等发现，畸形和塌陷的发生率会随着不稳定性程度的增加而增加。然而他们发现大角度滑动钉技术结合预防性使用抗生素、血栓栓塞预防和早期活动，在降低死亡率和固定失败率方面产生了积极的效果。在功能评估中，偶尔的疼痛、永久性跛行和使用拐杖均被视为是好的结果。Jensen还在他们的分型系统中提到了SHS内固定降低骨折失败率和继发性移位风险的能力。当达到双平面解剖复位和内侧皮质稳定时，没有继发性移位的发生。在非解剖性和（或）不稳定性骨折中，他们报告了25%～69%的继发性移位率。他们的统计分析显示与继发性移位相关的是缺乏复位，而非骨折的不稳定性。关于SHS的尖端位置，Jensen建议放置在距离关节面10 mm以上，而Kyle等则建议放置在距离关节面10 mm以内，以期减小切口。

20世纪80～90年代，对于髋部骨折失败的再次重视催生了一种新的固定方法。在钢板领域，Medoff和Maes[43]报道了用于不稳定骨折的双轴加压髋螺钉，除了在头部的螺钉-钢板界面间进行动态压缩外，还可以沿着骨干进行轴向压缩，其概念类似于Eggers钢板。在不稳定骨折中，这种双轴压缩的概念被证明是有效的，可以最大限度地降低植入物失败的概率，

但会加重下肢的短缩。对于旋转不稳定性这一问题的重新重视[44-45]，促使Gotfried[46]开发了经皮加压钢板系统（PCCP，Orthofix，维罗纳，意大利），它由一个侧板和两个受限的部分螺纹拉力螺钉组成，采用重建钉式模式，优化了髋部的旋转稳定性，最大限度地减少了对大转子和股骨外侧壁的损伤。虽然还需要进一步的比较研究，但有初步研究表明，使用这种设备的患者可能可以更快地达到功能恢复。锁定钢板和混合锁定钢板最近被用于不稳定骨折，但目前仅有初步的早期报道（表1-1-1）。

髓内固定是一种结合了闭合技术和透视控制的技术，具有可变长度的股骨几何形状和近端螺钉孔，允许用螺钉固定股骨头（表1-1-2）。该类内固定是从1953年Küntscher的Y型钉（图1-1-2、图1-1-3）设计演变而来的，在*Marrow Nailing Method*一书中描述了他的首个病例（图1-1-4）。这是一种非锁定型无须扩髓的髓内钉，其带有加压钉组件的，能够穿过中央髓钉固定股骨头。Zickel钉（图1-1-5）主要用于转子下骨折，是另一种用于股骨头的嵌顿型钉，但其并不具有远端锁定能力。钛转子固定钉（TFN，DePuySynthes，West Chester，PA）是此类植入装置

表 1-1-1　钢板分类

固定类型	举例	固定失败机制
嵌入	刀片钢板	内侧穿透
	钉板	破裂
动态加压	滑动髋螺钉	断裂
	可调式髋部钉	钢板脱落
	动力螺旋刀片	—
线性加压	Gotfried PCCP	更低的断裂风险？
	InterTAN CHS	—
混合锁定与转子支撑	股骨近端锁定钢板	钢板故障
	转子稳定钢板	

表 1-1-2　髓内钉的分类

固定类型	举例	固定失败机制
嵌入	Y型钉，TFN	内侧穿出
动态加压	Gamma钉，IMHS	较短的设计导致假体周围切出
双螺钉动态加压	重建钉	Z效应
整体线性加压	InterTAN	不详

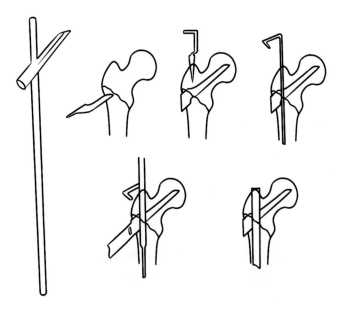

图 1-1-2　Küntscher 设计的 Y 型钉

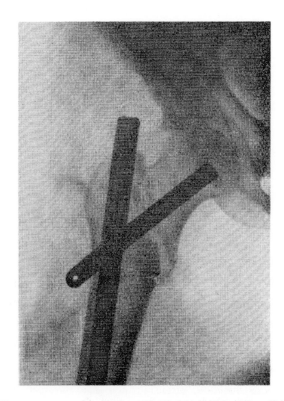

图 1-1-4　Küntscher 使用 Y 型钉治疗的首例患者的 X 线图

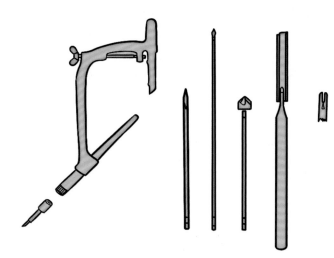

图 1-1-3　Y 型钉植入设备

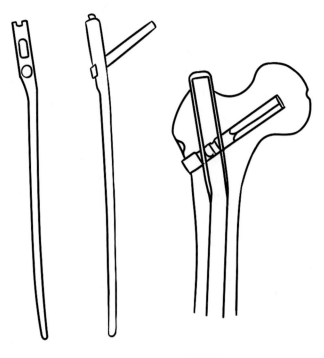

图 1-1-5　Zickel 的设计

中最新的一种。

Grosse-Kempf 型 gamma 钉和 Russell-Taylor 重建髓内钉是两种应用于髋关节区域的新型髓内钉，与 1980 ～ 1990 年闭式交锁技术的广泛采用和普及趋势相一致。这些内固定采用插入髓内装置的加压螺钉代替传统螺钉进行股骨头和股骨颈固定。Gamma 钉使用 17 ～ 18mm 的扩大近端钉段和一个大的单拉力螺钉用于头部固定，而重建钉则允许使用 15mm 的近端钉段和两个较小的拉力螺钉。这两种器械在近 20 年都有了发展，现代设计逐渐演变为带有 4° ～ 5° 角的近端弯曲，且分别采用内侧或转子入口，而非外侧转子或梨状肌入口。

在 2004 年，InterTAN 型髓内钉被广泛推广使用。它具有梯形的横截面能够保护大转子的侧壁，并具有类似于髋关节假体柄的混合钉设计，以确保近端髓内钉的稳定性。此外，通过股骨头内的整体螺钉结构能够进行线性加压，可产生更大的防止旋转不稳定性力。通过添加聚甲基丙烯酸甲酯（polymethyl methacrylate，PMMA）或磷酸钙骨水泥增强内固定把持力已被考虑了30多年。最近，新的植入物设计和生物材料的发展为相关研究注入了新的活力，并已有相关的临床研究报道。

参考文献

[1] Bick E. Source book of Orthopaedics. New York, NY. Hafner Publishing Co., 1968.

[2] Whitman R. Vii. A new method of treatment for fracture of the neck of the femur, together with remarks on Coxa Vara. Annals of Surgery, 1902, 36 (5): 746-761.

[3] Whitman R. A review of the campaign for the establishment of surgical principles in the treatment of fracture of the neck of the femur. The Journal of Bone & Joint Surgery, 1938, 20 (4): 960-962.

[4] Bucholz R, Heckman JD, Court-Brown C. Rockwood and Green's fractures in adults. 8th ed. Lippincott, Williams & Wilkins, 2016.

[5] Parker MJ, Gurusamy K. Modern methods of treating hip fractures. Disability and Rehabilitation, 2005, 27 (18-19): 1045-1051.

[6] Smith-Petersen MN. Treatment of fractures of the neck of the femur by internal fixation. The Journal of Bone & Joint Surgery, 1937, 21 (2): 483-486.

[7] Brittain HA. The Low Nail. British Medical Journal, 1942, 1 (4240): 463-464.

[8] Johannsson S. Zur Technic der Osteosynthese der Fraktur Colli Femoris. Acta Orthopaedica Scandinavica, 1932, 3: 362.

[9] King T. Technique for surgical fixation of the hip(transl). Medical Journal Aust, 1934, (1): 5.

[10] Henderson M. Surgical technique for hip fracture fixation. Mayo Clinical Translation, 1934, (9): 203.

[11] Henry, Myron O. Lateral introduction of the screw bolt in intracapsular fracture of the hip. Journal of Physics C Solid State Physics, 1938, 21 (1): 177-192.

[12] Lippmann RK. Experiences with the corkscrew bolt.

The Journal of Bone & Joint Surgery, 1939, 21 (3): 735-746.

[13] Thornton L. The treatment of trochanteric fractures of the femur. Two new methods. Piedmont Hospital Bulletin, 1937, 10: 21-27.

[14] Blount WP. Blade-plate internal fixation for high femoral osteotomies. The Journal of Bone & Joint Surgery, 1943, 25 (2): 319-339.

[15] Moore AT. Blade-plate internal fixation for intertrochanteric fractures. The Journal of Bone & Joint Surgery, 1944, 26: 52-62.

[16] Capener N. The treatment of pertrochanteric fracture. The Journal of Bone & Joint Surgery, 1957, 39 (3): 436-437.

[17] Taylor GM, Neufeld AJ, Janzen J. Internal fixation for intertrochanteric fractures. The Journal of Bone & Joint Surgery, 1944, 26: 707-712.

[18] Boyd HB, Griffin LL. Classification and treatment of trochanteric fractures. Archives of Surgery, 1949, 58 (6): 853-866.

[19] Boyd HB, Anderson LD. Management of unstable trochanteric fractures. Surgery, Gynecology & Obstetrics, 1961, 112 (5): 633-637.

[20] Evans EM. The treatment of trochanteric fractures of the femur. The Journal of Bone & Joint Surgery, 1949, 31B (2): 190-203.

[21] Inman VT. Functional aspects of the abductor muscles of the hip. The Journal of Bone & Joint Surgery, 1947, 29 (3): 607-619.

[22] Eggers GW, Shindler TO, Pomerat CM. The influence of the contact-compression factor on osteogenesis in surgical fractures. The Journal of Bone & Joint Surgery, 1949, 31A (4): 693-716.

[23] Smith LD. Hip fractures; the role of muscle contraction or intrinsic forces in the causation of fractures of the femoral neck. The Journal of Bone & Joint Surgery, 1953, 35-A (2): 367-383.

[24] Taylor GM, Neufeld AJ, Janzen J. Internal fixation for intertrochanteric fractures. The Journal of Bone & Joint Surgery, 1944, 26 (4): 707-712.

[25] Martz CD. Stress tolerance of bone and metal. The Journal of Bone & Joint Surgery, 1956, 38-A (4): 827-834.

[26] Foster JC. Trochanteric fractures of the femur treated

by the Vitallium McLaughlin nail and plate. The Journal of Bone & Joint Surgery, 1958, 40-B (4): 684-693.

[27] Cleveland M, Bosworth DM, Thompson FR, Wilson HJ Jr, Ishizuka T. A ten-year analysis of intertrochanteric fractures of the femur. The Journal of Bone & Joint Surgery, 1959, 41-A: 1399-1408.

[28] Holt EP. Hip fractures in the trochanteric region: treatment with a strong nail and early weight-bearing. The Journal of Bone & Joint Surgery, 1963, 45 (4): 687-705.

[29] Godoy-Moreira F. A special stud-bolt screw for fixation of fractures of the neck of the femur. The Journal of Bone & Joint Surgery, 1940, 22 (3): 683-697.

[30] Schumpelck W, Jantzen PM. A new principle in the operative treatment of trochanteric fractures of the femur. The Journal of Bone & Joint Surgery, 1955, 37-A (4): 693-698.

[31] Pugh WL. A self-adjusting nail-plate for fractures about the hip joint. The Journal of Bone & Joint Surgery, 1955, 37-A (5): 1085-1093.

[32] Clawson DK. Intertrochanteric fracture of the hip. The American Journal of Surgery, 1957, 93 (4): 580-587.

[33] Clawson DK. Trochanteric fractures treated by the sliding screw plate fixation method. Journal of Trauma, 1964, 4: 737-752.

[34] Mulholland RC, Gunn DR. Sliding screw plate fixation of intertrochanteric femoral fractures. Journal of Trauma, 1972, 12 (7): 581-591.

[35] Dimon JH, Hughston JC. Unstable intertrochanteric fractures of the hip. The Journal of Bone & Joint Surgery, 1967, 49 (3): 440-450.

[36] Sarmiento A, Williams EM. The unstable intertrochanteric fracture: treatment with a valgus osteotomy and I-beam nail-plate. A preliminary report of one hundred cases. The Journal of Bone & Joint Surgery, 1970, 52 (7): 1309-1318.

[37] Harrington KD, Johnston JO. The management of comminuted unstable intertrochanteric fractures. The Journal of Bone & Joint Surgery, 1973, 55 (7): 1367-1376.

[38] Parker MJ, Handoll HH. Osteotomy, compression and other modifications of surgical techniques for internal fixation of extracapsular hip fractures. Cochrane Database of Systematic Reviews, 2009, 2009 (2): CD000522.

[39] Gargan MF, Gundle R, Simpson AH. How effective are osteotomies for unstable intertrochanteric fractures. The Journal of Bone & Joint Surgery, 1994, 76 (5): 789-792.

[40] Desjardins AL, Roy A, Paiement G, et al. Unstable intertrochanteric fracture of the femur. A prospective randomised study comparing anatomical reduction and medial displacement osteotomy. The Journal of Bone & Joint Surgery, 1993, 75 (3): 445-447.

[41] Kyle RF, Gustilo RB, Premer RF. Analysis of six hundred and twenty-two intertrochanteric hip fractures. The Journal of Bone & Joint Surgery, 1979, 61 (2): 216-221.

[42] Jensen JS. Classification of trochanteric fractures. Acta Orthopaedica Scandinavica, 1980, 51 (5): 803-810.

[43] Medoff RJ, Maes K. A new device for the fixation of unstable pertrochanteric fractures of the hip. The Journal of Bone & Joint Surgery, 1991, 73 (8): 1192-1199.

[44] Lunsjö K, Ceder L, Stigsson L, Hauggaard A. One-way compression along the femoral shaft with the Medoff sliding plate. The first European experience of 104 intertrochanteric fractures with a 1-year follow-up. Acta Orthopaedica Scandinavica, 1995, 66 (4): 343-346.

[45] Watson JT, Moed BR, Cramer KE, Karges DE. Comparison of the compression hip screw with the Medoff sliding plate for intertrochanteric fractures. Clinical Orthopaedics Related Research, 1998, (348): 79-86.

[46] Gotfried Y. Percutaneous compression plating of intertrochanteric hip fractures. Journal of Orthopaedic Trauma, 2000, 14 (7): 490-495.

（高 山 周 方）

第二节　股骨颈骨折治疗历史

1990 年，全世界有 166 万例髋部骨折，随着人口老龄化以及交通伤的日益增多，预计到 2025 年，这一数字将突破 260 万[1]。股骨颈骨折是髋部骨折中常见的损伤，约占髋部骨折的 53%，占全身骨折的 3.58%[2]。分析股骨颈患者人群特点，可以得知女性多于男性，老年患者较年轻人更容易患该病，老年骨质疏松患者轻微外伤即可导致其骨折，而在中青年患病人群中致病原因大多为高能量损伤，值得注意的是，在骨质疏松的老年人群中，发病率每年正以 1%~3% 的不同速度增长[3]。股骨颈骨折因为其解剖结构的特殊性和生物力学的复杂性，传统的保守与内固定治疗常导致股骨头缺血性坏死和骨不连这两种并发症，随着髋部生物力学研究的深入及内固定器械的不断发展，股骨颈骨折的治疗效果得到一定改善。关节置换治疗的出现，成功地从根本上解决了股骨头缺血性坏死和骨不连的问题，但也带来了关节磨损、深部感染、假体周围骨折等一系列新问题。股骨颈骨折治疗方式主要包括保守治疗、内固定治疗和关节置换治疗三种，本章节就股骨颈骨折相关治疗措施做系统综述，简要回顾股骨颈治疗的历史发展。

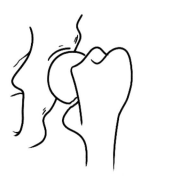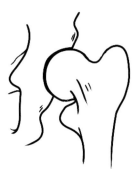

图 1-2-1　闭合复位人字绷带固定治疗前后患者髋部手绘正位影像[7]

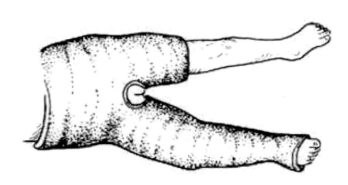

图 1-2-2　髋人字石膏固定示意图

一、保守治疗

在手术治疗出现以前，保守治疗是股骨颈骨折的唯一治疗方式。1378 年，德国皇帝查理四世因股骨颈骨折后行保守治疗，长期卧床导致罹患肺炎而死亡，这是目前可查的最早的文献报道的股骨颈骨折患者[4]。Whitman 等在 1902 年和 1933 年[5-6]，Cotton 在 1927 年和 1934 年分别提出，采用闭合复位方法，利用人字绷带固定来防止内部旋转可以成为治疗股骨颈骨折的有效方法[7-8]，图 1-2-1 展示了闭合复位保守治疗的相关案例。

随着现代医学的发展，保守治疗的适应指证仅局限于原发的股骨颈压缩性疲劳骨折[9]。保守治疗一般包括髋人字石膏固定患肢（图 1-2-2）以使得病人痛苦最小化；胫骨结节持续牵引；穿戴特制的"丁"字防旋固定鞋（图 1-2-3）；禁止患肢负重，轻度外旋患肢适当增加关节囊容量并有利于囊内压力的降低，有助于股骨头血运的改善；在膝盖下垫上枕头可以抬高患肢，使足跟不至于过度压迫而导致皮肤坏死；止痛

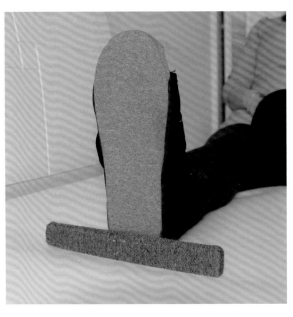

图 1-2-3　医用"丁"字防旋固定鞋

药物的及时足量应用；辅以下肢肌肉按摩等预防下肢血栓[10]等一系列非手术措施，一般经过2～3个月的康复时间，当患者症状消失即可进行正常的活动。保守治疗的成功率低下，而且后期仍有骨折不愈合、股骨头缺血性坏死的可能。国外的一项研究表明[11]，保守治疗后期仍有55.7%的股骨颈骨折患者出现骨折再移位。因此，大部分学者提倡早期手术，以提高患者的生活质量。随着人口老龄化，老年人口基数大幅增长，股骨颈骨折保守治疗目前也常用于不能行走的老年患者，这些高龄患者因为全身状态差而不愿或不能行手术治疗，只能通过保守治疗缓解症状，这些患者往往合并有严重的心肺功能衰竭，生存期有限，无法耐受手术，手术风险远大于手术获益。

二、手术治疗

现行的主流观点认为，对于有多系统合并疾病的高危患者及有手术禁忌证的患者可采用保守治疗，其他股骨颈骨折患者则建议行手术治疗。随着手术技术的不断发展，以及内植物种类与材料的不断更新，绝大多数患者都具有明确的手术指征，手术治疗股骨颈骨折已经成为现如今的主流治疗方式。常用的手术方式包括内固定治疗、关节置换治疗两种。一般认为，对65岁以下的患者可行内固定治疗，对65岁以上骨折有移位的患者可行关节置换治疗。但是，在临床实践中单纯根据患者年龄选择手术方式有失妥当，为患者提供规范合理的个体化治疗还需要将患者年龄、性别、骨折类型、是否存在骨质疏松及其严重程度（骨密度）、生活能力、内科合并症等多种因素纳入综合考虑[12]。股骨颈骨折手术治疗可以实现患者早期功能锻炼的需求，降低卧床相关并发症的发生率，有效改善患者的预后。一般而言，如条件允许，手术应急诊进行，缩短受伤至手术时间，可以减少发生围手术期并发症风险，提高病人的满意度，并减少住院时间，调查显示，手术治疗股骨颈骨折获得越来越多临床医生的支持[13]。

（一）内固定治疗

内固定治疗股骨颈骨折，操作简单，耗时短，造成的创伤小。相关文献报道，对于股骨颈骨折当尽早行内固定手术，甚至有条件时可行急诊即时手术，可以有效降低术后骨不连、股骨头坏死的发生率[14]。回顾内固定治疗的历史，1931年Smith-Petersen研制的三刃钉是文献报道的最早用于治疗股骨颈骨折的单钉

类内固定[15]，手术操作便捷，并在当时被广泛接受应用。如图1-2-4所示，该钉带有三个凸缘，可在多个方向上实现固定，而且置钉时减少了骨量的丢失，可以实现持续完整的固定，但该内固定也存在一些设计缺陷，单钉体积较大，敲击时由于占位效应明显，易引起骨皮质劈裂，在生物力学上也不能给骨折断端加压，常导致断端分离，抗压力、抗张力及抗旋转能力都差强人意[16]。这种内固定的应用都有过很多报道，图1-2-5展示了该内固定系统的术后影像，其中最具权威的文献是在1962年由Fielding等发表的研究报告，他们应用该内固定系统一共治疗了284例移位和非移位型股骨颈骨折病人，骨不连率为18%，股骨头缺血坏死率为29%[17]。

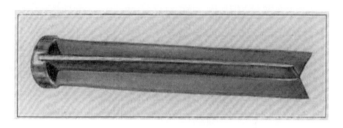

图1-2-4　最早用于股骨颈内固定治疗治疗的三刃钉[18]

20世纪30年代，多钉类内固定出现，包括目前仍常用的Knowles钉、Deyerle钉、Moore钉、Neufeld钉等[19-22]。1937年Moore第一个发表了植入复合多钉的研究，他认为这种类型的复合钉有在于插入过程中无须特殊工具，而且愈合率高达96%[23]。在这之后，各式各样的复合钉纷纷出现。如图1-2-6所示，多钉内固定的出现有效地克服了单钉内固定的一系列缺陷，多钉内固定的优势在于可经皮置钉，占位效应较单钉小，置钉时对骨质破坏较小，但钉头过细压强大，操作时容易穿透股骨头，钉本身的固定强度不足。

20世纪50年代出现了可以治疗压缩性股骨颈骨折的滑移式钉板系统，包括Push钉、Richard钉、DHS等，这其中以动力髋螺针（dynamic hip screw，DHS）（图1-2-7）的应用最为广泛，通过静力和动力加压作用，对断端持续加压促进骨折愈合，设计符合股骨上段的生物力学特点，对于非稳定的骨折基本都能使用。Zhang等[24]通过荟萃分析研究发现使用DHS治疗股骨颈骨折相比多枚空心螺钉内固定，失败率、术后并发症发生率更低。Ma等[25]通过研究也得出了类似的结论：与空心螺钉内固定相比，DHS治疗股骨颈骨折的术后并发症发生率更低，而且骨折的愈合时间更短，但是两者的Harris Hip评分相近，患

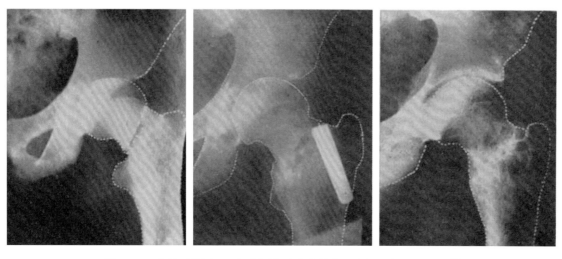

图 1-2-5　股骨颈骨折三刃钉内固定治疗术前术后髋部正位 X 线影像[18]

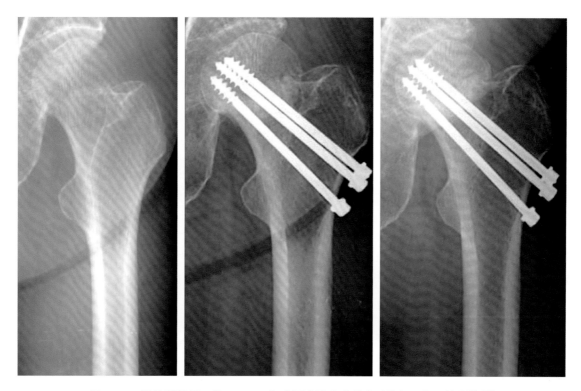

图 1-2-6　股骨颈骨折三根 Knowles 钉内固定治疗术前术后髋部正位 X 线影像[19]

者预后功能大致相同。尽管 DHS 能提供坚强内固定，但术中出血量和术后并发症较多，其内侧支撑稳定性有限，造成其缺少足够的旋转稳定性，抗旋转性能不足，容易导致股骨颈螺钉自股骨头内切出、折弯、皮质骨螺钉拔出，钢板松动，骨折畸形愈合，疼痛等一系列问题，内固定失败率为 4%～16.7%[26]。

1980 年北欧兴起的 Hansson 钉[28]属于钩钉类内固定，如图 1-2-8 所示，结构包含外套、带唇钩可滑动内芯针两部分，操作简便，创伤小，术后股骨头缺血性坏死发生率低，但是，术后早期负重易出现滑钉。

多钉类加压内固定是近年来兴起的内固定方式，加压螺钉包括 Uppsala 螺钉[29]、Ullevaal 螺钉[30]、空心加压螺钉等。多钉类加压螺钉治疗股骨颈骨折既保留了可经皮穿刺，创伤小的优点；又能有效对骨折断端加压，且防旋功能较强加速了骨折愈合。影响其固定效果的因素主要有患者骨质条件、骨折类型、螺钉数量以及螺钉整体布局、位置、角度，钻孔次数等。作为目前闭合复位术式常使用的内固定材料，如图 1-2-9 所示，国际上通常选用三枚空心加压螺钉以平行倒三角或正三角方式固定。现多推荐以倒三角分

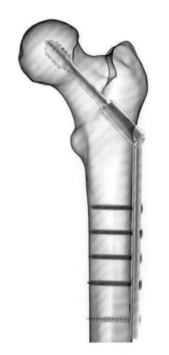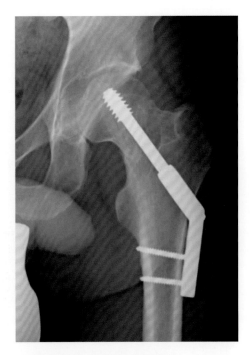

图 1-2-7　DHS 示意图与内固定治疗术后髋部正位 X 线影像[27]

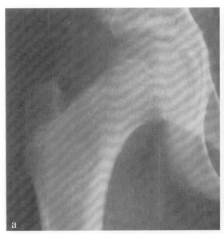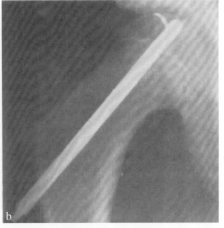

图 1-2-8　Hansson 钉内固定治疗（a）术前、（b）术后髋部正位 X 线影像[28]

布打入三枚空心螺钉[31]，可以使骨折断端的牢固性增强，并利于早期进行功能锻炼和骨折愈合，亦有使用 2 枚或者 4 枚螺钉固定的。两枚平行拉力螺钉可以对骨折断端提供滑动加压，具有一定的抗旋转作用。Maurer 等[32] 通过尸体试验，测试两枚或三枚 AO 加压螺纹钉内固定股骨颈骨折的生物力学性能，认为两枚加压螺钉能够满足生理条件下的应力。Mei 等也通过有限元分析确定了在股骨颈骨折固定中使用的三个空心螺钉的最佳配置，比较了空心拉力螺钉以不同方式固定不同骨折类型的机械应力，证实了倒立等腰三角形置钉是螺钉置入的最佳方式，并且螺钉位置，角度，钻孔频率均可影响股骨颈骨折内固定的机械强

度，反复钻孔会导致骨质丢失，内固定稳定性下降。重复钻孔也会进一步损伤股骨头颈部的血液供应，导致股骨头缺血性坏死。但是，也有不少文献报道加压螺钉固定股骨颈骨折术后失效[33-34]，并发症包括螺钉脱出和移位、股骨头坏死，股骨颈短缩、骨不连，再发骨折等一系列问题。

目前髓内钉固定主要应用于股骨转子间骨折，单独用于治疗股骨颈骨折的情况较少。InterTan 作为股骨近端髓内固定的代表，固定股骨颈骨折时，能有效避免股骨颈短缩，Martin 等[36] 曾于 2011 年发表相关研究，在粉碎的 Pauwels Ⅲ 型骨折中，与 DHS 固定相比，InterTan 固定提供了足够的术后机械强度，对

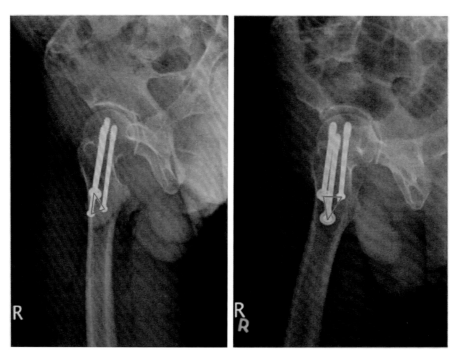

图 1-2-9　骨颈骨折空心钉内固定手术的两种三角布局方式 [35]

抗剪切应力、防止轴向移位方面均优于 DHS 固定。锁定接骨板系统也是近年来设计研究较多的内固定，包括 FNLP：与传统螺钉固定方法相比，FNLP 的轴向刚度显著增加，表现出更高的机械刚度 [37]；Targon FN：与普通的标准滑动髋螺钉固定术相比，Targon FN 固定术后头部碎片的沉降减少，切开率降低，关节置换术的转化率更低 [38]；InterTan 钉板系统 [38]：张晟等利用有限元分析研究表明 InterTan 钉板系统相较于空心钉固定应力分布均匀，能有效防止股骨颈短缩的发生 [39]。Basso 等 [40] 的一项尸体研究显示，在三枚拉力螺丝上加一个锁定钢板，抗剪切能力增加，还可以减少沿股骨颈的轴向移位，能减少股骨颈短缩和髋关节内翻畸形的发生，并且附加锁定板后，并不影响骨折断端处的微动，而引起骨折延迟愈合。图 1-2-10 股骨颈动力交叉钉系统（femoral neck system，FNS）是目前治疗股骨颈骨折最新的内固定系统，对外侧软组织影响小，在一定程度上避免外侧顶起引起的不适感。生物力学优势明显，支撑强度能够有效抵抗股骨颈塌陷和下肢短缩，目前相关研究报道尚不多见。

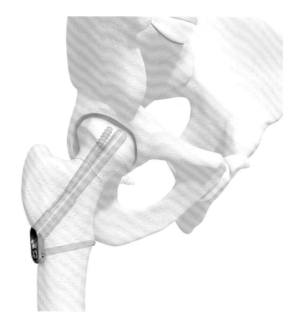

图 1-2-10　股骨颈动力交叉钉系统（FNS）示意图 [41]

（二）关节置换治疗

与传统内固定治疗相比，人工髋关节置换患者术后即可应用助行器开始行走，具有术后卧床时间短、

老年卧床相关并发症低、髋关节术后能够早期功能活动等特点，相比其他内固定手术而言，此类手术虽然创伤更大，手术时间更长，出血更多，但从根本上解决了内固定系统术后可能出现的骨不连、股骨头坏死等并发症，而且因为髋部局部应力复杂多变，人工关节置换术更加符合人体生物力学，关节置换术的再手术发生率更低，是一个经济效益比很高的治疗方式，

临床上被广泛地用于治疗老年股骨颈骨折[42]。股骨颈骨折的关节置换治疗包括半髋关节置换术和全髋关节置换术，目前多适用于移位股骨颈骨折的老年患者。对于预期寿命短，日常活动要求低的老年患者，常常建议半髋关节置换术治疗，反之则建议全髋关节置换术治疗。

1. 髋关节假体的发展

1890 年，德国医师 Gluck 第一个将象牙制作的股骨头假体植入人体。1923 年，美国医师 Smith Petersen 在波士顿设计了玻璃杯关节假体。1938 年，英国医师 Philip Wiles 采用不锈钢的臼杯与股骨假体，实施全球第 1 例全髋关节置换。1938 年，美国医师 Smith Petersen 用牙科医生使用的钴铬钼合金材料做成钟状开口的金属杯，用于髋关节置换。1940 年，Judet 兄弟在法国用固定牙的丙烯酸合成树脂制造人工髋关节。1941 年，美国的 Moore 和 F.R.Thompson 分别研出出完整的股骨球头置换术。1950 年，英格兰医师 Charnley 进行了关节摩擦和润滑机制研究的设想。1953 年，美国医师 Haboush 第一次将丙烯酸骨水泥应用于全髋关节假体固定。如图 1-2-11 所示，1958 年，英格兰医师 Charnley 根据重体环境滑润理论，用聚四氟乙烯髋臼和金属股骨头制成低摩擦的人工关节。1962 年，经过大量的生物材料摩擦试验，英格兰医师 Charnley 设计出直径 22.5 mm 的金属股骨

头和超高分子聚乙烯髋臼组合的假体，用聚甲基丙烯酸甲酯（骨水泥）固定，从而创建了低摩擦的人工关节置换术。1966 年，英格兰医师 Charnley 首先使用了空气层流净化手术间、个人空气隔离系统、预防性抗生素，使置换后感染率显著降低。由于 Charnley 对人工关节作出的重大贡献，被公认为现代人工关节之父。

1971 年，表面微孔型钴铬钼股骨头假体在巴黎出现，其特点为假体柄全长都布满了空隙。由于远端孔隙内骨长入牢靠而产生应力遮挡效应，使股骨近端骨质萎缩，因此被迫放弃了，目前将假体柄近端设计为微孔，孔径直径为 100 ～ 500 μm 的假体已被广泛应用。1978 年，美国的 Miller 和 Harris 医师改进了股骨柄骨水泥的使用方法，使骨水泥技术由第一代发展到第三代（现代）骨水泥技术，在长达 20 年的病例随访中，股骨柄假体松动率仅为 3%。1994 年，出现了混合型固定的全髋关节置换术，很多专家都把混合型人工关节置换作为首选模式。美国发展与共识会议正式提出了骨水泥型假体柄和非骨水泥臼的混合型全髋关节假体[44]。图 1-2-12 列举了目前临床常用的假体种类及材质，历经百年，人工髋关节假体材料不断改良，假体制造技术也不断发展，与之相匹配的手术技术操作也在与时俱进，当前关节假体材料研究的重点在于提升性能与使用期限、提高置换成功率、降低

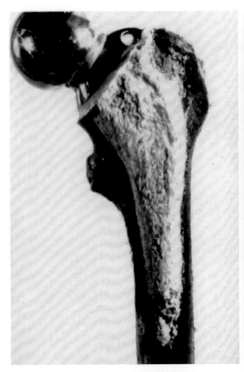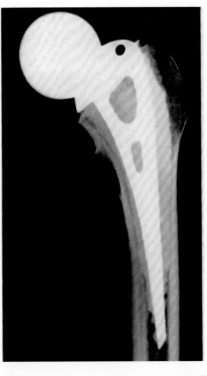

图 1-2-11　Charnley 医师设计的第一代低摩擦全髋关节假体及术后髋部正位 X 线影像[43]

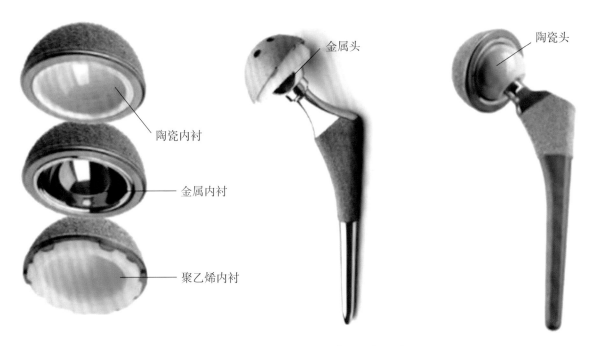

陶瓷内衬

金属内衬

聚乙烯内衬

金属头

陶瓷头

图 1-2-12　常用关节置换假体种类与材质

相关并发症。

2. 关节置换

半髋关节置换（hemi hip arthroplasty，HHA），也被称为人工股骨头置换，1943 年，Moore[45] 开始采用半髋关节置换术治疗股骨颈骨折，图 1-2-13 展示了该患者的术前术后影像，自此对于股骨颈骨折是应施行内固定还是股骨头置换的争论也愈演愈烈。Moore 在 1952 年还改进了他的髋关节置换术，并且成功运用于 33 个病例[23]。单极人工股骨头较早应用于老年股骨颈骨折的临床治疗，但随着双极人工股骨头在老年股骨颈骨折临床治疗的开展，双极人工股骨头临床应用的趋势逐年上升，其优势也值得认可。Norrish 等[46] 长期随访了 500 例行单极头置换的患者后发现，这类假体的 5 年生存率可达 94%，12 年生存率亦高达 83%。但是单极头假体最大的缺陷由于假体对髋臼侧软骨的磨损而出现的假体中心性脱位。而双极头假体的革命性设计改变了大家的观点。相比于单极头，双极头的最大优势是其头部两个可动部分承受了

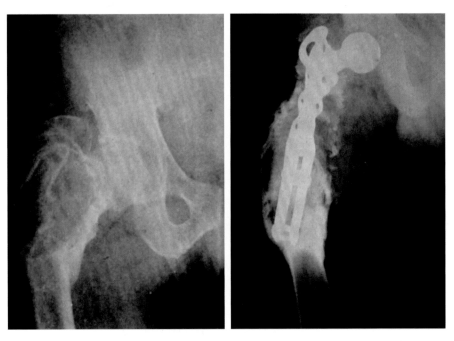

图 1-2-13　最早接受关节置换治疗患者术前术后髋部正位 X 光影像[49]

髋关节的压力，增大了活动范围，降低了脱位率，同时髋臼软骨的磨损也得到了改善。Mohamed 等[47] 的研究表明，与单极半髋关节置换术相比，双极半髋关节置换术具有更好的运动范围，较低的髋臼侵蚀率和更低的再手术率，但以手术时间更长为代价。两者在死亡率，手术或医学结果方面相似。建议将来进行大型研究，以比较两种有关生活质量的方法。但是也有部分文献认为在老年人的股骨颈移位性骨折的治疗中，使用双极假体相较于单极假体似乎没有任何优势，还给患者造成额外的经济负担[48]。

人工全髋关节置换术（total hip arthroplasty，THA），与 HHA 相比不同点 在于对髋臼侧的假体置换，因此也更增加了手术时间和创伤。它成功地解决了半髋关节置换术导致髋臼侧软骨的磨损的问题，但也带来了深部感染、假体周围骨折等一系列新问题。过去认为，THA 术 中出血更长，术后脱位等并发症更多，因此不适合老年患者。但现在随着手术技术与手术入路的改善和进步[50]，32 ～ 36mm 不等的大直径股骨头的应用[51]，THA 治疗老年股骨颈骨折开始得到了更多的关注。THA 的优势在于术中直接处理了髋臼侧的软骨，避免了因假体对软骨破坏造成的骨性而施行的二次手术。研究显示人们开始越来越倾向于使用 THA 治疗高龄的移位股骨颈骨折患者。有一项调查研究评估了美国骨科专科培训结束的医生对治疗股骨颈骨折的治疗方法的喜好，使用 THA 作为首选治疗方案的比例从 1999 年的 0.7%上升到 2011 年的 7.7%[52]。同一项研究还指出，年龄小于 75 岁的患者在 2011 年选择 THA 的比例为 13.1%，而 1999 年为 1.4%，证明全髋关节置换手术治疗股骨颈骨折越来越收到专科医师的认可。Paul 等[53] 的研究表明，对于适合髋关节置换的老年股骨颈骨折患者，全髋关节置换术相较于半髋关节置换术可有效提高患者预后。

综上所述，股骨颈骨折的相关治疗正在蓬勃发展，内固定和关节假体材料及手术方式也在持续变革之中，对骨科医师仍是一个挑战，我们应当保持终身学习的习惯，利用最新的科学技术手段和研究成果造福更多患者，更好地服务社会。

参考文献

[1] Gullberg B，Johnell O，Kanis JA. World-wide projections for hip fracture. Osteoporos Int，1997，7（5）：407-413.

[2] 张雅文，侯国进，周方，等. Pauwels Ⅲ 型股骨颈骨折闭合复位内固定术后缺血性股骨头坏死的多因素分析. 中国微创外科杂志，2020，20（12）：1057-1062. Istic Pku Cscd. 2020.

[3] Cummings SR，Melton LJ. Epidemiology and outcomes of osteoporotic fractures. Lancet，2002 May 18，359（9319）：1761-1767.

[4] Bartoníek J，Vlek E. Femoral neck fracture—the cause of death of Emperor Charles IV. Archives of Orthopaedic & Trauma Surgery，2001，121（6）：353-354.

[5] Whitman R. VII. A New Method of Treatment for Fracture of the Neck of the Femur，together with Remarks on Coxa Vara. Annals of Surgery，1902，36（5）：746-761.

[6] Whitman R. The Abduction Method：Considered As The Exponent Of Surgical Principles In The Routine Treatment Of Fracture Of The Neck Of The Femur. British medical journal，1936 Jul 25，2（3942）：167-169.

[7] Cotton FJ，Peltier LF. Artificial Impaction in Hip Fracture. clinical orthopaedics& related research，1911，225.

[8] Jay F. Intracapsular hip fracture. Journal of Bone & Joint Surgery，1934，16（83）：105-109.

[9] Browner B. 创伤骨科学. 创伤骨科学，2007.

[10] 孙健平，薛汉中，王鹏飞，等. 创伤骨科患者深静脉血栓形成的解剖分布. 中国骨与关节损伤杂志，2019，34（2）：196-198.

[11] Taha ME，Audigé L，Siegel G，Renner N. Factors predicting secondary displacement after non-operative treatment of undisplaced femoral neck fractures. Archives of Orthopaedic& Trauma Surgery，2015，135（2）：243-249.

[12] 张英泽. 股骨颈骨折治疗方案选择策略与进展. 中国骨伤，2015，28（9）：781-783.

[13] Bhandari M，Devereaux PJ，Tornetta PI，Swiontkowski MF，Berry DJ，Haidukewych G，Schemitsch EH，Hanson BP，Koval K，Dirschl D. Operative Management of Displaced Femoral Neck Fractures in Elderly Patients：An International Survey. JBJS，2005，87（9）：2122-2130.

[14] Liem IS，Kammerlander C，Raas C，Gosch M，Blauth M. Is there a difference in timing and cause of death after fractures in the elderly? Clinical

Orthopaedics & Related Research，2013，471（9）：2846-2851.

[15] Harold E. The Smith-Petersen trifin nail. Journal of Perioperative Practice，2007，17（3）：134-135.

[16] 陆慧. 计算机辅助下股骨颈骨折空心钉内固定的生物力学分析与临床应用研究［D］. 重庆医科大学，2019.

[17] Cleveland M，Fielding JW. A continuing end-result study of intracapsular fracture of the neck of. Journal of Bone & Joint Surgery，1954，36-A（5）：1020-1030.

[18] Smith-Petersen MN，Cave E，Gorder G. Intracapsular fractures of the neck of the femur. Treatment by internal fixation. Archives of Surgery，1931，23.

[19] Yoon PW，Shin YH，Yoo JJ，Yoon KS，Kim HJ. Progression of a Fracture Site Impaction as a Prognostic Indicator of Impacted Femoral Neck Fracture Treated with Multiple Pinning. Clinics in orthopedic surgery，2012，4（1）.

[20] Swiontkowski MF，Hansen ST. Percutaneous Neufeld pinning for femoral neck fractures. Clinical Orthopaedics & Related Research，1986，206（206）：113.

[21] Jarolem KL，Koval KJ，Zuckerman JD，Aharonoff G. A comparison of modified Knowles pins and cannulated cancellous screws for the treatment of nondisplaced or impacted femoral neck fractures. Bull Hosp Jt Dis，1993 Summer，53（3）：11-14.

[22] Baker GI，Barrick EF. Deyerle treatment for femoral neck fractures. J Bone Joint Surg Am，1978 Mar，60（2）：269-271.

[23] Moore AT. Fracture of the hip joint-Treatment by extra-articular fixation with adjustable nails. Surgery Gynecology & Obstetrics，1937 Jan-Jun，64：420-436.

[24] Zhang LL，Zhang Y，Ma X，Liu Y. Multiple cannulated screws vs. dynamic hip screws for femoral neck fractures：A meta-analysis. Der Orthopade，2017 Nov，46（11）：954-962.

[25] Ma JX，Kuang MJ，Xing F，Zhao YL，Chen HT，Zhang LK，Fan ZR，Han C，Ma XL. Sliding hip screw versus cannulated cancellous screws for fixation of femoral neck fracture in adults：A systematic review. Int J Surg，2018 Apr，52：89-97.

[26] Simmermacher RK，Bosch AM，Van der Werken C. The AO/ASIF-proximal femoral nail（PFN）：a new device for the treatment of unstable proximal femoral fractures. Injury，1999 Jun，30（5）：327-332.

[27] Widhalm HK，Arnhold R，Beiglböck H，Munteanu A，Lang NW，Hajdu S. A Comparison of Dynamic Hip Screw and Two Cannulated Screws in the Treatment of Undisplaced Intracapsular Neck Fractures-Two-Year Follow-Up of 453 Patients. Journal of clinical medicine，2019 Oct 12，8（10）.

[28] Hansson，Ingvar L. Osteosynthesis with the hook-pin in slipped capital femoral epiphysis. Acta Orthop Scand，1982，53（1）：87-96.

[29] Rehnberg L，Olerud C. Fixation of femoral neck fractures. Comparison of the Uppsala and von Bahr screws. Acta Orthop Scand，1989 Oct，60（5）：579-584.

[30] Lykke N，Lerud PJ，Strømsøe K，Thorngren KG. Fixation of fractures of the femoral neck. A prospective，randomised trial of three Ullevaal hip screws versus two Hansson hook-pins. J Bone Joint Surg Br，2003 Apr，85（3）：426-430.

[31] 王田苗，裴葆青，周力，等. 股骨颈骨折手术空心钉内固定的生物力学综合分析. 北京生物医学工程，2006，25（6）：561-564.

[32] Maurer SG，Wright KE，Kummer FJ，Zuckerman JD，Koval KJ. Two or three screws for fixation of femoral neck fractures？American journal of orthopedics（Belle Mead，NJ），2003 Sep，32（9）：438-442.

[33] Deangelis JP. Biomechanics of Femoral Neck Fracture Fixation：A Review. Techniques in Orthopaedics，2010，25（3）：160-163.

[34] Dhammi IK，Singh S，Jain AK. Displaced femoral neck fracture in children and adolescents：closed versus open reduction—a preliminary study. Journal of Orthopaedic Science，2005，10（2）：173-179.

[35] Yang JJ，Lin LC，Chao KH，Chuang SY，Wu CC，Yeh TT，Lian YT. Risk factors for nonunion in patients with intracapsular femoral neck fractures treated with three cannulated screws placed in either a triangle or an inverted triangle configuration. J Bone Joint Surg Am，2013 Jan 2，95（1）：61-69.

[36] Rupprecht M，Grossterlinden L，Sellenschloh K，Hoffmann M，Püschel K，Morlock M，Rueger

JM, Lehmann W. Internal fixation of femoral neck fractures with posterior comminution: a biomechanical comparison of DHS® and Intertan nail®. IntOrthop, 2011 Nov, 35 (11): 1695-1701.

[37] Nowotarski PJ, Ervin B, Weatherby B, Pettit J, Goulet R, Norris B. Biomechanical analysis of a novel femoral neck locking plate for treatment of vertical shear Pauwel's type C femoral neck fractures. Injury, 2012 Jun, 43 (6): 802-806.

[38] Eschler A, Brandt S, Gierer P, Mittlmeier T, Gradl G. Angular stable multiple screw fixation (Targon FN) versus standard SHS for the fixation of femoral neck fractures. Injury, 2014 Jan, 45 Suppl1: S76-80.

[39] 张晟, 王一民, 王博炜, 等. InterTan 钉板系统与空心钉固定 Pauwels Ⅲ 型股骨颈骨折的有限元分析. 中华创伤骨科杂志, 2013, 15 (1): 13-17.

[40] Basso T, Klaksvik J, Foss OA. Locking plates and their effects on healing conditions and stress distribution: A femoral neck fracture study in cadavers. ClinBiomech (Bristol, Avon), 2014 May, 29 (5): 595-598.

[41] Stoffel K, Zderic I, Gras F, Sommer C, Eberli U, Mueller D, Oswald M, Gueorguiev B. Biomechanical Evaluation of the Femoral Neck System in Unstable Pauwels Ⅲ Femoral Neck Fractures: A Comparison with the Dynamic Hip Screw and Cannulated Screws. Journal of Orthopaedic Trauma, 2017, 31 (3): 131-137.

[42] 王德斌, 毕郑刚. 内固定和关节置换治疗老年股骨颈骨折: 如何体现个体化的精准治疗. 中国组织工程研究, 2021, 25 (27): 4395-4400.

[43] Charnley J. Anchorage of the femoral head prosthesis to the shaft of the femur. J Bone Joint Surg Br, 1960 Feb, 42-b: 28-30.

[44] 《中国组织工程研究与临床康复》学术部. 让昨天告诉今天: 人工髋关节研究的学术与技术进展. 中国组织工程研究与临床康复, 2009, 13 (4): 690-691.

[45] Moore AT. Metal hip joint. A case report. Clinical orthopaedics and related research, 1943, 72 (453): 3-6.

[46] Norrish AR, Rao J, Parker MJ. Prosthesis survivorship and clinical outcome of the Austin Moore hemiarthroplasty: An 8-year mean follow-up of a consecutive series of 500 patients. Injury, 2006 Aug, 37 (8): 734-739.

[47] Imam MA, Shehata M, Abdallah AR, Ahmed H, Kader N, Ernstbrunner L, Narvani AA, Kambouroglou G, McNamara I, Sallam AA. Unipolar versus bipolar hemiarthroplasty for displaced femoral neck fractures: A pooled analysis of 30, 250 participants data. Injury, 2019 Oct, 50 (10): 1694-1708.

[48] Ong BC, Maurer SG, Aharonoff GB, Zuckerman JD, Koval KJ. Unipolar versus bipolar hemiarthroplasty: functional outcome after femoral neck fracture at a minimum of thirty-six months of follow-up. J Orthop Trauma, 2002 May, 16 (5): 317-322.

[49] Moore AT, Bohlman HR. Metal hip joint. A case report. Jbjs, 1943, 25 (3): 688-692.

[50] Sköldenberg O, Ekman A, Salemyr M, Bodén H. Reduced dislocation rate after hip arthroplasty for femoral neck fractures when changing from posterolateral to anterolateral approach. Acta Orthop, 2010 Oct, 81 (5): 583-587.

[51] Burroughs BR, Hallstrom B, Golladay GJ, Hoeffel D, Harris WH. Range of motion and stability in total hip arthroplasty with 28-, 32-, 38-, and 44-mm femoral head sizes. J Arthroplasty, 2005 Jan, 20 (1): 11-19.

[52] Miller BJ, Callaghan JJ, Cram P, Karam M, Marsh JL, Noiseux NO. Changing trends in the treatment of femoral neck fractures: a review of the american board of orthopaedic surgery database. J Bone Joint Surg Am, 2014 Sep 3, 96 (17): e149.

[53] Burgers PT, Van Geene AR, Van den Bekerom MP, Van Lieshout EM, Blom B, Aleem IS, Bhandari M, Poolman RW. Total hip arthroplasty versus hemiarthroplasty for displaced femoral neck fractures in the healthy elderly: a meta-analysis and systematic review of randomized trials. IntOrthop, 2012 Aug, 36 (8): 1549-1560.

（张雅文　周　方）

第三节　股骨头骨折治疗历史

一、简介

股骨头骨折（femoral head fracture）并不是一个常见的骨折类型。股骨头骨折多发生于高能量创伤，常见于交通事故、高处坠落以及工业事故，其中仪表盘损伤是最常见的损伤机制。受伤人群以青壮年为主，既往报道的发病率高于百万分之二[1]。股骨头骨折通常发生于创伤性髋关节后脱位，约有 11.7% 的髋关节后脱位伴发股骨头骨折[2]。发生后脱位时，股骨头与髋臼缘发生暴力剪切，导致股骨头骨折。股骨头的血液供应主要来自旋股内、外侧动脉，股骨干滋养动脉及股骨头圆韧带内的圆韧带动脉，发生股骨头骨折时容易损伤前述营养血管，容易导致股骨头坏死。

股骨头骨折的诊断依赖于病史、体格检查以及影像学表现。常见的分型方法包括：Pipkin 分型、Brumback 分型及 Yoon 改良分型等，其中又以 Pipkin 分型应用最为广泛。Pipkin 分型根据骨折线与股骨头中央凹的位置，以及有无股骨颈骨折和髋臼骨折，将股骨头骨折分为 4 型[3]。但 Pipkin 分型未考虑到股骨头骨折伴髋关节前脱位和中心脱位的情况及股骨头压缩骨折，仍有其不足之处。

股骨头骨折常用的治疗方法包括早期闭合复位或者手术复位并固定相应的骨折，手术常选用前入路或后入路。对于入路的选择，是否需要做股骨头骨折部分切除，以及是否需要内固定长期以来争议不休。股骨头骨折的功能预后多是不良的，常见的并发症包括骨坏死、创伤后关节炎和异位骨化等。

二、股骨头骨折的认识历史

1869 年，John Birkett 医生最早报道了股骨头骨折，他在一位 35 岁女性高处坠伤后尸检中发现了髋关节脱位伴股骨头骨折，他在尸检报告中描述："股骨头被撕裂，连接着股骨头韧带的撕脱部分仍然留在髋臼窝中"（图 1-3-1）。3 年后 Moxon 医生再次报道了类似的髋关节脱位合并股骨头撕脱骨折，"股骨头韧带连接的部分仍然留在髋臼中"。这些是关于股骨头骨折最早的记述。

1891 年，Crile 医生再次在一例高处坠落伤患者尸检中发现了股骨头骨折（图 1-3-2）。

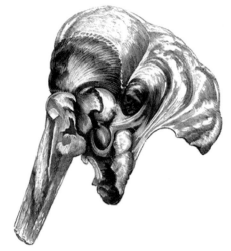
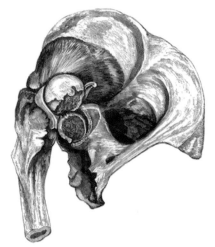

图 1-3-1　John Birkett 医生首次描述了股骨头骨折[4]

1904 年，Durant 医生和 Destot 医生首次使用 X 线摄片明确股骨头骨折诊断。

1924 年，Christopher 医生报道了一例在麻醉下闭合复位成功的病例，Christopher 医生基于此发表了一篇论文，详细地分析他本人的所有病例并与既往病例做了比较，总结了尸检、影像学和术中发现，描述了不同的股骨头骨折类型，从此，医学界对股骨头骨折的认识进入了新的阶段。1934 年，Henry 医生和 Bayumi 医生在 Christopher 医生的工作基础伤继续总结，关于股骨头的理论后来也纳入了 Henry 医生著名的 *Extensile Surgical* 书中。

1957 年，Pipkin 医生总结了他在 18 年中的 25 例病例，首次提出了股骨头骨折 Pipkin 分型，并且沿用至今（图 1-3-3）。他认为手术可以选择骨折部分切

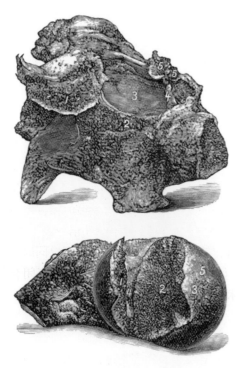

图 1-3-2　Crile 医生在尸检中所见 [5]

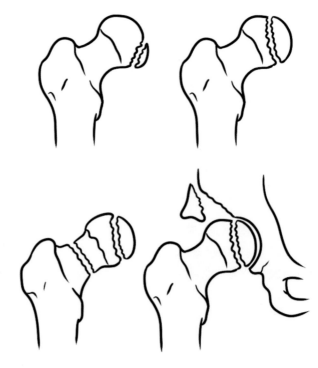

图 1-3-3　经典的 Pipkin 股骨头骨折分型

除，其中 2 型和 3 型骨折甚至需要内固定。他将该项研究结果发表在了 *Journal of Bone and Joint Surgery*。

从 1869 年 John Birkett 医生最早报道了股骨头骨折，Christopher 医生和 Pipkin 医生分别于 1924 年和 1957 年分别定义了股骨头骨折。为了纪念 Pipkin 医生对研究股骨头骨折做出了卓越贡献，股骨头骨折也被称为 Birkitt-Pipkin 骨折 [6]。

由于骨盆及股骨头自身的阻挡，单纯 X 线片对于股骨头骨折的诊断是困难的。今天，CT 和 MRI 的普及使股骨头骨折的检出率大大提高（图 1-3-4）[7]。

三、保守治疗

1891 年，Braun 医生报道了一例火车车祸伤患者出现髋关节后脱位。Braun 医生很容易地复位了脱位，但患者未能最终存活。尸检报告中也发现股骨头骨折也一同被复位。这是最早的关于股骨头骨折临床治疗的记述（图 1-3-5）。

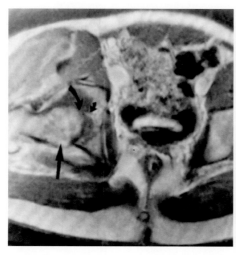
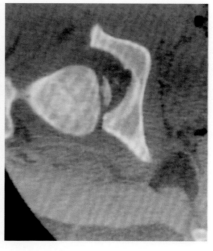

图 1-3-4　早期 MRI 相关病例报告中，一例 17 岁患者髋臼骨折合并股骨头骨折的磁共振 T1 加权象及 CT 对比 [8]

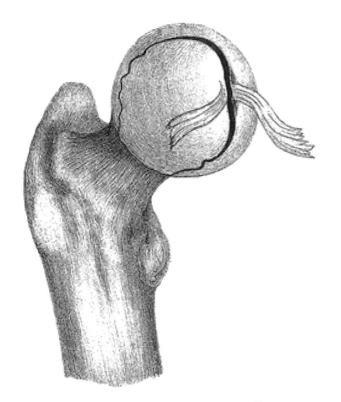

图 1-3-5　Braun 医生于 1891 年所绘[9]

1924 年，Christopher 医生报道了一例在麻醉下闭合复位成功的病例，患者经历了腓总神经短暂麻痹后骨折完全愈合，功能恢复良好。Christopher 医生发表了一篇重要论文，描述了不同的股骨头骨折类型，为股骨头骨折的治疗提供指导。

1950 年，Davis 医生总结了他的 4 个病例的经验，给出了髋关节脱位合并股骨头骨折闭合复位的建议（图 1-3-6）[10]。

在外科学发展的早期，闭合复位是治疗股骨头骨折的主要手段，直至今天，闭合复位仍然有极其重要的价值。Epstein 等曾经提出决定切开复位手术后不应进行闭合复位[12]。而今，不管是否需要手术切开复位，尤其在 6 小时内尽快行急诊闭合复位已成为共识。如患者一般情况允许，尽早进行的闭合复位、患肢牵引，可以减少缺血性股骨头坏死的发生[13]。研究表明虽然旋股后动脉在受伤过程中可能受压、扭转、痉挛，但不一定发生断裂；闭合复位可以保留局部血供，同样有利于股骨头恢复血供[14]。Ⅱ型骨折虽然由于股骨头圆韧带牵拉二骨折移位较明显，若复位后髋关节保持稳定，也可以选择保守治疗[15]。髋关节脱位复位时，简单的股骨头骨折常常可以同时复位（图 1-3-7）。如明确伴有股骨颈骨折，应放弃闭合复位直接转入术前准备。

股骨头骨折属于关节内骨折，主流观点同意骨折解剖复位及坚强的内固定可有效减少股骨头坏死及创伤性关节炎的发生。保守治疗的界限长久以来仍存在争议。一般认为，保守治疗的主要适应证为：患者基础状态差，难以耐受手术；或者骨折解剖复位后不再移位，经复位后无骨折移位或移位小于 2mm（也有文献提出 1mm）的 Ⅰ 型骨折或部分 Ⅱ 型 Pipkin 骨折[17]。患肢制动期间，髋关节后脱位应避免屈曲、内收和内旋；前脱位应避免外展、外旋和内收。由于需要在伤后 3 个月髋关节才能完全负重，保守治疗同样会出现长期卧床的相关并发症，如深静脉血栓、坠积性肺炎等，需要酌情考虑。

四、手术治疗

1885 年，Riedel 医生报道了一例 15 岁患儿因髋

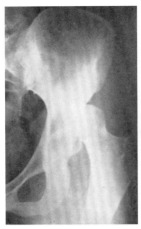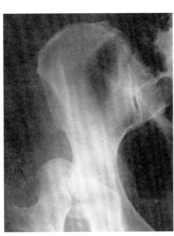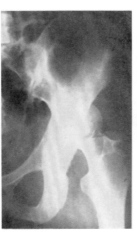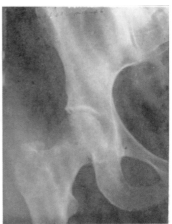

图 1-3-6　Davis 医生提供的髋关节脱位合并股骨头骨折闭合复位的病例[11]

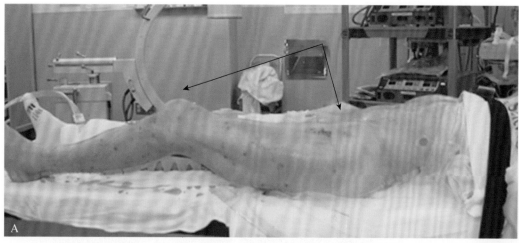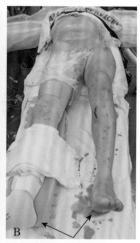

图 1-3-7　髋关节脱位合并股骨头骨折患者准备实施术中牵引 [16]

部损伤持续分离弹响 3 个月就医。尝试闭合复位失败后，Riedel 医生施行了手术。他分离了大转子后发现股骨头劈裂的两部分均位于髋臼外，将髋臼后缘压出了印记。Riedel 医生将游离部分去除并将余下的股骨头还纳。患儿最终骨折愈合，但遗留髋关节僵硬并且患肢缩短了 2cm。这是最早的关于股骨头骨折手术治疗的报道。

1896 年，Roberts 医生报道了一例髋关节后脱位患者接受闭合复位，在复位过程中可能出现了股骨颈骨折。3 个月后术中发现骨折的股骨头仍游离在髋臼外，髋臼损伤并被纤维组织填充而不得不切除股骨头。但该患者于术后数日内死亡。

1923 年，Hinsdale 医生报道了一例髋关节中心脱位合并股骨头骨折的病例。患者接受闭合复位失败后进行开放手术，股骨头骨折处和股骨头韧带都被切除。患者骨折最终愈合并恢复了很好的髋关节功能。

1895 年，Hunt 医生在狗的实验中发现，尝试使用经关节螺钉治疗股骨头骨折可以达到 80% 的治疗满意率，但是断钉的并发症并不少见 [18]。

五、关于股骨头骨折的新见解

手术技术极大发展的今天，股骨头骨折的手术指征也随着发生变化。

针对难以复位或复位失败的 Pipkin Ⅰ 型或 Ⅱ 型骨折需要进行手术治疗；考虑到股骨头骨折为关节内骨折，移位超过 1mm 的各类型股骨头骨折，也均须手术治疗。但是手术的方式目前仍未达成共识。早期的手术方式多采用骨块切除，Marchetti 等的回

顾性研究表明有限切除骨块和解剖复位没有明显的差异 [19]。Holmes 等使用生物力学研究发现切除 Ⅰ 型 Pipkin 骨块对髋关节载荷和应力的影响可以忽略不计；Ⅱ 型 Pipkin 骨折中，骨块切除将导致髋臼应力的改变 [20]，加速髋关节退变。但切除骨块可能影响关节面的完整性，对关节软骨的影响目前仍不清楚。随着手术技术的进步，目前认为的骨块切除的适应证应为严重粉碎的骨片插入股骨头、插入髋臼间隙或进入关节间隙，大块的骨片应尽量予以保留。

早期切开复位的大部分手术均没有置入内固定物。股骨头骨折切开复位是否需要内固定从被发现以来都具有争议，早期的理论认为股骨头骨折只有超过股骨头 1/3 直径才需要内固定 [21]。20 世纪 80 年代以来，学界逐步达成共识，认为除非存在禁忌证，股骨头骨折切开复位手术均应该内固定。股骨头骨折的固定方式较为单一，历史上有记录曾出现过 Smilli 针、Kirschner 针和标准螺钉固定（图 1-3-8），但均无早期明确的病例报道。1988 年，Murray 等推荐使用 Herbert 螺钉固定股骨头骨折，因为传统 AO 埋头螺钉对关节软骨损伤很大 [22]。目前，骨折块可以使用凹槽拉力螺钉、自加压螺钉和生物降解螺钉固定。当前的建议是 Pipkin Ⅰ 型和 Ⅱ 型骨折建议使用松质骨螺钉，Ⅲ 型使用空心加压螺钉，Ⅳ 型骨折可以加用钢板。股骨头骨折不建议直接做髋关节置换，只有在骨折后发生缺血性股骨头坏死，或者髋臼难以修补时，才可行髋关节置换。

股骨头骨折手术入路的争议也由来已久，后面章节将会详细讨论。简而言之，髋关节后脱位导致股骨头骨折块多位于前方，前方 Smith-Peterson 入路主

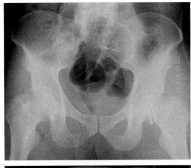
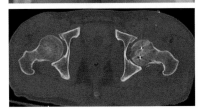
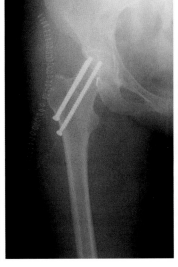
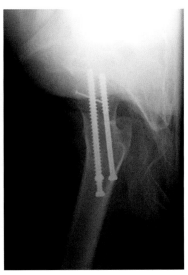

图 1-3-8　股骨头骨折手术固定 [16]

要对 Pipkin Ⅰ 型和Ⅱ型股骨头骨折显露较好。反对者认为髋关节后脱位容易导致后方关节囊结构破坏，Kocher-Langenbeck（K-L）入路不仅可以保护前方未受损的关节囊，减少对旋股外侧动脉血供的干扰，不增加股骨头缺血坏死的风险；同时修复后方关节囊及充分显露股骨头及髋臼后壁，对坐骨神经损伤者也方便探查。但前入路支持者认为前入路时间短出血少，股骨头骨折块通常位于股骨头的前方或前下方，后路手术操作困难，且没有证据表明股骨头骨折前入路手术导致更多的髋关节并发症 [23]。

大转子截骨入路（Ganz 入路）理论上优于前两者 [24]。2001 年，发明者 Ganz 报道的病例表明该入路能够最大限度保护股骨头血供，能够提供全向的股骨头及髋臼暴露 [25]，被称为股骨头骨折万能入路（图 1-3-9）。但该入路相关的医源性旋股内侧动脉损伤也不少见，并发症水平仍然较高。

随着微创技术不断成熟，Park 等首次将关节镜技术应用 Pipkin Ⅰ 型骨折，并且取得满意的治疗效果（图 1-3-10）[27]。关节镜手术创伤小，允许早期关节活动，出血量少且术后恢复快，可用于难以复位的小

骨折片。应用于治疗股骨头骨折前景广阔，但是髋关节脱位常伴有关节囊损伤，手术过程中液体外流可能具有潜在风险，更严重的情况下液体可能流入腹内。关节镜在股骨头骨折中的应用仍须进一步实践探索。

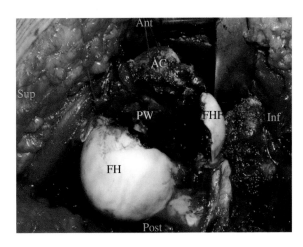

图 1-3-9　Ganz 入路治疗股骨头骨折 [26]
Ant：前方；AC：前关节囊；Sup：上方；PW：后壁；FHF：股骨头骨折块；Inf：下方；FH：股骨头；Post：后方

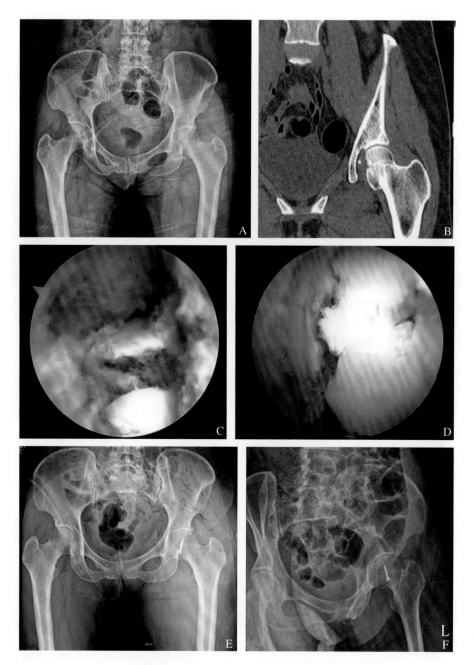

图 1-3-10　关节镜下治疗股骨头骨折[28]

参考文献

［1］Kelly P J and Lipscomb P R. Primary vitallium-mold arthroplasty for posterior dislocation of the hip with fracture of the femoral head. The Journal of bone and joint surgery. American volume，1958，40-A（3）：675-680.

［2］P.V. Giannoudis et al. Management，complications and clinical results of femoral head fractures. Injury，2009，40（12）：1245-1251.

［3］Martin T A and Pipkin G. Treatment of avulsion of the ischial tuberosity. Clinical orthopaedics，1957，10：108-118.

［4］Birkett J. Description of a Dislocation of the Head of the Femur，complicated with its Fracture；with Remarks. Medico-chirurgical transactions，1869，52：

133-138.

[5] Crile GW. VII. Report of Three Fractures with Fatal Termination. Annals of Surgery，1891，13（5）：373-377.

[6] Jan Bartoníček and Stefan Rammelt. History of femoral head fracture and coronal fracture of the femoral condyles. 2015，39（6）：1245-1250.

[7] Potter H G et al. MR imaging of acetabular fractures：value in detecting femoral head injury，intraarticular fragments，and sciatic nerve injury. AJR. American journal of roentgenology，1994，163（4）：881-886.

[8] Potter HG，Montgomery KD，Heise CW，Helfet DL. MR imaging of acetabular fractures：value in detecting femoral head injury，intraarticular fragments，and sciatic nerve injury. AJR American Journal of Roentgenology，1994，163（4）：881-886.

[9] Braun H. Seltenere Fracture des Oberschenkels. Archiv für klinische Chirurgie，1891，42：107-111.

[10] Davis Joe B.. Simultaneous femoral head fracture and traumatic hip dislocation. 1950，80（7）：893-895.

[11] Ferhan A. Asghar and Madhav A. Karunakar. Femoral head fractures：diagnosis，management，and complications. Orthopedic Clinics of North America，2004，35（4）：463-472.

[12] Kyeong-Hyeon Park et al. A treatment strategy to avoid iatrogenic Pipkin type III femoral head fracture–dislocations. Archives of Orthopaedic and Trauma Surgery，2016，136（8）：1107-1113.

[13] Chen Zhiwen et al. [Treatment of Pipkin type I fracture of femoral head associated with posterior dislocation of the hip]. Zhongguoxiufuchongjian waikezazhi = Zhongguoxiufuchongjianwaikezazhi = Chinese journal of reparative and reconstructive surgery，2011，25（5）：521-525.

[14] Lang-Stevenson A. and Getty C.J.M.. The Pipkin fracture-dislocation of the hip. 1987，18（4）：264-269.

[15] Mehta S，Routt ML Jr. Irreducible fracture-dislocations of the femoral head without posterior wall acetabular fractures. Journal of Orthopaedic Trauma，2008，22（10）：686-692.

[16] Beebe Michael J and Bauer Jennifer M and Mir Hassan R. Treatment of Hip Dislocations and Associated Injuries：Current State of Care. The Orthopedic clinics of North America，2016，47（3）：527-549.

[17] Hunt C A and Henry W B. Transarticular pinning for repair of hip dislocation in the dog：a retrospective study of 40 cases. Journal of the American Veterinary Medical Association，1985，187（8）：828-833.

[18] Michael E. Marchetti and Gerald G. Steinberg and James M. Coumas. Intermediate-Term Experience of Pipkin Fracture-Dislocations of the Hip. Journal of Orthopaedic Trauma，1996，10（7）：455-461.

[19] William Holmes et al. Biomechanical consequences of excision of displaced Pipkin femoral head fractures. Journal of Orthopaedic Trauma，2000，14（2）：149-150.

[20] Epstein H C and Wiss D A and Cozen L. Posterior fracture dislocation of the hip with fractures of the femoral head. Clinical orthopaedics and related research，1985：9-17.

[21] Murray P. and McGee H.M.J. and Mulvihill N.. Fixation of femoral head fractures using the Herbert screw. 1988，19（3）：220-221.

[22] Chen-guang Wang et al. Anterior approach versus posterior approach for Pipkin I and II femoral head fractures：A systemic review and meta-analysis. International Journal of Surgery，2016，27：176-181.

[23] Schneeberger A G and Murphy S B and Ganz R. [The trochanteric flip osteotomy.]. Operative Orthopadie und Traumatologie，1997，9（1）：1-15.

[24] Ganz R et al. Surgical dislocation of the adult hip a technique with full access to the femoral head and acetabulum without the risk of avascular necrosis. The Journal of bone and joint surgery. British volume，2001，83（8）：1119-1124.

[25] Solberg BD，Moon CN，Franco DP. Use of a trochanteric flip osteotomy improves outcomes in Pipkin IV fractures. Clin Orthop Relat Res，2009 Apr，467（4）：929-933.

[26] Park Myung-Sik et al. Internal fixation of femoral head fractures（Pipkin I）using hip arthroscopy. Knee surgery，sports traumatology，arthroscopy：official journal of the ESSKA，2014，22（4）：898-

901.

[27] Park MS，Her IS，Cho HM，Chung YY. Internal fixation of femoral head fractures（Pipkin I）using hip arthroscopy. Knee Surgery，Sports Traumatology，Arthroscopy，2014，22（4）：898-901.

（周如冰　周　方）

髋部解剖学

当前全球人口老龄化进程加速，髋部骨折的数量逐年增加，造成了巨大的医疗负担和社会负担。人体的髋部从解剖学角度，涵盖了骨盆、髋关节、股骨近端及其周围软组织，掌握髋部的正常解剖结构对髋部骨折的治疗至关重要。髋部骨折大多需要通过手术治疗，要求创伤骨科医师对髋部解剖学有更深入、更全面地了解，主要包括骨盆、髋关节和股骨近端的结构特点、血液供应及神经支配，以及与临床相关的前、后、内、外侧应用解剖。因此，本章旨在阐述髋部基础解剖及应用解剖，为从事创伤骨科工作的医疗人员对髋部骨折的临床诊断、病情评估、手术操作与预后判断给予指导。

第一节　髋部基础解剖

一、骨盆

骨盆连接着脊柱与下肢，尽管没有独立的运动（除女性分娩外），但为机体提供承重及保护盆腔内的脏器和血管、神经等重要组织结构。

（一）结构特点

1. 骨性结构（图 2-1-1、图 2-1-2）　骨盆由后方的骶骨和尾骨与左右的髋骨通过关节、韧带和软骨连接而成，髋骨由髂骨、坐骨和耻骨组成，成年后人体的髋骨融合成单一骨，主要的融合发生

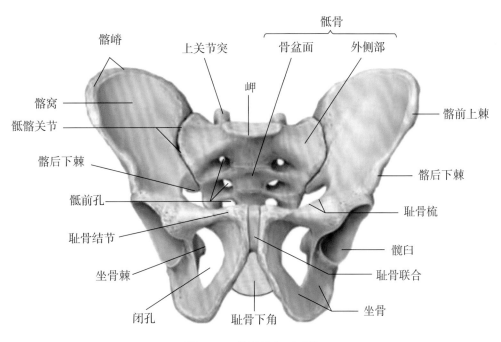

图 2-1-1　骨性骨盆正面观

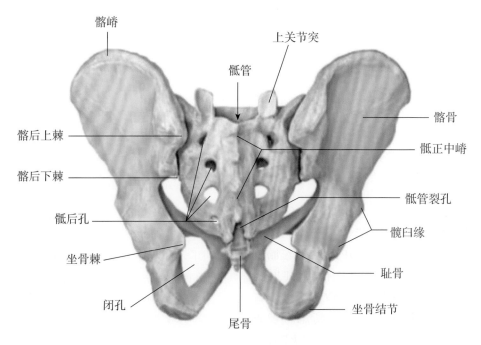

图 2-1-2 骨性骨盆后面观

图中标注：髂嵴、上关节突、骶管、髂骨、骶正中嵴、髂后上棘、髂后下棘、骶管裂孔、髋臼缘、骶后孔、坐骨棘、耻骨、坐骨结节、闭孔、尾骨

在髋臼。

髂骨构成了髋骨上部，分为肥厚的髂骨体和扁阔的髂骨翼。髂骨体组成髋臼的上 2/5，在髂骨翼上缘，骨面肥厚形成弓形的髂嵴。其前端为髂前上棘，后端为髂后上棘，髂前上棘后方 5 ～ 7 cm 处，髂嵴外唇向外突起称之为髂结节，这些都是重要的体表标志。

坐骨构成了髋骨下部，分为坐骨体和坐骨支，坐骨体组成了髋臼的后下 2/5，后缘尖形突起为坐骨棘，棘下方有坐骨小切迹。坐骨棘与髂后下棘之间为坐骨大切迹，坐骨支末端与耻骨下支结合。坐骨最低处，为坐骨体与坐骨支移行处的后部隆起，称之为坐骨结节。

耻骨构成了髋骨前下部，分为体部和上、下两支。耻骨体组成了髋臼前下 1/5。耻骨上支向后移行于弓状线，向前终于耻骨结节，后者至中线的粗钝上缘为耻骨嵴。耻骨上下支相互移行处内侧的椭圆形粗糙面借软骨相连，构成耻骨联合。耻骨与坐骨共同围成卵圆形或三角形的闭孔，此孔几乎被闭孔膜完全封闭。

骶骨由 5 块骶椎融合而成，分骶骨底、外侧部、骶骨尖、盆面和背侧面，呈倒三角形，构成骨盆的后上壁，其下端为骶骨尖，与尾骨相连，上端宽阔的底与第 5 腰椎联合形成腰骶角。骶骨盆面凹陷，有 4 对骶前孔，背侧面后凸，以增加骨盆容量。骶骨底前缘突出，称骶骨岬。骶骨与髂骨的耳状关节面形成骶髂关节。骶骨的侧缘在骶髂关节以下窄薄部分为骶结节

韧带和骶棘韧带附着处。

2. 软组织特点　骨盆的肌肉主要分为骨盆内、骨盆外及腹部和腰背部的肌肉。骨盆内肌肉覆盖盆壁内面，主要有闭孔内肌和梨状肌。闭孔内肌位于骨盆腔侧壁前份，起自闭孔膜内面及其邻近骨面，肌束汇集成肌腱经骨小孔出盆腔，止于股骨转子窝。它的前上缘及其筋膜参与闭膜管的围成。梨状肌位于骨盆腔侧壁后份，起自骶骨盆面外侧部，经坐骨大孔出盆腔，止于股骨大转子。该肌未能完全封闭坐骨大孔，其上、下缘的间隙分别称梨状肌上、下孔，有血管和神经通过。

骨盆外肌肉主要包括前群的髂腰肌（由腰大肌和髂肌组成）、腰小肌和阔筋膜张肌，以及后群的臀大肌、臀中肌、臀小肌和经过髋关节囊后侧的其他肌肉（如梨状肌、闭孔内肌、股方肌和闭孔外肌）。上述后群的肌肉均可外旋髋关节，而前群的肌肉主要参与髋关节的屈曲和外旋活动。

连接骨盆各部之间的结构有许多，如骶结节韧带、骶棘韧带、骶腰韧带、骶髂前韧带、骶髂后韧带、耻骨联合、闭孔膜，其中最重要的两对韧带是骶结节韧带和骶棘韧带。骶结节韧带厚而坚韧，位于骨盆后下方，呈扇形分布，其起自髂后上棘、骶骨下部外缘及尾骨上部，止于坐骨结节内侧缘，其纤维于骶髂关节后部呈纵向走行，对抗骨盆横向垂直力量，从而限制骶骨的腹侧倾斜。骶棘韧带呈三角形，位于骶结节前方，其起自骶骨外缘，为骶结节韧带所覆盖，

止于坐骨棘，对抗骨盆横向旋转力量。

（二）血管及神经

骨盆内含有丰富的血管及神经支配，在骨盆骨折时，常发生血管的破裂及神经损伤。骨盆主要的血管有髂总动脉、髂外动脉、髂内动脉以及与之伴行的静脉。骨盆的神经一部分来源于腰、骶神经丛，另一部分来自内脏神经，前者主要有闭孔神经、骶丛和尾丛。

腹主动脉平第4腰椎下缘左前方，分为左、右髂总动脉，髂总动脉沿腰大肌内侧向下至骶髂关节前方分为髂内、外动脉，左髂总动脉的内后方有左髂总静脉伴行，右髂总动脉的后方与第4、第5腰椎间有左、右髂总静脉的末端和下腔静脉起始段。

髂外动脉沿腰大肌内侧缘下行，穿血管腔隙至股部，其起始部前方有输尿管跨过，近腹股沟韧带处发出腹壁下动脉和旋髂深动脉，后者向外上方贴髂窝走向，分布于髂肌和髂骨。

髂内动脉由髂总动脉分出后斜向内下进入盆腔，其前外侧由输尿管越过，后方邻近腰骶干，髂内静脉与闭孔神经行于其内侧。其主干至坐骨大孔上缘处分为前后两干，前干分支多至内脏（脏支），后干分支多至盆壁（壁支）。壁支包括髂腰动脉（分布于髂腰肌和腰方肌）、骶外侧动脉（分布于梨状肌、尾骨肌和肛提肌）、臀上动脉（分布于臀上区）、臀下动脉（分布于臀下区、股后部上份和髋关节）、闭孔动脉（分布于大腿内收肌群和髋关节）。

髂内静脉位于髂内动脉后内侧，在骨盆上口、骶髂关节前方与髂外静脉汇合成髂总静脉。髂内静脉亦分为脏支和壁支，壁支包括臀上静脉、臀下静脉和闭孔静脉，其均起自骨盆腔外。骨盆的静脉壁薄且吻合丰富，多围绕各脏器形成静脉丛。

闭孔神经来自腰丛，于腰大肌内侧下行，至骨盆上口穿出，行于髂总血管后方、髂内血管外侧，沿闭孔内肌表面向下前行，与闭孔血管汇合后穿闭膜管至股部。

二、髋关节

髋关节为人体最大的球窝（多轴）滑膜关节，由杯状髋臼和半球形股骨头组成，其作为连接骨盆和下肢的重要关节，解剖结构复杂，周围血管神经分布特殊，周围有关节囊、韧带和肌肉保护，支撑整个身体，带动下肢进行屈伸、收展、旋转及环转等多轴运动，是人体负重最大的关节。

（一）结构特点（图2-1-3、图2-1-4、图2-1-5）

髋关节周围的强大肌肉，坚韧关节囊及其韧带，牢固的杵臼关节连结等因素保持着髋关节的稳定性，为适应人体直立、负重和运动的功能提供了解剖学

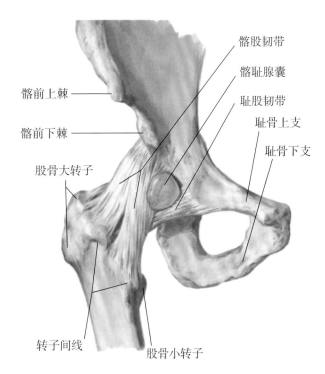

图2-1-3 髋关节正面观

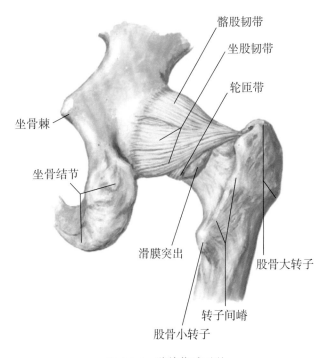

图2-1-4 髋关节后面观

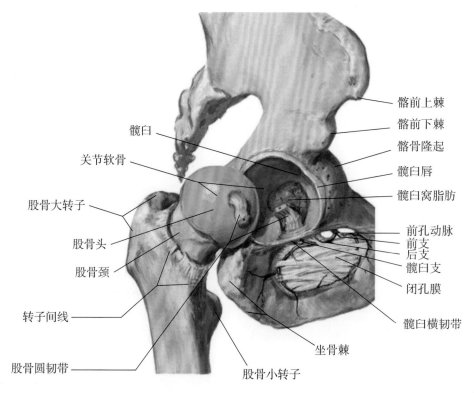

图 2-1-5　髋关节关节面组成

基础。

1. 骨性结构　髋臼由髂骨、坐骨和耻骨的体部连结而成，直径约为 3.5 cm，外展角为 40° ～ 70°，前倾角为 4° ～ 20°。窝内半月形的关节面称为月状面，厚约 2 mm，分布于髋臼前、后、上壁，窝的中央未形成关节面的部位为髋臼窝，周边骨质隆起，镶有纤维软骨的髋臼唇，主要作用是加深髋臼，并通过与髋臼横韧带外缘相连桥接髋臼切迹。此外，其还可辅助营养关节软骨，降低关节内磨损。髋臼边缘下部的缺口为髋臼切迹，切迹上横架有髋臼横韧带，之间围成髋臼孔，有髋臼血管通过。

股骨头位于大转子上缘与耻骨结节连线中点上方 2 ～ 4 cm，朝向前内上方。股骨头及髋臼的关节面均是曲面，但两者方向不同，且不完全匹配。当髋关节完全伸直，并轻度外展、内旋时，股骨头与髋臼接触面积最大，此时，大部分髋关节韧带紧张来维持髋关节的稳定性。股骨头中央有股骨头凹，为股骨头韧带附着处，其余部分由透明软骨覆盖。

2. 软组织特点　髋关节囊强大而致密，近端附着于髋臼边缘的髋臼唇和髋臼横韧带，远端前部止于转子间线，后部止于转子间嵴内侧 1.25 cm 处，相当于股骨颈后方外、中 1/3 交界线，上方附着于髋臼唇内侧 5 ～ 6 mm 髋臼缘处。如此，股骨头及股骨颈前方均由髋关节囊包裹，而股骨颈后方仅中、内 2/3 位于囊内。

髋关节周围有许多韧带加强。囊内有髋臼横韧带、股骨头韧带。囊外的韧带包括关节囊前部的髂股韧带，呈"Y"字形，起于髂前下棘，经关节囊前方止于转子间线，可防止髋关节向前脱位，直立时限制大腿过伸和内收，以维持直立；位于关节囊前下部的耻股韧带，呈三角形，其基底部与髂耻支、耻骨上支、闭孔嵴和闭孔膜相连，起于髂耻隆起，止于转子间线，可限制髋关节过度外展和外旋；囊后部有坐股韧带，较薄，起于坐骨，可防止髋关节过度内旋。髋臼横韧带与关节唇相连，但不含任何软骨细胞。强大而扁平的纤维穿过髋臼形成孔隙，孔内有血管和神经进入髋关节。关节囊的环形纤维形成轮匝带，居于内层，呈衣领状围绕股骨颈，约束股骨头向外脱出，然而轮匝带纤维并不直接附着于骨面，部分纤维与耻股韧带和髂股韧带融合。股骨头韧带呈三角形，顶端附着于股骨头凹前上方，基底部附着于髋臼切迹两侧，与髋臼横韧带融合，对关节起一定的稳固作用，股骨头韧带内有营养股骨头的血管通过。此韧带在胚胎时期可能也有稳定髋关节的作用，成年后，当髋关节处于半屈、外旋和内收时，股骨头韧带被拉长呈紧张状态，此时股骨头韧带在一定程度上对股骨头起固定作用。

此外，髋关节的滑膜起自股骨关节缘，覆盖关节囊内部分股骨颈，然后经过关节囊内表面覆盖髋臼唇、股骨头韧带和髋臼窝脂肪。髂股韧带深面的滑膜较薄，被股骨头压缩，有时甚至缺如。髋臼窝内有被覆滑膜的纤维弹性脂肪垫（哈弗斯腺）填充，还有其可随关节内压力的改变而被挤出或吸收，从而使髋臼加深加宽，并使臼口变小，使髋臼包容股骨头的一半以上。

髋关节的前、外、后侧分布了两群肌肉，称之为髋肌。前方主要有缝匠肌、股直肌（属于大腿肌）、髂腰肌；外侧主要有阔筋膜张肌、臀中肌和臀小肌；后方浅层有臀大肌，深层有髋外旋肌群（包括梨状肌，闭孔内肌，上、下孖肌和股方肌），下后方还有闭孔外肌。

前群的髂腰肌，起自髂窝及腰椎体侧面和横突，止于股骨小转子，参与髋关节的前屈和外旋。后群的浅层主要包括臀大肌和阔筋膜张肌。臀大肌起自髂骨翼外侧后部、骶骨背面和骶结节韧带，止于臀肌粗隆及髂胫束，参与髋关节后伸与外旋；阔筋膜张肌起自髂前上棘和一部分髂嵴，经髂胫束止于胫骨外侧髁，起紧张阔筋膜和屈曲髋关节的作用。后群的中层包括臀中肌，梨状肌，闭孔内肌，上、下孖肌和股方肌。臀中肌起自髂骨翼外侧，止于股骨大转子，参与髋关节外展，其前部与后部的肌束可分别内旋与外旋髋关

节；梨状肌起自第2～第4骶椎前方的骶前孔两侧，止于股骨大转子，参与髋关节的外展与外旋；上、下孖肌起自坐骨小切迹邻近骨面，止于股骨转子窝，参与髋关节的外旋；闭孔内肌起自闭孔膜内面及其周围骨面，也止于股骨转子窝，参与髋关节的外旋；股方肌起自坐骨结节，止于转子间嵴，也参与髋关节的外旋。后群的深层主要包括臀小肌及闭孔外肌。臀小肌起自髂骨翼外侧，止于股骨大转子前缘，作用同臀中肌；闭孔外肌起自闭孔膜外面及其周围骨面，止于股骨转子窝，参与髋关节的外旋。

（二）血液供应（图 2-1-6）

髋关节周围有髂内、外动脉及股动脉的分支分布，形成丰富的动脉吻合网，该动脉网在盆内、外之间相互交通，对髋关节的血供极其重要。盆外部分的血供主要来源于旋股内、外侧动脉，闭孔动脉，股深动脉的第1穿支和股骨滋养动脉，该动脉吻合称之为"臀部十字吻合"，位于臀大肌深面、股方肌与大转子附近。此外，髂内动脉发出的营养支及臀上动脉的深支还供应髋臼的上部和关节囊的上部，臀下动脉的关节支供应髋臼的后下部及其邻近的关节囊。盆内部分位于近髋关节的骨盆侧壁处，为旋髂深动脉、髂腰动脉、腹壁下动脉、闭孔动脉、骶外侧动脉和骶正中动脉等及其间的吻合支。

由股深动脉发出的旋股内、外侧动脉，分别绕过

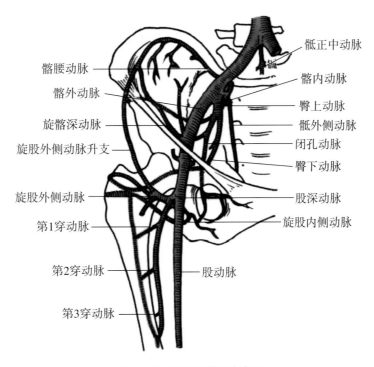

图 2-1-6 髋关节周围动脉网

左侧标注（从上到下）：
髂腰动脉
髂外动脉
旋髂深动脉
旋股外侧动脉升支
旋股外侧动脉
第1穿动脉
第2穿动脉
第3穿动脉

右侧标注（从上到下）：
骶正中动脉
髂内动脉
臀上动脉
骶外侧动脉
闭孔动脉
臀下动脉
股深动脉
旋股内侧动脉
股动脉

股骨颈前、后方行向大转子，在髋关节周围吻合成旋股动脉环，该动脉环发出上、下、前3组支持带动脉经股骨颈基底部穿髋关节囊至股骨颈，供应股骨颈和股骨头的部分血流，其中以旋股内动脉的终支最为重要。

股骨滋养动脉自骨髓腔上行，于股骨颈处与其他动脉吻合供应股骨颈和股骨头。

闭孔动脉穿出闭膜管后，发出髋臼支经髋臼横韧带深面进入髋臼，再分为两支：一支分布于髋臼窝的软组织；另一支经股骨头韧带分布于股骨头。

臀上、下动脉起于髂内动脉，其分支主要分布于髋臼及关节囊。

（三）神经支配

髋关节由腰骶丛发出的神经支配，关节前部的神经支配来自股神经、闭孔神经和股直肌支发出的关节支；后部来自坐骨神经、臀上神经及骶丛或股方肌支发出的关节支。

三、股骨近端

（一）结构特点

股骨是人体中最长、最强的骨头，股骨近端由股骨头、颈、大小转子组成。在其额面上，股骨颈与股骨干倾角约127°（范围110°～140°），此倾角称之为颈干角；此外，在轴位上股骨颈前倾，即相对股骨髁后表面向前旋转，此前倾角大小为12°～15°。

1. **骨性结构**（图2-1-7） 股骨颈为股骨头下外侧的细窄部位，长约5cm，中部最窄，外侧较宽，其为附着股骨近端髋关节肌肉运动提供杠杆。股骨颈与股骨干向外旋转10°～15°（前转角），颈部上表面基本水平，轻度内凹，下部较直且倾斜，直向下外和后方至股骨干近小转子处，颈部前表面扁平，与股骨干相交处有一粗糙转子间线为标志，后表面朝后上横向凸起，在长轴上凹陷，与股骨干相交处有一圆形转子间嵴为标志。

颈与体连接上外侧的方形隆起为大转子，其内下方的圆锥形隆起为小转子，大转子近端位于髂结节下近一手宽处、股骨头中央的水平面。大、小转子之间的前面有转子间线，后面有转子间嵴，股骨体后面纵行骨嵴为粗线，此线上端分叉，向上外延续于粗糙的臀肌粗隆，向上内侧延续为耻骨肌线，粗线中点附近有开口向下的滋养孔。

2. **软组织特点**（图2-1-8） 股骨近端的肌肉包

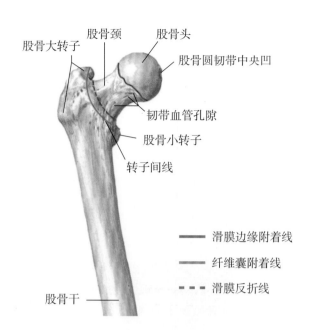

图 2-1-7　股骨近端的骨性结构

括参与髋关节运动的髋肌，还有部分大腿肌，后者主要分为前、后、内侧3群。前侧肌群有缝匠肌和股四头肌，参与屈髋运动；后侧肌群有股二头肌、半腱肌和半膜肌，参与屈膝与伸髋运动；内侧肌群有耻骨肌、长收肌、股薄肌、短收肌和大收肌，可使髋关节内收与外旋运动。

缝匠肌，起于髂前上棘，经大腿前方，斜向下内，止于胫骨上端内侧面。

股四头肌有4个头，股直肌起于髂前下棘，股内、外侧肌分别起于股骨粗线的内、外侧唇，股中间肌位于深面，起于股骨体前方。4个头向下汇聚包绕髌骨，并向下延续为髌韧带，止于胫骨粗隆。

内侧肌群均起于闭孔周围的耻骨支、坐骨支和坐骨结节的骨面，除股薄肌止于胫骨上端内侧面外，其余均止于股骨粗线，大收肌的有一个肌腱还止于股骨内上髁上方的收肌结节。

股二头肌位于股后部外侧，有长、短2个头，长头起于坐骨结节，短头起于股骨粗线，两头汇聚后以长腱止于腓骨头。

半腱肌位于股后部内侧，起于坐骨结节，止于胫骨上端内侧。

半膜肌位于半腱肌深面，止于胫骨内侧髁后面。

（二）血液供应（图2-1-9、图2-1-10）

股骨近端的血供主要为来源于髂内、外动脉的分支及其伴行静脉，主要包括旋股内、外侧动脉，闭孔动脉，股深动脉第1穿支和臀上、下动脉等。

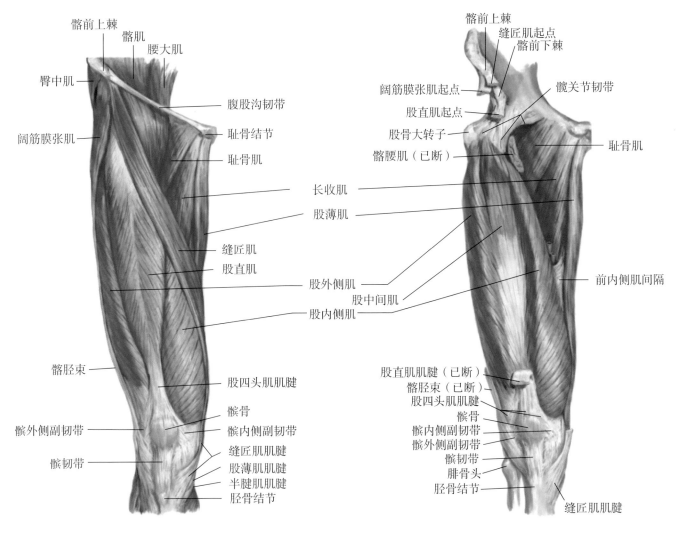

图 2-1-8　股部肌肉前后观

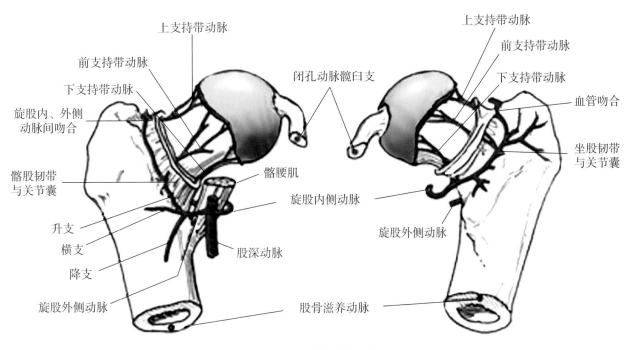

图 2-1-9　股骨近端血管

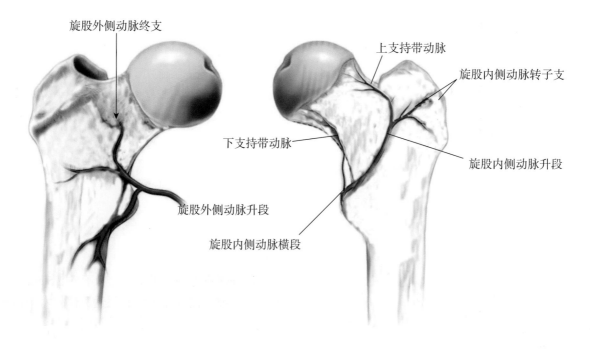

图 2-1-10　旋股内侧动脉和旋股外侧动脉囊内走行示意图

股骨头韧带动脉又称头凹动脉，发自闭孔动脉或旋股内侧动脉，或同时起自二者，在髋臼横韧带下沿股骨头韧带至股骨头。

支持带动脉即关节囊动脉，其在靠近骺软骨板处进入股骨颈，为供应生长股骨头的主要来源。Tucker认为支持带动脉起自旋股内、外侧动脉，在转子窝有丰富囊外吻合，还有臀下动脉、股深动脉、闭孔动脉及旋股动脉的参与。支持带动脉主要有三组，即后上、后下及前动脉。前两组为旋股内侧动脉的分支，沿股骨颈上、下缘走行。这两组动脉大小一致，后上组一般较大，偶尔为骨骺的仅有血供来源。前组最小，为旋股外侧动脉的分支。支持带动脉位于滑膜之下，有时位于滑膜反折皱襞内，在其走行中发出许多分支至股骨颈，与骨干滋养动脉相吻合。上支持带动脉的分支较多，其至股骨颈基底部走行较直，支持带动脉在股骨颈中部的分支十分丰富。后上支持带动脉不穿入骺软骨，但在其周围越过骺软骨板，朝向股骨头中心走行。在股骨头内，支持带动脉彼此吻合，并与股骨滋养动脉及头凹动脉相吻合。

Judet 将成人股骨颈的血供分为 4 组。上组动脉：在所有血管中最重要，经股骨颈上缘进入，起自旋股内侧动脉或其与旋股外侧动脉、闭孔动脉及臀下动脉的吻合。这种吻合紧靠转子窝附近。上组动脉在关节囊外的滑膜深面沿股骨颈走行，在到达股骨头的关节软骨边缘处进入骨内，供应股骨头的 2/3 或 3/4。下组动脉：由旋股内侧动脉起始，沿关节囊附着处走

行。其分为两群：外下群血管较小，由 2～3 个小分支形成，在关节囊皱襞起始，进入股骨颈下部皮质内，且供应皮质，并经过皮质与上组的终支相吻合；内下群紧邻股骨头的关节软骨边缘穿入，直行向上，立即分为许多终支，可形成两组，一组向内上供应股骨头下 1/3 或 1/4，另一组向内，供应股骨颈的下内部，这组血管与上组及下组的外下群相吻合。颈前、后动脉：与上、下组动脉不同，其不供应股骨颈的松质骨，仅终于皮质。这组血管由细小动脉构成，从旋股内、外侧动脉发出，起始在骨与滑膜之间，从股骨颈基底部朝向股骨头。

股骨大、小转子有其固有血管，众多小动脉穿入皮质，在抵达松质骨时发出分支，深入松质骨的中心。这些动脉作星状排列，供应松质骨。

干骺动脉在股骨颈中部深入骨内，在骨化中心骨化以前，干骺动脉位居骺软骨板之上，不穿过骺软骨板，骨化以后，此血管乃供应干骺端。骺软骨板是骨骺与干骺端之间的血流屏障，虽然颈升动脉发出分支供应骨骺，也供应干骺端，但是二者的血管吻合只在骨的表面而不在骨内。

（三）神经支配

股骨近端的神经可分为浅层皮神经及深部的神经，大部分均为坐骨神经分支，少部分为腰、骶丛直接发出的分支。

股骨近端前、内、外侧皮神经主要有生殖股神经

股支、股外侧皮神经、股神经前皮支；后侧臀区的皮神经主要由臀上、下皮神经和臀内侧皮神经组成。

深部的神经最重要的为坐骨神经，起自骶丛，经梨状肌下孔至臀区，在臀大肌深面、坐骨结节与大转子连线的中、内 1/3 交点内侧下降进入股后区。其于臀大肌下缘和股二头肌外侧缘之间有一小段表面无肌肉覆盖，位置相对表浅。由于坐骨神经的分支大部分起自内侧，故其外侧为其安全区域。

股神经起于腰丛，由腰大肌外缘穿出，沿髂腰筋膜深面下行经肌腔隙内侧部，髂腰肌表面进入股三角，此处股神经发出许多肌支、皮支和关节支。

第二节　髋部应用解剖

一、髋部前侧解剖

髋关节的前侧存在两个神经间平面，即浅层平面位于缝匠肌（股神经支配）与阔筋膜张肌（臀上神经支配）之间；深层平面位于股直肌（股神经支配）和臀中肌（臀上神经支配）之间。手术时，术者可以髂前上棘和髂嵴作为体表定位标志，设计手术切口，掌握髋关节前侧的应用解剖，可有助于髋关节前侧入路的显露和相关血管神经束的保护。

（一）浅层结构

髋关节前侧的浅层结构包括皮肤、皮下组织、深筋膜、缝匠肌和阔筋膜张肌。

当下肢外旋使缝匠肌紧张时，于髂前上棘下方 5～7 cm 处，可触及缝匠肌与阔筋膜张肌之间的肌间隙。浅层神经间平面就位于此肌间隙。此外，股外侧皮神经紧贴该肌间隙穿出深筋膜，旋股外侧动脉升支于髂前上棘下方通过该肌间隙。

因此，在显露髋关节前侧的浅层结构时，需沿阔筋膜张肌内侧切开深筋膜，向内上方牵开缝匠肌，向外下方牵开阔筋膜张肌，避免损伤股外侧皮神经，同时需结扎旋股外侧动脉升支，避免血管破裂影响术野。

（二）深层结构

髋关节前侧的深层结构包括股直肌和臀中肌。

牵开浅层结构后，可见深层的股直肌和臀中肌。股直肌的直头大而圆，起于髂前下棘，反折头薄而扁，起于髋臼上缘和关节囊，两头以锐角合并。

牵开臀中肌、切断翻转股直肌直头后，可见髋关节囊及其内下方的髂腰肌、外下方的股外侧肌覆盖的股骨干。

（三）重要血管与神经

股外侧皮神经，于髂前上棘下方 2.5 cm 处，经缝匠肌浅面或深面或穿过该肌到达股部，术中损伤该神经，可在术后局部形成痛性神经瘤，并于股外侧出现一感觉减退区。

股神经位于髋关节前方的股三角中，其位于股动脉的外侧，当术中扩大显露术野时，可能损伤该神经，导致术后股前部肌肉萎缩，伸膝活动障碍。

旋股外侧动脉起自股深动脉上端外侧壁，于股直肌深面向外侧横行，在股直肌外缘发出升、降、横支，升支行于浅层结构的肌间隙，当显露浅层结构时，易损伤该动脉升支；当向下翻转已切断的股直肌时，股直肌深面的该动脉主干也易损伤。

二、髋部后侧解剖

髋关节后侧手术入路，可以股骨大转子、髂后上棘和坐骨结节作为体表定位标志，设计手术切口，髋关节后侧无神经界面，术中按肌纤维走行方向分离肌肉时，不会引起明显的失神经支配现象。

（一）浅层结构

髋关节后侧的浅层结构包括皮肤、丰厚的皮下组织、深筋膜、臀大肌和股外侧肌。

臀大肌呈近似方形，起于内上方的髂翼后部外面及骶骨背面。肌束斜向外下止于髂胫束和臀肌粗隆。

该区的深筋膜由阔筋膜延续而来，在髋后部包围浅表的臀大肌及阔筋膜张肌，覆盖于深层的臀中肌表面。Henry 所谓的骨盆"三角肌"即是臀大肌、臀中肌表面的阔筋膜及阔筋膜张肌共同形成的一个延续的髋部外层肌鞘。

当依次切开皮肤、皮下组织和深筋膜后，可见臀大肌和股外侧肌。分离臀大肌时需按肌纤维走行方向分离，同时供应臀大肌的臀上动脉、臀下动脉的分支及伴行的静脉，呈扇形分布于臀大肌深面。

（二）深层结构

髋关节后侧的深层，有附着于股骨转子间窝的髋关节外旋肌，由上向下依次为梨状肌、上孖肌、闭孔内肌、下孖肌和股方肌，以及位于髋关节外旋短肌（闭孔内肌，上、下孖肌和股方肌）浅面，由脂肪组织包裹的坐骨神经。

梨状肌上孔，上缘为骨性的坐骨大切迹上部，下缘为梨状肌，穿过的结构自外向内依次为臀上神经、臀上动脉和臀上静脉。梨状肌下孔，上缘为梨状肌，下缘为坐骨棘和骶棘韧带，穿过的结构自外向内依次为坐骨神经、股后皮神经、臀下神经、臀下动脉、臀下静脉、阴部内动脉、阴部内静脉和阴部神经。

（三）重要血管与神经

坐骨神经经坐骨大切迹出骨盆后，通常于梨状肌下缘进入臀部，并沿髋关节外旋短肌浅面下行至股后部。髋关节后侧入路手术时，虽然显露出坐骨神经，但在牵开组织显露术野时，需注意牵拉的位置与力量，避免造成坐骨神经损伤。

臀下动脉，发自髂内动脉前干，穿过梨状肌下孔至臀部，走行过程中发出许多分支，分布于臀大肌的中部和下部。该动脉与臀上动脉发出至臀大肌的分支相互吻合。

臀上动脉，也发自髂内动脉，穿过梨状肌上孔至臀区后分为浅、深两支，浅支经臀中肌后缘至臀大肌深面，营养臀大肌上半部分；深支行于臀中、小肌间营养该二肌，并向外达阔筋膜张肌深面与旋股外侧动脉分支，参与形成髋关节动脉网。

在分离臀大肌的过程中，须仔细结扎臀上、下动脉的血管分支，避免血管撕裂后回缩入肌肉中难以止血。此外，掌握梨状肌及其上、下孔的位置关系，以及髋关节后侧各深层肌肉的位置排列，可有效保护出骨盆的血管神经束（图 2-2-1）。

臀中肌的前上部位于皮下，后下部为臀大肌覆盖，前方靠近阔筋膜张肌，且部分被掩盖，其深面为臀小肌。臀中肌麻痹时可致鸭行步态（Trendelenburg征阳性）。于臀中肌深面及臀小肌间，有臀上血管深支及臀上神经横过。

股神经位于股三角血管神经束的最外侧，相对接近手术区，当过度向内侧牵拉髋内侧的软组织时，可致股神经因受压而出现麻痹现象，或牵开器误插入髂腰肌内，可能直接损伤股神经。

臀上神经下支与臀上血管伴行，于臀中肌与臀小肌之间前行，横跨臀中肌与阔筋膜张肌的肌间隙，其呈爪状分支进入阔筋膜张肌的后内侧面，支配该肌，在浅层结构分离过程中，容易损伤该神经，但是阔筋膜张肌的失神经支配目前无明确的临床意义。

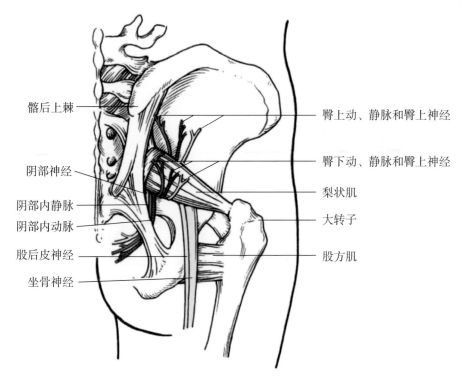

图 2-2-1　穿过梨状肌上、孔的结构

若牵开器误插入髂腰肌内，可能穿透肌肉层，直接刺破内侧的股动、静脉，股深动脉位于股动脉后壁或后外侧壁，有时也可能被刺伤。

在分离浅层结构时，需结扎横穿阔筋膜张肌与臀中肌间形成的肌间隙的臀上动脉分支，避免出血影响术野。

三、髋部内侧解剖

髋关节内侧手术入路，可以长收肌和耻骨结节作为体表定位标志，设计手术切口。髋关节内侧的浅层无神经界面，由于支配长收肌及股薄肌的闭孔神经的前支，通常在远离切口的近侧进入该两个肌肉，故沿两肌间的肌间隙分离不会造成失神经支配，而深层存在神经界面，其位于短收肌和大收肌之间。

（一）浅层结构

髋关节内侧的浅层结构包括皮肤、皮下组织、深筋膜、耻骨肌、长收肌和股薄肌。组成股内侧肌群的肌肉总共有 5 块，分为 3 层，闭孔血管神经束走行于其间，共同被包裹在内侧骨筋膜鞘中。其浅层由外上至内下分别为耻骨肌、长收肌及股薄肌。长收肌与股薄肌间存在一肌间隙，该肌间隙内不存在神经。

（二）深层结构

髋关节内侧的深层结构包括短收肌、大收肌及闭孔血管神经。短收肌位于耻骨肌和长收肌的深面，大收肌位于短收肌和长收肌下部的深面。短收肌与大收肌间存在肌间隙，分离该肌间隙时，需注意保护闭孔神经后支，该分支斜向内下方进入大收肌前部，而闭孔神经前支行于短收肌浅面与长收肌之间，除支配耻骨肌、长收肌、股薄肌和短收肌外，还发出感觉支至髋关节和膝关节。此外，闭孔动脉经闭膜管出盆入股，分为前、后支骑跨短收肌，前支营养股内侧肌群并与旋股内侧动脉分支吻合，后支营养髋关节及股方肌。

（三）重要血管与神经

闭孔神经前支在骨盆部越过闭孔外肌上缘后，继续沿大腿内侧下行于长收肌和短收肌之间，支配长收肌、股薄肌和短收肌。

闭孔神经后支在骨盆部穿过闭孔外肌并支配该肌肉，然后在大腿内侧下行于长收肌和短收肌之间，支配大收肌前层肌肉。

闭孔动、静脉与闭孔神经伴行，分为前、后支，分别营养股内侧肌群与髋关节及股方肌。

四、股骨头颈血供解剖

股骨头血供主要来自基底动脉环系统（70%）、股骨头凹动脉系统（5%）及骨间动脉系统（25%）三大部分[1-2]。基底动脉环系统（图 2-2-2、图 2-2-3、图 2-2-4）由旋股内侧动脉和旋股外侧动脉的终末分

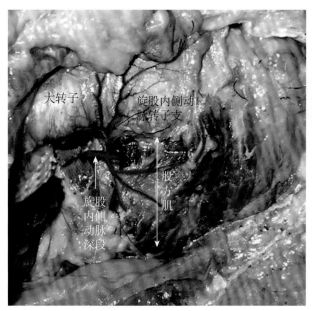
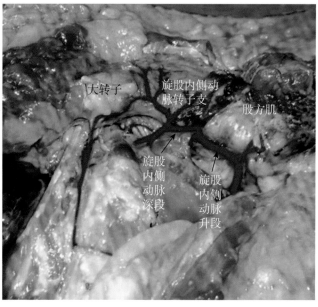

图 2-2-2 旋股内侧动脉（左图）通过后侧入路，沿大转子很容易识别旋股内侧动脉深段从股方肌近端缘出现，切除股方肌（右图），可见旋股内侧动脉升段和深段

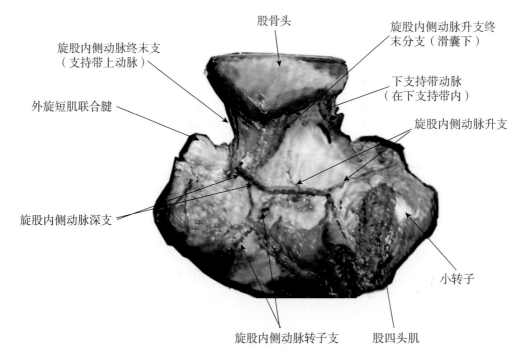

图 2-2-3　旋股内侧动脉的股骨颈血供
旋股内侧动脉升支以及旋股内侧动脉终末的解剖图，图右上角描绘股骨颈后下侧，旋股内侧动脉下支持带动脉终末支

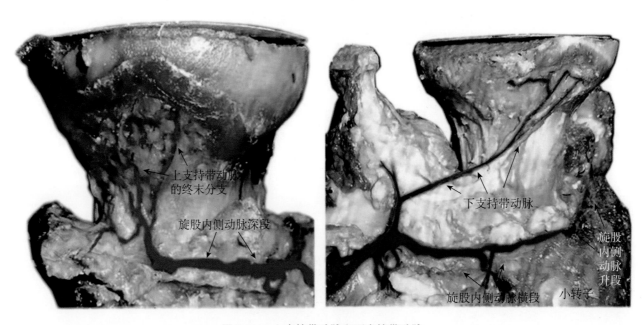

图 2-2-4　上支持带动脉和下支持带动脉

支形成，这些终末分支穿入关节囊并在 Weitbrecht 韧带中走行，然后沿着股骨颈进入许多血管孔变成骨内血管，为股骨头提供大部分动脉供血。

下支持带动脉在股骨颈前下平面进入关节囊，进入关节囊后，下支持带动脉在下支持带内向斜后方移行，最终穿入股骨颈移行处。若以小转子至股骨头中心作一连线，下支持带动脉便位于此线稍内侧，此线

外侧为解剖"安全区"，不易伤及下支持带及下支持带动脉。

因此，从前方切开髋关节囊时，应从髋臼后缘至股骨颈前外侧近小转子水平呈"Z"形切开[3]（图 2-2-5）；从后方切开关节囊时通常行"T"形切开（图 2-2-6），在髋臼缘横行切开，沿股骨颈向远端纵行切开关节囊，以避免损伤血供。

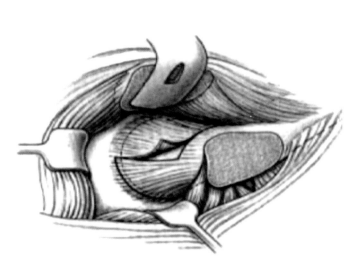
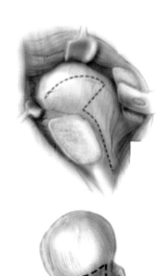

图 2-2-5　"Z"形切开关节囊

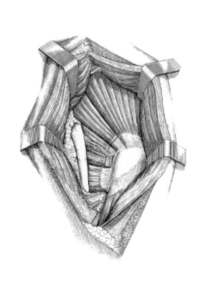
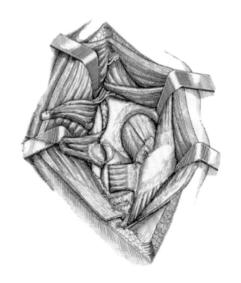
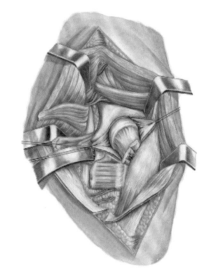

图 2-2-6　"T"形切开关节囊

（一）股骨颈内侧"血管裸区"

为探索股骨颈内侧血管（尤其是下支持带动脉）的解剖走行，帮助确定股骨颈内侧钢板的安全放置区域，有学者探究了前路手术中沿股骨颈内侧的血管解剖结构。提示经直接前方入路手术时，轻度外旋股骨不仅可以更好地显露股骨颈，还能使血管和 Weitbrecht 韧带与股骨颈分离，从而保护下支持带动脉。由于下支持带动脉在后内侧走行，正内侧或稍靠前放置的直钢板不会损伤下支持带动脉；但放置 3.5 mm 的"T"形钢板时则应慎重。在放置钢板时，可以在直视下或 X 线上借助小转子判断下支持带动脉的位置（图 2-2-7）。作者认为，在如图所示区域放置直钢板，既可以避免下支持带动脉的损伤，也能提供良好的对抗剪切力的支撑作用[4]。

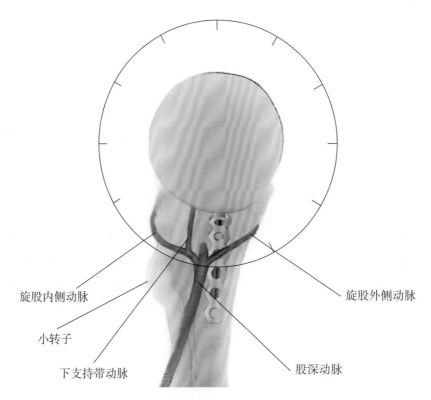

图 2-2-7 下支持带动脉与钢板毗邻关系内侧观

旋股内侧动脉

小转子

下支持带动脉

旋股外侧动脉

股深动脉

（二）Ganz 截骨（二腹肌截骨）

旋股内侧动脉深支恒定地位于髋关节囊外。旋股内侧动脉的转子分支经过股方肌近端边缘，分布于大转子外侧部分。这一分支标志闭孔外肌肌腱的水平，旋股内侧动脉深支向后穿经该腱性结构。深支继续向上走行，穿过前方的下孖肌、闭孔内肌和上孖肌的联合腱，在上孖肌的水平穿入关节囊[5]。在关节囊内，沿股骨颈后上方分成 2 ～ 4 支滑膜下支持带血管（图 2-2-8）。

在当剥离股骨近端其他附着的软组织（包括行彻底的关节囊环周切除）后，做各个方向的髋关节脱位，闭孔外肌始终对旋股内侧动脉深支起到保护作用。因此，只要闭孔外肌完整，股骨头的血运就可以

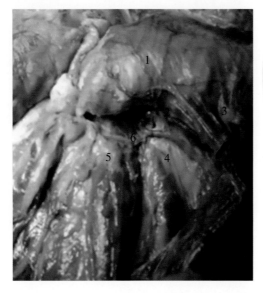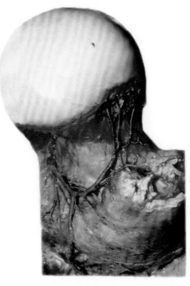

图 2-2-8 尸体标本照片

1. 大转子；2. 转子支动脉；3. 股方肌；4. 闭孔外肌；5. 闭孔内肌和上、下孖肌；6. 臀下动脉融合支

得以保留。Ganz 截骨正是在这个解剖特点的基础上发明的。截骨自大转子后上缘至股外侧肌后缘厚度不超过 1.5 cm，在外旋肌群外侧，不影响肌群止点，可以不破坏肌肉连续性，从前方显露股骨头，保留了股骨头部和股骨头颈部 95% 的上下支持带动脉，保护了股骨头及头颈部的血供 [3-5]。

参考文献

[1] Lazaro L E，CE Klinger，Sculco P K，et al. The terminal branches of the medial femoral circumflex artery：the arterial supply of the femoral head. Bone & Joint Journal，2015，97-B（9）：1204.

[2] Dewar DC，Lazaro L E，Klinger C E，et al. The relative contribution of the medial and lateral femoral circumflex arteries to the vascularity of the head and neck of the femur：A quantitative MRI-based assessment. The Bone & Joint Journal，2016，98-B（12）：1582-1588.

[3] Ganz R，Gill T J，Gautier E，et al. Surgical dislocation of the adult hip. A technique with full access to the femoral head and acetabulum without the risk of avascular necrosis. The Bone & Joint Journal，2001，83（8）：1119-1124.

[4] Putnam S M，Collinge C A，Gardner M J，et al. Vascular Anatomy of the Medial Femoral Neck and Implications for Surface Plate Fixation. Journal of Orthopaedic Trauma，2019，33（3）：111-115.

[5] Tomaszewski K A，Henry B M，Vikse J，et al. The origin of the medial circumflex femoral artery：a meta-analysis and proposal of a new classification system. Peer J，2016，4（5）：e1726.

（纪　方　王光超　丁　云）

第三章

髋部生物力学

生物力学是研究生命体的运动和变形的生物物理学分支学科，主要通过力学原理和方法认识生命过程的规律，解决生命与健康领域的科学问题，同时也是多种学科相互交叉、相互渗透所形成的一个新兴学科。骨科生物力学是以骨骼肌肉系统为对象，利用生物力学的方法将工程原理尤其是机械力学原理，应用于临床医学来解决骨科问题的一门生物力学领域中非常重要的分支学科。

掌握髋部的生物力学对于髋部骨折的损伤机制、诊断和治疗至关重要，有助于内置物设计、固定技术、治疗理念的发展。由于工程学和物理学多运用复杂的数学公式分析阐述，对于临床医师理解髋关节生物力学帮助有限，故本节从临床治疗理念与技术角度选择性讨论髋部生物力学，以期加深临床医师对髋部骨折发生机制、诊治原则、手术技术与内置物设计的认识。

第一节　髋部生物力学解剖

髋部广义可分为股骨头、股骨颈、股骨转子部、股骨转子下部。股骨颈连接股骨头和股骨转子部，其轴线在冠状位上与股骨干轴线形成颈干角。成年人颈干角范围为 120°～140°，平均为 127°，颈干角小于正常范围者为髋内翻，大于正常范围者为髋外翻。颈干角的异常会改变髋关节周围的力学关系。当髋内翻时，股骨颈承受压缩力减小，使张力骨小梁增加，压力骨小梁减少。髋外翻时则压力骨小梁增加，张力骨小梁减少。股骨颈轴线与股骨髁额状面（即人体冠状面）向前倾斜约呈 10°±7°，即前倾角。前倾角过大时部分股骨头裸露于髋臼外，为维持髋关节的稳定性，行走时为内旋步态；前倾角过小，则出现外旋步态。

人体组织器官结构和功能的统一是生物进化过程中逐渐实现的普遍生物学法则，骨骼作为人体负重重要结构，骨骼的生长发育、重建受力学因素影响。生理状态下，骨骼处于最佳力学环境中，骨形成和骨吸收构成动态平衡，骨组织处于静止期；当骨骼的力学环境改变，动态平衡随之改变，骨组织、细胞发生相应变化，通过骨吸收和骨形成，最终在新的基础上达到新的平衡。

骨小梁是股骨近端的主要承重结构，是股骨近端骨皮质在松质骨内的延伸，根据 Wolf 定律，骨小梁的生长规律是沿着骨的应力线发展的，且最大小梁沿着最大应力线发展，作为人体中主要的负重关节，股骨近端松质骨中骨小梁最能展现生物力学规律。按照其所在位置可分为主要压力骨小梁、主要张力骨小梁、次要压力骨小梁、次要张力骨小梁和大转子骨小梁 5 组（图 3-1-1），了解其形态特征对于预防和治疗股骨近端骨折具有重要意义。

正常人髋部骨量峰值是在 25～30 岁，随着年龄的增长，髋部骨量每年丢失 0.6%～0.8%，女性高于男性。随着骨量的减少，股骨近端骨小梁的结构也发生着明显的变化。骨小梁直径变小，间隙逐渐增大，越来越多的骨小梁出现穿孔、断裂甚至游离，表面变得不再光整，越来越多的骨面出现局部损坏现象，失去正常的拱形结构，甚至出现连续性严重破坏等。骨小梁会随着年龄增长发生退化和吸收，并成一定的规律性，首先被吸收的是次要张力骨小梁和次要压力骨小梁，该过程中 Ward 三角区会变得明显易于识别，其次是主要张力骨小梁发生萎缩，最后是主要压力小

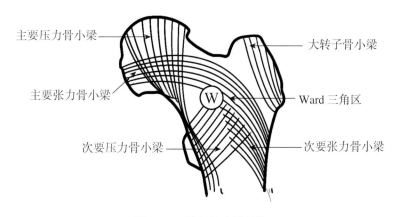

图 3-1-1 髋部骨小梁结构

梁，为股骨颈骨折好发于老年人及预测股骨颈骨折提供了理论依据[1]。

股骨近端还有两个特殊结构：股骨距、Adams 弧[2]。股骨距（图 3-1-2）是股骨上段颈干连接处内侧骨皮质向髓腔内部突出的近似三角形的一上宽下窄的纵行密质骨板，它从股骨颈后部骨皮质开始向下，一直延伸至小转子的前下方，具有承受压缩载荷、传递股骨头处的载荷、加强股骨颈基底部的作用，其在关节置换中也具有极高价值的解剖应用。Adams 弧（图 3-1-3）指的是股骨颈内侧拱形的皮质骨，从头颈交界处逐渐开始变小，然后向下扩张变厚到小转子，在空心钉治疗股骨颈骨折中有较大的解剖意义。

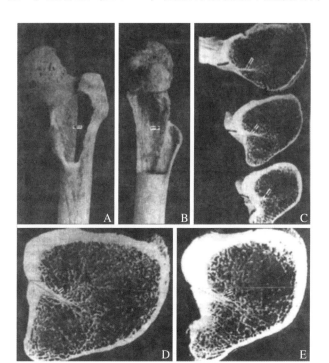

图 3-1-2 股骨距形态与位置

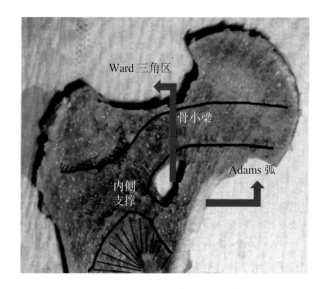

图 3-1-3 Adams 弧与 Ward 三角

第二节 髋部运动学

髋关节由髋臼与股骨头构成，属多轴的球窝关节，可做三轴的屈、伸、收、展、旋内、旋外以及环转运动。髋关节囊紧张而坚韧，周围多条韧带加固，具有较大的稳固性以适应承重和行走的功能。髋关节正常活动范围和日常活动时髋关节活动范围见表 3-2-1、表 3-2-2。

在各种人体典型行为运动中，走路是人体下肢最重要、使用最频繁的行为运动，因此步态是被研究最早且最多的一个行为动作。利用现代的运动捕捉系统可以对各种人体行为运动进行运动学测量与分析，测

表 3-2-1　髋关节正常活动范围

髋关节正常活动范围		
A	B	C
屈曲 120°	110°	100°
伸展 30°	30°	30°
内收 30°	30°	20°
外展 45°	50°	40°
内旋 45°	35°	40°
外旋 45°	50°	50°

注：A：数据源 American Academy of Orthopaedic Surgeons
　　B：数据源 Medical Board of California
　　C：数据源 American Medical Association

表 3-2-2　日常活动时髋关节活动范围

髋关节活动范围		
矢状面	冠状面	水平面
上楼	67°	16°	28°
下蹲	122°	28°	26°
弯腰	117°	21°	18°
站起	104°	20°	17°

量平路步行时髋关节活动范围结果显示步态过程中髋关节运动涉及所有三个平面，包括矢状面有 20°～30° 的前屈、后伸运动，冠状面有约 10° 的内收、外展运动和水平面有约 15° 的旋内、旋外运动[3]。

正常行走步态包括摆动相和站立相。摆动相为支撑腿离开地面向前摆动的阶段；站立相为足底与地面接触的时期。摆动相足跟着地前髋关节处于屈曲状态，持续到着地后站立相中期，身体前移，髋关节伸直，足跟离地时髋关节继续后伸至站立相后期。髋关节外展发生在站立相后期，足趾离地后开始内收持续到站立相后期；站立相后期开始外旋，在大部分摆动相保持外旋，足跟着地前开始内旋，持续到站立相后期，然后髋关节重新外旋。髋关节在上述三个平面的运动在行走时不断循环反复。

第三节　髋部应力学

髋关节是人体站立和行走时最重要的承重关节，股骨头承受的力有压应力和剪应力，由于人体髋关节面软骨摩擦系数很小（0.002），可以忽略，因此股骨头主要承受压力的作用（图 3-3-1）。当压力从股骨头凸面呈放射状向内传递时，其应力增高，又因股骨颈的横切面比股骨头的横切面小，应力经股骨颈传至股骨干时，股骨颈骨小梁承受的压应力要比股骨头更大。股骨颈处无肌肉附着，因此作用于股骨颈处的应力大小与髋关节一致，但由于颈干角和前倾角存在，股骨颈处应力力线与股骨颈轴线并不一致，应力力线与股骨头相交后向远侧延伸，并向下方偏离股骨颈轴线，从而在股骨颈上产生压应力、张应力、剪切力。股骨颈外上方为拉应力，内下方为压应力。当颈干角减小，股骨头远离股骨干轴，力矩增大，压应力减少，剪切力增加；当颈干角增大时，股骨头靠近股骨干轴，力矩减小，剪切力减少，股骨颈所承受的压应力增加。日常行走时髋关节接触力可达 2～3 倍体重，不同的步行速度时髋关节接触力大小不同，速度越大，髋关节接触力也越大。正常直立时髋关节合力通过股骨头的中心与身体垂线呈 16° 角，而股骨的轴线与身体垂线呈 9°～15° 角，故髋关节的合力与股

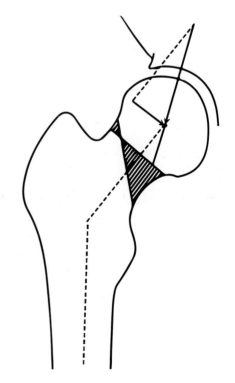

图 3-3-1　股骨颈处应力

骨干纵轴呈 25° ~ 30° 角 [4]。

髋关节为球窝关节，通过头臼软骨面相互接触传导压力。负重区是股骨头上半球与髋臼半球形臼之间的重叠部分，在髋关节正位 X 线片上可见到髋臼软骨下硬化带，此为负重区的象征，但随着髋关节的运动，股骨头的负重区不断发生变化。关节软骨具有弹性，可以将作用于股骨头的应力分散到各作用点，随着年龄增长，关节软骨因负重增加而变形的程度也增加，因此，老年人软骨的退变和破坏，常导致骨性关节炎发生。

双腿静止站立时，人体重心位于 T10 与 T11 椎间盘的正中矢状面和水平面上，重心向下的垂直线正好通过双侧股骨头旋转中心连线中点。髋关节周围没有肌活动产生力矩，每侧髋关节约承受 31% 的体重。单足静止站立时（图 3-3-2），人体重心位置发生改变，冠状面向对侧移动 2.5 cm，矢状面重心位于股骨头旋转中心的冠状面附近，垂直向下至 L3 与 L4 之间椎间盘附近，此时髋关节偏心受力，骨盆倾斜，为保持髋关节稳定，通过外展肌达到平衡 [5]。

正常行走时，髋关节所受的合力远较单腿站立为大。这是由于髋关节除了要承担外展肌力维持平衡所需的静力外，还要承担因躯干摇摆的加速度和惯性矩

所产生的力。遥感测量技术显示不同步速下髋关节接触力的测量，髋关节接触力介于体重 2 ~ 3 倍。测量态中股骨头上的关节反力（图 3-3-3），在外展肌收缩以稳定骨盆时，站立相中有 2 个峰值力。在足跟刚着地后出现一个峰值，在足尖离地之前，出现一个更大的峰值 [6]。

髋关节周围肌肉对步态维持有重要作用，在负担体重的情况下使两下肢移动。在步行时对保持身体平衡向前行进，具有加速或减速的功能，使步行协调稳定。髋关节在冠状面主要通过外展肌和内收肌达到平衡，最主要的外展肌是臀中肌，最主要的内收肌是大收肌，阔筋膜张肌对维持冠状面平衡也非常重要。髋关节在矢状面主要是屈肌和伸肌以及髋关节周围韧带之间的平衡，最主要的屈肌是股四头肌，最主要的伸肌是臀中肌，髂股韧带也限制过伸维持。肌电图（EMG）已在临床广泛应用于测量髋关节周围协同肌和拮抗肌肉力量、速度和肌肉作用持续时间。肌电图信号与肌肉力量和肌肉作用速度之间的关系非常复杂（图 3-3-4），但肌电图可以很容易地用来确定髋关节周围协同肌和拮抗肌肉在步态周期的特定时期的活跃程度 [7-8]。

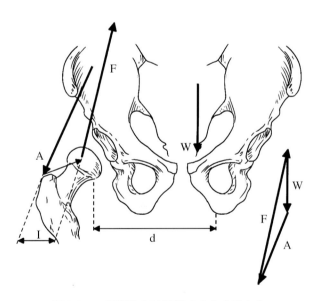

图 3-3-2　单腿站立时髋部应力大小及方向
A：外展肌力；F：髋关节应力；W：重力；d：重力力臂；I：内收肌力臂

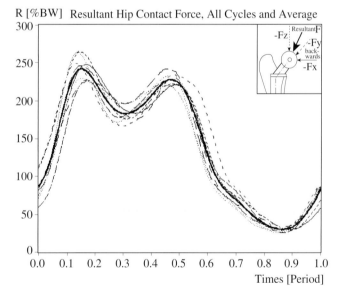

图 3-3-3　步行过程中髋部应力大小

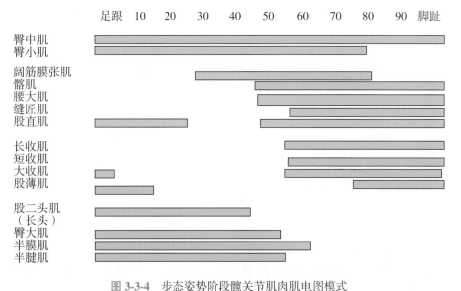

足跟 10 20 30 40 50 60 70 80 90 脚趾

臀中肌
臀小肌

阔筋膜张肌
髂肌
腰大肌
缝匠肌
股直肌

长收肌
短收肌
大收肌
股薄肌

股二头肌
（长头）
臀大肌
半膜肌
半腱肌

图 3-3-4　步态姿势阶段髋关节肌肉肌电图模式

第四节　内侧壁与外侧壁

2004 年 Gotfried 首次提出髋部外侧壁，位于大转子与股骨干之间的股骨近端外侧皮质，但对于外侧壁的范围，临床仍具有争议[9]。有学者定义外侧壁为髋部 X 线正位片沿股骨颈上下皮质做切线，2 条切线与股骨外侧相交所形成的区域（a）；也有学者定义外侧壁为股骨外侧肌嵴至股骨小转子下缘（b），因为此区域骨质全为皮质骨提供支撑（图 3-4-1）。随着髋部生物力学研究的深入，越来越多的学者就外侧壁完整性是影响骨折稳定性的重要因素达成共识，外侧壁作为

股骨近端的延续，如果碎裂，在生物力学上可相当于股骨转子下的骨折。2018 年新版的 AO/OTA 骨折分类中，详细介绍了外侧壁厚度（图 3-4-2）：在髋部正位 X 线片上，以股骨大转子无名结节向下 3 cm 的一点，以此点与股骨两侧皮质中线呈 135° 角向骨折线作连线的交点，测量该两点之间的连线距离即为外侧壁厚度，并根据外侧壁厚度对转子间骨折进行分型。

外侧壁骨折程度和厚度对内固定物选择至关重要，外侧壁完全骨折或厚度较薄，选择髓内固定临床预后更佳。生物力学意义上，外侧壁完全骨折或外侧壁薄弱同时意味着伴有延伸至前侧皮质的损害（前壁

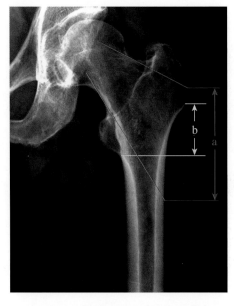

图 3-4-1　外侧壁的不同定义示意图

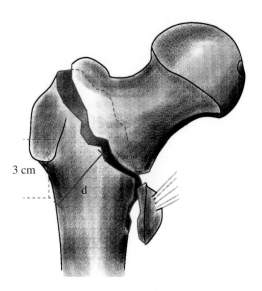

图 3-4-2　AO/OTA 分型对外侧壁定义示意图

骨折），即股骨干近端的前壁和外侧壁同时丧失了对头颈骨块的支持作用。外侧壁反映了前壁的状况，外侧壁首先通过前壁（更重要）发挥力学作用。在打入滑动型内固定物之后，在头颈骨块向外滑动的过程中，首先应该获得前内侧皮质的支撑抵住；如果前内侧皮质没有抵住，则头颈骨块将继续后退，获得髓腔中金属主杆的阻挡支撑（髓内固定），或继续向外直至获得外侧壁的皮质支撑（髓外固定）；如果采用滑动髋螺钉固定且伴发外侧壁破裂，则头颈骨块将完全丧失股骨干的皮质支撑，术后出现过度滑动而失败的风险将显著增加。

1945 年 Evens 提出内侧壁的概念，包括股骨颈下端、小转子、小转子附近皮质及延伸至此的股骨距等结构，并指出内侧壁的完整性决定转子间骨折的稳定性[10]。国内周方教授对内侧壁范围进行了更为明确的界定（图 3-4-3）：上界为股骨颈基底、下界为小转子下缘 1cm、前界为股骨前壁内侧缘、后界为股骨后壁中线[11]。内侧壁缺损会造成股骨近端生物力学功能的显著下降，新鲜冰冻尸体骨生物力学实验表明，股骨内侧壁小转子缺损和广泛缺损会导致股骨应力集中，强度分别增加 31%、37%；股骨刚度分别下降 29%、51%；股骨抗扭强度分别下降 33%、54%。生物力学实验表明相较于外侧壁缺损，内侧壁缺损的股骨转子间骨折模型有更小的破坏载荷和轴向刚度，提示了内侧壁骨折块在股骨近端的重要性[12]。

在植入内固定的股骨转子间骨折模型中，固定

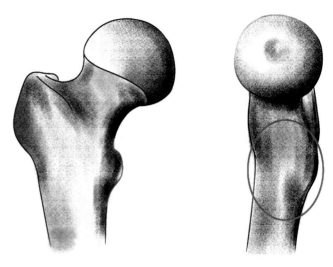

图 3-4-3 内侧壁示意图

内侧壁骨折块可以进一步提高股骨近端的生物力学功能。髓内固定系统因手术切口小、骨折端并不显露等原因，固定内侧壁骨折块存在一定困难。使用髓内固定系统治疗转子间骨折时，复位并固定内侧壁骨折块势必会造成切口的扩大、手术时间的延长及出血量的增加，且目前临床效果尚不明确，故大部分骨科医生在手术中并不特意固定内侧壁骨折块。随着内固定、微创理念及手术技术的发展，内侧壁骨折块在预测转子间骨折稳定性及内固定失败方面受到挑战。在使用现有内固定治疗合并内侧壁骨折块的转子间骨折时，是否复位并固定内侧壁骨折块仍是一个临床需要关注并解决的问题。

第五节　阴性支撑与阳性支撑

基于髋部生物力学，Gotfried 在股骨颈骨折非解剖复位中提出阳性与阴性支撑的概念[13]。在正位 X 线中，阳性支撑为股骨颈骨折近端内下皮质位于骨折远端内下皮质外上方。下方的皮质支撑上方的皮质，类似内侧支撑钢板。阳性支撑虽然为非解剖复位，但是股骨颈远端下方的皮质支撑，对抗剪切应力，防止内翻畸形（图 3-5-1）。即使在骨折愈合过程中出现骨折断端吸收，头颈骨块可以顺沿内固定器械轴向进行有限滑动（望远镜效应），即通过有限可控的股骨颈短缩，使头颈骨块与股骨颈远端相互接触、嵌紧、坐实，能进一步限制头颈骨块的滑动外移防止股骨颈过度短缩，促进骨折端愈合和稳定。阴性支撑（图 3-5-2）为股骨颈骨折近端内下皮质位于骨折远端内下

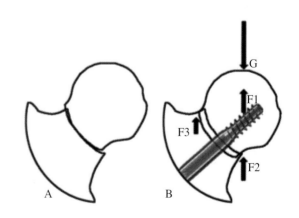

图 3-5-1 股骨颈阳性支撑示意图

A：阳性支撑；B：术后力学分析；G：重力；F1：骨螺钉界面应力；
F2：下极骨皮质应力；F3：上极骨皮质应力

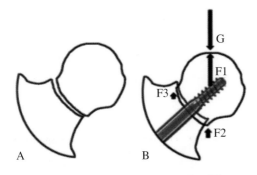

图 3-5-2 股骨颈阴性支撑示意图[14]

A：阴性支撑；B：术后力学分析；G：重力；F1：骨螺钉界面应力；
F2：下极骨皮质应力；F3：上极骨皮质应力

皮质内下方，近端内下方皮质与远端骨质无接触，不能形成支撑和加压，初始稳定性差，早期容易复位丢失[14]。

也有学者在转子间骨折非解剖复位中提出阳性支

撑和阴性支撑，在髋关节正位 X 线片中，阳性支撑（图 3-5-3）为头颈骨块内侧皮质居于股骨干内侧皮质的内上方 1 个皮质厚度之内（4 ~ 5 mm），头颈骨块滑动后能够获得股骨干内侧皮质的支撑。阴性支撑（图 3-5-4）为头颈骨块内侧皮质居于股骨干内侧皮质外上方（髓腔内，皮质内嵌），失去了股骨干内侧皮质支撑。在侧位 X 线片中，转子间骨折也存在阳性支撑和阴性支撑，股骨近端内侧皮质支撑同时需要前侧皮质的平滑对位（中性）为其提供基础，在头颈骨块向外滑动的过程中，首先获得前内侧皮质的支撑。侧位上如果股骨颈前侧皮质陷落在股骨干前侧皮质的后方，则其内侧皮质的对位范围最多不足 1 cm（内侧皮质前后宽度平均为 33 mm，减去小转子骨块在内侧壁的延伸 19 mm，再减去前侧皮质厚度 4 mm）。侧位的前侧皮质负性对位，不论正位的内侧皮质如何，均预示着最终的皮质支撑有极高的丢失率（6/7，

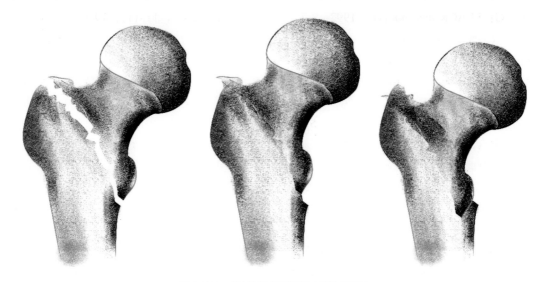

图 3-5-3 股骨转子间阳性支撑示意图

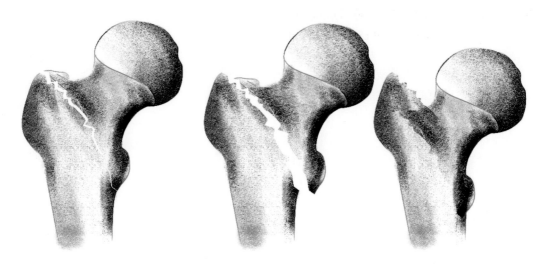

图 3-5-4 股骨转子间阴性支撑示意图

85.7％）。因此，临床应追求前侧皮质的中性对位、内侧皮质的正性或中性对位，不接受正侧位任何一面的负性对位关系，滑动后才能最终获得前内侧皮质的可靠支撑[15]。

参考文献

[1] Whitmarsh T，Otake Y，Uemura K，et al. A cross-sectional study on the age-related cortical and trabecular bone changes at the femoral head in elderly female hip fracture patients. Sci Rep，2019，9（1）：305.

[2] Bartonicek J. The history of fractures of the proximal femur. The contribution of the Dublin Surgical School in the first half of the 19th century. J Bone Joint Surg Br，2002，84（6）：795-797.

[3] Perry J. Gait cycle. In：Willoughby CD，ed. Gait Analysis：Normal and Pathological Function. Thorofare，NJ：SLACK Incorporated，1992：3-7.

[4] Knobe M，Altgassen S，Maier KJ，et al. Screw-blade fixation systems in Pauwels three femoral neck fractures：a biomechanical evaluation. Int Orthop，2018，42（2）：409-418.

[5] Polkowski GG，Clohisy JC. Hip biomechanics. Sports Med Arthrosc Rev，2010，18（2）：56-62.

[6] Bergmann G，Deuretzbacher G，Heller M，et al. Hip contact forces and gait patterns from routine activities. J Biomech，2001，34（7）：859-871.

[7] Ciccotti MG，Kerlan RK，Perry J，et al. An electromyographic analysis of the knee during functional activities. I. The normal profile. Am J Sports Med，1994，22（5）：645-650.

[8] Lyons K，Perry J，Gronley JK，et al. Timing and relative intensity of hip extensor and abductor muscle action during level and stair ambulation. An EMG study. Phys Ther，1983，63（10）：1597-1605.

[9] Gotfried Y. The lateral trochanteric wall：a key element in the reconstruction of unstable pertrochanteric hip fractures. Clin Orthop Relat Res，2004（425）：82-86.

[10] EVANS EM. The treatment of trochanteric fractures of the femur. J Bone Joint Surg Br，1949，31B（2）：190-203.

[11] Li P，Lv Y，Zhou F，et al. Medial wall fragment involving large posterior cortex in pertrochanteric femur fractures：a notable preoperative risk factor for implant failure. Injury，2020，51（3）：683-687.

[12] Nie B，Chen X，Li J，et al The medial femoral wall can play a more important role in unstable intertrochanteric fractures compared with lateral femoral wall：a biomechanical study. J Orthop Surg Res，2017，12（1）：197.

[13] Gotfried Y，Kovalenko S，Fuchs D. Nonanatomical reduction of displaced subcapital femoral fractures（Gotfried reduction）. J Orthop Trauma，2013，27（11）：e254-259.

[14] Zhang YQ，Chang SM. Mechanism of "Gotfried reduction" in femoral neck fracture. J Orthop Trauma，2013，27（12）：e291.

[15] Chang SM，Zhang YQ，Ma Z，et al. Fracture reduction with positive medial cortical support：a key element in stability reconstruction for the unstable pertrochanteric hip fractures. Arch Orthop Trauma Surg，2015，135（6）：811-818.

（汤　欣）

第四章 转子间骨折

第一节 损伤机制与临床表现

一、损伤机制

老年人常因跌倒发生股骨转子间骨折。年轻人群很少发生这种骨折，但在高能量创伤时，比如高处坠落或者是机动车碰撞，也可出现。股骨转子间骨折可分为稳定骨折和不稳定骨折。确定骨折的稳定性是十分重要的，因为它有助于明确所需的固定类型。稳定型骨折一般有完整的后内侧皮质，一旦被破坏将减低抗压力负荷。

根据引起损伤的类型，可分为直接暴力及间接暴力损伤[2]。直接暴力损伤，股骨大转子位于臀部后外侧皮下，缺少相应的软组织保护，呈长方形，其后上无任何结构附着，位于股骨颈的后上部。位置表浅可以触及，是非常明显的骨性标志，因此容易受直接暴力引发大转子骨折。当人在向侧后方跌倒时，常常是髋部先着地，与此同时大腿内收，使得股骨大转子较平时更加突出，且大转子区域缺乏相应的肌肉软组织保护，股骨大转子直接接触地面受力，则造成股骨大转子骨折。

间接暴力损伤，股骨颈及股骨转子间的支架系统由两种不同的骨小梁系统构成，一种为压力骨小梁系统，起自股骨头，扇形分开止于股骨颈内侧；另一种为张力骨小梁系统，起于股骨头凹，止于大转子远端，两个骨小梁系统在股骨颈中心区所形成的骨小梁结构相对缺乏的脆弱区域即为 Ward 三角，随着年龄的增长，该区域会逐渐扩大，并且填充以脂肪组织，使该区域更加脆弱。患者在跌倒过程中，转子间区域承受了较大的扭转暴力，而老年人骨强度不足且髋周肌群退变，不能恰当的吸收有害应力，当应力集中区位于转子间区时，则容易导致转子间骨折，也导致了

老年人跌倒时更容易发生转子间骨折。

股骨转子间骨折发生于颈干交界的转化区，从基底颈区延伸至小转子近端直至股骨干。发生在此区域的骨折，会造成脆弱的皮质骨受损。这导致股骨干、小转子、大转子、侧壁、后壁和前侧皮质碎片和附着的肌群发生移位，甚至会延伸到转子下区域。由于股骨颈前倾和扭转角度的复杂性，这些断裂结构会受到多维度应力的影响，从而难以获得满意的骨折复位和稳定的内固定[3]。

虽然股骨近端皮质骨主要负责整体骨强度，但松质骨仍贡献约 10% 的直立位强度和 35% 的侧向强度[4]。股骨转子间骨折的损伤机制可以是直接的，例如直接作用于大转子上或腿部被迫外旋，也可以是间接的，如肌肉力量超过了股骨的内部强度。由于股骨颈位于关节囊内，因此未被骨膜覆盖，骨膜贴附无法弥补骨内膜吸收引起的皮质变薄。因此，如果皮质变薄和骨小梁丢失，特别是股骨颈失去了强度，则容易发生骨折。同样，当大转子的外侧皮质随着年龄的增长而变薄，在跌倒影响髋关节时，则更加容易发生骨折。

此外衰老也明显增加了转子间骨折的风险。骨皮质的孔隙度随着年龄的增长而增加，从年轻健康患者的 4% 增加到老年患者的近 50%[5]。股骨颈内是受压和拉伸的骨小梁，形成 Ward 三角，代表低骨密度区域。近期研究表明，股骨小梁的退变与股骨颈骨折的发生密切相关，Ward 三角的扩大与股骨转子间骨折的发生密切相关[6]。此外，骨皮质中微小裂纹逐渐积累，并随着年龄的增长而显著增加，女性比男性更加显著。这些骨本身属性的变化降低了皮质骨的弹性、强度以及骨的韧性，从而增加了低能量骨折的风险。

骨折风险与组织应力和强度的比值直接相关，而组织强度不仅依赖组织成分，还依赖组织的几何形状和载荷的方向及大小。这三个因素决定了负荷如何在组织内分布。有研究测定了正常和骨质疏松股骨的应力分布，分析股骨近端皮质骨和骨小梁骨的结构意义及骨丢失对其影响。通过三维有限元模型分析股骨颈和转子间区域的应力。皮质和骨小梁支撑的总负荷百分比在所有负荷病例中基本不变，但在不同的位置不同。皮质骨在头部区域承载30%的负荷，在颈中部承载50%的负荷，在颈基部承载96%的负荷，在转子间承载80%的负荷。这些值不同于普遍认为的皮质骨承载股骨颈75%的负荷和股骨转子间50%的负荷。在行走状态中，主要应力集中在小梁的受压区域和转子间皮质骨。相反，在跌倒时，小梁应力集中在小梁的拉伸区域内，峰值强度是步态时的4.3倍。骨质疏松股骨的应力分布与正常相似，但峰值应力的大小增加了33%～45%[7]。

二、临床表现

发生股骨转子间骨折的老年患者常诉髋部疼痛、肿胀、瘀斑及下肢活动障碍。骨折移位时，患肢可能会短缩并外旋，下肢外旋畸形明显时可达90°，同时伴有轴向叩击痛。与股骨颈骨折相反，股骨转子间骨折属于关节囊外骨折，可能会有明显的瘀斑，具体取决于受伤后的时间长短。可能会大量失血流入组织间隙，所以需要检测患者血色素变化。

患者的转子间区域会有局部压痛，但股骨远端或骨盆不应该有压痛，有此类压痛则提示可能存在其他损伤。

由于转子间骨折很可能合并其他损伤，应进行包括所有其他四肢和脊柱在内的全面检查。应触诊对侧髋关节，并检查其全活动度。

这类患者应仔细询问既往病史和伤前活动量，以优化围手术期管理，为术后康复护理做好准备。评估皮肤（开放性与闭合性骨折）和神经血管状态是重要的。由于疼痛且避免加重骨折移位，通常不可能对运动范围进行评估。应该进行基本的化验检查，如血常规、凝血、生化等，以发现在术前可能需要时间纠正的问题。早期介入包括麻醉、内科或老年病在内的跨专业团队是医学上优化手术的理想选择[1]。

参考文献

[1] Attum B，Pilson H. Intertrochanteric Femur Fracture. [Updated 2020 Aug 10]. In：StatPearls [Internet]. Treasure Island（FL）：StatPearls Publishing，2021.

[2] 陈振沅. 股骨转子间骨折的创伤机制及分型研究进展 [J]. 福建医药杂志，2014，36（3）：143-146.

[3] Chang SM，Hou ZY，Hu SJ，et al. Intertrochanteric Femur Fracture Treatment in Asia：What We Know and What the World Can Learn. Orthop Clin North Am，2020，51（2）：189-205.

[4] Hollensteiner M，Sandriesser S，Bliven E，et al. Biomechanics of Osteoporotic Fracture Fixation. Curr Osteoporos Rep，2019，17（6）：363-374.

[5] Lu Y，Uppal HS. Hip Fractures：Relevant Anatomy，Classification，and Biomechanics of Fracture and Fixation. Geriatr Orthop Surg Rehabil，2019，10：2151459319859139. Published 2019 Jul 3.

[6] Lu Y，Wang L，Hao Y，Wang Z，et al. Analysis of trabecular distribution of the proximal femur in patients with fragility fractures. BMC Musculoskelet Disord，2013，9（14）：130.

[7] Lotz JC，Cheal EJ，Hayes WC. Stress distributions within the proximal femur during gait and falls：implications for osteoporotic fracture. Osteoporos Int，1995，5（4）：252-261.

（司 高 周 方）

第二节 影像学检查

良好的影像学检查有利于理解股骨转子间骨折损伤程度，为准确分型奠定基础，并对治疗具有指导作用。目前，X线片仍是股骨转子间骨折的常规检查方法。计算机断层扫描（computed tomography，CT）能够更为清晰、直观地显示患髋情况，相对准确地判断患者的骨折位置、骨折块移位情况，对一些可疑或隐匿性骨折显示较为清晰，具有较高诊断价值。我们建议术前常规行 CT 检查，有条件者可首选 CT 三维重建检查，以进一步明确骨折类型，确定骨折稳定性，避免内固定使用不当所致的手术失败。磁共振成像（magnetic resonance imaging，MRI）是检测隐性骨折的有效手段，有助于缩短明确诊断所需时间。^{99m}锝骨扫描也是发现隐蔽骨折的有效方法，但相对较少应用。

一、X 线检查

X 线是最为常用的检查手段，具有操作简便、费用低等优势。骨盆正位 X 线片和患髋侧位 X 线片，是评估骨折类型所必需的。正位片可显示骨折走向、部位、是否存在内侧骨折块；也可辅助医师通过与对侧对比，了解伤前患髋颈干角情况和骨质疏松程度。侧位片利于观察后侧骨块[1]。

X 线检查的相对弊端：①仅获得骨盆平面图像，空间敏感性较差。髋关节结构复杂，各部位相互遮挡重叠，后方转子嵴部分及股骨距部分被转子前方骨质所遮挡，后方骨折及移位情况有时较难发现，粉碎性骨折严重程度常被低估，导致某些不稳定骨折被误认为稳定性骨折，影响结果判定与治疗方案的制订[2]；②检查时为获得多方位、多角度图像，通常需反复变换体位进行检查，易加重患者疼痛症状或引发骨折移位，患者因疼痛等因素影响正确的体位摆放，有时无法得到标准的 X 线图像，影响临床判断。摄片时，虽然牵引患肢及旋转骨折远端可以辅助获得更好的图像，提高诊断精度，但这会增加患者痛苦，同时增加牵引人员的射线暴露，从医患两方面考虑，临床开展意义不大。

以往临床对股骨转子间骨折的诊断、分型、稳定性评估和治疗等，主要依据 X 线片，但由于 X 线片成像局限，可能导致部分患者术前分型不准确，低估骨折严重程度，影响治疗效果[3-4]。早年，多项研究即发现由于股骨近端解剖结构复杂，X 线检查易低估骨折复杂程度，尤其是当使用最为常用 AO/OTA 分型时[5]。De Boeck 等研究发现基于 X 线片采用 AO 分型进行评价时得出的诊断结果并不可靠[6-7]。Embden 等通过让不同医生根据 X 线片结果对 50 例转子间骨折进行 AO/OTA 分型和 Evans/Jensen 分型，评价术前骨折的稳定性以及内固定选择、术后内固定选择、骨折复位、内固定位置，比较其一致性，结果发现两种分型均不是完全可靠的，同时也说明如何辨别骨折的稳定性仍然存在着争议[8]。

临床中需注意，如果患者的病史及体格检查均支持髋部骨折诊断，但平片并未发现骨折，此时需要进一步详细检查。

二、CT 检查

计算机断层扫描（computed tomography，CT）检查通过对患者进行多方位成像，能够更为清晰、直观地显示患髋各部位情况，准确判断患者的骨折位置、骨折块移位情况，对一些可疑或隐匿性骨折显示较为清晰，具有较高诊断价值。

（一）基本理念

与传统 X 线检查相比，CT 扫描由连续薄层二维图像组成，可进行高分辨率的多平面三维重建。随着 CT 技术发展革新及 CT 设备普及，CT 三维重建越来越多地被应用于股骨转子间骨折患者的检查，它在骨折分型、几何参数测量、形态学研究等方面均具重要价值[9]。CT 重建技术是指经过计算机软件将连续断层 CT 扫描所收集到的信息重建为直观的立体图像，并能通过轴的旋转和切割形成直观图像，增加人们对解剖、结构和病理改变的认识能力，避免因思维过程中的误差而导致漏诊或误诊。CT 平扫只有横断面二维图像，需要读片者运用自身三维概念分析理解骨折形态，而由于读片者经验不同，理解方式及结果也不同，导致观察者间骨折分型一致性不理想。而 CT 三维重建能弥补 X 线及 CT 平扫的不足，即：CT 三维重建可提供更多成像维度，包括多平面扫描（multi-planner reformation，MPR）及表面重建图像（surface shaded display，SSD）[10]。多层螺旋 CT 通过三维重建再现骨折情况，立体、直观、多角度展现骨骼与邻近结构的关系，将股骨转子间骨折线走行、类型、骨折块大小及位置等清晰显示并准确评估，将不同碎裂骨折块分布与移位情况及内外侧骨皮质是否完整等显示出来，对患者的骨折部位整体及细节信息提供更清晰的认识，从而：①准确定位患者骨折情况，减少误诊和漏诊，为临床治疗提供更可靠的指导信息；②便于医师开展术前评估，选择理想的手术方式与内固定器械，同时预估术中解剖复位效果，最大限度降低术后并发症发生率及手术失败风险。

（二）进展研究

在临床工作中，X 线检查是诊断股骨转子间骨折最常用的手段。但由于股骨近端解剖结构复杂，X 线检查易低估骨折复杂程度，尤其是当使用最为常用的 AO/OTA 分型时[5]。同时研究发现，X 线仅能检测出 37.8% 的冠状位骨折块，冠状位骨折块涉及股骨外侧壁完整性，这对于内固定选择尤其重要[11]。

为了更准确分型，CT 扫描逐渐成为股骨转子间骨折诊疗过程中的常规检查。常用的 Evans-Jensen 分型侧重于指导骨折后如何稳定复位，AO 分型更侧重描述骨折块大小和数量等形态学特征，其本身基于 X 线二维成像具有一定局限性。Pei-Yuan L 等学者分析了 59 例髋部损伤患者的 X 线、CT 影像学结果以及骨折分型结果（AO/OTA 分型及 EVJE 分型），发现三维 CT 增强了股骨转子间骨折稳定性评价的可重复性，术前 CT 扫描可为评估转子间骨折的稳定性提供诊断价值[12]。Ishida 等学者比较了 X 线与 CT 识别骨折的准确度，结果提示 X 线片会低估后方骨折粉碎程度及骨折线复杂程度，仅凭借 X 线观察时，冠状位骨折块非常难以辨认[13]。

随着技术发展，逐渐有学者结合 CT 观察股骨转子间骨折的优势[14-16]，与以往公认的基于 X 线片观察转子间骨折分型的优势，提出了更适用于 CT 平扫和 CT 三维重建方法的新的转子间骨折 CT 分型。股骨转子间骨折多由间接暴力引起，暴力可通过骨皮质及转子间区的肌肉组织传导，李开南等[17]从跌倒时股骨转子部复杂应力情况与肌肉附着点的能量传导分析，结合 CT 三维重建提出新的六部分 CT 分型，并通过有限元模型就分型机制及临床意义加以证实。基于 X 线平片公认的分型方法的侧重点各有不同，王少林等[18]通过对不同内固定术式及术后疗效的比较，提出了新的基于三维 CT 新的分型法，由于其特别关注股骨髓腔的改变，所以更侧重针对指导髓内固定系统和人工假体的术式。

（三）本团队研究

基于 CT 扫描重建的结果，我们团队在前期研究中发现，当股骨近端外侧壁存在骨折块时，髓内固定的失败率明显增加[19-21]；当股骨内侧壁骨折块大小达到股骨直径的 1/3 时，内固定易失败，需要单独处理骨折块[22]。同时我们还发现，转子处骨折的解剖位置对于内固定选择具有特殊意义，并在此基础之上提出了转子间骨折的北医三院分型[23]。但是骨折块具体的体积大小、形态、位置与不同内固定治疗效果之间的精确数值关系依然不清，同时也缺乏被广泛接受的基于 CT 结果能够指导内固定选择的临床实用分型，这些仍然是困扰所有骨科医生的重要临床问题。

CT 检查有诸多优势，但目前临床使用的 CT 重建软件并不能够直接重建骨折块体积，而人工计算骨折块大小则受限制于低图像分辨率、部分体积效应以及 CT 图像中可能存在的伪影和噪声[24]，需要消耗骨科医生或者影像科医生大量的时间，这将严重推迟手术计划的制订。但目前多个临床指南推荐股骨转子间骨折的手术需要在伤后 48 小时内进行[25]。因此，开发出能够及时提供骨折块详细信息的智能 CT 程序成为了目前临床的迫切需求。

近年来，人工智能技术被广泛应用于临床骨科领域，其核心技术是深度学习（deep learning，DL）。深度学习联合卷积神经网络（convolutional neural networks，CCNs）技术已经成功应用于多处骨折的诊断[26]，其中部分 CNNs 程序已尝试应用于髋部骨折的分型和骨折定位[27-30]。然而这些程序全部都是基于 X 线扫描结果，由于缺乏有效的图像处理方法，特别是自动分割方法技术，基于 CT 扫描结果的人工智能算法还很缺乏[31-32]。在 2018 年，Xiaoming Li 等开发出了一款新型算法 Densely Connected Unet（DenseUnet），该算法能够有效地提取二维图像特征并自动根据上下层之间关系，对三维空间图像进行分层聚合[33]。接着 DenseUnet 被首次应用于从肝部 CT 图像中自动分割出肿瘤，接着又成功应用于大脑的 3D 分割[34]及皮肤组织的细胞分类[35]，但是目前还没有将其应用于分析骨折 CT 的报道。

本团队在前期工作中，已成功基于 DenseUnet 开发出专门针对股骨转子间骨折块分割、分析的人工智能算法 AI（Intertrochanteric Fracture-Artificial Intelligence），并在 160 名复杂股骨转子间骨折患者的 CT 图像进行分析，预实验结果发现该算法能够准确地定位股骨近端不同部位的骨折块，在验证组中对股骨头、股骨干骨折块的辨识率分别为 92.6% 和 90.8%，对于表面积 ≥ 100 mm² 的骨折块辨识率为 87.6%，而对于表面积 < 100 mm² 的骨折块辨识率为 82.6%。同时展现出极高的准确率，平均 Dice 系数为 90.5%。未来拟对已提出的转子间骨折分型进一步优化，以指导手术内固定选择，快速应用于实际临床工作。

三、MRI 检查

磁共振成像（magnetic resonance imaging，MRI）是检测隐性骨折的有效手段，有助于缩短明确诊断的所需时间[36]。MRI 检查敏感性较高，特别是对骨折端嵌入、骨折端重叠 X 线片显示不清时，T1WI 可清楚显示骨折线呈低信号，压脂 T2WI 可显示高信号水肿的骨折线，此外，还可显示髋关节周围软组织的肿胀程度[37]。RIZZO 等学者研究认为，MRI 在检测隐性骨折方面优于骨扫描；MRI 在伤后 24 小时内检测出隐性骨折的能力优于骨扫描。MRI 检查费用相对较高这一弊端，可以因为其早期诊断及时开始适宜治疗而抵消；及时诊断及治疗骨折，可避免可能存在的住院日延长、骨折移位和强制卧床引起并发症等情况。

四、⁹⁹ᵐ 锝骨扫描检查

^{99m} 锝骨扫描也是发现隐蔽骨折的有效方法。对于平片未发现、但高度怀疑存在骨折的患者，^{99m} 锝骨扫描应在伤后 48 ～ 72 小时进行。若患者最初骨扫描结果是阴性，但患者疼痛症状持续不缓解，7 ～ 10 天后应重复进行骨扫描。65 岁以上的患者，伤后 1 天 ^{99m} 锝骨扫描阳性率可达 80%；65 岁以下的患者，阳性率可达 95%[1]。

参考文献

[1] 王学谦，娄思权，侯筱魁，等. 创伤骨科学：下卷. 天津：天津科技翻译出版公司，2007：1741-1741.

[2] Fy A，Hu A，Yc A，et al. Clinical and radiological outcomes of patients treated with the talon distal fix proximal femoral nail for intertrochanteric femur fractures-Science Direct. Injury，2020，51（4）：1045-1050.

[3] Keizo，Wada，Hiroshi，et al. A novel three-dimensional classification system for intertrochanteric fractures based on computed tomography findings. JMI，2019，66（3.4）：362-366.

[4] Cavaignac E，Lecoq M，Ponsot A，et al. CT scan does not improve the reproducibility of trochanteric fracture classification：A prospective observational study of 53 cases. Orthopaedics&Traumatology：Surgery& Research，2013，99：46-51.

[5] Tsukada S，Wakui M，Yoshizawa H，et al. Three-Dimensional Computed Tomographic Analysis for Comminution of Pertrochanteric Femoral Fracture：Comminuted Anterior Cortex as a Predictor of Cutting Out. Open Orthop J，2016，10：62-70.

[6] Muller ME，Nazarian S，Koch P，et al. The comprehensive classification of fractures of long bones. Berlin：Springer，1990.

[7] De Boeck H. Classification of hip fractures. Acta Orthop Belg，1994，60（Suppl 1）：106-109.

[8] Embden DV，Rhemrev SJ，Meylaerts S，et al. The comparison of two classifications for trochanteric femur fractures：The AO/ASIF classification and the Jensen classification. Injury，2010，41（4）：377-381.

[9] Ramanoudjame M，Guillon P，Dauzac C，et al. CT evaluation of torsional malalignment after intertrochanteric fracture fixation. Orthopaedics & Traumatology：Surgery & Research，2010，96：844-848.

[10] Brunner A，Honigmann P，Treumann T，et al. The impact of stereovisualisation of three-dimensional CT datasets on the inter and intraobserver reliability of the AO/OTA and Neer classifications in the assessment of fractures of the proximal humerus. J Bone Joint Surg Br，2009，91：766-771.

[11] Cho JW，Kent WT，Yoon YC，et al. Fracture morphology of AO/OTA 31-A trochanteric fractures：A 3D CT study with an emphasis on coronal fragments. Injury，2017，48：277-284.

[12] Yi-Cheng C，Pei-Yuan L，Cheng-Hung L，et al. Three-dimensional CT Improves the Reproducibility of Stability Evaluation for Intertrochanteric Fractures. Orthopaedic Surgery，2018，10（3）：212-217.

[13] Ishida R，Bariatinsky V，Kern G，et al. Prospective study of the reproducibility of X-rays and CT scans for assessing trochanteric fracture comminution in the elderly：a series of 110 cases. Eur J Orthop Surg Traumatol，2015，25（7）：1165-1170.

[14] Humphrey CA，Dirschl DR，Ellis TJ. Interobserver reliability of a CT-based fracture classification system. J Orthop Trauma，2005，19：616-622.

[15] Pranata YD，Wang KC，Wang JC，et al. Deep learning and SURF for automated classification and detection of calcaneus fractures in CT images.

Comput Methods Programs Biomed，2019，171：27-37.

[16] Han SK，Lee BY，Kim YS，et al. Usefulness of multi-detector CT in Boyd-Griffin type 2 intertrochanteric fractures with clinical correlation. Skeletal Radiol，2010，39：543-549.

[17] 陈振沅，李开南，张之玺. 股骨转子间六部分骨折分型产生机制的有限元分析. 中华创伤骨折杂志，2015，17（5）：433-477.

[18] 王少林，蒋电明，谭祖键，等. 股骨转子间骨折新分型及其在人工关节置换中的应用. 中国骨与关节损伤杂志，2011，26（10）：884-886.

[19] Gao Z，Lv Y，Zhou F，et al. Risk factors for implant failure after fixation of proximal femoral fractures with fracture of the lateral femoral wall. Injury，2018，49：315-322.

[20] Hao YL，Zhang ZS，Zhou F，et al. Predictors and reduction techniques for irreducible reverse intertrochanteric fractures. Chin Med J（Engl），2019，132：2534-2542.

[21] Hao Y，Zhang Z，Zhou F，et al. Risk factors for implant failure in reverse oblique and transverse intertrochanteric fractures treated with proximal femoral nail antirotation（PFNA）. J Orthop Surg Res，2019，14：350.

[22] Li P，Lv Y，Zhou F，et al. Medial wall fragment involving large posterior cortex in pertrochanteric femur fractures：a notable preoperative risk factor for implant failure. Injury，2020，51：683-687.

[23] 张志山，张铁超，周方，等. 基于股骨近端外侧壁完整性的股骨近端骨折分型方法：附888例病例分析. 中华骨与关节外科杂志，2020，13（3）：196-204.

[24] Wu J，Davuluri P，Ward KR，et al（2012）. Fracture Detection in Traumatic Pelvic CT Images. Int J Biomed Imaging. DO1：10.1155，2012/327198.

[25] Roberts KC，Brox WT. AAOS Clinical Practice Guideline：Management of Hip Fractures in the Elderly. J Am Acad Orthop Surg，2015，23：138-140.

[26] Badgeley MA，Zech JR，Oakden-Rayner L，et al. Deep learning predicts hip fracture using confounding patient and healthcare variables. NPJ Digit Med，2019，2：31.

[27] Cheng CT，Ho TY，Lee TY，et al. Application of a deep learning algorithm for detection and visualization of hip fractures on plain pelvic radiographs. Eur Radiol，2019，29（10）：5469-5477.

[28] Yamada Y，Maki S，Kishida S，et al. Automated classification of hip fractures using deep convolutional neural networks with orthopedic surgeon-level accuracy：en-semble decision-making with antero-posterior and lateral radiographs. Acta Orthop，2020：1-6.

[29] Yu JS，Yu SM，Erdal BS，et al. Detection and localisation of hip fractures on anteroposterior radiographs with artificial intelligence：proof of concept. Clin Radiol，2020，75（3）：237.e1-e9.

[30] Urakawa T，Tanaka Y，Goto S，et al. Detecting intertrochanteric hip fractures with orthopedist-level accuracy using a deep convolutional neural network. Skeletal Radiol，2019，48（2）：239-244.

[31] Kalmet P，Sanduleanu S，Primakov S，et al. Deep learning in fracture detection：a narrative review. Acta Orthop，2020，91（2）：215-220.

[32] Tomita N，Cheung YY，Hassanpour S. Deep neural networks for automatic detection of osteoporotic vertebral fractures on CT scans. Comput Biol Med，2018，98：8-15.

[33] Li X，Chen H，Qi X，et al. H-DenseUNet：Hybrid Densely Connected UNet for Liver and Tumor Segmentation From CT Volumes. IEEE Trans Med Imaging，2018，37（12）：2663-2674.

[34] Bui TD，Wang L，Chen J，et al. Multi-task Learning for Neonatal Brain Segmentation Using 3D Dense-Unet with Dense Attention Guided by Geodesic Distance. Domain Adapt Represent Transf Med Image Learn Less Labels Imperfect Data，2019，11795：243-251.

[35] Cai S，Tian Y，Lui H，et al. Dense-UNet：a novel multiphoton in vivo cellular image segmentation model based on a convolutional neural network. Quant Imaging Med Surg，2020，10（6）：1275-1285.

[36] Arshad R，Riaz O，Aqil A，et al. Predicting intertrochanteric extension of greater trochanter

fractures of the hip on plain radiographs. Injury，2017，48（3）：692-694.

[37] Craig JG，Moed BR，Eyler WR，et al. Fractures of the greater trochanter：intertrochanteric extension

shown by MR imaging. Skeletal Radiol，2000，29：572-576.

（张稚琪　周　方）

第三节　转子部骨折分类

股骨转子部骨折系指股骨转子间骨折和转子下骨折，老年人多发，多与骨质疏松相关，占全身骨折的2%～4%[1]。随着我国人口老龄化进程加快以及高能量创伤逐年增加，股骨转子部骨折发生率呈逐年上升趋势，其复杂性也随之增加。股骨转子部骨折的分型方法很多，但分型系统的可靠性难以令人满意，采取哪种分型来指导内固定物选择和比较治疗效果也存在争议。近年来随着股骨转子部外侧壁概念的提出，骨科医生对股骨转子部骨折又有了新认识。

一、常用股骨转子部骨折分型系统与存在的问题

目前较为公认的股骨转子间骨折分型系统包括：Evans 分型、Boyd-Griffin 分型、Ramadier 分型、Decoulx-Lavarde 分型、Ender 分型、Tronzo 分型、Jensen 分型、Deburge 分型、Briot 分型、AO 分型等。其中 Evans 分型、Jensen 分型、Boyd-Griffin 分型和 AO 分型应用比较广泛，目前这些常用的股骨转子部骨折分型系统均存在一定问题。

1949 年，Evans[2-4] 分析了 101 例闭合复位骨牵引的转子间骨折，按骨折的稳定性和不稳定骨折经手法操作后获得稳定复位的可能性进行分类，提出 Evans 分型。其认为骨折稳定与否取决于骨折内侧皮质的连续性及复位后能否恢复，将股骨转子间骨折分为Ⅰ型和Ⅱ型。其中Ⅰ型 1 度和Ⅰ型 2 度为稳定型骨折，术后骨折无畸形，愈合率高；Ⅰ型 3 度和Ⅰ型 4 度复位后内侧皮质不稳定，髋内翻畸形率较高（表 4-3-1、图 4-3-1）。

Evans 分型中，Ⅰ型 2 度与 3 度骨折，术前 X 线检查难以辨别，未强调骨折累及部位对复位及维持复位的影响，不能指导内固定物的选择。同时，Evans 分型基于传统 X 线片检查，没有考虑转子部冠状面骨折粉碎程度[5-9]。而且，Evans 分型可重复性较差，与评估骨折医师的经验关系较大[10-11]。Ⅱ型反转子骨折由 Evans 最早提出，具有内在不稳定性，但是转子

下骨折的分型也包含了这一骨折形态，造成分型的混乱。

1975 年，Jensen 等[3] 提出改良 Evans 分型，认为随着大小转子骨折块数目增加，骨折稳定性相应降低。将骨折分为 5 型，反转子骨折和大转子骨折归入 3 型（表 4-3-2、图 4-3-2）。

1980 年 Jensen 用 sliding screw-plate 治疗 234 例转子部骨折，采用改良 Evans 分型来评价骨折复位。Jensen 研究发现，Ⅰ型、Ⅱ型骨折中 94% 复位后稳定，仅有 9% 病例在复查时出现移位。Ⅲ型骨折中 33% 复位后稳定，56% 病例在复查时出现复位丢失，主要问题是侧位片难以达到解剖复位。Ⅳ型骨折中仅有 21% 复位后稳定，而且全部病例的 61% 在复查时出现复位丢失，主要是内侧皮质难以解剖复位和重新恢复支撑。而Ⅴ型骨折中只有 8% 复位后稳定，78% 病例在复查时出现复位丢失和移位。因此认为Ⅰ型和Ⅱ型为稳定型骨折，Ⅲ型、Ⅳ型、Ⅴ型为不稳定型骨折。改良 Evans 分型将反转子骨折和大转子骨折归入 3 型，分型不明确，且可重复性也较低。

1949 年，Boyd-Griffin 分型将股骨转子间骨折分为 4 型（表 4-3-3、图 4-3-3），包括股骨颈关节囊外部分至小转子下方 5 cm 以内所有骨折[4]，首次注意到转子间矢状面和冠状面骨折线。其中Ⅰ型、Ⅱ型骨折复位后稳定，预后较好；Ⅲ型、Ⅳ型骨折复位困难，围术期和恢复期并发症较多。

AO/OTA 分型（1994/1996/2007）是目前常用的转子间分型系统[5]，该分型将股骨转子间骨折划分至股骨近端骨折 31A 型。A1 型和 A2.1 型被认为是稳定型骨折，其余为不稳定型骨折（表 4-3-4、图 4-3-4）。

AO 分型只按骨折累及部位进行分型，不考虑是否移位，且分型复杂，每组分型内亚型重复性差[12]，同样没有明确区分反转子及转子下骨折，AO 分型 A3.1/A3.3 与 Seinsheimer ⅡC 型存在分型交叉，使分型出现歧义和混乱。

表 4-3-1 转子间骨折的 Evans 分型（1949 年）

Ⅰ型为骨折线顺转子走向

Ⅰ型 1 度：两部分骨折，骨折内侧皮质正常无移位，骨折稳定

Ⅰ型 2 度：三部分骨折，内侧皮质骨折且存在重叠，牵引后内侧皮质复位，骨折变为稳定

Ⅰ型 3 度：三部分骨折，内侧皮质骨折且重叠，牵引后内侧皮质骨不能完全复位，骨折不稳定

Ⅰ型 4 度：四部分骨折，大小转子均存在骨折，牵引后内侧皮质骨不能复位，骨折不稳定

Ⅱ型为骨折线反转子走向

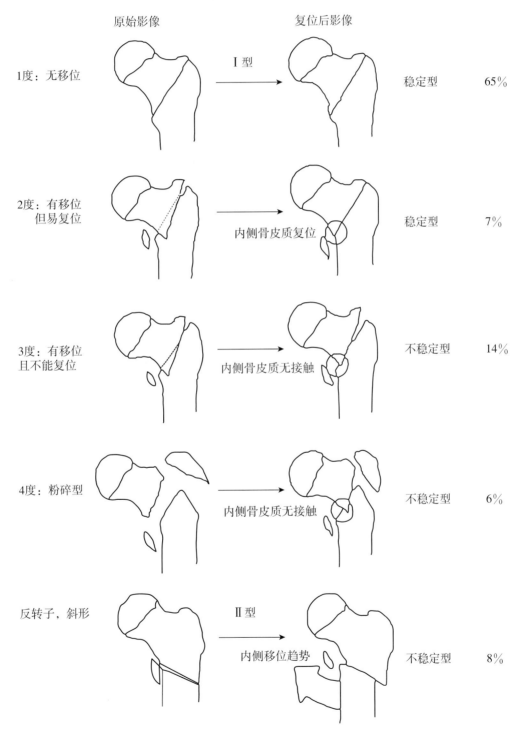

图 4-3-1 Evans 分型示意图[2]

表 4-3-2　转子部骨折改良 Evans 分型（Jensen，1975）

Ⅰ型：无明显移位的两部分骨折

Ⅱ型：有骨折移位的两部分骨折，但大、小转子完整

Ⅲ型：包含大转子分离的三部分骨折，无后外侧支持，侧位片难以达到解剖复位

Ⅳ型：包含小转子分离的三部分骨折，内侧皮质难以解剖复位和重新恢复支撑

Ⅴ型：四部分骨折，即大、小转子区均发生骨折

表 4-3-3　转子部骨折 Boyd-Griffin 分型（1949）

Ⅰ型：简单骨折，骨折线自大转子沿转子间线至小转子，复位简单且容易维持

Ⅱ型：粉碎性骨折，主要骨折线位于转子间线，伴骨皮质多发骨折，复位比较困难，其中有一种特殊骨折类型——转子间前后线型骨折（冠状面骨折），只能在髋侧位片上看到

Ⅲ型：骨折线自股骨干近端延伸至小转子或小转子下缘，可伴不同程度粉碎

Ⅳ型：骨折至少包括转子部和股骨近端 2 个平面，股骨干骨折线多呈螺旋形、斜形或蝶形，骨折不稳定

Ⅰ型　稳定型

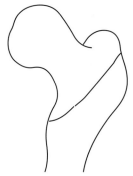

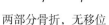

两部分骨折，无移位　　　　两部分骨折，明显移位

Ⅱ型　不稳定型

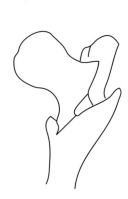

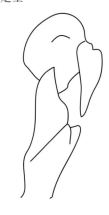

Ⅲ型　三部分骨折，无后外侧支持

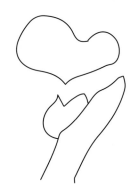

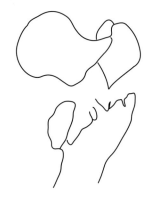

Ⅳ型　三部分骨折，无内侧支持　　　Ⅴ型　四部分骨折

图 4-3-2　改良 Evans 分型示意图[3]

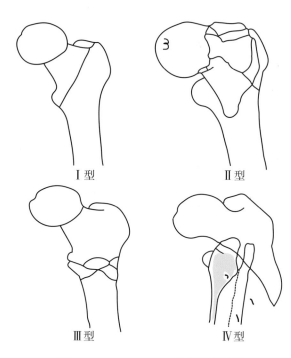

Ⅰ型　　　　　　　　Ⅱ型

Ⅲ型　　　　　　　　Ⅳ型

图 4-3-3　Boyd-Griffin 分型示意图[4]

Jin 等[10] 让从事创伤骨科 10 年以上的医生分别用 AO 分型、Evans 分型和 Boyd-Griffin 分型对 40 例股骨转子间骨折进行分类，并用 Kappa 值来评估其可重复性。结果发现，AO 分型的可重复性最高，但 AO 分型亚组的可重复性显著降低。他们认为，采用 AO 分型指导股骨转子间骨折的诊断优于其他分型，但其可靠性仍存在争议，更好的分型方法有待研究探讨。李万强等[13] 的研究显示，基于 X 线检查的 AO 分型和改良 Evans 分型均只有中等的组间一致性。De Boeck 等[14] 的研究基于 X 线片对转子间骨折进行 AO 分型，评价其可重复性，结果发现，利用 AO 分型进行诊断并不可靠。Van Embden 等[15] 基于 X 线片比较采用 AO 分型和改良 Evans 分型的可靠性，发现两种

表 4-3-4　**AO/OTA 股骨转子间骨折分型**（1994/1996/2007）

31A1 型：经转子间简单两部分骨折，内侧骨皮质存在良好支撑，外侧骨皮质完好（simple pertrochanteric）
　　A1.1 型：沿转子的骨折
　　A1.2 型：沿转子骨折且骨折线通过大转子
　　A1.3 型：顺转子骨折，骨折线至小转子下

31A2 型：顺转子粉碎骨折，存在连带小转子的后内侧骨折块，外侧骨皮质保持完好（multifragmentary pertrochanteric）
　　A2.1 型：有一个中间骨折块
　　A2.2 型：有两个或以上中间骨折块
　　A2.3 型：向小转子下延伸超过 1 cm

31A3 型：反转子间线（反斜），骨折线经过外侧皮质（intertrochanteric，reverse obliquity）
　　A3.1 型：简单斜行
　　A3.2 型：简单横行
　　A3.3 型：粉碎骨折

31A1型　经转子，简单

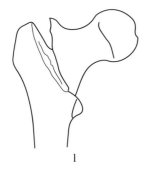 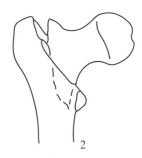 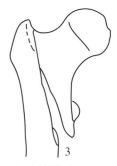

1	2	3
沿转子间线	经大转子	经小转子下

31A2型　经转子，多骨折块

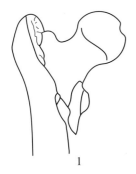 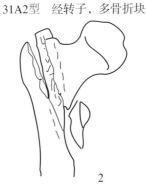 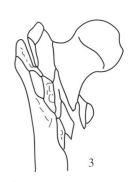

1	2	3
单一中间骨折块	多块中间骨折块	延伸至转子以下 >1 cm

31A3型　反转子间

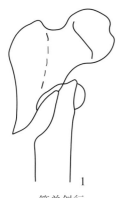 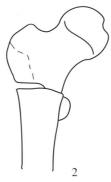 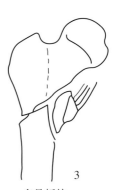

1	2	3
简单斜行	简单横行	多骨折块

图 4-3-4　AO 分型示意图 [7]

分型都不可靠。一些基于X线片采用AO分型和改良Evans分型对股骨转子间骨折进行分类并评价诊断一致性的研究显示，利用AO分型的一致性高，但AO亚组分型的可靠性明显降低[16-19]。

综合以上几种分型可见，转子间骨折的稳定性是现有转子间骨折分型系统的核心考量。目前的分型系统将骨折的稳定性主要归于两个方面，一是内侧弓的完整性，即股骨矩是否完整；二是后外侧皮质的粉碎程度，即大转子的粉碎程度。小转子骨折使内侧弓骨皮质缺损而失去力学支持造成髋内翻，大转子骨折则进一步加重其矢状面上的不稳定造成股骨头后倾[6-7]。

二、股骨转子部外侧壁的概念、意义及2018年AO/OTA分型系统

股骨转子部外侧壁（简称外侧壁），其概念由以色列的Gotfried于2004年提出[20]。他回顾分析了24例采用松质骨髓螺钉/动力髋螺钉治疗的股骨转子部骨折病例，发现所有患者均由于术中或术后外侧壁骨折导致术前的A2型骨折转变为A3型骨折，由于股骨头颈骨块失去外侧支撑阻挡，拉力螺钉过度滑动后退并从股骨头中切出，引起远侧股骨干内移而导致严重的术后功能障碍。因此，Gotfried提出外侧壁完整性对于转子部骨折愈合的重要性，但没有明确指出外侧壁的具体范围。之后Im等[21]和Palm等[22]提出，在解剖上外侧壁是指从股外侧肌嵴至小转子中点对应的股骨近端外侧皮质区域，即小转子平面以上的股骨外侧皮质。外侧壁对近侧的股骨头颈骨块有支撑作用，应用DHS或者髓内系统固定骨折时，完整的转子区外侧骨皮质可以提供良好的支撑。当骨块相互嵌压之后，外侧壁能帮助对抗股骨头颈骨块的旋转和内翻倾向，减轻内侧股骨头和中间髓内针接口处的杠杆应力，防止螺钉切出和髓内针弯曲断裂；同时，允许头颈骨块沿拉力螺钉的滑动轴向外侧进行有限的滑动，促进愈合[23-24]。关于外侧壁的范围，也有学者提出不同意见。Haq等[25]认为外侧壁的范围应为沿股骨颈上下缘的骨皮质做切线，两切线与股骨外侧交汇的区域。

近年来关注的重点在术中或术后发生的外侧壁骨折，引起骨折的原因主要有以下几方面：①侧板套筒的角度与钻出的骨道不完全吻合，致使插入侧板套筒时发生困难将外侧壁撬裂；②术中暴露外侧皮质时剥离肌肉软组织过多，使大转子外侧壁失去股外侧肌保护；③在钻孔固定特殊的外侧壁危险型骨折时，

钻孔直径过大，致使近侧剩余的皮质骨过窄；④插入侧板套筒时有软组织嵌入，发生外侧壁破裂；⑤为了追求尖顶距（tip apex distance，TAD）值，术者忽视了螺钉在外侧壁的入口位置，进钉位置偏上或偏前，最终致外侧壁破裂[21-26]。

Im等[21]采用DHS治疗66例AO分型A1型股骨转子间骨折，其中9例复位丢失患者均发生外侧壁骨折。同时Im还指出，医源性外侧壁损伤与患者年龄有一定联系。Palm等[22]应用DHS治疗214例股骨转子间骨折患者，结果发现，外侧壁破裂是二次手术最重要的独立预测因素。Hsu等[27]采用DHS治疗208例A1型和A2型骨折，发现外侧壁厚度是预测术后外侧壁骨折的可靠因素，当厚度＜20.5 mm时不建议单独应用DHS固定骨折。张世民等[28]研究发现，老年人股骨外侧皮质较薄，使用侧方钉板系统固定转子间骨折对老年人外侧壁损伤较大，因此，推荐选用头髓钉系统进行内固定治疗。

外侧壁是近年提出的概念，已逐渐引起临床医生的重视。如上所述，以往的研究多着重于恢复小转子区及后内侧骨皮质完整性，但外侧壁完整性在转子间骨折的治疗过程中也起着关键作用[29]，尤其对于不稳定型转子间骨折。有研究认为，术后股骨转子外侧壁是否完整可作为是否需要二次手术翻修的标准之一[21-30]。

2018年，AO/OTA提出改进的分型（表4-3-5、图4-3-5），采用三个参数进行分型，即骨折线走向、外侧壁厚度和中间骨折块数量。强调经转子（pertrochanteric）与转子间（intertrochanteric）的命名，经转子是指31A1和31A2组的骨折线顺转子间线，而转子间指骨折线位于大小转子间，也就是31A3组的反斜行骨折。新的分型系统重视外侧壁的生物力学意义，给出了如何测量外侧壁厚度（图4-3-6），在牵引中立位，在正位X线片上，取大转子无名结节以下3 cm，在135°的角度上外侧皮质到骨折线的长度，若d≤20.5 mm，则为31A2型外侧壁危险型。2018年版中间骨折块的概念不再包括小转子骨折块。

AO/OTA新的分型（2018年版）存在以下值得讨论的问题：①31A1.1型的孤立的大（小）转子骨折，在临床中很罕见，X线片的孤立大转子骨折有可能是隐匿性转子间骨折，需要进一步行CT或MRI检查来明确诊断，防止漏诊而演变为移位型骨折，这个亚型对临床的指导意义不大。②31A1.3型存在小转子区骨折，分型的出发点与31A1.2型明显不同，弱

表 4-3-5 2018 年版 AO/OTA 股骨转子间骨折分型

31A1 型：顺转子间线简单骨折（simple pertrochanteric）
A1.1 型：孤立的大（小）转子骨折
A1.2 型：两部分骨折
A1.3 型：外侧壁完整的骨折（d > 20.5 mm）

31A2 型：顺转子间线粉碎骨折，外侧壁危险型（厚度 d ≤ 20.5 mm）（multifragmentary pertrochanteric, lateral wall incompetent）
A2.2 型：有一个中间骨折块
A2.3 型：有两个或以上中间骨折块

31A3 型：反转子间线（反斜）(intertrochanteric, reverse obliquity)
A3.1 型：简单斜行
A3.2 型：简单横行
A3.3 型：楔形或粉碎

化了后内侧小转子骨折块的生物力学意义。③新分型强调了 31A2 型的外侧壁危险型骨折，但是按照定义，术前很难准确测量外侧壁厚度，容易出现分型的争议，采用 CT 三维重建的影像来明确外侧壁是否完整、危险以及中间骨折块的数目，将有利于临床分型的一致性。④ 31A3 型反转子骨折，外侧壁存在骨折，明确骨折线位于小转子水平以上，但是仅正侧位 X 线片提供的数据并不充分，需要参考 CT 三维重建的影像来明确外侧壁的累及情况。

三、股骨转子下骨折分型

股骨转子下骨折较为常用的分型系统为 Seinsheimer 分型（表 4-3-6、图 4-3-7），其根据骨折块数目、骨

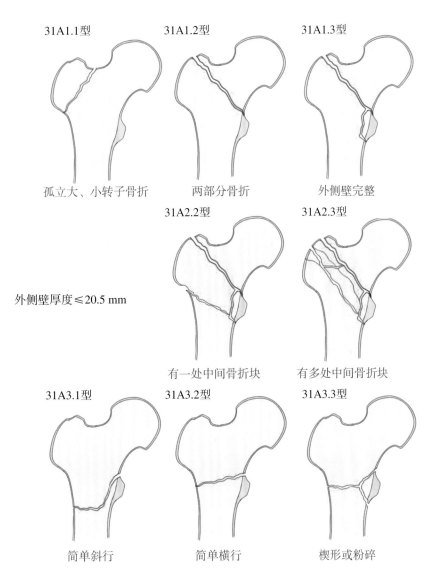

31A1.1型　　31A1.2型　　31A1.3型

孤立大、小转子骨折　　两部分骨折　　外侧壁完整

31A2.2型　　31A2.3型

外侧壁厚度≤20.5 mm

有一处中间骨折块　　有多处中间骨折块

31A3.1型　　31A3.2型　　31A3.3型

简单斜行　　简单横行　　楔形或粉碎

图 4-3-5 AO/OTA 新的分型（2018 年版）示意图

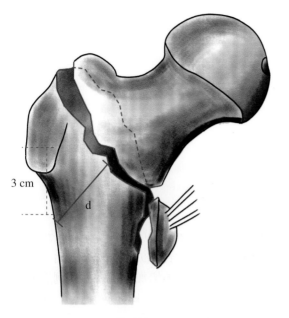

图 4-3-6　测量外侧壁厚度示意图

表 4-3-6　转子下骨折 Seinsheimer 分型

Ⅰ型：骨折无移位或骨折块移位＜ 2 mm
Ⅱ型：两部分骨折
Ⅱ A 型：两部分横断骨折
Ⅱ B 型：两部分螺旋骨折，小转子位于近侧骨折块
Ⅱ C 型：两部分螺旋骨折，小转子位于远侧骨折块
Ⅲ型：三部分骨折
Ⅱ A 型：三部分螺旋骨折，小转子是第三骨折块，且下端带有不同长度尖骨皮质
Ⅱ B 型：股骨近侧 1/3 的三部分螺旋形骨折，第三部分是蝶形骨折块
Ⅳ型：骨折有四个或更多粉碎骨折块
Ⅴ型：转子间 - 转子下骨折，此组包括任何延伸到大转子的转子下骨折

折线形态和部位进行分型，强调恢复内侧骨皮质稳定的重要性[8]。

四、北医三院（PUTH）区域分型法

目前常用股骨转子部骨折的分型系统均存在一定的局限性，可重复性较差。AO 分型 A3.1/A3.3 与 Seinsheimer Ⅱ C 型存在分型交叉，使分型出现歧义和混乱。转子间骨折、转子下骨折和反转子部骨折均为股骨近端骨折，治疗方式类似，有必要统一分型，方便临床使用。据此北医三院提出股骨近端的区域分型法，根据股骨转子部外侧壁的完整性，区域分型法将转子部骨折共分为四型，同时每型根据后内侧是否有独立骨折块分为 A（股骨距完整）、B（存在蝶形骨折块）两个亚型（表 4-3-7，图 4-3-7 与图 4-3-8）。该分型法将转子间骨折、转子下骨折和反转子部骨折纳入一个系统。

回顾性分析 2005 年 4 月至 2016 年 12 月北京大学第三医院骨科连续收治并采用手术治疗的股骨转子部骨折患者，除外病理性骨折和应力性骨折患者，最后共获得 888 例患者资料。通过大样本的病例回顾性研究，分析区域分型法中各型骨折的临床特点及预后，为股骨转子部骨折的治疗提供更多的指导（图 4-3-9）。

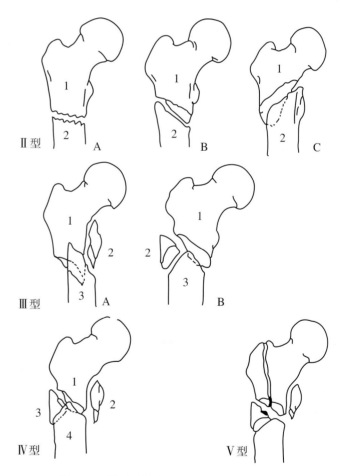

图 4-3-7　转子下骨折 Seinsheimer 分型示意图

表 4-3-7　PUTH 转子部骨折区域分型方法

分型	名称	定义
Ⅰ型	经转子骨折 （pertrochanteric fracture）	股骨外侧骨折线位于股骨颈基底部至股骨大转子外侧极点之间
Ⅱ型	转子间骨折 （intertrochanteric fracture）	股骨外侧骨折线位于股骨大转子外侧极点至小转子远端对应的股骨外侧皮质之间，外侧壁存在骨折
Ⅲ型	转子下骨折 （subtrochanteric frature）	股骨外侧骨折线位于小转子远端对应的股骨外侧皮质至小转子以远 7.5 cm 对应的股骨外侧皮质之间
Ⅳ型	复杂性骨折 （complex fracture）	股骨外侧骨折线主要位于转子下区，合并外侧壁或大转子区骨折的复杂骨折，即Ⅲ型＋Ⅰ型、Ⅲ型＋Ⅱ型、Ⅲ型＋Ⅰ型＋Ⅱ型
A/B 亚型		根据后内侧是否有独立骨折块分为 A、B 两个亚型，后内侧股骨距完整为 A 亚型，后内侧存在蝶形骨折块为 B 亚型

北医三院（Peking University Third Hospital，PUTH）区域分型方法可以很好反映各型骨折的临床特点。888 例患者中位年龄为 77（10，82）岁，男性 411 例，女性 477 例。Ⅰ～Ⅳ型骨折分别占 79.84%（709 例）、12.73%（113 例）、3.15%（28 例）和 4.28%（38 例）。其中ⅠB 型骨折患者比例最高，为 51.35%（456 例）。随着骨折复杂程度的增加，Ⅰ～Ⅳ型男性患者比例逐渐增加。Ⅳ型骨折患者年龄明显低于Ⅰ型和Ⅱ型。Ⅰ型骨折原因为高能量损伤比例明显低于其他三型骨折，Ⅳ型骨折患者高能量创伤比例最高。对于骨折复位方法，随着骨折复杂程度的增加，需要进行切开复位的概率也升高。随着骨折复杂程度的增加，手术时间和术中出血也相应地增加。共有 637 例患者获得随访，随访率为 71.73%，平均随访时间为 35 个月。本研究中 Harris 评分总体优良率为 60.88%，1 年内死亡率为 4.22%。

ⅠA 型外侧壁未受累，复位后后内侧皮质无蝶形骨折块。髓内固定平均手术时间、术中失血和平均住院日及平均初始负重时间优于 DHS。两者最终随访 Harris 评分优良率、Harris 评分 < 80 分比例、内固定相关并发症无明显统计学差异。ⅠB 型后内侧壁不完整，稳定性劣于ⅠA 型骨折。在平均住院日、手术时

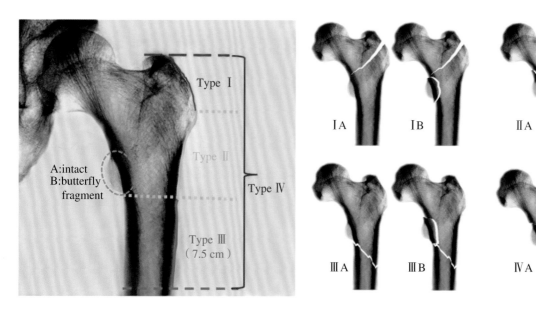

图 4-3-8　PUTH 区域分型法示意图

根据外后内侧是否存在蝶形骨折块，将每型骨折分为 A、B 两个亚型

间和术中出血方面、内固定相关并发症发生率，髓内固定明显优于髓外固定。Ⅱ型存在外侧壁骨折，髓外固定优良率明显低于髓内固定。PFNA、Gamma3 和 PFN 内固定相关并发症发生率较高，为 11.54%，仅次于 R-LISS，PFP 和 InterTan 效果最好。Ⅲ型为转子下骨折，除髓内固定住院天数短于 R-LISS 外，髓内固定和 R-LISS 治疗在其他围术期各项指标无明显统计学差异，髓内固定髋关节功能评分优良率高于 R-LISS。Ⅳ型是转子下骨折合并转子间骨折，骨折线分布最复杂，髓内固定最终髋关节功能评分明显优于 R-LISS。

新分型系统可以较好地指导各型骨折的内固定的选择，对于ⅠA 型骨折，推荐采用 DHS 或髓内固定治疗；ⅠB 型骨折推荐使用髓内固定治疗；Ⅱ型骨折因外侧壁不完整，推荐使用 PFP 或者 InterTan 治疗；Ⅲ型骨折和Ⅳ型骨折推荐使用髓内固定治疗。本研究存在一些局限性，首先本研究未对新分型系统的可靠性进行研究。其次新分型系统中Ⅲ型、Ⅳ型骨折患者病例数较少，有待进一步增加病例数，以增加研究可靠性。而且 CT 对该分型系统分型可重复性的影响有

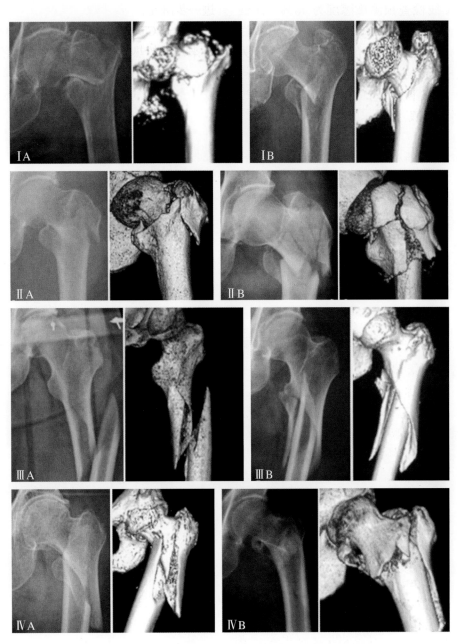

图 4-3-9　转子部骨折 PUTH 区域分型法典型病例分型

待进一步研究。

五、CT检查对股骨转子部骨折分型的意义

目前的股骨转子部骨折分型系统均基于X线检查，而术前X线检查常不能很好地显示骨折线位置，尤其对于多骨折块的复杂骨折。与此相比，CT检查是否更有助于股骨转子部骨折术前准确分型呢？Isida等[31]进行了1项前瞻性研究，选取101例股骨转子间骨折病例，以术中所见确定其AO分型，然后比较术前X线与CT检查对术前分型预测的准确度。结果发现，X线检查预测敏感度为48%、阴性预测值为29%，CT检查预测敏感度为95%、阴性预测值为79%。研究表明，术前CT检查能够较为精确地评估骨折粉碎程度，而X线检查常低估骨折严重度，使用X线检查约10%的粉碎性骨折被遗漏。由此可见，分析复杂骨折术前CT检查优于X线检查。

Cavaignac等[32]的研究通过2名医生对53例股骨转子间患者分别使用术前X线、术前CT进行改良Evans分型及AO分型的方法，来探讨CT检查对两种分型系统可重复性的影响。结果表明，CT检查并未使两种分型系统的可重复性有明显改善。Van Embden等[33]指出，虽然CT检查没有明显改善AO分型的可重复性，但对于AO分型A3型骨折的评估有一定意义。

Cavaignac等[32]的研究还发现，通过CT检查确诊的外侧壁骨折发生率为15%，高于单独使用传统X线检查的结果。陈雁西等[34]的研究也发现，CT检查可有效评估外侧壁医源性损伤。

Kijima等[35]基于患者术前CT检查，提出股骨近端骨折区域分型法。其将股骨近端用3条线分为4个部位：线1位于股骨颈中心，线2是股骨颈和转子区的交界线，线3是大转子与小转子下缘的连线。若骨折线仅位于1个区域，则为对应区域骨折，如1型骨折；若骨折线跨不同区域，则可表示为1-2型骨折、1-2-3型骨折等。Kijima等分析了27例股骨近端骨折患者的资料，比较该分型方法与AO分型、Garden分型、Pauwels分型的可靠性，发现该分型法可靠性最高。但该分型法由于缺乏临床资料支持，暂无法指导骨折的治疗和预后。Shoda等[36]的研究发现，当骨折累及大转子，尤其是骨折块较大同时累及小转子时，X线检查很难准确评估骨折严重程度，而CT检查可以清楚显示骨折线位置。通过术前CT

可将股骨转子部骨折分为3型：Ⅰ型为简单两部分骨折，类似于Evans Ⅰ型，Ⅱ型为三部分骨折，Ⅲ型为同时累及大小转子的四部分骨折。其中Ⅱ型又可分为5个亚型：Ⅱ型1包含大转子小骨折块；Ⅱ型2包含大转子大骨折块未累及小转子区；Ⅱ型3骨折块同时累及大转子及小转子区；Ⅱ型4骨折块为整个大转子，小转子区未受累；Ⅱ型5累及小转子。该骨折分型主要考虑X线上较难发现的骨折块同时累及大转子及小转子区的骨折，但该类型骨折又较为常见，Shoda研究中239例患者中82例属于该类型骨折。但该分型方法同样缺乏临床资料支持，其可靠性有待进一步研究。

通过CT检查对股骨转子部骨折进行分型是近年来研究的热点之一，但目前尚无公认的分型系统。CT检查相对于传统X线检查在术前判断骨折严重程度上有明显优势，如何将其更好地运用于股骨转子部骨折的分型与治疗，将是未来研究的方向。

六、结语

目前常用的股骨转子部骨折分型系统多集中关注内侧骨皮质及后外侧骨皮质的连续性和稳定性，而近年来提出的转子区外侧壁对于骨折预后同样有重要影响。因此，分型系统中应考虑外侧壁的完整性与稳定性，目前的分型系统还未将其包含在内。此外，目前分型系统的可重复性较差，即使采用CT辅助检查对于分型系统可重复性也无明显改善。股骨转子部骨折的分型及其治疗方式目前仍存在较多争议，同时考虑股骨外侧壁及内侧骨皮质、后外侧骨皮质的完整性，且可重复性较好的分型系统将是未来研究的方向。

参考文献

[1] 陈述祥，司徒坚，陈彦东，等.股骨转子间骨折的微创外科治疗选择及疗效分析.中国中医骨伤科杂志，2010，（1）：41-42.

[2] Evans EM. The treatment of trochanteric fractures of the femur. J Bone Joint Surg Br, 1949, 31B（2）: 190-203.

[3] Jensen JS, Michaelsen M. Trochanteric femoral fractures treated with McLaughlin osteosynthesis. Acta Orthop Scand, 1975, 46（5）: 795-803.

[4] Boyd HB, Griffin LL. Classification and treatment

of trochanteric fractures. Arch Surg, 1949, 58 (6)：853-866.

[5] Kinast C, Bolhofner BR, Mast JW, et al. Subtrochanteric fractures of the femur.Results of treatment with the 95 degrees condylar blade-plate. Clin Orthop Relat Res, 1989 (238)：122-130.

[6] 朱江涛，卫小春. 股骨转子间骨折分型. 实用骨科杂志，2007，13 (7)：410-413.

[7] 何跃文，韩鹏飞. 股骨转子间骨折分型与治疗. 中国药物与临床，2010，10 (8)：904-906.

[8] Seinsheimer F. Subtrochanteric fractures of the femur. J Bone Joint Surg Am, 1978, 60 (3)：300-306.

[9] 马炬钰. 股骨转子间骨折 Evans 分型临床分析及改良建议. 中国临床研究，2011，24 (10)：928-929.

[10] Jin WJ, Dai LY, Cui YM, et al. Reliability of classification systems for intertrochanteric fractures of the proximal femur in experienced orthopaedic surgeons. Injury, 2005, 36 (7)：858-861.

[11] 景平生，梁慧，靳江涛，等. CT 三维重建在股骨转子骨折分型及术式选择中的应用. 中国实用医刊，2016，(2)：108-109.

[12] Thanvi M, Gupta AK, Goyal N, et al. Reliability of commonly used classification systems of trochanteric fractures of the proximal femur and evaluation of CT in improving the interobserveragreement. Sch J App Med Sci, 2013, 1 (6)：706-709.

[13] 李万强，吴斗，郑艮强，等. 股骨转子间骨折分型诊断的可靠性研究. 天津医药，2016，44 (3)：274-277.

[14] De Boeck H. Classification of hip fractures. Acta Orthop Belg, 1994, 60 Suppl 1：106-109.

[15] van Embden D, Rhemrev SJ, Meylaerts SA, et al. The comparison of two classifications for trochanteric femur fractures：the AO/ASIF classification and the Jensen classification. Injury, 2010, 41 (4)：377-381.

[16] 余清文，张里程，毛志，等. CT 三维重建与 X 射线片应用于转子间骨折分型的可靠性. 中国组织工程研究，2012，16 (22)：4075-4079.

[17] Fung W, Jonsson A, Buhren V. Classifying intertrochanteric fractures of the proximal femur：does experience matter？. Med Princ Pract, 2007, 16 (3)：198-202.

[18] Urrutia J, Zamora T, Besa P, et al. Inter and intra-observer agreement evaluation of the AO and the Tronzo classification systems of fractures of the trochanteric area. Injury, 2015, 46 (6)：1054-1058.

[19] Pervez H, Parker MJ, Pryor GA, et al. Classification of trochanteric fracture of the proximal femur：a study of the reliability of current systems. Injury, 2002, 33 (8)：713-715.

[20] Gotfried Y. The lateral trochanteric wall：a key element in the reconstruction of unstable pertrochanteric hip fractures. Clin Orthop Relat Res, 2004 (425)：82-86.

[21] Im GI, Shin YW, Song YJ. Potentially unstable intertrochanteric fractures. J Orthop Trauma, 2005, 19 (1)：5-9.

[22] Palm H, Jacobsen S, Sonne-Holm S, et al. Integrity of the lateral femoral wall in intertrochanteric hip fractures：an important predictor of a reoperation. J Bone Joint Surg Am, 2007, 89 (3)：470-475.

[23] 郑晓勇，任昕宇，赵东升，等. 大转子外侧壁的完整性与股骨转子间骨折疗效的关系. 实用骨科杂志，2013，19 (6)：489-492.

[24] 马卓，张世民. 股骨转子外侧壁研究进展. 国际骨科学杂志，2012，33 (4)：221-224.

[25] Haq R U, Manhas V, Pankaj A, et al. Proximal femoral nails compared with reverse distal femoral locking plates in intertrochanteric fractures with a compromised lateral wall；a randomised controlled trial. Int Orthop, 2014, 38 (7)：1443-1449.

[26] 雷赛云，谭文甫. 股骨转子外侧壁的临床意义. 当代医学，2014 (4)：7-9.

[27] Hsu CE, Shih CM, Wang CC, et al. Lateral femoral wall thickness. A reliable predictor of post-operative lateral wall fracture in intertrochanteric fractures. Bone Joint J, 2013, 95-B (8)：1134-1138.

[28] 张世民，马卓，杜守超，等. 股骨近端外侧壁的解剖学研究及其对转子间骨折内固定的意义. 中国临床解剖学杂志，2016，34 (1)：39-42.

[29] Bartonicek J, Bartoska R. Trochanteric fractures - anatomy and classification. RozhlChir,2013,92(10)：581-588.

[30] Gupta RK, Sangwan K, Kamboj P, et al. Unstable trochanteric fractures：the role of lateral wall

reconstruction. Int Orthop, 2010, 34（1）: 125-129.

[31] Isida R, Bariatinsky V, Kern G, et al. Prospective study of the reproducibility of X-rays and CT scans for assessing trochanteric fracture comminution in the elderly: a series of 110 cases. Eur J Orthop Surg Traumatol, 2015, 25（7）: 1165-1170.

[32] Cavaignac E, Lecoq M, Ponsot A, et al. CT scan does not improve the reproducibility of trochanteric fracture classification: a prospective observational study of 53 cases. Orthop Traumatol Surg Res, 2013, 99（1）: 46-51.

[33] van Embden D, Scheurkogel MM, Schipper IB, et al. The value of CT compared to radiographs in the classification and treatment plan of trochanteric fractures. Arch Orthop Trauma Surg, 2016, 136（8）: 1091-1097.

[34] 陈雁西, 梅炯, 毕刚, 等. PFNA 治疗股骨转子间伴或不伴外侧壁骨折的疗效分析. 中华骨科杂志, 2012, 32（7）: 614-620.

[35] Kijima H, Yamada S, Konishi N, et al. The reliability of classifications of proximal femoral fractures with 3-dimensional computed tomography: the new concept of comprehensive classification. Adv Orthop, 2014, 2014: 359-689.

[36] Shoda E, Kitada S, Sasaki Y, et al. Proposal of new classification of femoral trochanteric fracture by three-dimensional computed tomography and relationship to usual plain X-ray classification. J Orthop Surg（Hong Kong）, 2017, 25（1）: 1-5.

[37] 张志山, 张铁超, 周方, 等. 基于股骨近端外侧壁完整性的股骨近端骨折分型方法: 附 888 例病例分析. 中华骨与关节外科杂志, 2020, 13（3）: 196-204.

（张志山　张铁超　周　方）

第四节　保守治疗与手术治疗

一、引言

随着人口老龄化对全球的影响，髋部骨折的预防及治疗已经成为骨科医生共同面临的棘手难题。研究显示，现阶段全球每年约有 150 万髋部骨折的患者[1]，而这一数字预计在 2025 年将增至 260 万，到 2050 年可达 450 万。髋部骨折具有对患者的日常生活能力影响大、并发症多、致残致死率相对较高的特点，在德国最新的一项包含 123 119 例髋部骨折患者的研究中，在伤后 6/12 个月内，有 20.9%/27.6% 的患者死亡[2]。

转子间骨折（intertrochanteric fracture）是髋部骨折的常见类型，约占全部髋部骨折的 42%[3]。遭遇转子间骨折的患者失去了下肢负重及行走的能力，并且在伤后 6 个月的死亡率可达 12%～41%[4]。特别是对于一般身体状况相对较弱的老年患者，可伴有严重骨质疏松症、糖尿病、高血压、心脑血管疾病、电解质紊乱、贫血、谵妄等基础疾病，骨折后如长期卧床易引起如坠积性肺炎、泌尿系感染、深静脉血栓、褥疮等不良并发症[5]。所以，临床医生一旦确诊转子间骨折应尽快为患者制订适宜的临床治疗方案，尽可能帮助患者恢复下肢的活动能力、减轻患者的病痛、预防并减少并发症的发生。

转子间骨折的临床治疗大体可分为保守与手术两种方案，这两种方案的临床适用范围不同且各有优劣势。

二、保守治疗

（一）保守治疗的适用范围

对于部分陈旧的转子间骨折，已丧失了手术时机，可选择继续保守治疗。

对于新鲜的转子间骨折，如患者的一般身体状况较差、基础疾病严重、经积极治疗后仍难以耐受麻醉和手术，也不得已实施保守治疗[6]。这些特殊情况主要包括：①严重的心肺功能障碍、血管堵塞、内分泌紊乱、造血系统功能异常等内科疾病，经积极系统的内科治疗未能明显改善，仍不能耐受手术或麻醉；②患者曾 3 个月内罹患急性心肌梗死、脑梗死、脑出血等疾病，虽然这些急症已经治疗，但手术仍可能再次诱发其急性发病；③患者受伤前因帕金森、偏瘫、截瘫等疾病导致肢体活动不灵、肌肉萎缩、甚至长期卧床，本身对行走能力的要求不高，并且即使手术治疗也无法恢复其下肢活动能力；④难以配合检查、麻醉及手术的精神疾病患者；⑤患者曾6个月内罹患急性心肌梗死、脑梗死、脑出血等疾病，虽然病情已趋于稳定，但此时手术风险仍相对较高，此为保守治疗的相对适应证，实施手术前应请相关科室协助评估病情并指导围术期治疗方案。

（二）保守治疗的方法

接受保守治疗的转子间骨折患者应保持绝对卧床及患肢制动，可佩带髋"人"字支具协助限制髋关节活动。如条件允许，可运用皮肤牵引或骨牵引，其中骨牵引主要包括股骨髁上牵引及胫骨结节牵引，有效的牵引可以部分稳定骨折断端、减轻患者痛苦、纠正短缩及内翻畸形[7]。牵引的周期通常为8～12周，患者可在牵引的状态下进行适度的肢体功能锻炼，规律地进行膝、踝关节活动，同时定期复查髋部X线以评估骨折愈合、肢体畸形等情况，酌情调整牵引的方向与重量。如患者无法耐受骨牵引的痛苦，也可穿"丁"字防旋转鞋，中立外展位置于Thomas架上同时适度牵引。

在转子间骨折的保守治疗过程中，一方面要给予充分止痛治疗，以减轻患者的痛苦并有助于护理康复；另一方面要积极预防各项并发症的发生，做到针对性护理，如勤翻身、协助排痰、会阴擦洗、按摩下肢、保持皮肤干燥清洁等。同时，还要给予患者充足的营养补充，并进行合理的抗骨质疏松治疗。

（三）保守治疗的优劣势

1. 优势 对转子间骨折实施保守治疗，一方面患者无须接受麻醉及手术操作，治疗过程痛苦程度较低，并且没有麻醉及手术相关并发症发生的风险；另一方面骨折断端周围的软组织覆盖及血供未受影响及破坏，在一定程度上可为骨折的愈合创造条件。另外，保守治疗的费用也相对较低。

2. 劣势 保守治疗的劣势主要体现在：①保守治疗的病程较长，患者通常需要长期卧床，护理难度较大，患者的生存质量较差；②老年患者在保守过程中易出现褥疮、深静脉血栓、坠积性肺炎、泌尿系感染及心脑血管系统疾病，严重时可危及生命，报道显示，接近50%～60%的老年患者存在至少一种合并症，心脑血管疾病为30%～35%，肺部感染为10%～15%，泌尿系感染为5%～10%[8-9]；③患肢的长期制动易造成肌肉萎缩和废用性骨质疏松，而

骨折即使愈合，也易发生畸形愈合、髋内翻及肢体短缩，患者仍难以正常负重行走。有研究表明，保守治疗的髋内翻发生率高达40%～50%，死亡率高达35%左右[10]。相比于手术治疗，保守治疗的患者髋关节功能恢复较差、死亡率也相对较高[11-12]。

三、手术治疗

（一）手术治疗的适用范围

转子间骨折手术治疗的目的是获得坚强的固定，重建股骨近端的解剖连续性及力学稳定性，降低长期卧床相关并发症的发生率，尽早恢复关节功能及下肢活动能力，最终改善患者的生活质量。随着麻醉水平、手术技术及围术期管理能力的不断发展进步，高危人群的手术风险逐渐降低，且保守治疗已无法满足转子间骨折患者对肢体功能快速康复的预期及需求。在患者能够耐受麻醉及手术治疗的前提下，应积极为其安排手术治疗已成为大多数医生的共识[13-14]。

（二）手术治疗时机的选择

对于转子间骨折应何时实施手术治疗，意见并非完全统一：

1. 一些学者认为应尽早手术，以获得更早的功能锻炼时间。在最新的一项针对亚洲老年患者的研究中，纳入1 118例髋部骨折患者，结果显示如果患者的手术等待时间超过36小时，其发生肺炎、心梗、心衰的概率会显著提高[15]。另有一项纳入了21篇文献的综述研究结果提示我们，要尽量在48小时内为患者安排手术治疗，以达到更好的治疗效果[16]。在我们的临床实践工作中，有部分患者因为口服抗凝药而不得不推迟手术时间。但是在近期的一项关于口服抗凝药对髋骨骨折患者的手术时间及并发症的影响的文献综述研究中，共纳入了来自9项研究的4 419例患者，其中有6项研究发现口服抗凝药会显著增加手术等待时间，并会增加患者术后输血及再入院的概率，但没有一项研究发现静脉血栓和脑卒中的发生与口服抗凝药有显著相关性[17]。另有一篇纳入来自24项研究的5 423例患者的文献综述也得出了无须因患者口服抗血小板药物而延迟手术的结论[18]。这些研究的结果提示我们，对于髋部骨折的患者，在紧急情况下，因口服抗凝药而延迟手术时间的治疗策略仍值得更深入的探索研究。

2. 也有一些学者认为转子间骨折术前应留有足够多的时间来治疗患者的内科合并症，特别是对于老

年患者，应完善更详细的术前检查及准备，以减少术后并发症和死亡率，提高手术的成功率。一项纳入9 270例髋部骨折患者的研究结果显示，如果手术在39～48小时内完成，则手术耽搁对患者的术后死亡率无显著影响，这段时间可用来优化手术方案[19]。对于不同的内科合并症应给予不同等级的重视程度，有研究显示[20]：大多数情况下对贫血、电解质紊乱和肺炎的治疗并不会显著耽搁手术时间；可逆的维生素K拮抗凝血病、失代偿性的心力衰竭、可纠正的严重心律失常、难控性糖尿病以及败血症等情况的优化应给予特别的关注，由于这些情况而耽搁了手术时间是可以接受的。

根据文献报道及我们的经验总结，转子间骨折的手术时机选择应遵循个性化的原则，根据患者的身体状况及客观条件综合确定手术时机。对于健康状况良好、能耐受麻醉及手术的患者应尽早安排手术；而对于身体状况较差、伴有多种严重内科疾病的患者，应留有一定的间隔时间进行术前评估与治疗，使患者的身体状况恢复稳定，但此间隔时间也不宜拖沓过久，应合理安排，尽量缩短受伤至手术的时间间隔。

（三）不同的手术治疗方式

1. 外固定支架治疗

外固定支架首次被用于转子间骨折是在20世纪50年代[21]，采用外固定支架治疗转子间骨折的目的不主要在于获得良好的解剖复位，而是更侧重于稳定骨折，便于早期护理与肢体功能锻炼。这种手术方式主要适用于多发创伤或一般身体状况较差且无法耐受内固定手术的患者，特别是无法耐受麻醉及手术的老

年患者。外固定支架治疗转子间骨折属于半侵入式穿针固定技术，其操作步骤主要包括：①沿与股骨颈长轴平行的方向往股骨颈内穿入2枚螺纹固定针；②在股骨转子下垂直于股骨干穿入2枚螺纹固定针；③经4枚螺纹针连接加压外固定连杆，拧紧螺丝固定（图4-4-1）。整个外固定支架置入操作过程需在C臂机透视指导下进行。

外固定支架的优势在于手术相对微创，步骤简明快捷，局部麻醉即可完成，操作过程中不需切开暴露骨折断端，不会影响骨折局部血供，患者的治疗痛苦也相对较轻。一项纳入4个RCT研究共包含260例患者的Meta分析结果表明，外固定支架治疗老年转子间骨折的手术时间、失血量、患者治疗痛苦相对更低[23]。它的劣势在于属于间接固定，骨折的稳定性较差，整体的抗内翻应力效果不足，患者仍会在活动下肢时因骨折端活动而感觉髋部疼痛。并且，外露的钢针及连接杆体积较大，患者携带不方便且翻身、穿衣受限，螺纹针穿过阔筋膜及骨外侧肌肉会对髋膝关节的屈伸活动产生一定的影响。同时，固定钢针也会出现松动或继发钉道感染，严重时可继发骨感染。

在选择外固定支架治疗转子间骨折时要严格遵守其适用范围，避免在治疗的同时给患者带来额外的痛苦或医源性损伤。并且，随着内固定技术的逐渐发展完善，外固定支架在临床实践中常作为一种补充治疗的形式存在。

2. 内固定治疗

（1）髓外固定

①克氏针或空心钉内固定：在转子间骨折开始内固定治疗的早期，由于可供选择的耗材不多，手术医

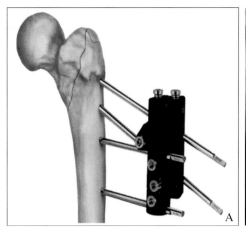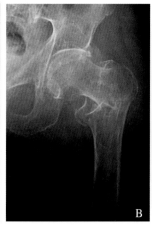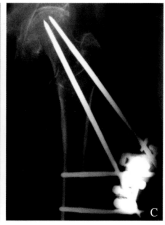

图4-4-1 外固定支架治疗

A. 股骨近端外固定支架的结构示意图；B. AO-A1型转子间骨折；C. 骨折复位后，应用外固定支架固定骨折断端（图片来自文献报道[22]）

师常采用闭合或有限切开复位骨折，克氏针内固定。随着空心钉广泛普及应用于临床之后，克氏针则逐渐被替代。此种手术方式多适用于无移位的稳定型骨折，以及一些高龄、身体状况较差、无法耐受长时间麻醉及手术的患者。在手术操作中，克氏针或空心钉通常以倒"品"字形平行于股骨颈长轴穿入股骨颈以固定骨折断端，空心拉力螺钉还可通过拉力作用使骨折断端接触更加紧密（图4-4-2）。此内固定方式的优势在于手术创伤小、手术时间短、感染可能性小、能在一定程度上防止髋内翻，但其内固定强度仍相对较弱，患者早期难以安全有效地进行负重及康复锻炼。

②Jewett钉与Mclanglin钉内固定：Jewett钉是由三刃钉和侧板两部分组成的，结合处是铸造成的一个固定整体，可稳定骨折断端并固定颈干角，多适用于稳定型转子间骨折。但此钉的弹韧性相对不足，被应用于内侧皮质粉碎的不稳定型转子间骨折时易发生钢钉折弯或断裂，早期难以保障患者全负重功能锻炼（图4-4-3）。并且，Jewett钉在置入的过程中需要敲打，钉尖易穿出股骨头而损伤髋臼软骨，进而造成慢性患者疼痛或创伤性关节炎。Mclanglin钉与Jewett钉组成类似，不同之处在于前者的三刃钉与侧钢板是由螺钉固定，便于调节颈干角度。Mclanglin钉的缺点是三刃钉与侧钢板容易发生分离，钉尾螺扣在髋关节屈伸活动时容易发生松动脱离，动态牢固性较差。

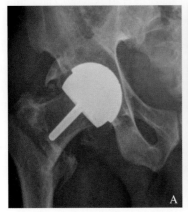
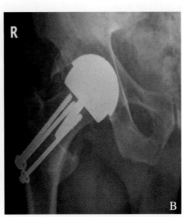
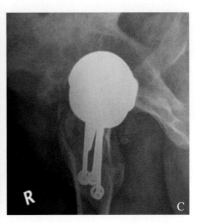

图4-4-2　空心拉力螺钉固定股骨颈骨折

A．股骨头表面置换术后的患者遭遇转子间骨折；B，C．骨折闭合复位后，应用三枚空心拉力螺钉固定骨折断端（图片来自文献报道[24]）

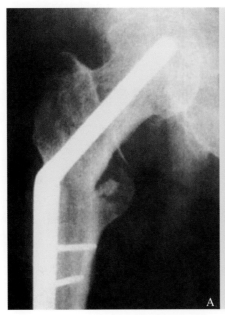
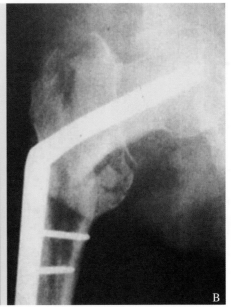

图4-4-3　采用Jewett钉固定不稳定型转子间骨折

A．术后即刻正位片；B．术后因负重发生三刃钉弯曲及骨折内翻移位（图片来自文献报道[26]）

这两种钉目前在临床上已很少应用。范卫民等[25]的力学机临床疗效研究结果表明，这两种钉的结构相对不够合理，术后并发症较多。

③动力髋螺钉（dynamichip screw，DHS）内固定：DHS 螺钉的临床应用较早，以 Richard 钉为代表的加压髋螺钉由波兰的 Pohl 于 1951 年设计，1955 年 Schumpelick 和 Jantzen 将其首次应用于临床治疗转子间骨折[27]。DHS 由一枚较粗的拉力螺钉和带套筒的钢板两部分组成，操作时将拉力螺钉通过套筒置入股骨颈内并逐渐拧紧，螺钉可沿套筒滑动加压，使骨折断端相互靠拢压缩并逐渐稳定，骨折间隙逐渐缩窄，稳定骨折断端，维持颈干角，为转子间骨折的愈合创造稳定的力学环境（图 4-4-4）。DHS 内固定系统因其操作简便且临床疗效显著，在临床治疗转子间骨折中得到了广泛的应用，适用于多种类型的转子间骨折，特别是 AO-A1 及 AO-A2.1 型骨折。但 DHS 也存在一定的缺损：如缺乏有效的抗旋转作用；轴向滑动可能造成股骨颈压缩甚至肢体短缩畸形；对于内侧皮质粉碎或存在骨缺损的患者，DHS 钉板会承受更大的内翻应力，易出现内植物松动、弯曲或断裂，髋内翻的概率也随之增加；对于遭遇严重粉碎骨折或严重骨质疏松的患者，过度的滑动加压可能会使钉头穿出股骨头；滑动加压可致使骨折端分离移位，故 DHS 不适用于反转子间骨折。

自 DHS 内固定系统问世后，在其基础上发展起来的新型内固定器械不断涌现。20 世纪 90 年代，Gotfried 等在 DHS 的基础上，设计了微创经皮加压钢板（percutaneous compression plate，PCCP），该钢板由侧钢板、2 枚股骨颈加压螺钉及股骨干螺钉组成，通过 2 个活动的加压螺钉的配合双轴滑动，产生静力加压和动力加压作用，恢复颈干角，具有手术创伤小及抗旋转应力强的优点（图 4-4-5）。并且，PCCP 系统的螺钉直径均较小，在置入股骨颈时可减少对外侧壁骨质的损伤[28-29]。

④动力髁螺钉（dynamiccondylar screw，DCS）内固定：在 20 世纪 80 年代，Schatzker 等报道了应用 DCS 治疗股骨髁上、股骨转子间、股骨转子下的骨折[30]，并在长期实践中对其进行了改造完善。DCS 内固定系统类似悬臂梁设计，包含钢板、加压锁钉、动力加压锁钉 3 个关键部分，负重时压力先作用于钢板的短臂，符合髋部的生物力学特点（图 4-4-6）。DCS 对于反转子间骨折有很好的适应证，同时也可作为翻修首次 DHS 螺钉失败的转子间骨折患者的一种选择。DCS 临床应用的不足之处在于手术切口通常较长，术中需要广泛剥离软组织及骨膜，对骨折端血供产生一定的影响。并且钢板及螺钉在骨折端长期的折弯力及扭曲力的作用下，也会出现断裂的情况。

⑤股骨近端锁定加压接骨板（proximal femoral locking compression plate，PFLCP）内固定：2000 年 Strauss 等首次提出了 PELCP 内固定[32]，它的形态与股骨近端的解剖结构相匹配，近端 3 枚螺钉与钢板分别成 95°、120° 和 135° 的夹角，形成对股骨近端的多角度多平面固定，应力分布均匀符合生物力学要求，能发挥良好的抗旋转、抗剪切应力及抗内翻拉伸的作用（图 4-4-7）。同时，锁钉尾帽的螺纹可与钢板螺孔纹路形成稳固的嵌合整体结构，可降低螺钉松动

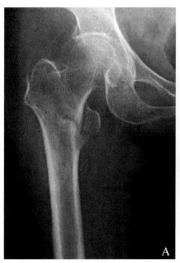
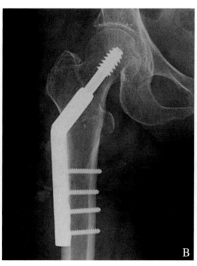
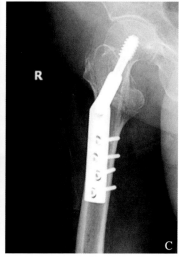

图 4-4-4 DHS 固定转子间骨折

A. AO-A2 型转子间骨折；B，C. 骨折复位后采用 DHS 进行内固定（图片来自北医三院）

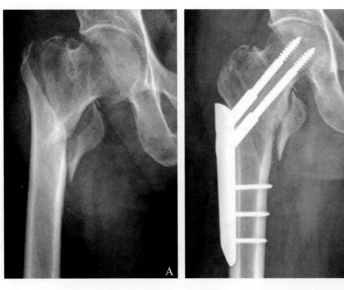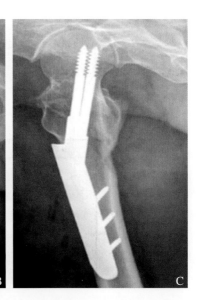

图 4-4-5　PCCP 固定转子间骨折
A. AO-A2 型转子间骨折；B，C. 骨折复位后采用 PCCP 内固定（图片来自文献报道 [28]）

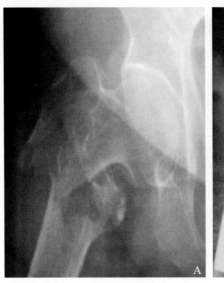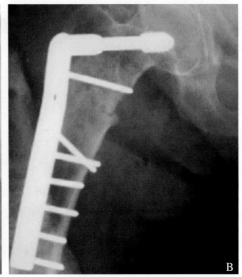

图 4-4-6　DCS 固定转子间骨折
A. AO-A3 型转子间骨折；B. 骨折复位后采用 DCS 内固定（图片来自文献报道 [31]）

的风险，并可使锁钉钢板完全不贴合骨面，从而减少接骨板对骨膜的压迫，有利于保护骨折区的血供。基于 PFLCP 内固定的显著优势，它可被用于治疗转子间骨折、转子下骨折、反转子间骨折等多种类型的骨折，也适用于一些高龄或一般身体状况较差的患者。但是，PFLCP 仍存在髓外固定的常见缺点，如力矩较大、力臂较长、偏心固定等，一旦出现内侧壁骨缺损或骨块复位不良，易出现外侧单臂应力集中而导致钢板螺钉断裂。所以，对于不稳定型转子间骨折，特别是内侧皮质粉碎或骨质疏松严重的患者，应慎重选用 PFLCP 行内固定治疗。

⑥微创内固定系统（less invasive stabilization system，LISS）：LISS 微创内固定系统自出现以来多被用于治疗以股骨远端和胫骨近端为代表的膝关节周围骨折，可充分发挥 LISS 创伤小的优势。在 2006 年，北医三院的周方教授团队率先报道了应用 LISS 内固定系统治疗复杂股骨转子部骨折，认为微创反向使用 LISS 钢板从生物力学和解剖结构上都能满足股骨近端骨折内固定的需求 [33]。周方教授团队进一步通过随机对照研究证实了该固定方法治疗股骨近端骨折具有创伤小、操作简便、固定牢靠、安全性高、并发症少等优势 [34]（图 4-4-8）。

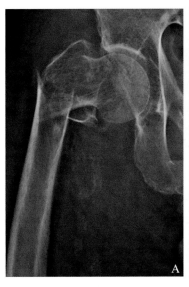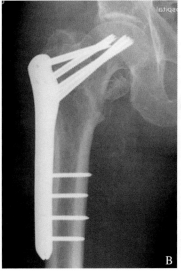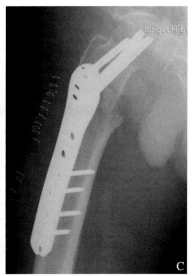

图 4-4-7 PFLCP 固定转子间骨折

A. AO-A2 型转子间骨折；B，C. 骨折复位后采用 PFLCP 行内固定（图片来自北医三院）

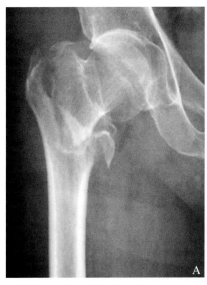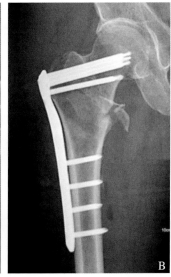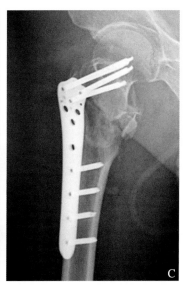

图 4-4-8 LISS 固定转子间骨折

A. AO-A2 型转子间骨折；B，C. 骨折复位后采用 LISS 内固定（图片来自北医三院）

（2）髓内固定

相比于外固定支架及髓外内固定，髓内固定是髋部骨折手术治疗的一个明显的进步，它的优势主要体现在：髓内中轴固定相比于偏心固定所受到的弯应力较低，内固定物不易出现断裂；能够很好地恢复颈干角，同时可有效地抗旋转、抗内翻；手术操作对骨折端干扰少，微创且出血少，有利于骨折愈合。有研究显示，对于治疗不稳定型转子间骨折，髓内固定的内固定失败率、再手术率都比髓外固定更低，前者的术后功能恢复也更好[35]。

①Gamma 钉：第 1 代 Gamma 钉在 20 世纪 80 年代逐渐被广泛用于治疗转子间骨折[36]，它主要由拉力螺钉、髓内主钉及锁定螺钉组成，主钉的近端孔可插入股骨头拉力螺钉并拧入股骨颈内，远端孔拧入锁钉与股骨干紧贴可发挥抗旋转及短缩的作用。固定后的 Gamma 钉可牢牢地稳定转子间骨折断端，并可缩短力臂、减小弯矩，降低了张应力，有效预防髋内翻的发生。Gamma 钉的优势在于手术操作简便，操作过程不易损伤股骨外侧肌群及骨膜，骨折可实现闭合复位微创固定，围术期并发症少，术后髋关节功能恢复较快。Gamma 钉的劣势在于 10° 的外翻角相对较大，并且远端锁钉位置离钉尾较近，导致下行传导的应力过多地集中在钉尾部，易继发周围股骨干骨折（图 4-4-9），同时也易导致拉力螺松动或切出。

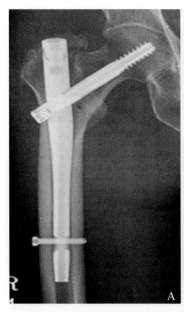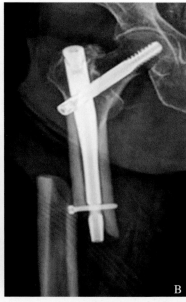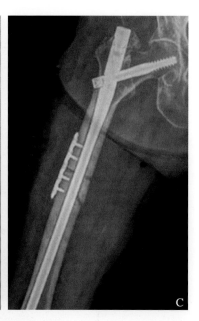

图 4-4-9　Gamma 钉固定转子间骨折失败及翻修病例

A．采用 Gamma 钉固定转子间骨折；B．术后 22 个月发生主钉尾周围股骨干骨折；C．翻修手术选用更长的 Gamma 钉内固定（图片来自文献报道[37]）

Gamma 钉目前已发展到第 3 代（Gamma3），它是由 Stryker 公司在 2004 年设计并生产，髓内主钉近端的直径由 17 mm 降至 15.5 mm，置入过程无须扩髓，可减少对骨折端周围骨质的破坏（图 4-4-10）。Gamma3 钉同时具有动态和静态两种内固定模式，在防旋转螺钉完全拧紧时可预防骨折近端和头钉向下方滑动，有效预防术后发生骨折近端旋转和下肢短缩畸形，适用于各种类型的转子间骨折。

②股骨近端髓内钉（proximal femoral nail，PFN）

内固定：AO/ASIF 国际内固定研究协会在 1996 年针对 Gamma 钉的不足，改进推出了 PFN 内固定系统，它适用于各种类型的股骨转子间骨折，也包括粉碎性不稳定型骨折。PFN 的髓内主钉的外翻角为 6°，它在继承了 Gamma 钉力臂短、弯矩小、可动态加压等优点的同时，在髓内主钉近端增加了 1 枚抗旋转螺钉，实现了股骨颈内双钉承重，这显著增强了骨折断端对抗纵向压力、拉伸力、扭转力及内翻力的能力（图 4-4-11）。并且，PFN 的主钉钉尾与远端锁钉的距离

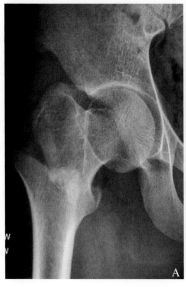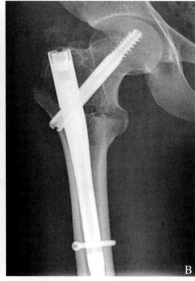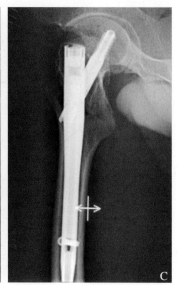

图 4-4-10　Gamma3 固定转子间骨折

A．AO-A3 型转子间骨折；B，C．骨折复位后用 Gamma3 内固定（图片来自北医三院）

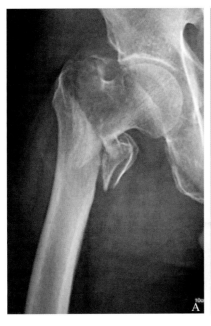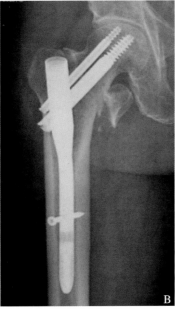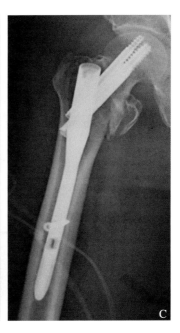

图 4-4-11　PFN 固定转子间骨折

A. AO-A2 型转子间骨折；B，C. 骨折复位后采用 PFN 内固定（图片来自北医三院）

得到增加，从而分散了局部的应力集中，可降低其周围继发股骨干骨折的可能性。PFN 内固定系统的不足之处一方面体现在它的髓内主钉弧度大且长度长，故不适用于股骨干前弓过度的患者；并且，PFN 近端还会出现"Z"字效应退钉，螺钉可能切割股骨头及股骨颈。对于股骨颈较为短细的患者来说，PFN 近端的 2 枚螺钉也存在置钉困难。

③股骨近端防旋转髓内钉（proximal femoralnail anti-rotation，PFNA）内固定：2008 年，Synthes 公司推出了一款全新的股骨近端 PFNA 内固定系统，相较于 PFN，PFNA 用 1 枚近端螺旋刀片替代了 PFN 的 2 枚近端拉力螺钉，这不仅降低了对于股骨颈短细患者置钉的困难程度，同时维持了内固定物整体的抗旋转成角稳定性，避免了"Z"字效应退钉。螺旋刀片依靠捶打的方式进入股骨头颈，可逐渐挤压周围的松质骨并填压骨质，使得原本疏松的松质骨变得更为密集、扎实，这可为螺旋刀片提供更强的锚合力，增强螺旋刀片的抗拔出力（图 4-4-12）。另外，由于螺

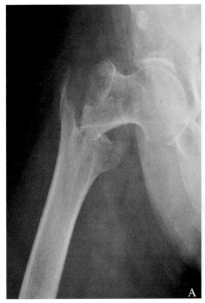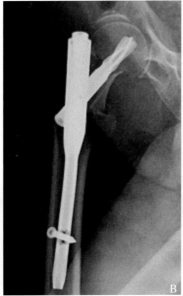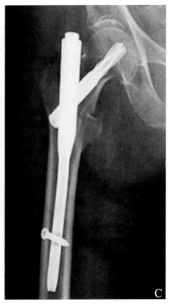

图 4-4-12　PFNA 固定转子间骨折

A. AO-A2 型转子间骨折；B，C. 骨折复位后采用 PFNA 内固定（图片来自北医三院）

旋刀片可以自动锁定，打入后将不会出现退钉，可防止股骨头的旋转。主钉远端长凹槽设计及远端锁钉的位置与主钉的尾端距离增加，可分散骨干所承受的应力，避免股骨干继发骨折。PFNA 内固定系统适用于各种类型的转子间骨折，包括一些合并股骨干的骨折以及部分病理性骨折。螺旋刀片的不足之处在于它无法像拉力螺钉那样对骨折断端进行加压，并且在打入的过程中可能会造成骨折块的进一步分离，所以在将其打入前强调维持骨折端的良好复位。在近期发表的一项纳入 36 个 RCT 研究的 Meta 分析研究结果表明，应用 PFNA 治疗转子间骨折在减少出血、恢复髋关节功能等方面显著优于 DHS、PCCP、LISS、PFN 等内固定方式[38]。

在 2009 年，Synthes 公司将更适用于短细股骨颈的亚洲型股骨近端髓内钉（PFNA-II）引入了中国，其设计的改进之处是将主钉的外翻角由 6° 减小至 5°，并且主钉的外侧壁也改为了平面设计，这减弱了置钉时髓内主钉对髓腔内壁的挤压及两者间的相互摩擦，避免在插入主钉的过程中造成骨折复位丢失（图 4-4-13）。但是，也曾有研究表明了 PFNA-II 与中国人的股骨前弓并不十分匹配，其短钉型号的远端顶尖位于髓腔中央者仅占 19.0%，偏前者占 14.7%，偏后者占 6.3%[39]。

对于骨质疏松严重的老年转子间骨折患者，可应用骨水泥强化型 PFNA 进行治疗，以增强内固定的稳定性及把持力，降低内固定失败率（图 4-4-14）。Schuetze 等[40]的研究表明骨水泥强化并不会增加患者术后的并发症发生率及死亡率，骨水泥渗漏至关节腔的风险也较低。国内学者王勇等[41]将标准骨水泥强化型与传统 PFNA 治疗老年骨质疏松性转子间不稳定骨折的疗效进行了对比研究，结果发现前者更有利于减少术后并发症发生率，促进患者早期恢复行走功能。

④联合加压交锁髓内钉 InterTan 内固定：InterTan 髓内钉是 Smith&Nephew 公司在 2006 年推出的用于治疗股骨近端骨折的新一代髓内固定系统，可用于治疗不稳定型转子间骨折，特别是股骨大转子外侧壁骨折的患者。InterTan 髓内主钉的外翻角近 4°，横截面为梯形，能在主钉插入时最大限度地减少对股骨外侧壁的挤压和磨损，其独特的联合交锁钉可避免产生"Z"字退钉效应，具有显著的抗旋转、防切出、抗侧压的效果（图 4-4-15）。它的主钉远端尖部采用发夹样分叉设计，降低了局部应力集中，可预防其周围股骨干继发骨折。但 InterTan 髓内钉相比于 PFNA 而言，更多的反复扩髓会造成大量的骨质流失，前者的手术费用也相对昂贵，对医生的手术技巧也要求较高，其临床应用并不十分普及。

3. 人工关节置换

近年来，一期采用人工关节置换手术治疗老年转子间骨折获得了更多的临床应用，一些特殊情况如年龄较高的转子间骨折、伴有明显的骨质疏松或粉碎性的不稳定型骨折、难以活动正常的骨折复位、较难牢固固定的新鲜骨折、经内固定失败后的翻修手术以及预计难以耐受二次翻修手术的患者，可考虑一期行人

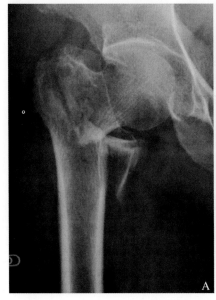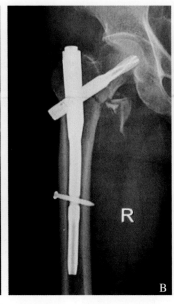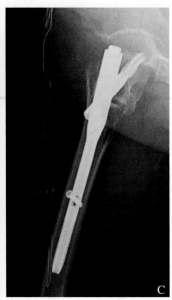

图 4-4-13　PFNA-II 固定转子间骨折
A. 术前正位片；B. 术后正位片；C. 术后侧位片（图片来自北医三院）

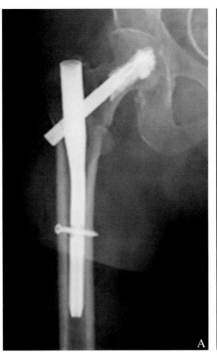
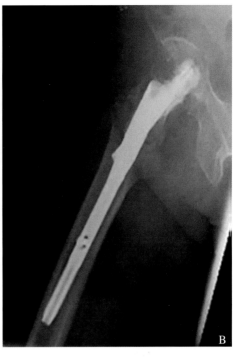

图 4-4-14 骨水泥强化型 PFNA 钉固定 AO-A2 型转子间骨折
A．术后正位片；B．术后侧位片（图片来自文献报道[42]）

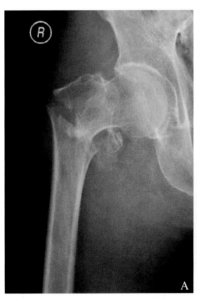
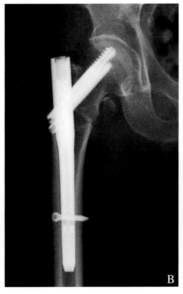
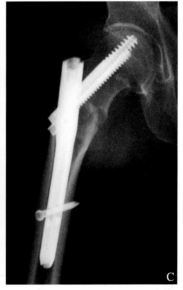

图 4-4-15 InterTan 内固定固定转子间骨折
A．术前正位片；B．术后正位片；C．术后侧位片（图片来自北医三院）

工关节置换手术，特别适用于合并股骨头坏死、骨性关节炎、风湿性关节炎的高龄患者发生转子间骨折。该手术具有功能恢复快、早期负重、缩短住院周期、二次手术发生率低等优势，减少骨折不愈合及畸形愈合，从而更好地恢复患肢的功能，极大地改善患者的生活质量（图 4-4-16）。但一些学者认为人工关节置换手术的并发症较多，如围术期出血、术后感染、关节假体脱位、假体下沉等。并且，当股骨近端的大小转子骨折时，关节假体放置将缺乏骨性参照物，手术时需先固定大小转子，保留外展肌功能，所以通常手术更加复杂，术中失血多，治疗费用高。目前，采用人工关节置换手术一期治疗转子间骨折尚缺乏绝对适应证，不作为常规的手术方法。一些学者认为由于转子间骨折端血运丰富，不易发生骨折不愈合及股骨头坏死，故一期手术应谨慎选择人工关节置换手术。

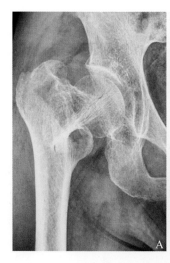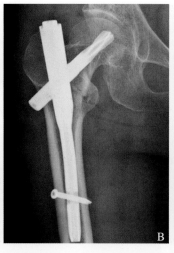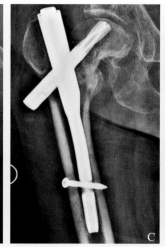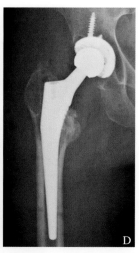

图 4-4-16 PFNA 内固定治疗转子间骨折失败及翻修病例

A．AO-A1 型转子间骨折；B．骨折复位后用 PFNA 内固定；C．术后 11 个月发现内固定松动合并股骨头坏死；D．二次手术进行人工关节置换手术（图片来自北医三院）

4．手术治疗的优劣势

（1）优势：手术治疗转子间骨折的优势在于为骨折断端提供确切的稳定效果，可有效减轻患者的疼痛，为护理及下肢功能锻炼创造有利条件，同时降低因长期卧床导致的并发症的发生率。并且，局部稳定的力学环境及生物力学传导模式更有助于骨折的愈合。

（2）劣势：手术治疗的劣势在于麻醉及手术等有创操作都会给患者带来一定程度的额外痛苦，并且术后也可能出现手术相关并发症，严重时患者需要接受一次或多次手术，如发生严重的心脑肺并发症可能会危及患者生命。同时，手术治疗也会产生一定的治疗费用。转子间骨折手术后局部感染的发生率约 1.3%[43]，而对于髋部骨折整体术后并发症的发生率，一项纳入 8 673 例患者的研究显示，在术后 4 个月的时间内，多种并发症的发生率为：伤口感染 3.1%、内固定移位 0.5%、内固定失败 0.6%、假体周围骨折 0.3%、肺部感染 6.3%、泌尿系感染 5.0%、深静脉血栓或肺栓塞 1.8%、脑血管意外 0.6%、急性冠脉综合征 0.6%、急性肾损伤 1.3%，需二次翻修手术 0.9%，需要输血 6.1%[44]。

5．手术治疗的注意事项

一方面，在手术前准备的过程中，一定要综合考量患者的各方面实际情况，为其选择最适的手术治疗策略；另一方面，要十分注重患者的围术期管理，术后要积极预防各项并发症的发生，并指导患者进行系统高效的肢体康复锻炼，研究显示髋部骨折术后早期的功能锻炼更有助于提供患者的功能恢复[45]。并且，最新的研究显示，在改变患者的康复计划或流程时应考虑患者的观点及经验，这更有助于患者的康复进程[46]。

四、小结

股骨转子间骨折作为临床常见的骨折类型，其可选治疗方法较多，在无绝对手术及麻醉禁忌的前提下，手术治疗是目前治疗转子间骨折的首选方法，原则上应尽早手术，并早期做到最大限度地肢体功能恢复。一项 2019 年的系统回顾报道显示，全球髋部骨折患者的术后 1 年死亡率欧洲约 23.3%，亚洲约 17.9%，美国约 24.9%，与之前的研究报道相比正在呈下降趋势[47]，这与髋部骨折的治疗越来越规范且合理有效以及临床各相关科室的高效协作密不可分[12,48]。

在选择具体的手术方式时，应综合考虑患者伤前的身体状况及活动能力、有无基础疾病、骨质疏松程度、年龄、家庭经济情况、骨折类型、医院条件及手术医生的手术技术能力等多方面因素，降低手术风险，降低并发症，提高成功率，为每位患者制订最适的治疗方案。

参考文献

[1] Kanis JA，Oden A，Mccloskey EV，et al. A systematic review of hip fracture incidence and probability of fracture worldwide，Osteoporosis Int，2012，23（9）：2239-2256.

[2] Schulz C，Konig HH，Rapp K，et al. Analysis of mortality after hip fracture on patient，hospital，and regional level in Germany，Osteoporos Int，2020，31（5）：897-904.

[3] Adeyemi A，Delhougne G. Incidence and economic burden of intertrochanteric fracture：a medicare claims database analysis，JB & JS open access，2019，4（1）：e0045.

[4] Sadeghi C，Prentice HA，Okike KM，et al. Treatment of intertrochanteric femur fractures with long versus short cephalomedullary nails，The Permanente journal，2020，24（19）：229.

[5] 中国老年医学学会骨与关节分会创伤骨科学术工作委员会. 老年髋部骨折诊疗专家共识（2017）. 中华创伤骨科杂志，2017，19（11）：921-927.

[6] Wei J，Zeng L，Li S，et al. Relationship between comorbidities and treatment decision-making in elderly hip fracture patients，Aging clinical and experimental research，2019，31（12）：1735-1741.

[7] Handoll HH，Queally JM，Parker MJ. Pre-operative traction for hip fractures in adults，The Cochrane database of systematic reviews，2011，12：Cd000168.

[8] De Vincentis A，Behr AU，Bellelli G，et al. Management of hip fracture in the older people：rationale and design of the Italian consensus on the orthogeriatric co-management，Aging clinical and experimental research，2020，32（7）：1393-1399.

[9] Roche JJ，Wenn RT，Sahota O，et al. Effect of comorbidities and postoperative complications on mortality after hip fracture in elderly people：prospective observational cohort study，BMJ（Clinical research ed），2005，331（7529）：1374.

[10] Lin PC，Chang SY. Functional recovery among elderly people one year after hip fracture surgery，The journal of nursing research：JNR，2004，12（1）：72-82.

[11] Li K，Zheng Y. Internal fixation versus conservative treatment for elderly patients with a trochanteric hip fracture in conjunction with post-stroke hemiplegia，Injury，2016，47（10）：2169-2172.

[12] Tan CMP，Park DH，Chen YD，et al. Mortality rates for hip fracture patients managed surgically and conservatively in a dedicated unit in Singapore，Arch Orthop Trauma Surg，2020.

[13] Bhandari M，Swiontkowski M. Management of acute hip fracture，The New England journal of medicine，2017，377（21）：2053-2062.

[14] Hung WW，Egol KA，Zuckerman JD，et al. Hip fracture management：tailoring care for the older patient，Jama，2012，307（20）：2185-2194.

[15] Shen CY，Hsiao CH，Tsai W，et al. Associations between hip fracture operation waiting time and complications in asian geriatric patients：A taiwan medical center study，Int J Environ Res Public Health，2021，18（6）：2848.

[16] Seong YJ，Shin WC，Moon NH，et al. Timing of hip-fracture surgery in elderly patients：literature review and recommendations，Hip & pelvis，2020，32（1）：11-16.

[17] Cheung ZB，Xiao R，Forsh DA. Time to surgery and complications in hip fracture patients on novel oral anticoagulants：a systematic review，Arch Orthop Trauma Surg，2021.

[18] Yang Z，Ni J，Long Z，et al. Is hip fracture surgery safe for patients on antiplatelet drugs and is it necessary to delay surgery？ A systematic review and meta-analysis，J Orthop Surg Res，2020，15（1）：105.

[19] Kristiansson J，Hagberg E，Nellgård B. The influence of time-to-surgery on mortality after a hip fracture，Acta Anaesthesiol Scand，2020，64（3）：347-353.

[20] Brink O. Hip fracture clearance：How much optimisation is necessary？，Injury，2020，51 Suppl 2 s111-s117.

[21] Scott IH. Treatment of intertrochanteric fractures by skeletal pinning and external fixation，Clinical orthopaedics，1957，10：326-334.

[22] Moroni A，Faldini C，Pegreffi F，et al. Dynamic hip screw compared with external fixation for treatment of osteoporotic pertrochanteric fractures. A prospective，randomized study，J Bone Joint Surg Am，2005，87（4）：753-759.

[23] Zhang Y，Dong Q，Sun X，et al. External fixation versus dynamic hip screw in treatment of elderly intertrochanteric hip fractures：A systematic review and meta-analysis，J Orthop Sci，2016，21（6）：841-846.

[24] Haddad BZ，Konan S，Mcauliffe TB. Successful fixation of an intertrochanteric fracture after hip resurfacing arthroplasty using cannulated screws，J Arthroplasty，2013，28（1）：197.e13-16.

[25] 范卫民，陶松年，王道新，等. 四种股骨转子间骨折内固定物的力学对比及疗效评价. 中华骨科杂志，1996，16（4）：30-33.

[26] Jensen JS，Sonne-Holm S，Tøndevold E. Unstable trochanteric fractures. A comparative analysis of four methods of internal fixation，Acta orthopaedica

Scandinavica, 1980, 51 (6): 949-962.

[27] Schumpelick W, Jantzen PM. A new principle in the operative treatment of trochanteric fractures of the femur, J Bone Joint Surg Am, 1955, 37-a (4): 693-698.

[28] Shen J, Luo F, Sun D, et al. Mid-term results after treatment of intertrochanteric femoral fractures with percutaneous compression plate (PCCP), Injury, 2015, 46 (2): 347-357.

[29] Carvajal-Pedrosa C, Gómez-Sánchez RC, Hernández-Cortés P. Comparison of outcomes of intertrochanteric fracture fixation using percutaneous compression plate between stable and unstable fractures in the elderly, J Orthop Trauma, 2016, 30 (6): e201-206.

[30] Schatzker J, Mahomed N, Schiffman K, et al. Dynamic condylar screw: a new device. A preliminary report, J Orthop Trauma, 1989, 3 (2): 124-132.

[31] Sahin EK, Imerci A, Kınık H, et al. Comparison of proximal femoral nail antirotation (PFNA) with AO dynamic condylar screws (DCS) for the treatment for unstable peritrochanteric femoral fractures, Eur J Orthop Surg Traumatol, 2014, 24 (3): 347-352.

[32] Strauss EJ, Schwarzkopf R, Kummer F, et al. The current status of locked plating: the good, the bad, and the ugly, J Orthop Trauma, 2008, 22 (7): 479-486.

[33] 周方, 张志山, 田云, 等. 微创内固定系统治疗复杂股骨转子部骨折的初步报告, 中华创伤骨科杂志, 2006, 8 (12): 1113-1117.

[34] Zhou F, Zhang ZS, Yang H, et al. Less invasive stabilization system (LISS) versus proximal femoral nail anti-rotation (PFNA) in treating proximal femoral fractures: a prospective randomized study, J Orthop Trauma, 2012, 26 (3): 155-162.

[35] Yu X, Wang H, Duan X, et al. Intramedullary versus extramedullary internal fixation for unstable intertrochanteric fracture, a meta-analysis, Acta orthopaedica et traumatologica turcica, 2018, 52 (4): 299-307.

[36] Liu M, Yang Z, Pei F, et al. A meta-analysis of the Gamma nail and dynamic hip screw in treating peritrochanteric fractures, Int Orthop, 2010, 34 (3): 323-328.

[37] Kang JS, Kwon YT, Suh YJ, et al. Outcomes of u-blade lag screw for cephalomedullary fixation of unstable trochanteric femur fractures: a case control study, Geriatr Orthop Surg Rehabil, 2020, 11 2151459320979975.

[38] Cheng YX, Sheng X. Optimal surgical methods to treat intertrochanteric fracture: a Bayesian network meta-analysis based on 36 randomized controlled trials, J Orthop Surg Res, 2020, 15 (1): 402.

[39] 宋德磊, 张世民. 亚洲型股骨近端防旋髓内钉与国人股骨前弓匹配性的影像学研究. 中华创伤骨科杂志, 2012, 14 (2): 103-107.

[40] Schuetze K, Ehinger S, Eickhoff A, et al. Cement augmentation of the proximal femur nail antirotation: is it safe? Arch Orthop Trauma Surg, 2021, 141 (5): 803-811.

[41] 王勇, 尤炯鸣, 吴银生, 等. 标准骨水泥强化型与传统股骨近端防旋髓内钉治疗老年骨质疏松性股骨转子间不稳定骨折的疗效比较. 中华创伤杂志, 2020, 36 (12): 1077-1082.

[42] Keppler AM, Pfeufer D, Kau F, et al. Cement augmentation of the Proximal Femur Nail Antirotation (PFNA) is associated with enhanced weight-bearing in older adults, Injury, 2021, S0020-1383 (21) 00075-9.

[43] Zhao K, Zhang J, Li J, et al. Incidence and risk factors of surgical site infection after intertrochanteric fracture surgery: A prospective cohort study, International wound journal, 2020, 17 (6): 1871-1880.

[44] Goh EL, Lerner RG, Achten J, et al. Complications following hip fracture: Results from the World Hip Trauma Evaluation cohort study, Injury, 2020, 51 (6): 1331-1336.

[45] Beckmann M, Bruun-Olsen V, Pripp AH, et al. Effect of exercise interventions in the early phase to improve physical function after hip fracture - A systematic review and meta-analysis, Physiotherapy, 2020, 108: 90-97.

[46] Blackburn J, Yeowell G. Patients' perceptions of rehabilitation in the community following hip fracture surgery. A qualitative thematic synthesis, Physiotherapy, 2020, 108: 63-75.

[47] Downey C, Kelly M, Quinlan JF. Changing trends in the mortality rate at 1-year post hip fracture - a systematic review, World journal of orthopedics, 2019, 10 (3): 166-175.

[48] Swift C, Ftouh S, Langford P, et al. Interdisciplinary management of hip fracture, Clinical medicine (London, England), 2016, 16 (6): 541-544.

（刘冰川　周　方）

第五节　复位标准和复位技术

一、转子部骨折的复位标准

股骨转子部骨折通常需要手术治疗，由于患者多为老年人，通常有较多的内科合并症，因此减少手术创伤、减少术中出血、缩短手术时间对于患者的预后十分重要，因此手术一直朝着微创的方向发展，闭合复位内固定术是目前最常用的手术方法。骨折复位的质量在很大程度上决定了骨折的预后，满意的骨折复位有利于患者早期下地活动，可以极大地降低长期卧床所引起的并发症。

在手术当中如何判断骨折是否达到了满意的复位，这就需要制定骨折复位质量判断标准。股骨转子部骨折复位强调的是头颈骨折块与股骨干之间的关系，主要包括对线和对位两个方面。目前股骨转子部骨折复位质量判断标准很多，一直缺乏统一的认识。

Sernbo 等[1] 在 1988 年提出的复位标准包括对线和对位两部分，对线：正位解剖复位或小于 10°的轻度外翻成角；侧位向前或向后成角 ≤ 20°；对位：任何方向骨块之间的分离 < 5 mm。

Baumgaertner 等[2] 在 1995 年提出的复位标准同样包括对线和对位两部分，对线标准参照了 Sernbo 等[1] 提出的：正位解剖复位或小于 10°的轻度外翻

成角；侧位向前或向后成角 ≤ 20°；对位则要求任何方向骨块之间的移位 ≤ 4mm。若同时满足上述标准，则复位质量为好，若仅符合对线或对位标准的一项，则复位质量为可接受，若对位和对线标准均不符合，则复位质量为差。

Fogagnolo 等[3] 在 2004 年 对 Baumgaertner 等[2] 的复位标准进行了改良，对线标准不变，而主要骨折块之间的对位标准改为：在正侧位上骨折块重叠的程度 > 80%；短缩小于 5mm。

张世民等[4] 在 2015 年提出了一种复位标准，对线标准：正位颈干角正常或略外展；侧位向前或向后成角 < 20°；对位标准则基于前内侧皮质的对位关系为判断标准，正位要求内侧皮质阳性或中性支撑（图 4-5-1）；侧位要求前侧皮质平齐。以上每一项要求为 1 分，若总分数等于 4 分则复位质量好，若总分数为 2 分或 3 分，则复位质量可接受，若总分数 < 2 分，则复位质量差。该分型提出的正性支撑概念对于指导骨折复位，减少术后并发症有较重要的意义。

Shin 等[5] 在 2017 年提出的复位标准包括骨折间隙和 Garden 对线指数。在术后正位和侧位片上进行测量，若骨折间隙为 0 ~ 3 mm 则复位质量好；若骨折间隙为 3 ~ 5 mm 则复位质量可接受；若骨折间隙

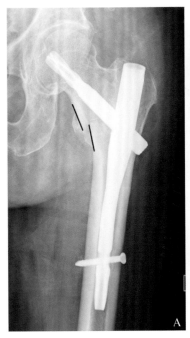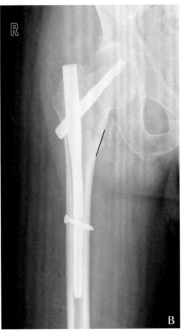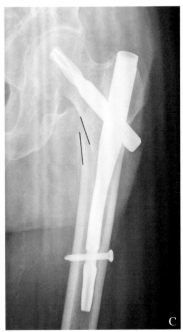

图 4-5-1　内侧皮质对位关系示意图

A．阳性支撑；B．中性支撑；C．阴性支撑

大于 5 mm，则复位质量差。对线方面，若正位颈干角为 160°～180°，则复位质量好；若正位颈干角为 150°～160°，则复位质量可接受，若正位颈干角＜150° 或侧位头颈骨折块与股骨干成角不是 180°，则复位质量差。该复位标准存在以下问题：①并没有指出对位和对线标准如何进行组合，决定最终复位质量；②若正位颈干角正常，但侧位头颈骨折块与股骨干成角＜180° 时，没有给出对应的复位质量。

可以看出，虽然复位质量判断标准很多，但是都是通过测量移位的距离以及骨折成角的角度来进行评价。但是这些角度和移位距离在术中透视条件下是无法准确测量的。Kim 等 [6] 在 2014 年提出了以一个皮质厚度作为移位程度的判断标准，他们认为，若主要头颈骨折块与股骨干之间移位小于一个皮质厚度，则认为两者之间存在接触。若同时满足：正位内侧皮质之间移位小于一个皮质厚度，侧位前侧皮质之间移位小于一个皮质厚度，则复位质量好；若仅满足其中一条标准，则复位质量可接受；若以上两个条件均不满足，则复位质量差。因为皮质厚度在术中透视图像上面比较容易判断，因此我们认为这种复位标准在术中应用价值较高。但是这种复位质量判断标准并没有考虑骨折对线情况，即头颈骨折块与股骨干之间的成角，而髋内翻畸形会大大增加内固定失败的风险，因此，复位质量的判断应当包括对线和对位两部分。北医三院采用两种方法结合来判断复位质量（表 4-5-1，图 4-5-2），较传统的单一方法更能准确地判断复位质量 [7-8]。对线标准采用 Baumgaertner 等 [2] 提出的方法，对位标准采用 Kim 等 [6] 提出的方法。复位质量包括三种：①同时满足对线和对位标准为复位质量优；②满足对线标准，仅满足一条对位标准，为复位质量良；③不满足对线标准或仅满足一条对线标准或对位标准，为复位质量差。

表 4-5-1

拍摄角度	骨折对线 [2]	骨折对位 [6]
正位	颈干角正常或轻度髋内翻	内侧皮质移位小于 1 个皮质厚度
侧位	成角小于 10°	前侧皮质移位小于 1 个皮质厚度

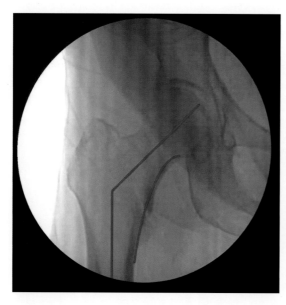
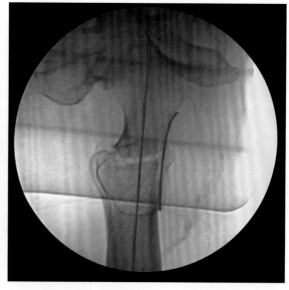

图 4-5-2　转子部骨折 PUTH 复位标准

二、闭合复位髓内钉固定术

目前最常用的手术方法是闭合牵引复位内固定术。正确的体位摆放是手术成功的第一步。采用全身麻醉或连续硬膜外麻醉成功后，患者仰卧位于骨科牵引床上。患者会阴部与对抗牵引的会阴柱相接触，调整双侧足托架的高度与躯干一致，固定双足于足托架上（以棉垫包裹足部，若固定带松弛，需要加用绑带固定，避免牵引过程中足部松脱）。躯干稍向正常侧，患侧肩胛骨区垫薄枕，避免牵引过程中躯干移位。患侧手臂抬高并屈曲固定在托手架上，避免影响髓内钉的插入。

利用牵引床进行系列闭合复位动作，对患肢施加稍外展纵向牵引使断端解锁并恢复长度、内收患肢恢复内侧皮质骨对位，然后内旋患肢来纠正断端旋转，依靠术中 C 形臂或 G 形臂进行透视。注意冠状面旋转 C 形臂或 G 形臂 15° 左右来抵消股骨颈前倾角，从而获得标准的股骨颈侧位影像，即头颈中轴线与股骨干中轴线成一条直线。满意的侧位透视图像应包括全部股骨头、股骨颈、股骨近段。判断骨折复位满意后，常规消毒铺巾，然后利用微创的方法置入内固定物。

病例：女性，76 岁，右侧转子间骨折，AO 分型 31A2.2（图 4-5-3 ～图 4-5-6）。置于牵引床上，纵向牵引恢复肢体长度，内旋下肢纠正断端外旋，内收下肢恢复断端内侧对位，同时有利于插入髓内钉的操作，G 形臂透视复位情况。

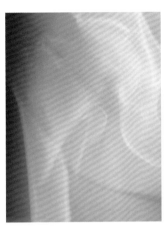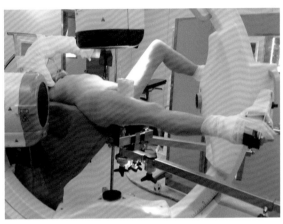

图 4-5-3　手术体位

G 形臂透视后骨折复位满意，同时用克氏针体外定位大转子尖与股骨干侧位中线，切口位于大转子尖近端 2 横指的股骨中线延长线上，长约 3 cm

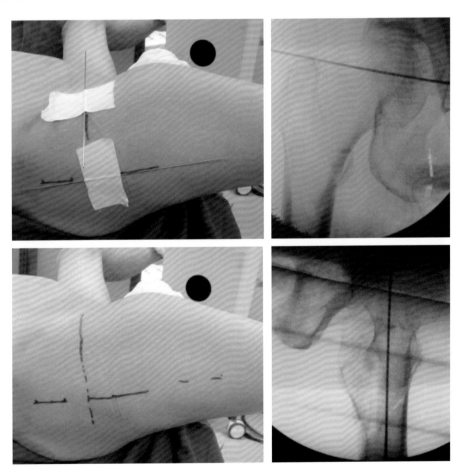

图 4-5-4　复位及手术切口

入点：开孔导针在正位片上位于大转子尖内侧，侧位片上位于股骨干、颈中线交汇处

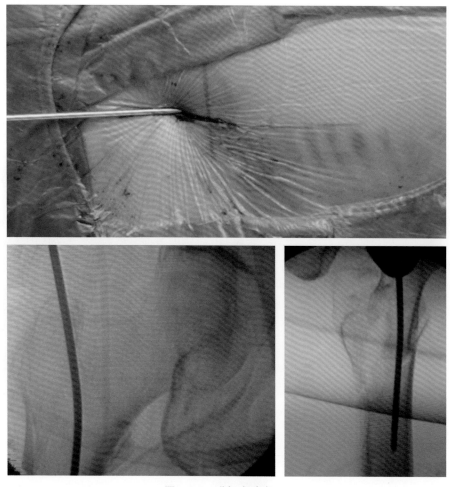

图 4-5-5　进钉点确定

确定髓内钉主钉入点后扩孔，插入 PFNA2 主钉，利用导向手柄打入合适长度的螺旋刀片，放松牵引床，拧紧螺旋刀片使骨折端加压，经导向器打入远端锁钉，拧入尾帽后完成骨折的闭合复位髓内钉微创固定

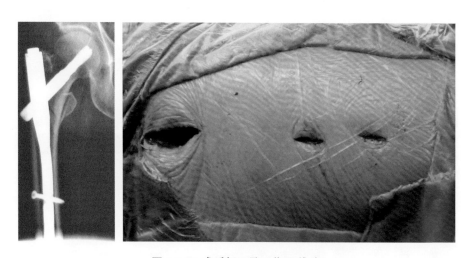

图 4-5-6　术后切口及正位 X 线片

三、微创或有限切开复位技术

　　满意的复位是手术成功的关键，通常情况下，通过闭合牵引复位，大多数股骨转子部骨折能够获得满意的复位[9]。然而，有时骨折不能通过闭合复位，需要各种形式的切开复位，文献称之为难复位性股骨转子部骨折[10-14]。北医三院回顾分析 2005 年 1 月到 2018 年 8 月期间收治的新鲜闭合股骨转子部骨折 1163 例，难复位的发生率为 19.3%[7-8]。

　　采用全身麻醉或连续硬膜外麻醉。麻醉成功后，患者仰卧位于骨科牵引床上，先行患肢纵向牵引（恢复肢体长度），再根据骨折线情况，选择内旋内收或外旋外展患肢复位骨折，进行正侧位透视。若尝试常规闭合复位 3 次，复位质量仍然为差，则属于难复位性骨折，根据术中图像判断骨折移位方式，采取有限切开微创复位，利用骨钩牵拉、骨膜剥离子顶压、Schanz 钉提拉股骨干等技术完成复位，然后再进行内固定。

1. 骨钩牵拉法纠正股骨干内移

利用牵引床闭合复位，能够控制伤肢的长度、旋转、内收和外展，但是不能控制骨折断端的内外移位，针对股骨干相对于头颈骨折块内移的情况，克氏针定位骨折线的体表位置，在大腿外侧髋螺钉入点处做一纵行切口，将骨钩从股骨干前方插入，向外牵拉股骨干，纠正股骨干内移。

病例：男性，75 岁，家中滑倒致右侧反转子骨折，

AO 分型 31A3.3 型（图 4-5-7，图 4-5-8）。闭合牵引后透视显示股骨干内移，应用骨钩向外牵拉股骨干，使骨折内侧和前侧皮质骨对位满意，微创插入髓内钉固定。

2. 外旋解锁复位

病例：男性，82 岁，左转子间骨折，AO 分型 31A2.3（图 4-5-9，图 4-5-10）。牵引床闭合复位不良，股骨干内移，头颈骨折块稍后沉。股骨外侧纵切口，触摸断端，见近侧骨折尖端与远侧股骨干皮质骨绞锁，无法牵引复位，松开牵引，极度外旋股骨并用骨钩向外牵拉股骨，同时加用牵引后断端复位，内侧与前侧皮质骨对位满意，微创插入髓内钉固定。

3. 推顶法复位

应用于头颈骨折块屈曲前移的情况，克氏针定位骨折线的体表位置，在大腿外侧髋螺钉入点处做一纵行切口，将骨膜剥离子从股骨干前方插入，向后顶压

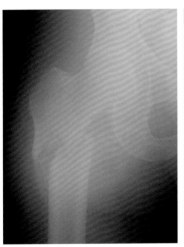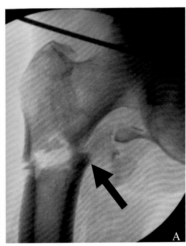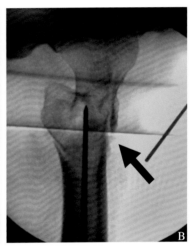

图 4-5-7　术前正位及透视片

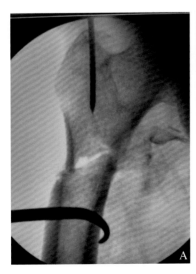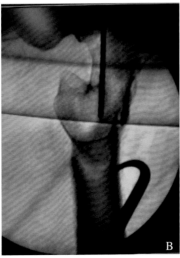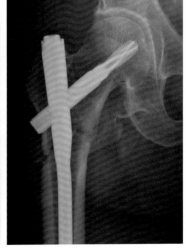

图 4-5-8　骨钩复位及术后正位片

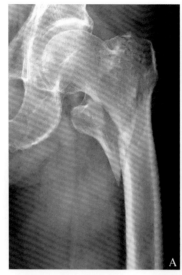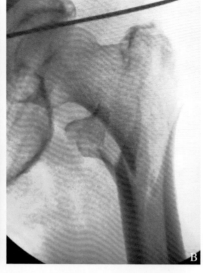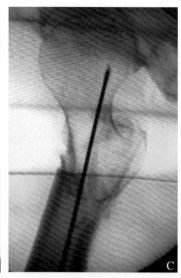

图 4-5-9 术前正位片及术中透视片

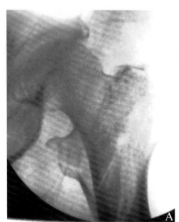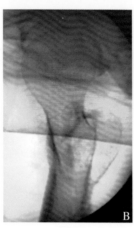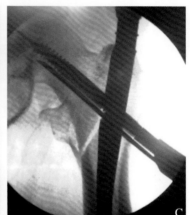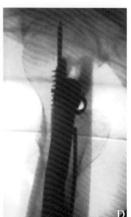

图 4-5-10 松牵引外旋解锁后复位

前移的头颈骨折块，同时向前推后沉的股骨干，从而获得良好复位。

病例：女性，82 岁，家中滑倒致左转子间骨折，AO 分型 31A2.2 型（图 4-5-11 ～ 图 4-5-14），近端骨折块中立位，小转子骨折，大转子大部与远端骨折块相连。

下肢牵引床内收内旋闭合复位后，透视显示头颈骨折块屈曲前移，骨折远侧在外旋肌群和重力作用下外旋并相对向后移位。

透视确定髋螺钉的大概入点，在股骨外侧行纵行切口，断端前侧插入骨膜剥离子，顶压复位前移的头颈骨折块并同时托起远端股骨干，插入导针确定髓内钉入点。

4. 推顶法结合骨钩牵拉法复位

克氏针临时固定：针对闭合复位后股骨干内移并且头颈骨折块前移的病例，可以结合推顶法与骨钩牵拉法复位。

病例：女性，85 岁，家中摔倒，右侧转子间骨折，AO 分型 31A2.3 型（图 4-5-15 ～ 图 4-5-17），牵引床闭合复位后股骨干内移，头颈骨折块前移。

髋螺钉入点处纵向切口，插入骨膜起子顶压前移的股骨头颈骨折块，同时利用骨钩向外牵拉内移的股骨干，复位后克氏针临时固定断端。

5. Schanz 钉提拉法

应用于股骨干后沉的情况，克氏针定位股骨干中部远离骨折线的部位，在股骨前方拧入 1 枚 Schanz 钉，连接 T 形把手，然后将 T 形把手悬吊在 G 臂机上，这样医生可以站在铅板后面，让台下助手利用遥控控制 G 臂机机头升降，可以精确复位后沉的股骨干。

病例：女性，58 岁，摔伤致左股骨转子间骨折，AO 分型 31A3.3（图 4-5-18），采用 Schanz 钉提拉法

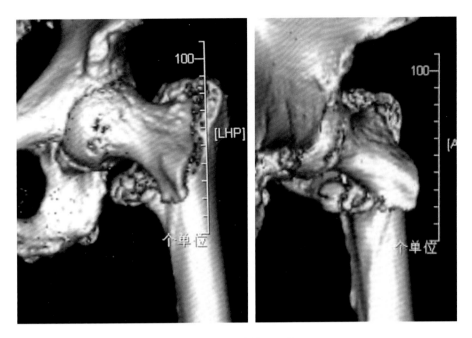

图 4-5-11 术前 CT 片

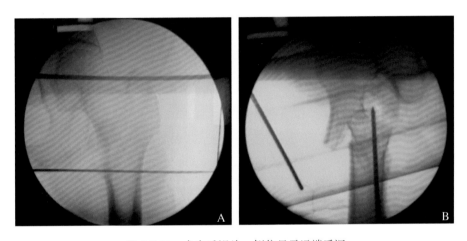

图 4-5-12 术中透视片，侧位显示远端后沉

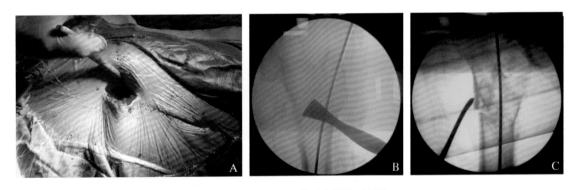

图 4-5-13 术中用骨膜剥离器推顶复位

复位。

病例：男性，45 岁车祸伤，右侧股骨近端粉碎骨折（图 4-5-19，图 4-5-20），术中牵引床复位不满意，透视见右侧股骨近端骨折块分离明显，采取有限切开加骨折远端 Schanz 钉提拉复位，经皮克氏针临时固定，透视骨折对位对线良好，采用反向股骨 LISS 微创固定右侧股骨近端骨折，不显露骨折端，保护了断端血运。

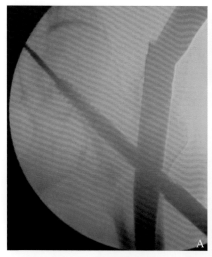
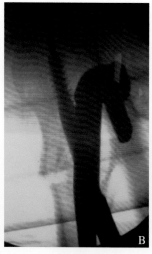
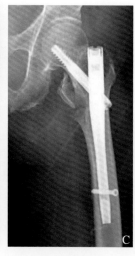
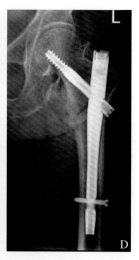

图 4-5-14　复位后打入髓内钉，术后 1 个月愈合良好

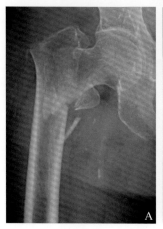
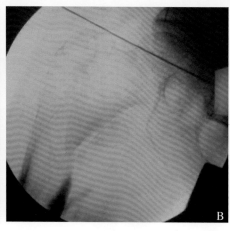
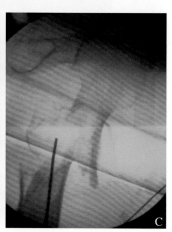

图 4-5-15　转子间骨折闭合复位不满意

四、切开复位内固定术

对于某些前后分离较大或者断端粉碎的转子部骨折，需要切开显露断端，利用复位钳技术或摇杆技术复位骨折。

1. 切开复位加复位钳钳夹技术

应用于存在冠状位骨折线，骨折块前后分离移位的情况。克氏针定位骨折线的体表位置，在大腿外侧做一纵行切口，插入复位钳，钳夹复位骨折块，维持骨折复位的情况下，从大转子顶点插入主钉。

病例：男性，87 岁，被自行车撞倒，左转子下骨折，牵引床闭合牵引后股骨干内移，侧位像冠状面骨折前后分离（图 4-5-21），股骨外侧髋螺钉入点处纵向切开，显露断端后插入骨钩，向外牵拉内移的股骨干，并插入复位钳复位断端的前后分离（图 4-5-22）。断端复位满意后 2 枚克氏针临时固定，断端插入

钛缆固定（图 4-5-23），插入髓内钉完成骨折的固定（图 4-5-24），术后 X 线片显示骨折和内固定位置满意（图 4-5-25）。

2. 从髋螺钉入点处的软组织窗，利用摇杆技术切开复位前后绞锁的骨折

病例：男性，23 岁，滑雪摔倒右侧转子部骨折，小转子一分为二，大部分髂腰肌附着在近端骨折块上，造成近端头颈骨折块的屈曲和旋转，股骨干骨折相对后沉，而且骨折断端肌肉和软组织嵌入，造成骨折端交锁（图 4-5-26）。牵引床闭合复位时纵向牵引力量越大，近端头颈骨折块移位越大（图 4-5-27），需要放松牵引，减弱髂腰肌的牵拉作用，断端切开复位。

在股骨外侧髋螺钉入点处纵向切口，显露并触摸到断端，骨折远近端各打入 1 枚粗克氏针来控制骨折块，向后压移位的头颈骨折块同时托起后沉的股骨

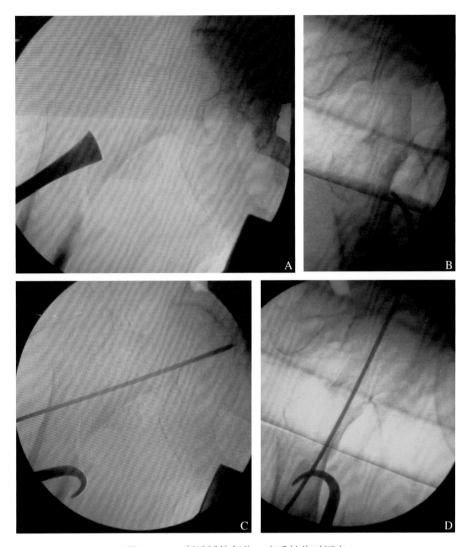

图 4-5-16 断端撬拨复位、克氏针临时固定

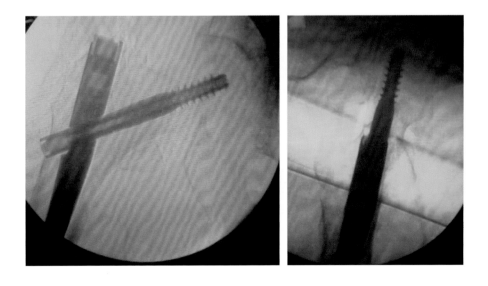

图 4-5-17 断端复位后插入髓内钉完成骨折的固定

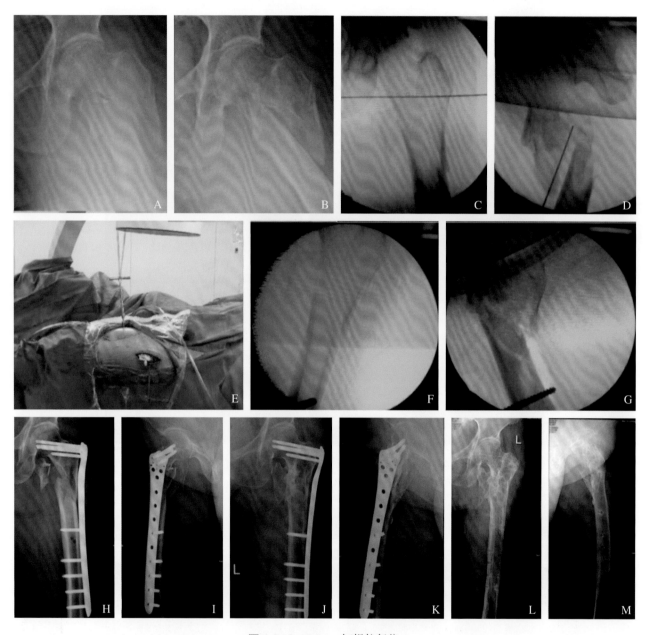

图 4-5-18　Schanz 钉提拉复位

A，B. 术前 X 线示反斜行骨折线，头颈骨折块外展外旋，股骨干向前内上移位；C，D. 术中纵向牵引患肢，股骨干明显后沉；E-G. 在股骨干上拧入一枚 Schanz 钉，利用提拉技术复位骨折；H，I. 应用倒置 LISS 钢板固定；J，K. 术后 18 个月 X 线示骨折愈合良好；L，M. 术后 18 个月取出内固定

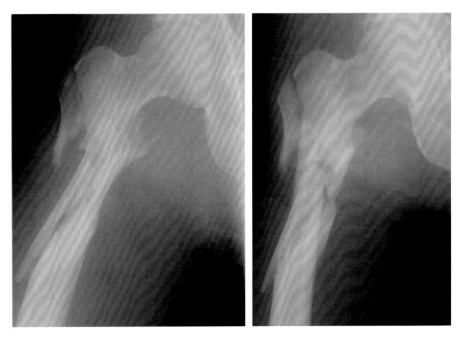

图 4-5-19　术前 X 线片

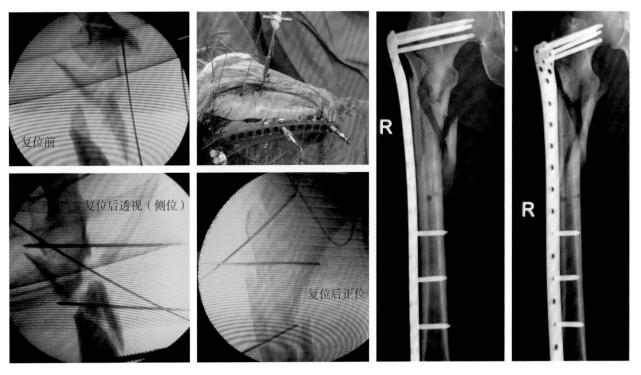

图 4-5-20　术中复位片及术后 X 线片

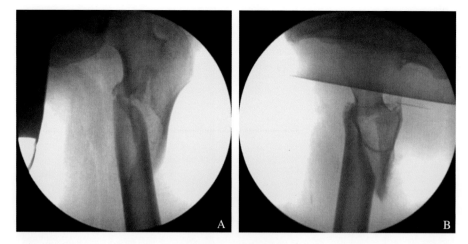

图 4-5-21　术中牵引复位不满意

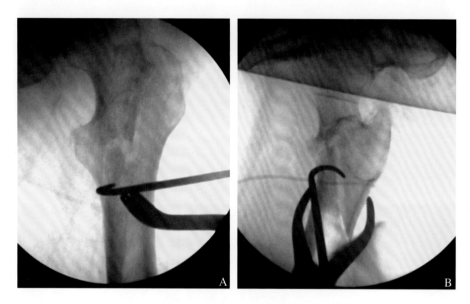

图 4-5-22　骨钩和复位钳复位

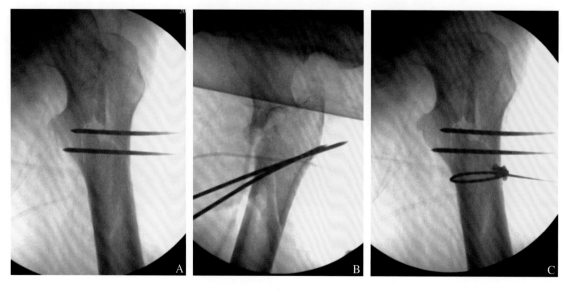

图 4-5-23　克氏针及钛缆固定

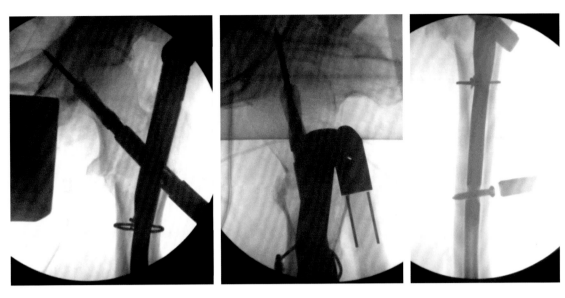

图 4-5-24　置入髓内钉

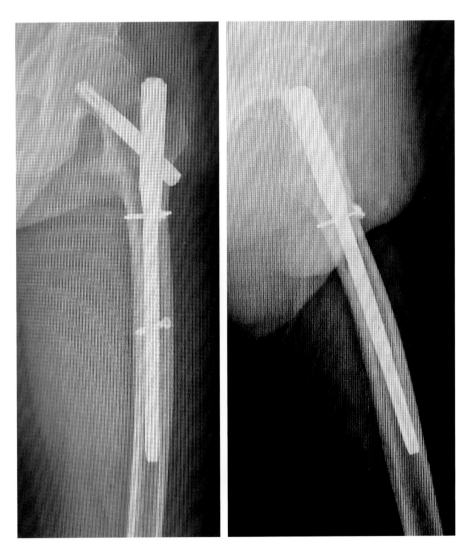

图 4-5-25　术后 X 线片

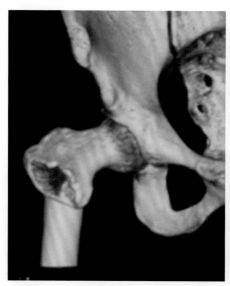
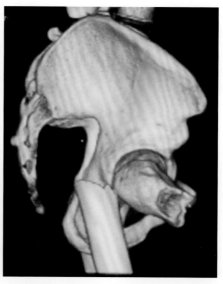

图 4-5-26　术前 CT 片

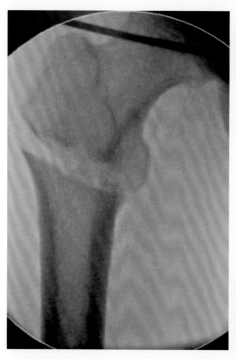
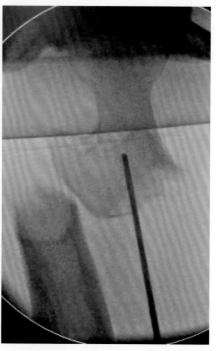

图 4-5-27　闭合复位后位置不满意

干，从该软组织窗触摸断端复位情况，获得复位后打入克氏针临时固定（图 4-5-28）。撤除摇杆作用的粗克氏针，导针确定髓内钉入点，开孔后缓慢插入主钉，若临时固定的克氏针阻挡主钉的插入，可以在主钉插入的同时逐根撤除临时固定的克氏针（图 4-5-29）。主钉位置合适后打入髋螺钉（图 4-5-30），完成骨折的固定。术后 1 年，骨折顺利愈合（图 4-5-31）。

　　3. 从两个软组织窗切开复位骨折，纠正向后移位的头颈骨折块

病例：男性，73 岁，车祸伤，左侧转子部骨折，小转子一分为二，大部分髂腰肌附着于远端骨折块。牵引床闭合复位时，远端骨折块在髂腰肌牵拉作用下抵消牵引床的纵向牵引，近端头颈骨折块在髋部外旋展肌群作用下向后向近侧移位（图 4-5-32）。断端无法闭合复位，需要切开复位。

　　放松牵引床牵引，在股骨外侧髋螺钉入点处纵向切开，从该软组织窗可以触摸断端复位以及控制远端股骨干；在主钉入点处纵向切开，显露近端骨折块。

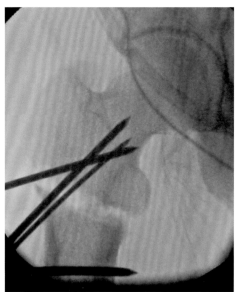
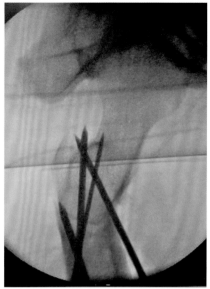

图 4-5-28 切开复位，克氏针临时固定

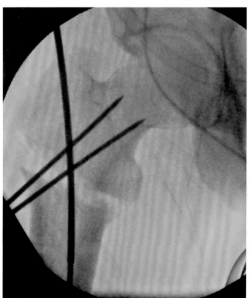
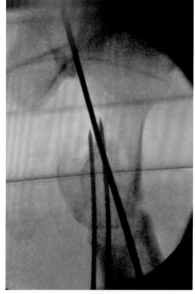

图 4-5-29 更换克氏针打入髓内钉导针

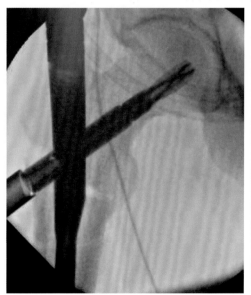
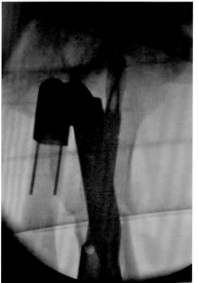

图 4-5-30 置入髓内钉

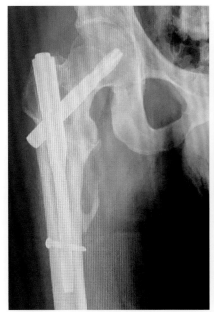
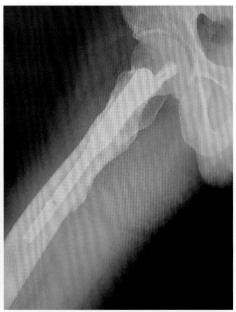

图 4-5-31　术后一年复查 X 线片

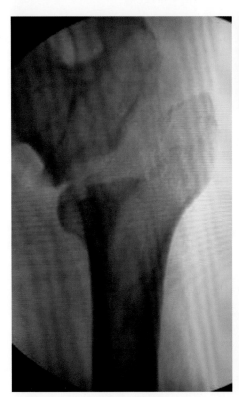
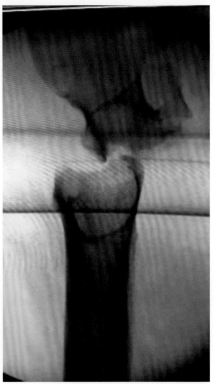

图 4-5-32　闭合复位不满意

从两个软组织窗复位骨折断端，放松牵引，下肢外旋位并用骨钩向外牵拉股骨干，使绞锁的断端解锁，同时通过近端软组织窗打入粗克氏针控制头颈骨折块，纠正头颈骨折块的后沉和外翻。断端复位后克氏针临时固定（图 4-5-33）。导针确定髓内钉主钉入点。插入髓内钉主钉时撤除阻挡主钉的临时固定克氏针（图 4-5-34），完成髓内钉固定后断端对位满意（图 4-5-35）。

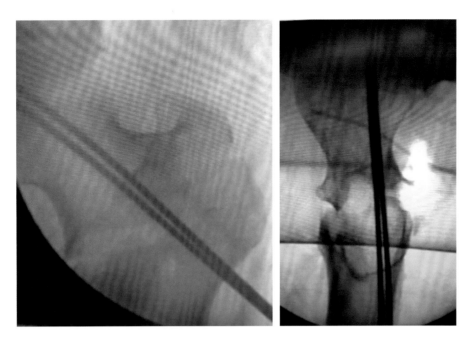

图 4-5-33 切开复位克氏针固定

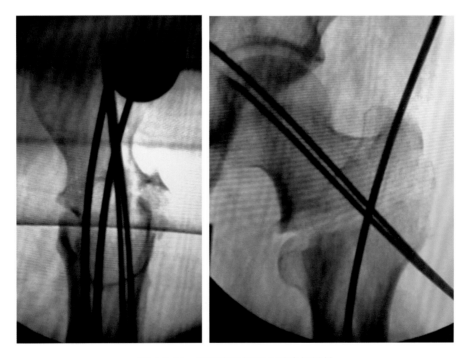

图 4-5-34 调整克氏针置入髓内钉导针

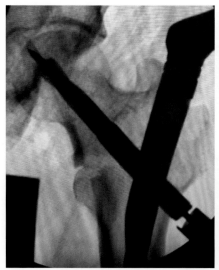
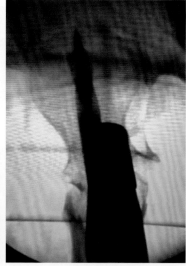
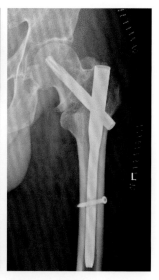

图 4-5-35　置入髓内钉及术后 X 线片

4. 严重粉碎的骨折，利用骨钩、顶压和摇杆等多个技术切开复位骨折

病例：男性，55 岁，高处坠落，右侧转子部粉碎骨折，AO 分型 31A3.3 型（图 4-5-36 ～ 图 4-5-40），闭合复位后头颈骨折块向内向前移位，股骨干相对向外向后移位，断端分离明显。

股骨外侧髁螺钉入点处纵向切开，插入骨膜起子，向外向下复位头颈骨折块，同时向前托起后沉的股骨干，先用粗克氏针临时固定大转子与头颈骨折块，然后打入克氏针临时固定。切开复位满意后插入髓内钉固定断端，然后采用钛板单皮质锁定螺钉固定游离的大转子骨折块。

总之，良好的复位是手术成功的前提，影响骨折内固定治疗的预后。术前仔细分析影像学资料，做好骨折的分型，预估骨折复位的难易程度，备好复位的器械，包括骨钩、骨膜起子、复位钳、顶棒、粗克氏针、长导丝、扩髓钻等，以及备额外的内固定器械，包括空心钉、锁定钉板、股骨近端锁定板、钛缆等。摆好体位，让出髓内钉操作空间是顺利插钉的前提，尤其对于肥胖的患者。常规的闭合复位手法包括 5 步：外旋、外展、牵引、内收、内旋，约 80% 患者通过闭合牵引获得满意的复位。若超过 3 次仍不能获得满意复位，应进行有限切开微创复位或者切开复位，包括骨钩牵拉法、骨膜起子顶压法、Schanz 钉悬吊法、粗克氏针摇杆技术、复位钳钳夹技术等。

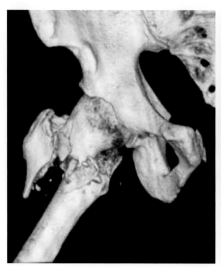
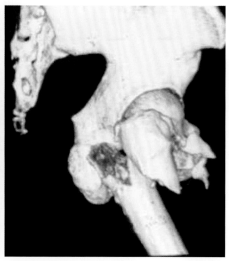

图 4-5-36　术前 CT 片

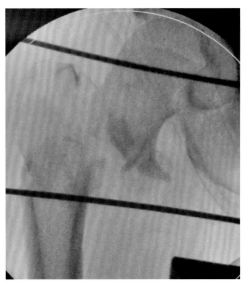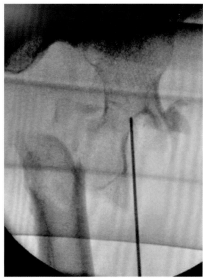

图 4-5-37　术中透视显示闭合复位不满意

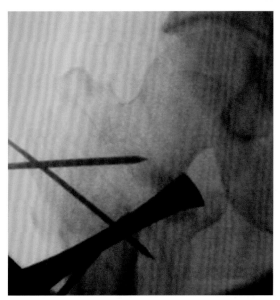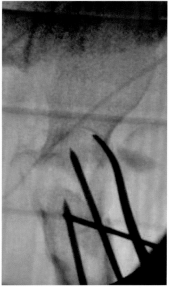

图 4-5-38　切开复位骨膜剥离器撬拨复位

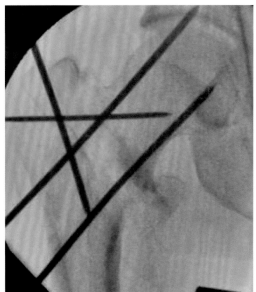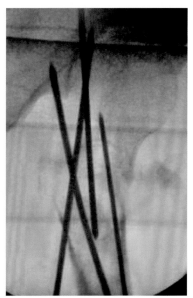

图 4-5-39　术中克氏针临时固定

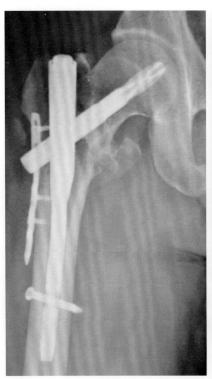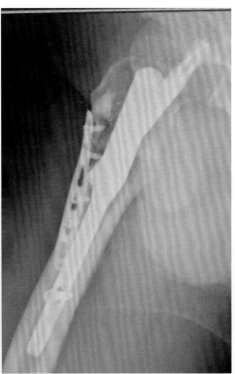

图 4-5-40　髓内钉附加小钢板固定

参考文献

[1] Sernbo I，Johnell O，Gentz C F，et al. Unstable intertrochanteric fractures of the hip. Treatment with Ender pins compared with a compression hip-screw. Journal of Bone and Joint Surgery - Series A，1988，70（9）：1297-1303.

[2] Baumgaertner M R，Curtin S L，Lindskog D M，et al. The value of the tip-apex distance in predicting failure of fixation of peritrochanteric fractures of the hip. J Bone Joint Surg Am，1995，77（7）：1058-1064.

[3] Fogagnolo F，Kfuri M，Paccola C A J. Intramedullary fixation of pertrochanteric hip fractures with the short AO-ASIF proximal femoral nail. Archives of Orthopaedic and Trauma Surgery，2004，124（1）：31-37.

[4] Chang S，Zhang Y，Ma Z，et al. Fracture reduction with positive medial cortical support：a key element in stability reconstruction for the unstable pertrochanteric hip fractures. Archives of Orthopaedic and Trauma Surgery，2015，135（6）：811-818.

[5] Shin Y，Chae J，Kang T，et al. Prospective randomized study comparing two cephalomedullary nails for elderly intertrochanteric fractures：Zimmer natural nail versus proximal femoral nail antirotation II. Injury，2017，48（7）：1550-1557.

[6] Kim Y，Dheep K，Lee J，et al. Hook leverage technique for reduction of intertrochanteric fracture. Injury，2014，45（6）：1006-1010.

[7] Hao YL，Zhang ZS，Zhou F，et al. Risk factors for implant failure in reverse oblique and transverse intertrochanteric fractures treated with PFNA. J Ortho Surg Res，2019，14：350.

[8] Hao YL，Zhang ZS，Zhou F，et al. Predictors and reduction techniques for irreducible reverse intertrochanteric fractures. Chin Med J，2019，132：2534-2542.

[9] Biber R，Berger J，Bail H J. The art of trochanteric fracture reduction. Injury-International journal of the care of the injured，2016，477：S3-S6.

[10] Moehring H D，Nowinski G P，Chapman M W，et al. Irreducible intertrochanteric fractures of the femur. Clinical orthopaedics and related research，1997，339（339）：197-199.

[11] Said H G Z，Said G Z，Farouk O. An irreducible

variant of intertrochanteric fractures：a technique for open reduction. Injury，2005，36（7）：871-874.

[12] Sharma G，Gn K K，Yadav S，et al. Pertrochanteric fractures（AO/OTA 31-A1 and A2）not amenable to closed reduction：Causes of irreducibility. Injury，2014，45（12）：1950-1957.

[13] Kim Y，Bahk W J，Yoon Y，et al. Radiologic healing of lateral femoral wall fragments after intramedullary nail fixation for A3.3 intertrochanteric

fractures. Archives of Orthopaedic and Trauma Surgery，2015，135（10）：1349-1356.

[14] Chun Y S，Oh H，Cho Y J，et al. Technique and early results of percutaneous reduction of sagittally unstable intertrochateric fractures. Clin Orthop Surg，2011，3（3）：217-224.

（张志山　周　方）

第六节　顶尖距与股距顶尖距

一、顶尖距概念的提出

根据 AO 原则，影响骨折愈合的主要因素除了良好的血液供应外，骨折固定的稳定性是另一个影响骨折愈合的重要因素。对于股骨转子间骨折，Kaufer[15]等于 1980 年提出了影响术后治疗效果的 5 个关键因素，即骨骼质量（骨质疏松程度）、骨折类型（粉碎程度）、骨折复位质量、内固定类型和内固定的位置。其中，内固定（包括拉力螺钉、螺旋刀片等）在股骨头内合适的位置对于提高内固定的稳定性、降低内固定切出的概率具有重要的意义。

为了能够有效的评价内固定物在股骨头内的理想位置，Cleveland 等[7] 于 1959 年提出了九宫格位置法，在正位片上将股骨头区域分为"上、中、下"三等分，在侧位片上将股骨头区域分为"前、中、后"三个区域，即将股骨头的正位和侧位各分为三等分，共九个区域来标记拉力螺钉的顶尖在股骨头内的位置（图 4-6-1）。但是该方法是定性研究，不属于定量研究，不能有效判断拉力螺钉在股骨头内的深度。

为了更好地评估拉力螺钉在股骨头内的位置，Parker 等[26] 提出了一种测量拉力螺钉上下比值的方法判断拉力螺钉在股骨头内的位置，具体方法为在正位片上经股骨头中心点头颈中轴线的垂线，将该垂线与股骨头下皮质的交点定义为 A，将该垂线与拉力螺钉中轴线的交点定义为 B，将该垂线与股骨头上皮质的交点定义为 C，测量并计算 AB/AC 的比值；采用同样的方法测量侧位 X 线片上的比值（图 4-6-2）。但是该方法属于半定量研究，不能判断拉力螺钉的尖端在股骨头内的深度。

因此，为了能够定量评估内固定在股骨头内的理

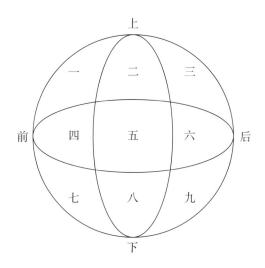

图 4-6-1　Cleveland 的九宫格位置法

（参考自：Cleveland，M.，et al. A ten-year analysis of intertrochanteric fractures of the femur. J Bone Joint Surg Am，1959，41-A：p. 1399-1408.）

想位置，Baumgaertner 等[3] 于 1995 年首次提出了顶尖距（tip apex distance，TAD）的概念。该方法以毫米为计量单位，在矫正照相放大率后，在术后即刻的正、侧位 X 线片上测量的拉力螺钉的螺钉尖端到股骨头顶点的距离的总和（图 4-6-3）。其中，股骨头的顶点定义为股骨头 - 颈的中轴线与骨软骨下骨的交点；照相放大率是通过将 X 线片上的螺钉的直径除以其已知的直径来精确确定的。

二、顶尖距的临床意义

Baumgaertner 等于 1995 年回顾性分析了 198 例股骨转子间骨折（193 位病人）的内固定治疗，术后最短随访 3 个月（平均 13 个月），其中 142 例为髓

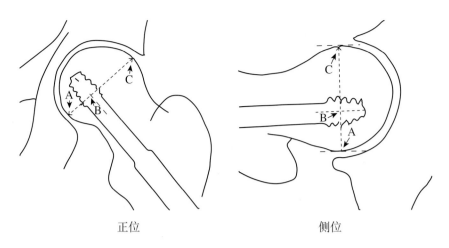

正位   侧位

图 4-6-2   Parker 比值法的测量和计算方法

A．经股骨头中心点头颈中轴线的垂线与股骨头下皮质的交点；B．该垂线与拉力螺钉中轴线的交点；C．该垂线与股骨头上皮质的交点

［参考自：Parker，M.J.，Cutting-out of the dynamic hip screw related to its position. J Bone Joint Surg Br，1992，74（4）：p. 625.］

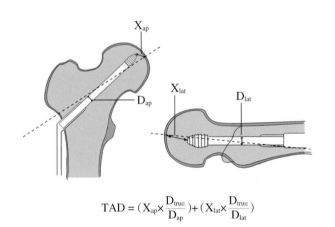

$$TAD = (X_{ap} \times \frac{D_{true}}{D_{ap}}) + (X_{lat} \times \frac{D_{true}}{D_{lat}})$$

图 4-6-3   顶尖距的计算方法及 Baumaertner 公式

X_{ap}. 指在正位 X 线片上所测的拉力螺钉的螺钉尖端到股骨头顶点的距离；D_{ap}. 指在正位 X 线片上所测的拉力螺钉的直径；D_{true}. 为拉力螺钉的真实直径；D_{true}/D_{ap}. 为正位 X 线片上需校正的放大倍数；X_{lat}. 指在侧位 X 线片上所测的拉力螺钉的螺钉尖端到股骨头顶点的距离；D_{lat}. 指在侧位 X 线片上所测的拉力螺钉的直径；D_{true}/D_{lat}. 为侧位 X 线片上需校正的放大倍数

［参考自：BaumgaertnerMR et al. The value of the tip-apex distance in predicting failure of fixation of peritrochanteric fractures of the hip. J Bone Joint Surg Am，1995，77（7）：p. 1058-1064.］

外固定包括 Ambi（Richards，Memphis. Tennessee）、Keyfree（Zimmer，Warsaw. Indiana）或 DHS（Synthes USA，Paoli，Pennsylvania），56 例为髓内固定，主要包括第一代 Gamma 钉或 Richard 钉。在这 198 例股骨转子间骨折中，按照 Evans-Kyle 改良分型法[17]，109 例（55%）为不稳定型骨折，89 例（45%）为稳定型骨折。在术后随访中，共有 19 例发生内固定失效，失效率为 10%；16 例是由于拉力螺钉切出股骨头而失效，切出的概率为 8%，占内固定失效总数的 84%；其中 14 例拉力螺钉切出发生在术后 12 周

内，2 例发生在术后 6 个月内，但是由于患者自出院后一直未曾复查，所以不清楚具体的失效日期；在稳定型骨折中，有 2 例发生拉力螺钉切出，切出率为 2%，而在不稳定型骨折在中，则有 14 例发生拉力螺钉切出，切出率为 13%；在髓外固定中，共有 10 例发生拉力螺钉切出，切出率为 7%，在髓内固定中，共有 6 例发生拉力螺钉切出，切出率为 11%；在复位良好的 91 例骨折中，共有 5 例发生拉力螺钉切出，切出率为 5%，在复位可接受的 78 例骨折中，共有 6 例发生拉力螺钉切出，切出率为 8%，而在复查差的 29 例骨折中，共有 5 例发生拉力螺钉切出，切出率为 17%。在 16 例螺钉切出的病例中，顶尖距的平均值为 38 mm（28 ～ 48 mm），而在螺钉未切出的病例中，顶尖距的平均值为 24 mm（9 ～ 63 mm），并且二者具有显著性差异（$P = 0.0001$）；在 120 例顶尖距小于 25 mm 的病例中，没有发生 1 例螺钉切出，在顶尖距大于 25 mm 的病例中，螺钉切出率随顶尖距的增大而升高，当顶尖距达到 45 mm 时，螺钉切出的概率达到了 50%（图 4-6-4）。在进一步的多因素回归分析中，相较于年龄、复位质量、骨折的稳定性和螺钉的方向等因素，发现顶尖距是螺钉切出最强的预测因素（$P < 0.0001$），预存效力远高于其他因素。因此，Baumgaertner 等认为在治疗股骨转子间骨折时，拉力螺钉的顶尖距不能超过 25 mm。

从解剖上看，越靠近股骨头的软骨下骨，骨小梁越密集，对拉力螺钉的把持力越强，内固定越稳定；股骨头软骨的厚度为 2 ～ 3 mm，其软骨下骨的厚度为 1 ～ 2 mm，两者之和大约为 5 mm，但是拉力螺钉的顶尖不宜太过靠近软骨下骨，以避免损害软骨的营

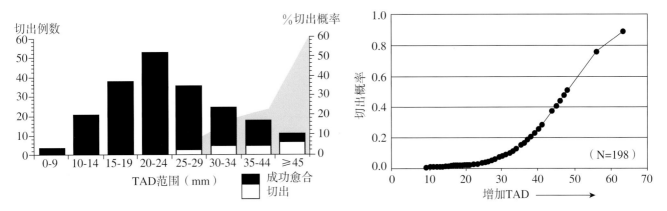

图 4-6-4 Baumgaertner 等研究中拉力螺钉切出率与顶尖距的关系

[参考自：Baumgaertner MR et al. The value of the tip-apex distance in predicting failure of fixation of peritrochanteric fractures of the hip. J Bone Joint Surg Am，1995，77（7）：p. 1058-1064.]

养。因此在正侧位上，顶尖距均应大于 5 mm，两者之和大于 10 mm。拉力螺钉的顶尖距值应在 10 ～ 25 mm，最佳值为 20 mm，25 mm 可作为拉力螺钉是否切出的阈值（图 4-6-5）。

顶尖距的概念是以钉板系统为基础提出的，随着越来越多种类的髓内钉产品应用于治疗股骨转子间骨折，顶尖距小于 25 mm 这一项"金标准"是否适用于髓内固定仍需进一步的探讨。在目前临床常用的髓内钉中，可根据其头颈螺钉的数量和设计不同可以分为单拉力螺钉系统、单螺旋刀片系统和双螺钉系统三类。

螺旋刀片是近年来出现的新型股骨内固定物，有研究表明顶尖距小于 25 mm 这一标准是否适用于单螺旋刀片髓内钉系统仍需进一步讨论[8,20,24]。Nikoloski 等[24]纳入了 178 例使用 PFNA 治疗的股骨转子间骨折，共有 6 例螺旋刀片切出，其中，3 例发生在顶尖距小于 20 mm 的病例中，3 例发生在顶尖距大于 30 mm 的病例中，当顶尖距在 20 ～ 30 mm 时，没

有螺旋刀片切出发生；相比于顶尖距在 20 ～ 30 mm，当顶尖距小于 20 mm 时，螺旋刀片切出的发生率显著升高（P = 0.0293），当顶尖距大于 30 mm 时，螺旋刀片切出的发生率则没有显著的统计学差异（P = 0.3707）。转子部固定钉（trochanteric fixation nail，TFN）也是一种单螺旋刀片髓内钉。Flores 等[8]纳入了 258 例使用 TFN 治疗的股骨转子间骨折，其中 8 例沿轴向切出股骨头，3 例沿轴向明显切进至股骨头软骨下，这 11 例患者 9 例发生于顶尖距小于 20 mm 时，仅有 2 例发生于顶尖距大于 20 mm 时；统计学分析显示相较于顶尖距大于 20 mm，顶尖距小于 20 mm 会使螺旋刀片切进至软骨下或切出股骨头的概率上升 15%（P = 0.01）。Li 等[19]采用 Meta 分析的方法分析了拉力螺钉和螺旋刀片之间顶尖距和切出率有无差别，该研究纳入了 10 项随机对照研究，共包括 1831 例患者（其中 720 例为螺旋刀片，648 例为拉力螺钉，348 例无法确定内固定的性质）。该研究结果发现拉力螺钉组和螺旋刀片组两者之间的顶尖距无明显的差

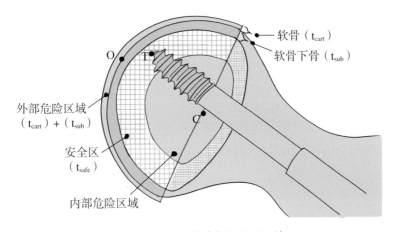

图 4-6-5 股骨头内部的重要区域

异，螺旋刀片组的切出风险要小于拉力螺钉组。

螺旋刀片与拉力螺钉的机械形状不同，其横向接触面积大，不易向上切出，但是其尖端锐利，轴向接触面积小，易于向中心穿透。Born 等[4]认为导致这一结果的原因是第三代 Gamma 钉的拉力螺钉在长轴方向上与骨质的接触面积约为 $300mm^2$，而 PFNA 的螺旋刀片在其长轴方向上与骨质的接触面积仅为 $75 mm^2$（图 4-6-6）。另外，头颈螺钉切出作为股骨转子间骨折内固定术后最常见的内固定相关并发症，常发生于 1～3 个月骨折未完全愈合时，与患者的骨质疏松状态、负重和行走能力密切相关。在高度骨质疏松的病人，拉力螺钉的把持力弱，在正常负重的情况下即可能出现股骨头的切割。螺旋刀片的设计能够使刀片敲入股骨头内而使刀片周围的松质骨得以压缩。这样不仅保留了尽可能多的原始骨，又在刀片周围创建了一层更为致密的骨层。螺旋的设计可使其螺旋形凹槽把持更多的骨质，使叶片的轴向获得把持力，并允许术中动力压缩。另外，叶片在股骨头内占有的面积比拉力螺钉小，其最大的优势是叶片的横截面有广泛的桨样足迹，增加了抵抗内翻负荷的表面积，减少

了骨上的应力，显著增加了其抗拔能力，四个长刀刃增强了抗旋转力。

PFNA 是近年出现的新型髓内固定系统，用 1 枚螺旋刀片代替拉力螺钉固定头颈部骨块，直接打入头颈部，减少了松质骨丢失，提高了抗旋转和抗内翻能力，更适合骨质疏松患者。螺旋刀片在股骨头内的移位有两种形式：向上切出和向内穿透。很多力学试验和临床研究发现[31-33]，螺旋刀片向上切出股骨头的发生率较低，更易于向内穿透股骨头，不同学者报道的发生率在 1.3%～6.3%。探讨顶尖距大小的目的，是为了在股骨头内将内植物打入骨小梁最密集的区域，提供内植物与骨的最强锚合力，即打入股骨头的正中且深。顶尖距增大会增加螺旋刀片移位风险已成为共识，但螺旋刀片的顶尖距是否也与螺钉一样越小越好，并以 25 mm 为上限，目前存在争议。有学者认为，螺旋刀片易于向内穿透股骨头，因此螺旋刀片的顶尖距应大于拉力螺钉的顶尖距。Frei 等[9]认为，适当增大螺旋刀片尖端至关节面的距离（至少 1 cm），可以降低螺旋刀片穿透的发生率。Zhou 等[34]回顾性分析了 6 篇文献，建议螺旋刀片的顶尖距在 20～

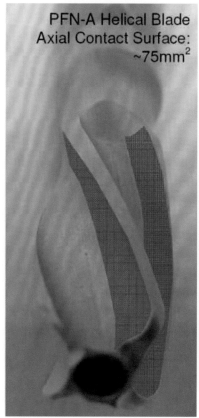
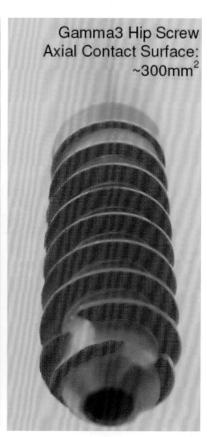

图 4-6-6　PFNA 使用的螺旋刀片轴向与股骨头颈部骨质接触面积（左，绿色）和第三代 Gamma 钉使用的拉力螺钉轴向与股骨头颈部骨质的接触面积（右，红色）

25 mm 较好。Nikoloski 等[24]认为顶尖距 < 25 mm 的标准不适用于 PFNA 螺旋刀片，认为顶尖距 < 20 mm 有增大螺旋刀片向内穿透的风险，而 TAD > 30 mm 又增加了向上切出的风险，建议应在 20 ～ 30 mm 范围内。但 Stern 等[30]在 2011 年的一项前瞻性临床研究中，对比研究了螺旋刀片与拉力螺钉固定 60 岁以上股骨转子间骨折患者的疗效，发现这两种头颈螺钉术后顶尖距及螺钉移位的发生率相似，而且两组发生移位的患者顶尖距无显著差异，均 > 25 mm，平均约 29 mm；无移位患者的顶尖距平均约 21 mm。

　　顶尖距虽然主要应用于单螺钉系统，但是在双螺钉系统中（如股骨近端髓内钉等）也有应用。对于双螺钉髓内钉，Buyukdogan 等[5]参考 Schmidt-Rohlfing 等[29]在测量经皮加压接骨板（percutaneous compression plate，PCCP）顶尖距时的方法，在前后位片上测量矫正放大率后的两枚拉力螺钉尖端连线的中点到股骨头顶点的距离 TADap，在侧位片上测量矫正放大率后的近端拉力螺钉尖端到股骨头顶点的距离 TADlat，计算 TADap 与 TADlat 之和即为双拉力螺钉髓内钉的顶尖距（图 4-6-7）。Buyukdogan 等[5]在回顾性研究中回顾了 85 例使用双拉力螺钉髓内钉治疗的股骨转子间骨折病例资料，共有 9 例患者螺钉切出；比较两组顶尖距，未切出组平均值为（18.9±4.2）mm，切出组平均值为（26.5±4.8）mm，组间有显著性差异（P < 0.001）；随后在纳入了年龄、患侧、复位质量、髓内钉长度、尖顶距和 ASA 分级的多因素模型，顶尖距是唯一有显著意义的预测因子（P = 0.001）。考虑顶尖距近乎完美的观察者间可靠性 [interclass correlation coefficient（ICC）0.909]，Buyukdogan 等认为使用其方法测量的顶尖距对双螺钉髓内钉螺钉切出具有良好的预测。Nuchtern 等[25]分别在双螺钉系统的正、侧位 X 线片上测量拉力螺钉和防旋钉的顶尖距值，然后相加得到，其范围（Trigen 髓内钉）的上限是 49 mm，远远大于单螺钉系统。也有学者[11]将顶尖距与数学向量结合起来研究双螺钉在股骨头内的位置。当拉力螺钉位于头—颈交界线的"安全区"（正位片上拉力螺钉与股骨头顶点距离小于 11 mm 且股骨头颈交界线中下第 2 个 1/4 处）时，内固定失败率可由 34.4% 降低至 4.8%。总体来看，目前顶尖距在双螺钉系统中的应用远没有单螺钉系统广泛、深入。

　　通过分析既往的研究发现，顶尖距的大小与螺钉切出率在使用头颈螺钉为拉力螺钉的髓内钉时正相关，即顶尖距较大则螺钉切出率较高，无论是双钉还是单钉系统[1,5,14]；但在使用头颈螺钉为螺旋刀片的髓内钉时则为负相关，即尖顶距较小则螺钉切出率较高[8,24]。我们猜想这可能与拉力螺钉和螺旋刀片的设计不同有关（图 4-6-8）。Born 等[4]为了评估不同髓内钉在生理负荷下的位置迁移，开发了一种用于髓内钉头颈螺钉的多平面生物力学测试方法，该方法首

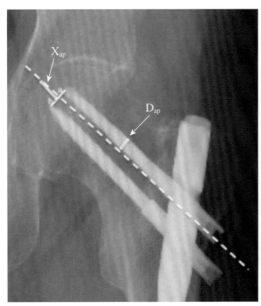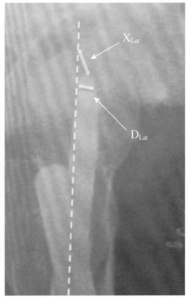

图 4-6-7　双螺钉内固定系统中 TAD 的测量方法

Xap. 定义为在正位 X 线片上两枚拉力螺钉尖端连线的中点到股骨头顶点的测量距离；Dap. 指在正位 X 线片上所测的拉力螺钉的直径；Xlat. 定义为在侧位 X 线片上近端拉力螺钉尖端到股骨头顶点的测量距离；Dlat. 指在侧位 X 线片上所测的拉力螺钉的直径

［参考自：Buyukdogan, K., et al. Risk factors for cut-out of double lag screw fixation in proximal femoral fractures. Injury，2017，48（2）：p. 414-418.］

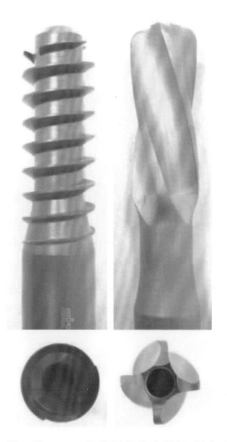

图 4-6-8　第三代 Gamma 钉使用的拉力螺钉（左）和 PFNA 使用的螺旋刀片（右）

次通过能够产生振动性的伸 / 展运动的测试设备来模拟人的步态周期；结果显示，在循环载荷下，拉力螺钉主要向头侧方向（cephalad direction）移动；相反，螺旋刀片在其轴向方向（axial direction）上表现出更明显的迁移（图 4-6-9）。基于微观辨证层面，皮质骨致密坚硬，当骨折端皮质骨相抵时，可对头颈骨块提供支撑，创造相对稳定的愈合环境[35]；股骨近端海绵状的丰厚骨小梁，通过抵抗、缓冲弯曲应变而在维持股骨的弹性稳定方面起着重要作用，是股骨近端弹性稳定的重要结构[32]。因此当顶尖距值过小时，螺旋刀片尖端少量的松质骨抵抗不了锋利尖端的切割，其"桁架结构"遭到破坏，进而局部失稳；当尖顶距值居中时，够量的松质骨可以通过弯曲应变抵抗锋利的尖端，维持弹性稳定。探讨顶尖距距值的目的就是获取螺旋刀片最强的锚固力，所以必须将内植物打入骨小梁最密集的区域，即打入股骨头的正中且深，所以当顶尖距值 > 25 mm 必然增加失效风险；而顶尖距值介于 15 ~ 20 mm，因术中螺旋刀片靠术者敲击进入股骨头，太小的顶尖距值难以精确操控，恐伤及软骨下骨的血供，造成其他并发症，且患者术后早期康复中，顶尖距值太小极大地增加了螺旋刀片向内切出的风险。

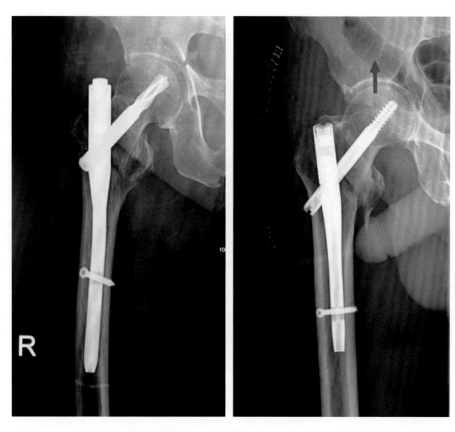

图 4-6-9　头颈螺钉切出的不同方向，左为轴向方向（红色），右为头侧方向（黄色）

拉力螺钉/螺旋刀片的切出除了与顶尖距有关外，更与骨折类型、骨的质量、手术操作技巧、骨折复位质量和术后负重等有关。有研究表明，虽然拉力螺钉有骨折端的加压作用，导致复位后骨折端间隙小，使其即刻的复位作用由于螺旋刀片；但是在严重骨质疏松的患者中，螺旋刀片能够填压股骨头骨质、提高骨密度和抗旋转强度，具有更佳的抗切出优势。头颈螺钉切出作为股骨转子间骨折内固定术后最常见的内固定相关并发症，常发生于 1～3 个月骨折未完全愈合时，与患者的负重和行走能力密切相关[22]。因此，股骨转子间骨折内固定术后拉力螺钉/螺旋刀片切出的并发症，除了与合适的顶尖距、较好的复位质量外，还与术后较晚开始负重有关。

三、顶尖距的争议

目前，顶尖距的概念在临床上已经得到了广泛的应用，大多数骨科医师认为顶尖距为 25 mm 可以作为拉力螺钉或螺旋刀片穿出股骨头的临界值，但是这一界值是否适用于所有病例仍然存在一定的争议。传统的顶尖距概念是针对动力髋螺钉系统预测拉力螺钉切出股骨头的概率而提出的，顶尖距 < 25 mm 能够明显降低拉力螺钉切出率。将这一概念用于判断螺旋刀片的切出率同样有意义，只是对于动力髋螺钉系统而言，拉力螺钉切出股骨头的概率高于穿出，而螺旋刀片则刚好相反。关于螺旋刀片的顶尖距范围，至今尚无统一标准。主流观点认为螺旋刀片的顶尖距宜稍大于拉力螺钉[21,24]；而另一类基于大样本统计学证据的观点则表明两种顶尖距基本一致[28]。实质上这种关于具体范围的争议并非偶然，一则因为顶尖距的上限值 25 mm 需要随股骨头直径进行调整[10]，二则源于一些临床研究发现，当螺钉偏下放置导致顶尖距 > 25 mm 时，其稳定性反而强于正中植钉[13]。

Li 等[19] 开展了一项针对拉力螺钉和螺旋刀片的 Meta 分析，共纳入 10 项随机对照研究，包括 1831 名患者，研究结果发现当顶尖距的阈值设置为 25 mm 时并不能很好的预测拉力螺钉和螺旋刀片的穿出并发症。并且有一项生物力学实验认为顶尖距的阈值 25 mm 需要随股骨头直径和螺钉的位置而调整，股骨头的直径有大有小，一个固定的数值并不能适用于所有的病例。Kane 等[13] 采用新鲜冷冻尸体标本制作了不稳定型股骨转子间骨折模型，分别以头颈拉力螺钉中心放置和偏下放置的方式进行生物力学实验，中心置钉组的顶尖距平均为（21±3.0）mm，偏下置钉组

的顶尖距平均为（31±3.0）mm，研究结果显示当出现螺钉切出等内固定失效时，中心置钉组的骨折移位要明显大于偏下置钉组。因此，他们认为与中心置钉组顶尖距小于 25 mm 的标准方法相比，偏下置钉组顶尖距大于 25 mm 仍然可以获得良好的生物稳定性。

另外，Ibrahim 等[12] 比较了螺旋刀片和拉力螺钉的整体切割率，发现内固定物类型与其是否发生切割无直接联系，骨折复位较差和内固定物位置是手术失败的重要预测因素，理想的顶尖距范围尚不清楚。另外有文献报道了内固定时螺钉偏下导致顶尖距 > 25 mm，但骨折稳定性更好的现象[10]，这是传统的顶尖距概念无法解释的。2012 年，Kuzyk 等[16] 提出"股距-顶尖距（calcar referenced tip-apex distance，Cal-TAD）"的概念，主张内固定时股骨颈螺钉尽可能靠近股骨距，这更符合股骨近端解剖学和生物力学特点：越靠近前下方皮质，骨质密度越高，压力性骨小梁结构越丰富，但其理想范围仍无定论。

Aicale 等[2] 回顾了 68 例股骨转子间骨折的资料，其中 7 例螺钉切出。经过统计学分析，"顶尖距大于 25 mm""股距-顶尖距大于 25 mm""顶尖距+股距-顶尖距大于 50 mm"对螺钉切出预测的敏感性均为 1，特异性分别为 59.1%、49.2%、54.1%；"顶尖距大于 25 mm"比"股距-顶尖距大于 25 mm"（$P < 0.001$）和"顶尖距+股距-顶尖距大于 50 mm"（$P < 0.001$）具有更高的特异性，但是其特异性也不到 60%，可能的原因为此研究纳入的 68 例股骨转子间骨折病例中，有 15 例病人使用双螺钉髓内钉 InterTan 治疗，因此其结果需要谨慎适用于单拉力螺钉髓内钉。

四、股距-顶尖距概念的提出

在过去的几年里，关于螺钉在 X 线正位片中的理想位置有了新的理论。目前，人们一致认为螺钉在股骨头上半部分能够增加螺钉切出的风险。但是，关于在正位 X 线片上螺钉位于"中心"还是"偏下"仍然存在争议。由于无法解释拉力螺钉偏下放置导致顶尖距偏大而螺钉切出率并未增加的现象，Kuzyk 等[16] 于 2012 年提出了股距-顶尖距（calcar tip-apexdistance，CalTAD）的概念：在髋关节正位片上沿股骨颈内侧皮质做一条平行于股骨头颈中轴线的参考线，测量矫正平片放大率之后的拉力螺钉尖端到参考线与股骨头软骨面交点两点间的距离 CalTADap，在髋关节侧位片上仍测量矫正平片放大率之后的拉力

螺钉尖端到股骨头顶点的距离 TADLat，CalTADap 与 TADLat 之和即为股距 - 顶尖距（CalTAD）（图 4-6-10）。Kuzyk 等在生物力学研究中得出结论：在使用单拉力螺钉的第三代 Gamma 钉时，将拉力螺钉置于前后位平片的靠下位置（使 CalTADap 最小化）可以最大限度地提高生物力学刚度，而将拉力螺钉放置在侧位平片的中央（使 TADLat 最小化）可最大限度地提高载荷破坏；因此 Kuzyk 等建议在置拉力螺钉时，在前后位平片上紧贴股骨颈下缘，在侧位片上沿股骨头颈中轴线，最终达到使股距 - 顶尖距最小化的效果。

五、股距 - 顶尖距的临床意义

既往有研究表明相较于传统的顶尖距，股距 - 尖顶距是拉力螺钉穿出更为有效的预测因子。Kashigar 等[14]纳入了 77 例影像学随访超过 80 天的股骨转子间骨折患者，均使用单拉力螺钉髓内钉治疗，其中 10 例螺钉切出，67 例螺钉未切出。比较两组顶尖距，未切出组平均值为 15.98 mm（7.75～29.25 mm），切出组平均值为 29.66 mm（21.14～48.98 mm），组间有显著性差异（p < 0.001）；比较两组股距 - 顶尖距，未切出组平均值为 16.67 mm（6.47～27.02 mm），切出组平均值为 30.61 mm（20.98～40.88 mm），组

间有显著性差异（$P = 0.001$）；但在随后多因素分析显示，仅股距 - 顶尖距有显著性差异（$P = 0.001$）。考虑股距 - 顶尖距具有近乎完美的观察者间可靠性 [interclass correlation coefficient（ICC）0.901]，Kashigar 等认为股距 - 顶尖距是拉力螺钉切出良好的预测因子，而顶尖距则不是预测拉力螺钉穿出的良好的预测因子。股距 - 顶尖距作为对传统顶尖距的补充，对于螺钉偏下放置但是顶尖距大于 25mm 给出了很好的解释，但是其临床应用价值尚需大样本病例对其进行验证。

另外一些研究表明股距 - 顶尖距和顶尖距都是预测拉力螺钉穿出的重要因素，但是两者之间并无多大区别。Lopes-Coutinho 等[23]纳入了 293 例股骨转子间骨折进行手术的患者（包括钉板固定和髓内钉固定），平均随访时间为 264 天，其中 15 例螺钉切出，278 例螺钉未切出，内固定失效率为 5.1%。比较了两组的顶尖距和股距 - 顶尖距，结果显示螺钉切出组的顶尖距平均值为 24.9 mm，螺钉未切出组的顶尖距平均值为 18 mm，单因素分析显示组间有显著性差异（$P < 0.001$）；螺钉切出组的股距 - 顶尖距平均值为 29.2 mm，螺钉未切出组的顶尖距平均值为 22.6 mm，单因素分析显示组间有显著性差异（$P < 0.001$）。在校正年龄、性别以及骨折类型等其他混杂因素后，多

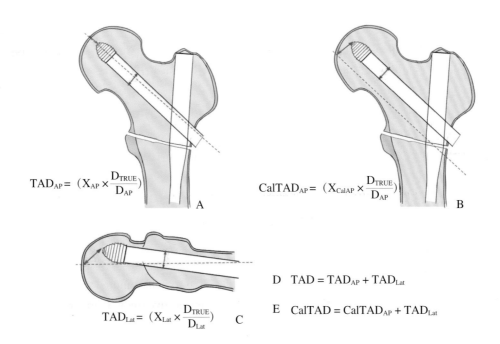

图 4-6-10　顶尖距（TAD）与股距 - 顶尖距（CalTAD）测量与计算方法的比较

A. 正位 X 线片上顶尖距的测量方法；B. 正位 X 线片上股距 - 顶尖距的测量方法；C. 侧位 X 线片上顶尖距的测量方法；D. 顶尖距的计算方法；E. 股距 - 顶尖距的计算方法。X_{AP}. 是指拉力螺钉尖端到股骨颈中轴线与股骨头软骨面交点两点间的距离；X_{CalAP}. 是指拉力螺钉尖端到参考线与股骨头软骨面交点两点间的距离；D_{ap}. 指在正位 X 线片上所测的拉力螺钉的直径，D_{TRUE}. 为拉力螺钉的真实直径

[参考自：Kuzyk，P.R. et al. Femoral head lag screw position for cephalomedullary nails：a biomechanical analysis. J Orthop Trauma，2012，26（7）：p. 414-421.]

因素 Logistic 回归分析显示顶尖距（$P = 0.003$；$OR = 1.10$）和股距 - 顶尖距（$P = 0.002$；$OR = 1.12$）是拉力螺钉切出独立的预测因子。但是，在本研究并没有证实股距 - 顶尖距优于传统的顶尖距。从手术实践的角度来看，作者认为螺钉的理想位置是股骨头的中心区域（最小的顶尖距）。如果发生偏差，螺钉也必须位于中心偏下方，这样以保持较低的股距 - 顶尖距，从而减少固定失败的风险。

但是，另外有一项研究表明相较于股距 - 顶尖距，传统的顶尖距是拉力螺钉穿出更有效的预测因子。Caruso 等[6] 回顾性分析了 571 例采用髓内钉治疗的股骨转子间骨折患者，其中 32 例发生拉力螺钉穿出（失效率 5.6%），同时比较了两组的顶尖距和股距 - 顶尖距，结果显示螺钉切出组的顶尖距平均值为 35.53（29.45 ~ 43.54）mm，螺钉未切出组的顶尖距平均值为 27.92（22.5 ~ 33.5）mm，单因素分析显示组间有显著性差异（$P < 0.001$）；螺钉切出组的股距 - 顶尖距平均值为 37.79（25.5 ~ 46.6）mm，螺钉未切出组的顶尖距平均值为 29.6（25.0 ~ 33.7）mm，单因素分析显示组间有显著性差异（$P = 0.002$）。在校正年龄、性别等其他混杂因素后，多因素 Logistic 回归分析显示顶尖距（$P = 0.008$；$OR = 3.1$）是拉力螺钉切出独立的预测因子。

在双螺钉髓内钉系统中，有研究表明股距 - 顶尖距比传统的顶尖距能够更好的预测拉力螺钉的穿出风险。Puthezhath 等[27] 回顾性分析了 190 例采用双螺钉髓内钉［biaxial cephalomedullary（CM）nailing］治疗的股骨转子间骨折，其中 67 例完成了至少 3 个月（平均 458 天，91 天 ~ 4.9 年）的随访，研究结果显示 10 例发生了螺钉穿出，内固定失效率 15%，比较了两组的顶尖距和股距 - 顶尖距，结果显示螺钉切出组的顶尖距平均值为 32 mm，螺钉未切出组的顶尖距平均值为 24 mm，统计学结果显示组间并无显著的差异（$P = 0.132$）；螺钉切出组的股距 - 顶尖距平均值为 30 mm，螺钉未切出组的顶尖距平均值为 22.13 mm，统计学分析显示组间有显著性差异（$P < 0.001$）。并且，股距 - 顶尖距越大，内固定的失败率越高，提示股距 - 顶尖距可能比顶尖距具有更好的预测效能。

股距 - 顶尖距和顶尖距的范围可能会根据股骨头的直径而变化，而股骨头的直径又取决于患者的性别和人体测量特征。李双等[18] 通过数学仿真模拟研究了拉力螺钉在股骨头内的不同位置时顶尖距和股骨 - 顶尖距在股骨头内的分布范围大小，研究结果发现股距 - 顶尖距比顶尖距所占的体积要大（5.19% >

3.15%），且其数值的变化与股骨头的直径大小有关，股骨头直径大的患者，股距 - 顶尖距的范围可以适当扩大（> 25 mm）。

六、小结

顶尖距作为一种评估拉力螺钉 / 螺旋刀片在股骨头内位置的影像学方法，目前在临床上已经得到了广泛的应用。目前临床上普遍把 25 mm 作为中心置入拉力螺钉切出的阈值，将顶尖距的范围控制在 10 ~ 25 mm，但是更多的创伤骨科医师愿意将顶尖距控制在小于 20 mm；螺旋刀片的顶尖距的理想的范围为 20 ~ 30 mm；对于中心偏下置钉参考股距 - 顶尖距纳可能更为合适，其结果仍需进一步的临床和生物力学验证。

参考文献

[1] Kaufer H. Mechanics of the treatment of hip injuries. Clin OrthopRelat Res，1980：53-61.

[2] Cleveland M，Bosworth DM，Thompson FR，et al. A ten-year analysis of intertrochanteric fractures of the femur. J BONE JOINT SURG AM，1959，41-A：1399-1408.

[3] Parker MJ. Cutting-out of the dynamic hip screw related to its position. J Bone Joint Surg Br，1992，74：625.

[4] Baumgaertner MR，Curtin SL，Lindskog DM，Keggi JM. The value of the tip-apex distance in predicting failure of fixation of peritrochanteric fractures of the hip. J BONE JOINT SURG AM，1995，77：1058-1064.

[5] Kyle RF，Gustilo RB，Premer RF. Analysis of six hundred and twenty-two intertrochanteric hip fractures. JBJS AM，1979，61：216-221.

[6] Nikoloski AN，Osbrough AL，Yates PJ. Should the tip-apex distance（TAD）rule be modified for the proximal femoral nail antirotation（PFNA）？A retrospective study. J OrthopSurgres，2013，8：35.

[7] Flores SA，Woolridge A，Caroom C，Jenkins M. The Utility of the Tip-Apex Distance in Predicting Axial Migration and Cutout With the Trochanteric Fixation Nail System Helical Blade. J Orthop Trauma，2016，30：e207-211.

[8] Lee CH，Su KC，Chen KH，Pan CC，and Wu

YC. Impact of tip-apex distance and femoral head lag screw position on treatment outcomes of unstable intertrochanteric fractures using cephalomedullary nails. J INT MED RES, 2018, 46: 2128-2140.

[9] Li S, Chang SM, Niu WX, Ma H. Comparison of tip apex distance and cut-out complications between helical blades and lag screws in intertrochanteric fractures among the elderly: a meta-analysis. J Orthop Sci, 2015, 20: 1062-1069.

[10] Born CT, Karich B, Bauer C, von Oldenburg G, Augat P. Hip screw migration testing: first results for hip screws and helical blades utilizing a new oscillating test method. J ORTHOP RES, 2011, 29: 760-766.

[11] Strauss E, Frank J, Lee J, Kummer FJ, Tejwani N. Helical blade versus sliding hip screw for treatment of unstable intertrochanteric hip fractures: a biomechanical evaluation. Injury, 2006, 37: 984-989.

[12] Weil YA, Gardner MJ, Mikhail G, Pierson G, Helfet DL, Lorich DG. Medial migration of intramedullary hip fixation devices: a biomechanical analysis. Arch Orthop Trauma Surg, 2008, 128: 227-234.

[13] Frei HC, Hotz T, Cadosch D, Rudin M, Kach K. Central head perforation, or "cut through," caused by the helical blade of the proximal femoral nail antirotation. J Orthop Trauma, 2012, 26: e102-107.

[14] Zhou JQ, Chang SM. Failure of PFNA: helical blade perforation and tip-apex distance. Injury, 2012, 43: 1227-1228.

[15] Stern R, Lubbeke A, Suva D, Miozzari H, Hoffmeyer P. Prospective randomised study comparing screw versus helical blade in the treatment of low-energy trochanteric fractures. INT ORTHOP, 2011, 35: 1855-1861.

[16] Buyukdogan K, Caglar O, Isik S, Tokgozoglu M, Atilla B. Risk factors for cut-out of double lag screw fixation in proximal femoral fractures. INJURY, 2017, 48: 414-418.

[17] Schmidt-Rohlfing B, Heussen N, Knobe M, Pfeifer R, Kaneshige JR, Pape HC. Reoperation rate after internal fixation of intertrochanteric femur fractures with the percutaneous compression plate: what are the risk factors? J Orthop Trauma, 2013: 27: 312-317.

[18] Nuchtern JV, Ruecker AH, Sellenschloh K, Rupprecht M, Puschel K, Rueger JM, et al. Malpositioning of the lag screws by 1- or 2-screw nailing systems for pertrochanteric femoral fractures: a biomechanical comparison of gamma 3 and intertan. J Orthop Trauma, 2014: 28: 276-282.

[19] Andruszkow H, Frink M, Fromke C, Matityahu A, Zeckey C, and Mommsen P, et al. Tip apex distance, hip screw placement, and neck shaft angle as potential risk factors for cut-out failure of hip screws after surgical treatment of intertrochanteric fractures. INT ORTHOP, 2012, 36: 2347-2354.

[20] Kashigar A, Vincent A, Gunton MJ, Backstein D, Safir O, Kuzyk PR. Predictors of failure for cephalomedullary nailing of proximal femoral fractures. Bone Joint J, 2014, 96-B: 1029-1034.

[21] 杜守超, 张世民, 张英琪, 等. 不稳定股骨转子间骨折前内侧皮质支撑复位的影像学研究. 中国矫形外科杂志, 2018, 26: 1633-1638.

[22] Thomas CD, Mayhew PM, Power J, Poole KE, Loveridge N, Clement JG, et al. Femoral neck trabecular bone: loss with aging and role in preventing fracture. J Bone Miner Res, 2009, 24: 1808-1818.

[23] Lobo-Escolar A, Joven E, Iglesias D, Herrera A. Predictive factors for cutting-out in femoral intramedullary nailing. Injury, 2010, 41: 1312-1316.

[24] Liu W, Zhou D, Liu F, Weaver MJ, Vrahas MS. Mechanical complications of intertrochanteric hip fractures treated with trochanteric femoral nails. J Trauma Acute Care Surg, 2013, 75: 304-310.

[25] Rubio-Avila J, Madden K, Simunovic N, Bhandari M. Tip to apex distance in femoral intertrochanteric fractures: a systematic review. J Orthop Sci, 2013, 18: 592-598.

[26] Goffin JM, Jenkins PJ, Ramaesh R, Pankaj P, Simpson AH. What is the relevance of the tip-apex distance as a predictor of lag screw cut-out? PlOSone, 2013, 8: e71195.

[27] Kane P, Vopat B, Heard W, Thakur N, Paller D, Koruprolu S, et al. Is tip apex distance as important as we think? A biomechanical study examining optimal lag screw placement. Clin OrthopRelat Res, 2014, 472: 2492-2498.

[28] Ibrahim I, Appleton PT, Wixted JJ, DeAngelis JP, Rodriguez EK. Implant cut-out following cephalomedullary nailing of intertrochanteric femur

fractures：Are helical blades to blame? Injury，2019，50：926-930.

[29] Kuzyk PR，Zdero R，Shah S，Olsen M，Waddell JP，Schemitsch EH. Femoral head lag screw position for cephalomedullary nails：a biomechanical analysis. J Orthop Trauma，2012，26：414-421.

[30] Aicale R，Maffulli N. Greater rate of cephalic screw mobilisation following proximal femoral nailing in hip fractures with a tip-apex distance（TAD）and a calcar referenced TAD greater than 25 mm. J ORTHOP SURG RES，2018，13：106.

[31] Lopes-Coutinho L，Dias-Carvalho A，Esteves N，Sousa R. Traditional distance "tip-apex" vs. new calcar referenced "tip-apex" -which one is the best peritrochanteric osteosynthesis failure predictor? Injury，2020，51：674-677.

[32] Caruso G，Bonomo M，Valpiani G，Salvatori G，Gildone A，Lorusso V，et al. A six-year retrospective analysis of cut-out risk predictors in cephalomedullary nailing for pertrochanteric fractures：Can the tip-apex distance（TAD）still be considered the best parameter? BONE JOINT RES，2017，6：481-488.

[33] Puthezhath K，Jayaprakash C. Is calcar referenced tip-apex distance a better predicting factor for cutting out in biaxial cephalomedullary nails than tip-apex distance? J Orthop Surg（Hong Kong），2017，25：613388208.

[34] Li S，Chang SM，Jin YM，Zhang YQ，Niu WX，Du SC，et al. A mathematical simulation of the tip-apex distance and the calcar-referenced tip-apex distance for intertrochanteric fractures reduced with lag screws. Injury，2016，47：1302-1308.

（范吉星　周　方）

第七节　内侧壁的理念及复位固定

内侧壁骨折块（medial wall fragment）又称为"小转子骨折块"（lesser trochanter fragment）或"后内侧骨折块"（posteromedial fragment），最初由Evens于1945年提出，内侧壁由股骨颈下端、小转子、小转子附近皮质及延伸至此的股骨距等结构组成，并指出内侧壁的完整性与股骨转子间骨折的稳定性相关[1]。内侧壁的理念已成为多种常用转子间骨折分型的基础之一[2-3]。生物力学实验证明内侧壁缺损会造成股骨近端生物力学功能的显著下降，复位内侧壁骨折块可以提高股骨近端的力学稳定性。但在临床实践中内侧壁骨折块是否应该手术复位仍存在争议[4-6]。

一、内侧皮质支撑的概念与解剖

股骨距（calcar femorale）是一组从股骨颈后侧延伸至小转子后方的纵行致密骨板（或称骨嵴），位于股骨颈与股骨干的连接处，小转子的深方。股骨距的上缘与股骨颈后侧中上1/3交界处的皮质骨融合，下缘与股骨干上部小转子下缘的皮质骨融合，游离缘伸向髓腔，整体呈三菱柱状（图4-7-1）。股骨距是股骨近端负重系统的一个重要组成部分[7]。

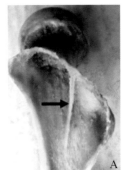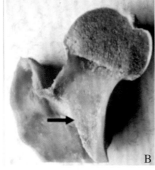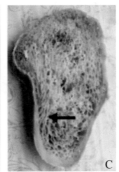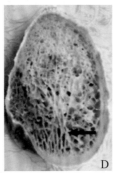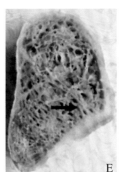

图 4-7-1　股骨距的大体解剖结构
A．侧面观；B．前位观；C～E．横断面观[8]

1949 年，Evans 注意到，当重力和肌肉的作用力作用于股骨近端时，股骨距周围的骨质起到了维持正常颈干角的作用，受到的应力最大。当股骨近端出现转子间骨折时，如果股骨距附近区域的骨质完整并保持正常的位置，经充分固定后，股骨近端不会出现塌陷（collapse）或髋内翻畸形（coxa vara deformity）；如果股骨距附近区域的骨质出现重叠（overlapping）或形成粉碎的骨折块并与股骨近端内侧缘产生移位时，则不能产生对塌陷的抵抗力，从而产生髋内翻畸形。基于此理念，在回顾了 123 例股骨转子间骨折后，Evans 提出了转子间骨折的 Evans 分型。在此分型中，股骨转子间骨折依据骨折线的走向分为 2 个大型。其中 I 型是顺转子间骨折，II 型为逆转子间骨折。而辨别 I 型转子间骨折是否稳定的依据则是骨折后转子部内侧皮质支撑（inner cortical buttress）的完整性，以及其在骨折复位后的恢复与否[1]。根据 Evans 的定义，内侧皮质支撑包括了股骨颈下端、小转子、小转子附近皮质及延伸至此的股骨距等结构，但 Evans 并没有给出内侧皮质支撑的明确范围（图 4-7-2）。

二、内侧壁骨折的范围与命名

目前，学者对损伤内侧皮质支撑完整性的骨折块的命名尚不统一。从解剖标志上看，因骨折块常包含小转子，且在影像学上多表现为小转子的移位，故部分研究者将其称为"小转子骨折块（lesser trochanter fragment）"[4,9]；从相对位置来看，因小转子及附近皮质位于股骨内侧靠后方，部分研究者称其为"后内侧骨折块（posteromedial fragment）"[5-6]。

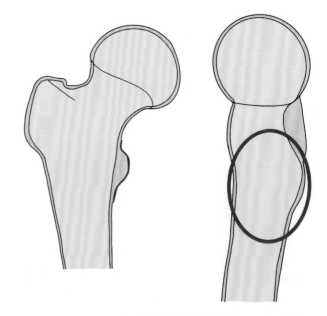

图 4-7-2 Evans 提出内侧皮质支撑的范围示意图[1]

但二者均有不足之处，"小转子骨折块"强调小转子的指示意义，但这一命名会在骨折块粉碎时对读者造成误解；"后内侧壁骨折块"的名称则无法直接体现骨折块对内侧皮质支撑完整性的损伤，且并没有所谓"前内侧骨折块（anteromedial fragment）"与之对应，命名略显冗杂。

我们结合长期的临床实践和股骨近端解剖学特点，将内侧皮质支撑的范围进一步明确为：上界为股骨颈基底、下界为小转子下缘 1cm、前界为股骨前壁内侧缘、后界为股骨后壁中线所围成的区域，并将其简称为"内侧壁（medial wall）"（图 4-7-3）。将这一区域的骨折称为"内侧壁骨折（medial wall fracture）"，

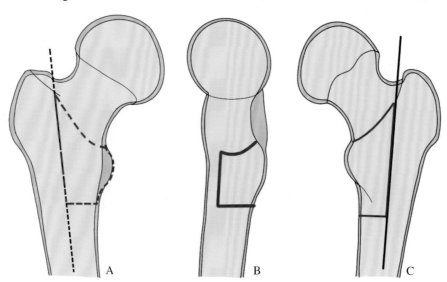

图 4-7-3 内侧壁（medial wall）的范围
正面观（A）、内面观（B）、后面观（C）

将造成内侧壁不完整的骨折块统一称其为"内侧壁骨折块（medial wall fragment）"。相应地，将伴内侧壁骨折块的转子间骨折称为"合并内侧壁骨折的股骨转子间骨折（pertrochanteric fractures with medial wall fracture）"。

三、合并内侧壁骨折的股骨转子间骨折分型及发病率

髂腰肌在股骨的止点为小转子，在老年骨质疏松症患者中，转子间骨折多由摔倒等低暴力损伤引起，由于骨质疏松、髂腰肌及腰大肌的收缩等，可能造成内侧壁的骨折。在年轻患者中，转子间骨折多由车祸、坠落等高暴力损伤引起，高能量可直接造成内侧壁的骨折。

目前，临床常用的转子间骨折分型包括 Evans-Jensen 和 AO/OTA 分型。Evans-Jensen 分型将转子间骨折分为 5 型[12]，其中合并内侧壁骨折块的转子间骨折为Ⅳ或Ⅴ型，均为不稳定骨折（Ⅳ型由于小转子或股骨矩骨折而缺乏内侧支撑；Ⅴ型为Ⅲ型、Ⅳ型的结合，缺乏内侧和外侧的支撑）（图 4-7-4，A）。AO/OTA 分型将转子间骨折分为 31-A1 型、A2 型和 A3 型[3]，其中合并内侧壁骨折块的转子间骨折为 A2 型或 A3.3 型，其中 A2.1 型被认为是稳定骨折，A2.2 型、A2.3 型、A3.3 型为不稳定骨折[10]（图 4-7-4，B）。2018 年 AO/OTA 将分型进行修订，新版分型对 A1 型、A2 型骨折的定义做较大修改[11]：A1.1 型为单纯转子骨折，又分为 A1.1n（单纯大转子骨折）和 A1.1o（单纯小转子骨折），A1.2 型为两部分顺转子间骨折，A1.3 包含内侧壁骨折块，但外侧皮质厚度 > 20.5 mm。A2 型中外侧皮质 ≤ 20.5 mm，不再保留 A2.1 型，且

A2.2 型仅包含 1 个内侧骨折块，A2.3 型则有多个内侧骨折块（图 4-7-4，C），此分型中合并内侧骨折块的转子间骨折为 A1.3 型、A2.2 型、A2.3 型和 A3.3 型。

2020 年李鹏飞等[12]提出可将内侧壁骨折分为 3 型（图 4-7-5）：Ⅰ型：小转子撕脱，骨折线不超过小转子的基底部；Ⅱ型：形成单个或多个骨折块，累及靠近小转子基底的后侧皮质，但骨折线未超过后壁的中线；Ⅲ型：形成单个或多个骨折块，累及后侧皮质且骨折线达到或超过后壁的中线。

合并内侧壁骨折的股骨转子间骨折是较为常见的一类股骨转子间骨折。河北医科大学第三医院回顾了其骨科自 2003 年 1 月至 2012 年 12 月 10 年间收治的 3201 例成人股骨转子间骨折资料，发现其中 AO/OTA 31 A1 型 1101 例（34.40 %），A2 型骨折 1590 例（49.67 %），A3 型骨折 510 例（15.93 %），仅合并内侧壁骨折的顺转子间骨折（即 A2 型）就占到了 49.67 %[13]。一项回顾性研究收集了我国西南地区 11 家医院骨科从 2010 年 1 月至 2011 年 12 月诊治的成人髋部骨折（31A 型、31B 型、31C 型骨折）资料，在 2833 例患者中，合并内侧壁骨折的顺转子间骨折（即 31 A2 型）占到了 27.2 %（770/2833），是所有髋部骨折患者中最为常见的一种亚型；在男性髋部骨折患者中，这一比例则高达 29.0 %[14]。

四、内侧壁骨折相关生物力学研究

内侧壁缺损会造成股骨近端生物力学功能的显著下降。曹培峰等[15]使用 10 具共 20 根国人新鲜尸体的股骨上 1/2 段作为标本，随机分为完整对照组、单纯小转子缺损组（电锯切除小转子，模拟单纯小转子骨折）、广泛小转子缺损组（模拟 Evans-Jensen Ⅳ型

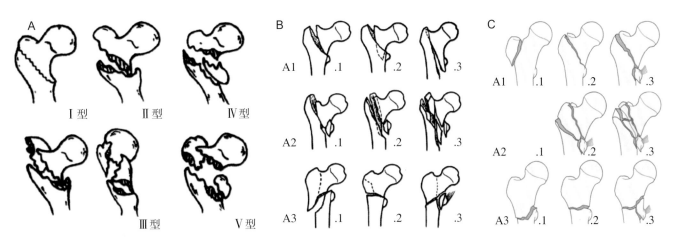

图 4-7-4　A．Evans-Jensen 分型[12]；B．AO/OTA 分型[3]；C. 2018 年修订版 AO/OTA 分型[11]

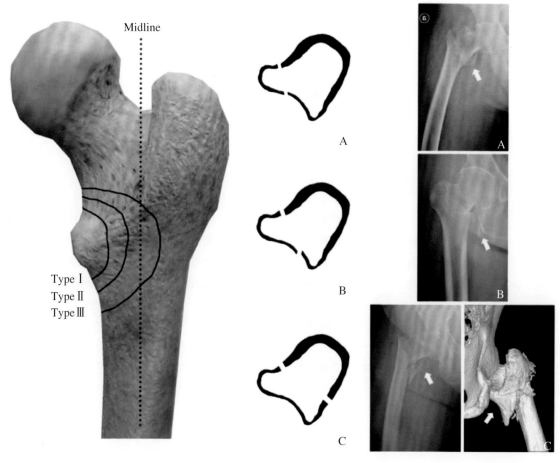

图 4-7-5　A．内侧壁 I 型骨折；B．内侧壁 II 型骨折；C．内侧壁 III 型骨折，在 X 线片上并不清晰，CT 三维重建图像可以明确为 III 型骨折

转子间骨折中的内侧壁缺损）。当施加 1000 N 的垂直载荷时，单纯小转子缺损组和广泛小转子缺损组相比于完整对照组，应力显著集中，拉伸侧应力分别增加 43%、48%，压力侧分别增加 48%、52%（$P < 0.05$）；载荷 - 位移显著增大，水平位移分别增加 31%、50%，垂直位移分别增加 27%、50%（$P < 0.05$）；应力时强度显著增加，内侧强度分别增加 33%、37%，外侧应力分别增加 29%、32%（$P < 0.05$）；股骨刚度显著下降，轴向刚度分别下降 27%、50%，剪切刚度分别下降 31%、52%（$P < 0.05$）；抗扭力学性能显著下降，抗扭强度分别下降 33%、54%，抗扭刚度分别下降 30%、53%（$P < 0.05$）。使用单枚 4.5 mm 皮质骨螺钉固定单纯小转子缺损组和广泛小转子缺损组的内侧壁骨折块后，相比于未固定时，应力集中显著改善，拉伸侧应力分别下降 27%、14%，压力侧分别下降 24%、18%（$P < 0.05$）；载荷 - 位移显著减小，水平位移分别减小 24%、41%，垂直位移分别减小 21%、40%（$P < 0.05$）；应力时强度显著下降，内侧强度分别下降 28%、25%，外侧应力

分别下降 24%、21%（$P < 0.05$）；股骨刚度显著上升，轴向刚度分别增加 20%、40%，剪切刚度分别增加 24%、41%（$P < 0.05$）；抗扭力学性能显著上升，抗扭强度分别增加 29%、19%，抗扭刚度分别增加 24%、14%（$P < 0.05$）。经过与完整对照组比较，单纯小转子缺损组固定内侧壁骨折块后股骨近端的力学性能接近正常水平，但广泛小转子缺损组固定后的效果则不理想，因此曹培峰等认为广泛小转子缺损组应至少用 2 枚皮质骨螺钉固定。Nie 等 [16] 以 6 对共 12 根新鲜尸体的近端股骨作为标本，比较了内侧壁缺损和外侧壁缺损对股骨近端生物力学的影响，当内侧壁缺损时，股骨近端的破坏载荷为（476.05±138.85）N，轴向刚度为（225.33±36.31）N/mm；当外侧壁缺损时，股骨近端的破坏载荷则为（1 596.78±273.17）N，轴向刚度则为（911.43±158.31）N/mm，相较于内侧壁缺损均有显著提高（$P < 0.001$）。因此，Nie 等认为在股骨转子部，内侧壁的重要性要高于外侧壁。

　　在合并内侧壁骨折的股骨转子间骨折模型中，内侧壁骨折的存在会显著影响影响骨折模型的稳定性，

且内侧壁骨折块的大小与之密切相关。Apel 等[17] 通过生物力学实验证明，在四部分不稳定型转子间骨折模型中，解剖复位并固定较大或较小的内侧壁骨折块可以分别使骨折模型的机械稳定性提升 57% 和 17%。Marmor 等[18] 在 6 根新鲜尸体的近端股骨中模拟了 AO/OTA 31 A1 型转子间骨折，并使用动力髋螺钉/DHS 进行固定，在拉力螺钉和钉板的交界处放置应变测量仪测量 DHS 的承载力（implant load bearing，ILB），随后在内侧壁上进行了 3 次以 1 cm 为增量的水平截骨，模拟 A2 型骨折中逐渐增大的内侧壁骨折块（图 4-7-6），并在每次截骨后均施加 1050 N 的压力载荷并测量最大 ILP。A1 型转子间骨折的 ILP 与未骨折样本中最大承载力的比值为 8.1% ±1.8%，三次截骨后这一比值分别上升至 49.6% ±14.0%（P = 0.0002）、68.7% ±15.9%（p = 0.028）和 80.0% ± 15.9%（P = 0.15）。因此，Marmor 等认为随着内侧壁骨折块（或内侧壁粉碎程度）的增大，A2 型转子间骨折变得越来越不稳定。Do 等[9] 使用 24 只股骨近端人工骨模型模拟了 Evans-Jensen IV 型转子间骨折并使用动力髁螺钉（dynamic condylar screw，DCS）固定，并在随后的生物力学实验中证明小转子骨折块体积 / 大转子骨折块的体积可以很好的预测 Evans-Jensen IV 型转子间骨折的稳定性，间接证明了内侧壁骨折块（即小转子骨折块）的体积越大，对股骨转子间骨折模型稳定性的影响越大。

在合并内侧壁骨折的股骨转子间骨折模型中，在使用内固定固定主要骨折块的同时，固定内侧壁骨折块可能会进一步提高骨折模型的稳定性。Wu 等[19] 通过生物力学实验证明，相比于单使用动力髋螺钉（dynamic hip screw，DHS），DHS 结合钢缆捆绑固定内侧壁骨折块的固定方式可以在 AO/OTA 31 A2.1 型骨折模型中提供更高的稳定性。Ehrnthaller 等[20] 在 21 根女性冰冻尸体的近端股骨中模拟了 AO/OTA 31 A2 型转子间骨折，随机分为 6 组后分别使用 DHS、股骨近端防旋髓内钉（proximal femoral nail anti-rotation，PFNA）和加强型股骨近端防旋髓内钉（augmented proximal femoral nail antirotation，Augm. PFNA）固定，不固定内侧壁骨折块或固定内侧壁骨折块（固定方法为钢缆于小转子尖端水平环绕股骨一圈，并在外侧壁拧紧）（图 4-7-7）。随后的生物力学实验结果显示，在施加 200N 的轴向负荷时，相较于不固定内侧壁骨折块，固定内侧壁骨折块可以使股骨颈位移在 DHS 组、PFNA 组和 Augm.PFNA 组分别减小 34%（P > 0.05）、30%（P = 0.029）和 36%（P = 0.006）；在施加 400N 的轴向负荷时，股骨颈位移则分别减少 36%（P > 0.05）、38%（P > 0.05）和 43%（P > 0.05）。作者在本项研究中分组过多，每组内样本量偏少，仅有 3 ~ 4 例，因此部分结果显示股骨颈位移在固定内侧壁骨折块后减小但没有统计学意义。

五、合并内侧壁骨折的股骨转子间骨折的手术治疗

目前，治疗合并内侧壁骨折的股骨转子间骨折的内固定系统可分为髓内固定和髓外固定两大类，哪

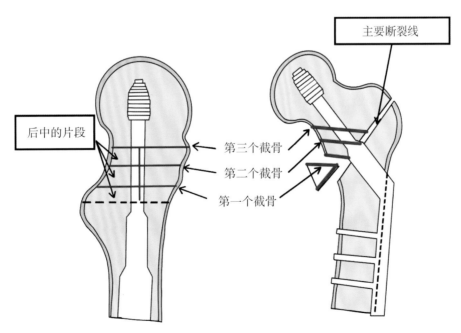

图 4-7-6 Marmor 等内侧壁截骨模型[18]

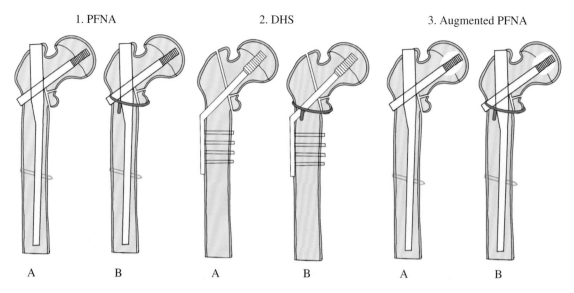

1. PFNA   2. DHS   3. Augmented PFNA

图 4-7-7　Ehrnthaller 等实验分组和内侧壁骨折块固定方法示意图[20]

一类内固定为最优选择尚没有统一意见[21-22]。比较两种或多种不同内固定效果的报道较多，但在既往文献中，部分学者将合并内侧壁骨折的股骨转子间骨折与反转子骨折等合并为"不稳定型骨折"共同讨论；部分学者报道的"不稳定型骨折"中不包括 AO/OTA 31 A2.1 型骨折[23]。这对我们评价内固定的效果产生了一定的干扰。

（一）手术的效果评价

骨科医师常从多个方面评价股骨转子间骨折内固定手术的效果，评价指标大致可以分为以下 4 个方面：①围术期指标：包括手术切口长度、手术时间、放射线暴露、失血量（包括隐形失血）、术后疼痛、住院时长、围手术期内科并发症的发生率和死亡率等；②骨折术后稳定性及内固定失败：内固定术后的不稳定常造成内固定失败，包括骨折的不愈合，内固定的切出、移位或断裂等[24]；③骨折愈合情况：包括骨性愈合时间，股骨颈短缩、下肢短缩和髋内翻的发生及程度等；④髋关节功能恢复：包括髋关节活动度、行走能力、上下楼梯能力及其他日常活动的完成等，Harris 评分最早用于评估髋关节置换术后病人的髋关节功能[25]，目前常被借用于评估股骨转子间骨折术后不同阶段功能恢复的情况。内固定失败常需二次手术，手术难度及创伤较大、花费较高，同时又与骨折愈合情况和术后髋关节功能的恢复息息相关[26]。因此，术后骨折的稳定性及内固定的失败率是临床评估手术效果的重点。

（二）髓外固定系统

1. 钉板系统

以动力髋螺钉（DHS）为代表的钉板系统曾被认为是治疗股骨转子间骨折的金标准[27]，在治疗合并内侧壁骨折的顺转子间骨折（AO/OTA 31 A2 型骨折）时取得了良好的疗效（图 4-7-8）。

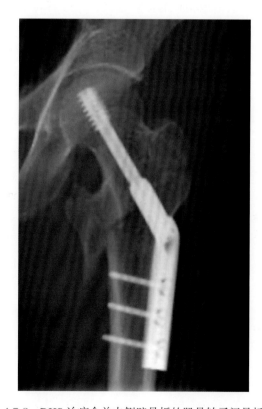

图 4-7-8　DHS 治疗合并内侧壁骨折的股骨转子间骨折[28]

但 DHS 存在偏心固定和滑动螺钉直径过于粗大的弊端，部分合并内侧壁骨折的转子间骨折外侧壁过于薄弱，DHS 可能并不适用于这些类型的骨折。Palm 等[29]认为 AO/OTA 31 A2.2 型和 A2.3 型骨折外侧壁过于薄弱，使用 DHS 固定时易出现医源性外侧壁骨折，预后相对较差，因此并不建议使用 DHS 治疗这一类型的转子间骨折。Hsu 等[30]则在合并内侧壁骨折的转子间骨折中将"外侧壁薄弱"的概念量化，在其回顾性研究中回顾 205 例仅使用 DHS 固定的 AO/OTA 31 A2 型转子间骨折患者，其中有 68 例（33.2%）在术后 6 个月内出现了外侧壁骨折，68 例出现外侧壁骨折的患者与 137 例未出现外侧壁骨折的患者相比，外侧壁的厚度有显著性差异 [（1.83±0.060）cm $vs.$（2.30±0.054）cm，$P<0.001$]；外侧壁的厚度是预测 DHS 术后外侧壁是否骨折最关键的因素（OR = 4.81，95% CI：2.52-9.20）；采用了受试者工作特征曲线（receiver operator characteristic curve，ROC curve）分析后，发现当外侧壁的厚度小于 2.24 cm 时，使用 DHS 治疗 A2 型骨折后，外侧壁出现骨折的概率显著增高。

对于合并内侧壁骨折的转子间骨折，当外侧壁薄弱时，使用 DHS 联合转子稳定钢板（trochanter stabilising plate，TSP）可能取得较好的临床效果[31]（图 4-7-9）。同样在 Hsu 等[30]的回顾性研究中，作者在证明了使用 DHS 治疗外侧壁厚度小于 2.24 cm 的 A2 型转子间骨折易出现术后外侧壁骨折后，从 252 例 A2 型骨折中筛选出术前外侧壁厚度小于 2.24 cm 的 171 例病例，按仅使用 DHS 固定和使用 DHS 联合 TSP（DHS-TSP）固定分为两组，经统计学分析显示 DHS-TSP 组术后 6 个月内外侧壁出现骨折的概率（$P < 0.001$）、拉力螺钉退出的距离（$P = 0.028$）和二次手术（$P = 0.003$）均显著低于 DHS 组。Hsu 等因此认为，在外侧壁厚度小于 2.24 cm 的 AO/OTA 31 A2 型转子间骨折患者中，需采用 DHS-TSP 以获得更好的治疗效果。

对于已经存在外侧壁骨折的股骨转子间骨折，无论其是否合并内侧壁骨折，大多数学者认为不应使用 DHS 固定[29,32-34]。

2．经皮加压接骨板

经皮加压接骨板（percutaneous compression plating，PCCP）是髓外固定系统中治疗合并内侧壁骨折的股骨转子间骨折的另一选择（图 4-7-10）。2000 年，Gotfried[35] 等回顾性研究了 98 例转子间骨折，其中合并内侧壁骨折的病例占到了 78.4%，PCCP 围手术期

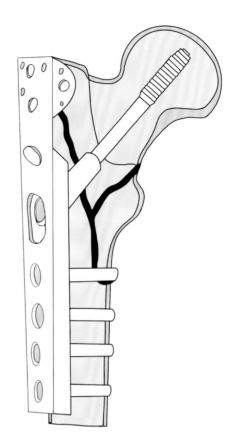

图 4-7-9　使用 DHS 联合 TSP（DHS-TSP）治疗外侧壁薄弱的 A2 型骨折[30]

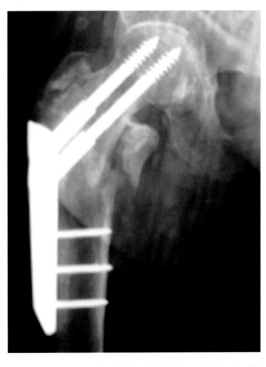

图 4-7-10　PCCP 治疗合并内侧壁骨折的股骨转子间骨折[38]

平均失血量为 92.4 ml（14 ～ 245 ml），术后平均住院天数为 8.7 天（4 ～ 20 天），并发症包括 2 处轻微伤口血肿和 1 处软组织感染，3 位患者需要二次手术。随访中没有发现塌陷，螺钉切出或从头部穿透，80 例骨折均在 6 个月内实现了愈合。Gotfried 认为 PCCP 可以减少转子间骨折的术后并发症、实现骨折愈合并改善患者术后的功能。在随后的生物力学研究中，Gotfried 等 [36] 使用 PCCP 固定尸体骨转子间骨折模型，证明 PCCP 可提供足够的弯曲刚度和扭转稳定性；同时 PCCP 还具有一定的滑动能力，可以产生可控的加压，并通过循环载荷进一步增强。通过 Gotfried 的相关研究，PCCP 成功进入了创伤骨科医师的视野。

Shen 等 [37] 回顾性分析了 PCCP 治疗转子间骨折的中期效果，共纳入了 113 例转子间骨折，合并内侧壁骨折的转子间骨折占多数，共有 100 位患者进行 12 ～ 36 个月的随访，其中仅有 1 位患者因术后 1 个月螺钉切出行半髋关节置换术。剩余患者中虽然有 13 例患者出现内固定相关并发症，包括髋内翻、塌陷等，但最终 99 例患者均达到了骨折愈合。在最后一次随访中，81 位患者恢复到了骨折前的功能水平，Harris 评分平均为 89 分。因此，Shen 等认为 PCCP 是治疗所有类型股骨转子间骨折良好而有效的内固定。Carvajal-Pedrosa 等 [38] 设计了一项前瞻性非随机临床对照研究比较了 PCCP 治疗 AO/OTA 31 A1 型和 A2 型转子间骨折的效果，纳入了 363 例 A1 型骨折和 294 例 A2 型骨折。相比于使用 PCCP 治疗的 A1 型骨折，同样使用 PCCP 治疗的 A2 型骨折在术后即刻（$P = 0.020$）、6 周（$P = 0.0001$）和 3 个月（$P = 0.009$）的疼痛以及术后 6 周的行走能力（$P = 0.0001$）上有显著劣势，但在失血量、伤口并发症、末次随访功能、愈合时间、死亡率和内固定相关并发症上无统计学差异。事实上，在 294 例 A2 型骨折中，仅有 16 例（6.3%）患者发生了内固定相关并发症。可以认为，PCCP 治疗 A2 型骨折，即合并内侧壁骨折的顺转子骨折有与治疗简单转子间骨折相同的良好效果。

部分学者将 PCCP 与 DHS 比较，发现使用 PCCP 治疗转子间骨折的效果可能优于 DHS[39-42]。

3．锁定接骨板

在针对股骨转子间骨折专门设计的内固定系统上市之前，周方等曾尝试使用倒置的股骨远端微创内固定系统（less invasive stabilization system for the distal femur，LISS-DF）治疗复杂转子间骨折，在其纳入的病例中包含了合并内侧壁骨折的转子间骨折，且达到了良好的效果[43-44]（图 4-7-11）。部分学者使用倒置

LISS 治疗不稳定转子间骨折同样取得了较好的效果，但这些研究共同的缺陷是纳入患者的样本量较小 [45-48]。

股骨近端锁定加压接骨板（proximal femur locking compression plate，PF-LCP）是治疗髋部骨折的一种新型内固定系统，可用于治疗股骨颈骨折、转子间骨折和转子下骨折。在推向市场前，相关生物力学实验表明，PF-LCP 在股骨颈骨折模型 [49-50] 和转子下骨折模型 [51-52] 中显示出良好的生物力学性能。但随后大量的临床研究报道了 PF-LCP 在治疗转子间骨折时极高的内固定相关失败率，从 25% ～ 53% [53-55]（图 4-7-12）。Viberg 等 [56] 在回顾了相关研究后认为，生物力学研究通常与临床研究有着本质上的不同，因为生物力学研究仅考虑了内固定物的最佳理论用途，而没有考虑复杂临床环境中的长期结果，因此在引进新的内固定时，必须进行正确设计的临床研究，并且不能用生物力学研究代替。

（三）髓内钉系统

髓内钉系统包括 Gamma 钉、股骨转子部固定钉（trochanteric fixation nail，TFN）、股骨近端防旋髓内钉（proximal femoral nail anti-rotation，PFNA）、髋部联合加压交锁髓内钉系统（trigen intertan，intertan）等（图 4-7-13）。相比于髓外固定，髓内钉系统治疗合并内侧壁骨折的股骨转子间骨折具有以下理论上的优势：①无须剥离外侧肌肉或显露骨折端，符合微创的原则 [57]；②当转子间骨折合并内侧壁骨折时，内侧壁无法正常传导载荷，而髓内钉系统的主钉置于股骨髓内，靠近下肢正常的力线，有助于传导载荷 [58-59]；③部分髓内钉系统使用螺旋刀片，在置入过程中可以压紧压实周围骨松质，增强抗剪切力，减少应力时产生的塌陷和旋转 [57,60]。

相当一部分生物力学研究表明，相比于 DHS 和 SHS，髓内钉在固定股骨转子间骨折时更有优势 [18,61]，但并没有在临床实践中得到证明 [21,22,62]。Reindl 等 [22] 在一项前瞻性随机对照研究（randomized controlled trial，RCT）中纳入 204 例 31 A2 型转子间骨折，其中使用 DHS 治疗 92 例，髓内钉治疗 112 例包括股骨转子部固定钉（trochanteric fixation nail，TFN）42 例，Intertan 髓内钉 48 例，Gamma 钉 22 例。DHS 组失败 2 例，髓内钉组失败 1 例，两组病例无统计学差异。最终共 167 例（其中 DHS 80 例、髓内钉 87 例）完成 12 个月随访，统计学分析显示，髓内钉可显著减小股骨颈的短缩 [（0.2±0.48）cm vs.（1.0±0.85）cm，$P < 0.001$]，但两组病例在下肢评

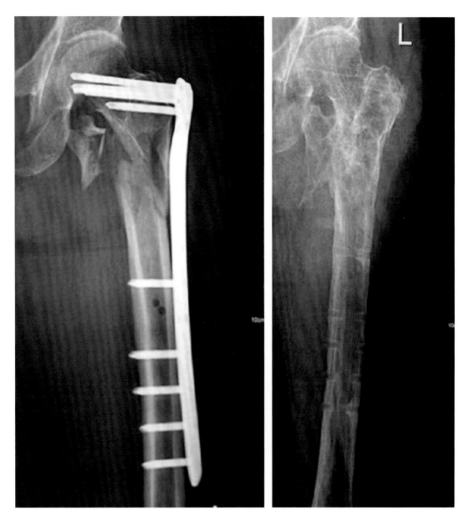

图 4-7-11　倒置 LISS 治疗合并内侧壁骨折的股骨转子间骨折，骨折愈合后取出 LISS[44]

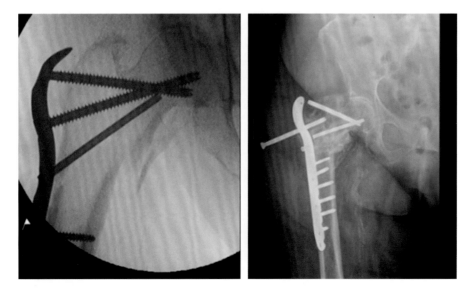

图 4-7-12　PF-LCP 治疗合并内侧壁骨折的股骨转子间骨折后出现内固定失败[55]

分（lower extremity measure，LEM）、功能独立性评分（functional independence measure，FIM）、坐位站起并行走 20 m 所需时间（timed "Up & Go" test，TUG）和 2 min 行走距离（timed two-minute walk test）等功能恢复的指标上无显著的统计学差异（$P > 0.05$）。Barton 等 [21] 在另一项 RCT 研究中纳入了 210 例 31 A2 型股骨转子间骨折，其中使用 SHS 治疗的病例 110 例，第三代 Gamma 钉（主钉均选用长钉）治疗 100 例。在随访的 12 个月内，共有 5 例内固定失败病例接受了翻修手术，其中 SHS 2 例，第三代 Gamma 钉 3 例，两组病例无显著的统计学差异。同时，两组病例在死亡率（分别以 3 天内和 1 年内计）、住院时间、输血率、居住和旅行的改变以及术后生活质量（以 EuroQol 5D 评分评定）上均没有显著性差异（$P > 0.05$）。Barton 等 [21] 认为 SHS 治疗效果与 Gamma 钉相似，但 SHS 手术花费少，所以仍应被作为治疗 31 A2 型股骨转子间骨折的金标准。Li 等 [62] 在一项 Meta 分析中纳入了 11 篇 RCT 研究，包含了 1543 例 AO/OTA A2 型或 A3 型转子间骨折，其中 796 例患者使用髓内钉，747 例患者使用 DHS 或 SHS；结果表明，髓内钉仅在术后功能评分和出血量上具有显著优势，但在二者在手术相关不良事件（包括死亡率、螺钉切除、骨折不愈合、伤口感染、医源性外侧壁骨折、内固定失败和再手术率等）、手术时

间、输血量和住院时间上均无明显差异。

Shen 等 [63] 对比较髓内钉和 PCCP 治疗效果的 2 篇 RCT 研究、3 篇回顾性对照研究（retrospective comparative study，RCS）和 1 篇前瞻性非随机对照研究（prospective non-randomized trial，PNT）进行了 Meta 分析，共纳入了 908 例 AO/OTA A1 型或 A2 型转子间骨折患者，其中使用髓内钉治疗 412 例，PCCP 治疗 496 例；结果表明，二者在手术时间、术中失血量、死亡率、系统并发症、功能评分、术后功能恢复和再次手术率上没有明显差距（$P > 0.05$），而 PCCP 则有更短的住院时间、更少的输血量和更低的内固定相关并发症发生率（$P < 0.05$）。但这项 Meta 分析纳入了 PCS 和 PNT 等低质量的研究，且使用两种内固定的患者中 A1 型骨折和 A2 型骨折的比例并不明确，因此不能说明在治疗合并内侧壁骨折的股骨转子间骨折时，PCCP 较髓内钉更有优势。

一项生物力学研究显示，在合并内侧壁骨折的股骨转子间骨折模型中，无论是否合并外侧壁骨折（AO/OTA A2.3 型或 A3.3 型），PFNA 与倒置 LISS 提供的生物力学强度均无显著差异 [64]。周方等 [44] 在一项 RCT 研究中比较了倒置 LISS 和 PFNA 治疗转子间骨折的临床效果，其中使用倒置 LISS 治疗 28 例，合并内侧壁骨折的转子间骨折（A2 型和 A3.3 型）19 例，占 67.9%；使用 PFNA 治疗 36 例，合并内侧壁骨折

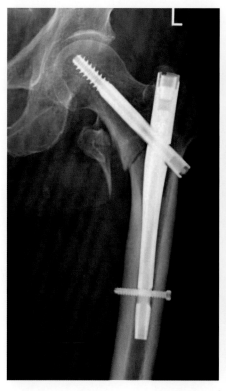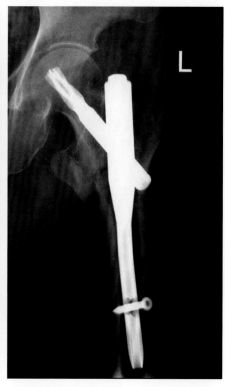

图 4-7-13　Gamma 3（左）和 PFNA（右）治疗合并内侧壁骨折的股骨转子间骨折

的转子间骨折（A2 型和 A3.3 型）28 例，占 77.8%。其中 59 例患者进行了平均 26.8 个月（21～36 个月）的随访，统计学分析结果显示，PFNA 仅在平均手术时间上具有显著优势（$P = 0.006$），两组在一般并发症、术中失血量、住院时间和髋部功能方面无统计学差异（$P > 0.05$）；在内固定相关并发症方面，1 例 PFNA 的螺旋刀片切入骨盆，2 例 LISS 发生了断钉，也没有明显统计学差异（$P > 0.05$）。因此可以认为使用 PFNA 治疗合并内侧壁骨折的转子间骨折时，临床效果并不优于倒置 LISS。Han 等[65]则认为 PFNA 和倒置 LISS 在治疗股骨近端骨折时具有不同的优势，PFNA 可以允许患者更早的负重、加速骨折的愈合，而倒置 LISS 可以更有效地避免髋内翻，且可能更适用于严重骨质疏松的患者。

（四）髋关节置换

髋关节置换术（hip arthroplasty）分为股骨头置换术（hemiarthroplasty）和全髋关节置换术（total hip arthroplasty，THA）。部分学者认为在严格选择适应证的情况下，髋关节置换术可以作为高龄患者不稳定型转子间骨折的初次手术方案[66-68]，这其中就包括了合并内侧壁骨折的转子间骨折。

Stappaerts 等[67]在一项随机对照研究（randomized controlled trail，RCT）中比较了使用 DHS 行内固定术和使用骨水泥型 Vandeputte 内置假体（vandeputte cemented endoprosthesis，VDP）行股骨头置换术治疗转子间骨折的效果，入组标准严格限定为 70 岁以上无髋关节炎的急性 AO/OTA A2 型转子间骨折患者。研究共纳入了 90 例患者，其中使用 DHS 治疗 47 例，VDP 假体 43 例；两组在手术时间、伤口并发症、死亡率、末次随访功能、内固定或假体并发症和再手术率上没有显著差异（$P > 0.05$）；DHS 组患者中 11 人（26%）发生了术后严重的骨折再移位和完全塌陷，其中 2 人接受了再手术，VDP 假体组仅有 1 人接受再手术；VDP 假体组需要 400 ml 以上输血的患者显著多于 DHS 组（$P < 0.05$）。

Kim 等[69]在另一项 RCT 研究中比较了使用股骨近端髓内钉（proximal femoral nail，PFN）行内固定术和使用长柄非骨水泥型股骨距置换型假体（long-stem cementless calcar-replacement prosthesis）行股骨头置换术治疗转子间骨折的效果，共纳入了 75 岁以上因低能量外伤所致的急性 AO/OTA A2 型（或 Evans Ⅲ型、Ⅳ型）转子间骨折患者 58 人，PFN 组和假体置换组各 29 人。经过最少两年的随访，Kim 等发现

两组患者在功能预后、住院时间、负重开始时间和全身并发症上无显著差异，但 PFN 组的患者手术时间更短（$P < 0.0001$）、出血量更少（$P < 0.0001$）、需要输血患者更少（$P < 0.0001$）且平均输血单位数也更少（$P < 0.0001$）。更重要的是，两组患者虽然在一年内死亡率上无显著差距（20.7% vs. 13.8%，$P = 0.497$），但三年内死亡率假体置换组显著高于 PFN 组（55.2% vs. 17.2%，$P = 0.006$）。因此，Kim 等[69]认为对于 A2 型转子间骨折，即合并内侧壁骨折的股骨顺转子间骨折，使用 PFN 行内固定术优于使用长柄非骨水泥型股骨距置换型假体行股骨头置换术。部分 RCT 研究表明，经股骨头置换术治疗的转子间骨折患者的髋关节功能虽然在早期较为良好，但远期功能要弱于使用 PFN 治疗的患者[70-71]。

我们认为，对股骨转子间骨折的患者初次手术行髋关节置换术需要严格把握手术指征，满足以下条件之一的患者可以考虑行初次手术[72-73]：

1. 骨折同侧的髋关节骨关节炎；
2. 骨折同侧的股骨头坏死；
3. 感染性髋关节炎；
4. 不稳定型转子间骨折，骨量较差的患者；
5. 骨折内固定失败后的翻修；
6. 陈旧骨折。

需要指出的是，目前髋关节置换术治疗转子间骨折在许多问题上仍有争议，包括手术入路的选择[74]、术式的选择[75]、假体的选择[76]等。但在处理合并内侧壁骨折的股骨转子间骨折时，学者普遍认为应使用钛缆加强内侧壁骨折块或直接使用股骨距置换型假体[69,73]（图 4-7-14）。

（五）小结

目前学者们对治疗合并内侧壁骨折的股骨转子间骨折的最优内固定莫衷一是，可选的内固定分为髓外固定系统和髓内钉系统，髓外固定中使用最广泛的是 DHS，其次为 PCCP 和倒置 LISS-DF 等。初次髋关节置换需要严格把握手术适应证。

目前，髓内钉因其简便的手术操作、良好的预后和较好的生物力学性能，越来越成为治疗转子间骨折特别是不稳定型转子间骨折的主流[77-78]。2015 年，一项由 3687 位美国骨科医师学会会员完成的调查显示，68% 的骨科医师在治疗转子间骨折时首选髓内钉，13% 的骨科医师使用髓内钉和 DHS 的频率相同，仅有 19% 的骨科医师首选 DHS[78]。实际上，在 AAOS 出版的 2015 年版髋部骨折诊治指南中，近端髓内钉

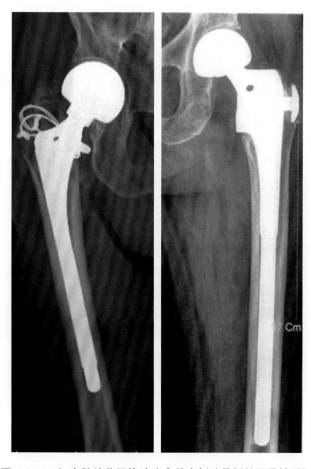

图 4-7-14　初次髋关节置换治疗合并内侧壁骨折的股骨转子间骨折 [69,73]

被推荐在所有类型的转子间骨折中使用，DHS 仅与近端髓内钉一同在稳定型转子间骨折中被推荐使用 [79]。

在临床实践中，考虑到合并内侧壁骨折的转子间骨折的患者大多高龄、合并症多、手术风险大，我们同样倾向于选择手术时间更短、手术操作更为简便的髓内钉治疗此类患者。

六、内侧壁骨折的处理原则

（一）内侧壁重建的方法

截骨术曾用于重建内侧壁。当内侧壁骨折粉碎、骨质缺损巨大时，Den Hartog 等 [80] 主张在大转子进行有限截骨以重建内侧壁。Dimon 和 Hughston 曾介绍了一种治疗不稳定型转子间骨折不愈合的截骨手术技术 [81]。1997 年，Sarathy 等 [82] 改良了此截骨术，将外翻截骨和远端内移技术搭配 130° 角钢板应用于伴较大内侧壁骨折块的四部分不稳定型转子间骨折，取得了较好的效果（图 4-7-15）。但截骨术手术技术难度高、风险大，目前已不应用于转子间骨折的治疗。

在使用 DHS 或 SHS 治疗合并内侧壁骨折的股骨转子间骨折的手术中，位于股骨外侧的手术切口一般较长，可徒手或使用抓钩复位内侧壁骨折块，部分学者也研制了相应的骨折复位器以降低复位操作的难

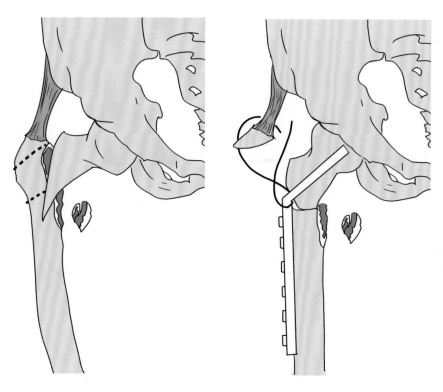

图 4-7-15　Sarathy 等 [82] 在大转子区截骨，将骨折远端内移并使用角钢板固定后重建内侧壁的连续性

度[83-85]。复位内侧壁骨折块后可用皮质骨螺钉或空心拉力螺钉固定[86]，部分骨科医师在实践中认为仅用单枚螺钉即可达到良好的效果[84,86]，但当内侧壁骨折块较大时，也可考虑使用双螺钉固定[15,85]，螺钉置入时可经或不经 DHS 的钉孔（图 4-7-16）。钢缆环扎是固定内侧壁骨折块的另一选择。生物力学实验已经证明，位置良好的钢缆经单圈或双圈环扎固定内侧壁骨折块可以显著提高内固定术后骨折模型的稳定性[19,20]。Cho 等[87] 使用单圈固定，将钢缆沿紧贴小转子下缘水平环扎一圈，并于股骨外侧壁拧紧；当内侧壁骨折块粉碎时，可使用钢缆环扎两次，力求固定尽量多的骨质（图 4-7-17）。Puram 等[183] 则建议采用"8"字环扎，"8"字一端绕过小转子下缘，另一端绕过大转子，钢缆在股骨外侧壁拧紧（图 4-7-18）；Puram 等认为这种环扎方法可以起到张力带的作用，且同样适用于伴大转子骨折块时。

使用髓内钉治疗股骨转子间骨折是一种符合微创理念的手术，手术切口小且术中不暴露骨折端，但在髓内钉术中复位并固定内侧壁骨折块势必会扩大手术创伤。目前仅检索到一篇相关技术的报道，即由 Kim 等[88] 提出的"改良糖果包钢缆环扎法"（modified candy-package wiring technique）：在闭合复位转子间骨折的主要骨折块后，在大转子下预计的髓内钉头颈螺钉进钉点处做 5 ～ 6 cm 纵切口，利用特制的钢缆环扎导向器沿小转子上下缘各放置一根钢缆；先在股骨前方将两根钢缆编织多圈，然后在股骨后方将两根钢缆沿外下牵拉，牵拉的过程即可完成内侧壁骨折块的初步复位；初步复位后在股骨后方编织几圈将两根钢缆做成"糖果包"（candy-package）样，"糖果包"包裹了小转子和腰大肌，利用糖果包完成内侧壁骨折块的最终复位；最后将两根钢缆在股骨外侧拧几圈，即可完成内侧壁骨折块的临时固定；按照常规手术流程置入髓内钉后在股骨外侧拧紧"糖果包"，完成内侧壁骨折块的最终固定（图 4-7-19）。

"改良糖果包钢缆环扎法"将钢缆做成"糖果包"的过程中完成了内侧壁骨折块的复位和固定，思路和技术十分巧妙；"糖果包"形态的双钢缆固定较为牢靠，内侧壁骨折块很难再发生移位；在完成复位固定内侧壁骨折块的目的时仅将髓内钉头颈螺钉进钉点处的切口做了适当的延长，配合髓内钉手术，具有微创的手术效果。但这项技术的缺陷也十分明显：①技术难度较高；②需要特制的钢缆环扎导向器；③势必会造成手术时间的延长、患者放射线暴露的增加和出血量的增加。

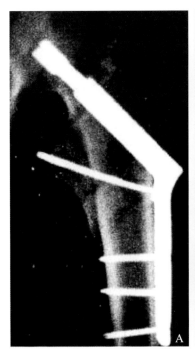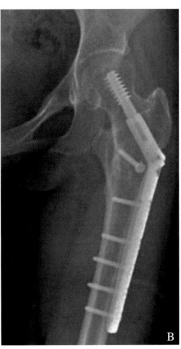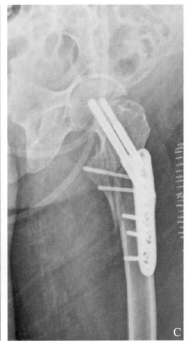

图 4-7-16 螺钉固定内侧壁骨折块
A. 单螺钉经 DHS 钉孔固定[86]；B. 单螺钉不经 DHS 钉孔固定[84]；C. 双螺钉固定[85]

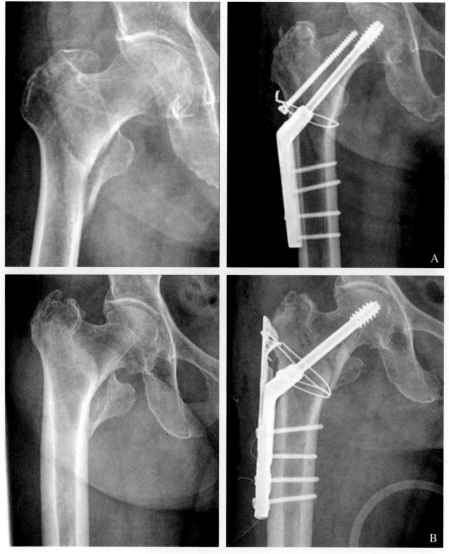

图 4-7-17 Cho 等[87] 钢缆环扎固定内侧壁骨折块法
A. 使用单圈钢缆环扎；B. 当内侧壁粉碎时，可单圈钢缆环扎 2 次，尽可能固定更多的骨质

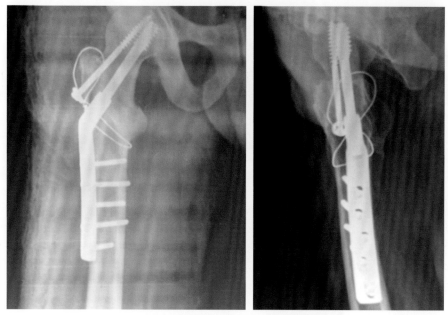

图 4-7-18 Puram 等[83] "8" 字钢缆环扎法
"8" 字一端绕过内侧壁骨折块下缘，另一端绕过大转子，在外侧壁扎紧，形成张力带结构

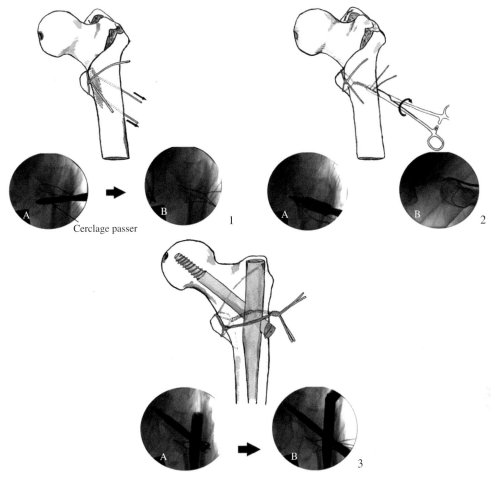

图 4-7-19 "改良糖果包钢缆环扎法"[88]

1. 放置两根钢缆，在股骨前方编织多圈，从后方将钢缆向外下方拉，完成内侧骨折块的初步复位；2. 在股骨后方编织多圈，形成"糖果包"，利用"糖果包"完成内侧壁骨折块的最终复位；3. 利用"糖果包"临时固定内侧壁骨折块后置入髓内钉，拧紧"糖果包"，完成内侧壁骨折块的最终固定

(二) 内侧壁重建的争议

虽然学者提出了如上述众多可行的复位固定内侧壁骨折块的方法，但在治疗合并内侧壁骨折的转子间骨折时，其必要性仍有待商榷。

部分学者认为在使用 DHS 治疗合并内侧壁骨折的转子间骨折时，需要复位固定内侧壁骨折块以重建内侧壁[84-85]。肖永志等[89] 总结了 68 例使用 DHS 治疗的不稳定型转子间骨折，其中 Evans Ⅲ 型 41 例，Ⅳ 型 27 例；在未固定内侧壁骨折块的 39 例中，发生髋内翻 5 例，发病率 13%，同时有股骨颈切割 2 例，钉板松动 2 例，钉板断裂 1 例；在固定内侧壁骨折块的 27 例和截骨并远端内移的 2 例中，均无髋内翻、下肢短缩、股骨头颈切割、钉板断裂等并发症。郭晓泽等[84] 纳入了 66 例 Evans Ⅲ 型骨折患者，随机分为两组，其中试验组 32 人，在 DHS 固定骨折的同时使用自行设计的小转子复位固定器复位并使用螺钉内侧壁骨折块，对照组 34 人，单纯使用 DHS 固定骨折。两组术后的颈干角没有明显差异（$P = 0.301$），经至少 12 个月的随访结果显示，试验组患者骨折愈合时间显著少于对照组（$P = 0.006$），内固定成功率（$P = 0.022$）和 Harris 评分优良率（$P = 0.049$）显著高于对照组。但试验组的手术时间（$P = 0.0001$）和术中出血量（$P = 0.0001$）显著低于对照组。

目前尚无论证复位固定内侧壁骨折块在髓内钉手术中重要性的文献。虽然 Kim 等[88] 提出了"改良糖果包钢缆环扎法"，并认为此方法可以使内侧壁骨折取得更良好的骨性愈合，但仅 22 例接受此种手术的患者资料，结果并不具有普遍的代表性。

随着内固定技术的不断发展，内侧壁骨折在预测骨折稳定性和内固定失败率方面受到了一定的挑战[4,6,83]。Sharma 等[6] 回顾 58 例使用 DHS 固定的转

子间骨折的 CT 资料后，认为内侧壁骨折的存在与否及内侧壁骨折块的大小均不能预测转子间骨折的稳定性。Puram 等[83] 回顾了 102 例 AO/OTA 31 A2 型转子间骨折患者的资料，其中 28 例使用 DHS 固定，74 例使用 DHS 固定的同时对内侧壁骨折块行 "8" 字钢缆环扎（图 4-7-18），经过至少 12 个月（12 ～ 48 个月）的随访，两组患者的 Harris 评分（$P = 0.392$）、牛津髋关节评分（oxford hip score）（$P = 0.388$）、下肢短缩（$P = 0.472$）、达到完全负重的时间（$P = 0.338$）和颈干角的变化（$P = 0.079$）均无统计学差异。Liu 等[4] 设计了一项前瞻性对照研究，纳入了 85 例年龄大于 60 岁的股骨转子间骨折患者，并按照骨折是否合并内侧壁骨折分为两组；患者均接受相同流程的手术，使用髓内钉（PFNA）固定，合并内侧壁骨折组的患者在术中不特意复位并固定内侧壁骨折块。结果表明，合并内侧壁骨折组的患者除术中出血量较大（$P = 0.026$）和手术时间较长（$P = 0.002$）外，在输血量（$P = 0.736$）、住院时间（$P = 0.776$）、骨折愈合时间（$P = 0.931$）和术后 1 年 Harris 评分（$P = 0.622$）上均与不合并内侧壁骨折组的患者没有统计学差异，且两组患者均未出现内固定失败翻修的情况。Liu 等认为内侧壁骨折不影响髓内钉治疗转子间骨折的手术效果。

虽然目前没有文献支持，但髓内固定系统更常用于治疗转子间骨折。使用髓内固定系统时，复位并固定内侧壁骨折块势必会造成切口的扩大、手术时间的延长及出血量的增加，且目前固定内侧壁骨折块的必要性尚存在争议。事实上，多数骨科医生无论使用何种内固定，也无论内侧壁骨折块的大小如何，在手术中均不特意固定内侧壁骨折块（图 4-7-8 ～ 图 4-7-13）。

李鹏飞等[12] 回顾性分析了 324 例合并内侧壁骨折的成人股骨转子间骨折患者的病例资料，提出了内侧壁骨折块的分型（图 4-7-5）。研究显示Ⅰ型内侧壁骨折 186 例，失败 1 例，失败率 0.5%；Ⅱ型内侧壁骨折 76 例，失败 1 例，失败率 1.3%；Ⅲ型内侧壁骨折 62 例，失败 6 例，失败率 9.7%，提示Ⅲ型内侧壁骨折是内固定失败的独立危险因素，因此，建议对于有移位的Ⅲ型内侧壁骨折应考虑进行内侧壁骨折块的复位固定。

（三）内侧壁骨折的处理——典型病例

1. 病例 1

患者女性，83 岁，自平地摔倒致伤。既往肾上腺腺瘤切除术后（图 4-7-20）：术前平片（A）示右

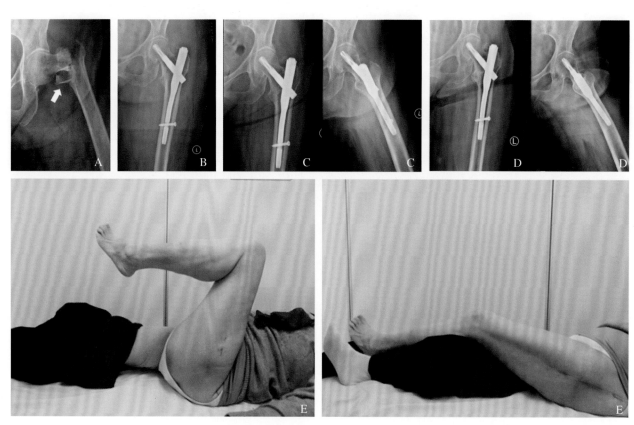

图 4-7-20　合并Ⅰ型内侧壁骨折的转子间骨折病例一例，髓内钉术后骨折愈合

股骨转子间骨折、合并单个内侧壁骨折块，骨折 AO/OTA 分型为 31 A2.1 型，考虑内侧壁骨折为 I 型。闭合复位后，（B）使用 PFNA 固定，未特意复位或固定内侧壁骨折块。术后 1 个月复查，平片（C）显示骨痂形成。术后 9 个月复查，平片（D）显示骨折愈合，患者髋关节功能恢复好（E）。

2. 病例 2

患者女性，82 岁，自平地摔倒致伤，既往高血压病史（图 4-7-21）：术前平片（A）示右股骨转子间骨折、合并单个内侧壁骨折块，骨折 AO/OTA 分型为 31 A2.1 型，考虑内侧壁骨折为 II 型；完善髋部 CT 平扫＋重建（B），进一步明确内侧壁骨折为 II 型。闭合复位后，（C）使用 PFNA 固定，未特意复位或固定内侧壁骨折块。术后可见内侧壁骨折块移位明显。术后 5 个月复查，平片（D）显示骨折愈合。

3. 病例 3

患者女性，81 岁，自平地摔倒致伤。既往高血压、2 型糖尿病、双膝骨关节炎、胸椎压缩骨折保守治疗后（T12）（图 4-7-22）：术前平片（A）示左股骨转子间骨折、合并单个较大内侧壁骨折块，骨折 AO/OTA 分型为 31 A2.2 型；完善髋部 CT 平扫＋重建（B），明确内侧壁骨折为 III 型。闭合复位后，（C）使用 PFNA 固定，未特意复位或固定内侧壁骨折块，术后可见内侧壁骨折块正、侧位片均位置良好，无明显

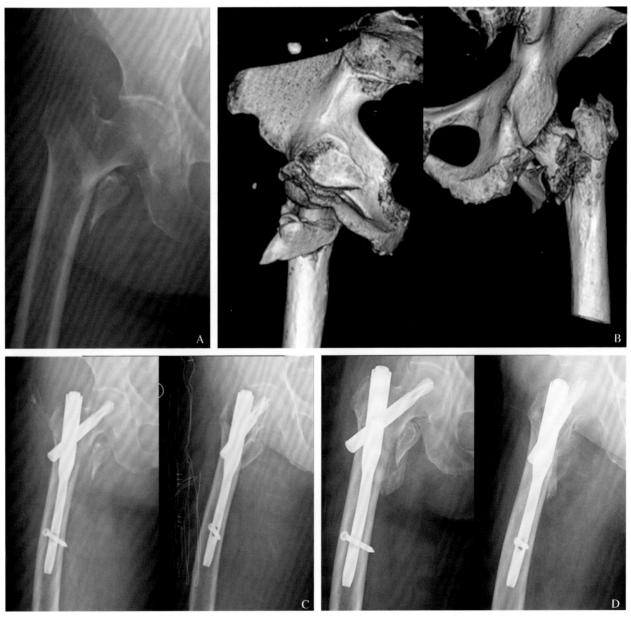

图 4-7-21 合并 II 型内侧壁骨折的转子间骨折病例一例，髓内钉术后骨折愈合

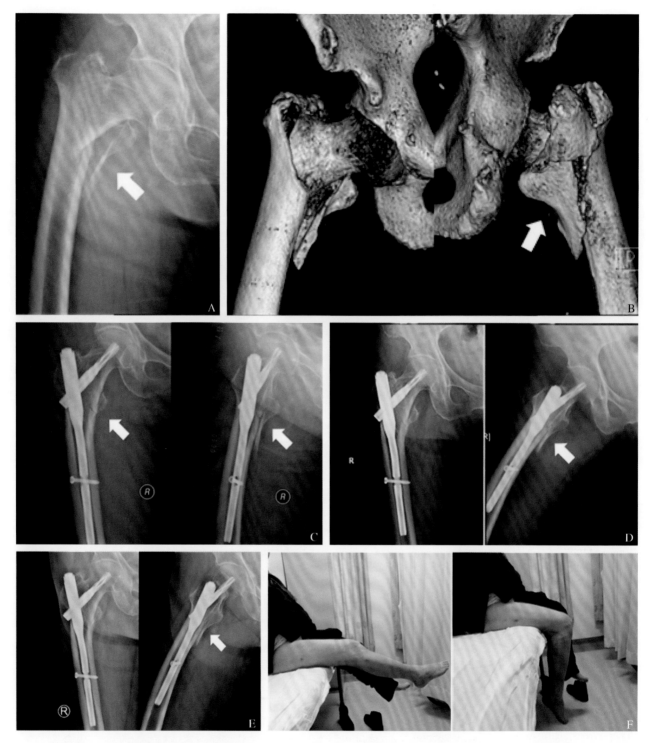

图 4-7-22　合并Ⅲ型内侧壁骨折的转子间骨折病例一例，内侧壁骨折块复位良好，髓内钉术后骨折愈合

移位。术后 1 个月复查，平片（D）可见内侧壁骨折块与股骨间少许骨痂形成。术后 10 个月复查，平片（E）可见转子间主要骨折线愈合，同时内侧壁骨折亦基本愈合。患者髋关节功能（F）恢复佳。

4. 病例 4

患者男性，72 岁，自平地摔倒致伤。既往高血压、前列腺手术术后（图 4-7-23）：术前平片（A）示左股骨转子间骨折、合并单个较大内侧壁骨折块，骨折 AO/OTA 分型为 31 A2.1 型；完善髋部 CT 平扫 +

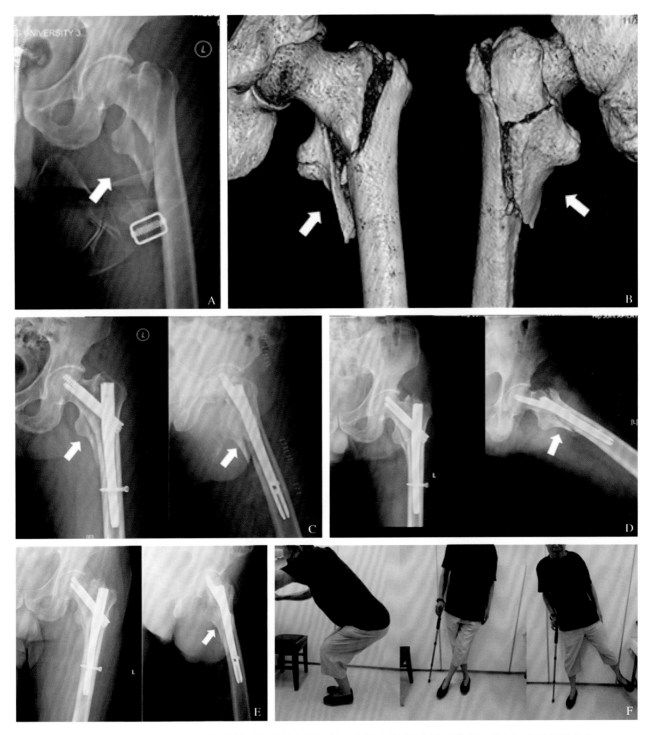

图 4-7-23　合并Ⅲ型内侧壁骨折的转子间骨折病例一例，内侧壁骨折块复位可接受，髓内钉术后骨折愈合

重建（B），明确内侧壁骨折为Ⅲ型。闭合复位后，（C）使用 InterTan 髓内钉固定，未特意复位或固定内侧壁骨折块，术后可见内侧壁骨折块正位片位置良好，侧位片移位较明显。术后 1 个月复查，平片（D）可见内侧壁骨折块与股骨间少许骨痂形成。术后 6 个月复查，平片（E）可见转子间主要骨折线愈合，同时内侧壁骨折亦愈合。患者髋关节功能（F）

恢复佳。

5. 病例 5

患者男性，82 岁，自平地摔倒致伤。既往高血压、冠心病、抑郁症病史（图 4-7-24）：（A）术前平片示右股骨转子间骨折、合并单个内侧壁骨折块，骨折 AO/OTA 分型为 31 A2.1 型，考虑内侧壁骨折为Ⅲ型；完善髋部 CT 平扫＋重建，进一步明确内侧壁骨

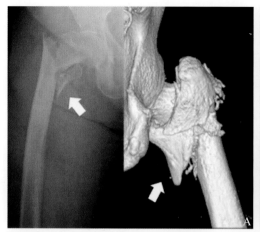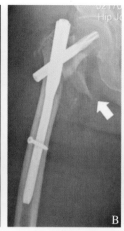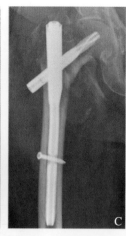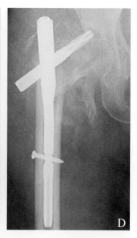

图 4-7-24　合并Ⅲ型内侧壁骨折的转子间骨折病例一例，内侧壁骨折块移位明显，髓内钉术后内固定失败

折为Ⅲ型。闭合复位后，（B）使用 PFNA 固定，未特意复位或固定内侧壁骨折块，术后可见内侧壁骨折块完全移位。术后 1 个月常规复查时，平片（C）提示内侧壁骨折块位置无变化，仍移位明显。（D）术后 3 个月时内固定切出。

6. 病例 6

患者男性，82 岁，摔伤致右股骨转子间骨折。AO 分型 A2 型（图 4-7-25）。A，B. 术前 CT 三维重建示后内侧较大游离骨折块，内侧壁劈裂超过中线，为Ⅲ型内侧壁骨折；C，D. 闭合牵引透视示后内侧骨折块移位明显；E，F. 克氏针临时固定股骨干与头颈骨折块；G，H 应用空心钉和钛缆固定后内侧骨折块，LISS 钢板倒置联合两枚空心拉力螺钉固定头颈骨折块与股骨干；I，J. 术后 3 个月 X 线示骨痂形成，骨折线模糊。

7. 病例 7

患者男性，67 岁，摔伤致右股骨转子间骨折，AO 分型 A2 型（图 4-7-26）。术前 X 线片 A 及 CT 三维重建 B 示后内侧较大游离骨折块，内侧壁劈裂超过中线，为Ⅲ型内侧壁骨折；采用新型 PFUN 髓内钉固定，拉力螺钉固定小转子，术后正侧位 X 线片 C、D 显示复位固定良好。

七、小结

1. Evans 提出内侧皮质支撑包括股骨颈下端、小转子、小转子附近皮质及延伸至此的股骨距等结构，但没有定义具体的范围。我们结合临床经验与股骨近端解剖学特点，将其定义为上界为股骨颈基底、下界为小转子下缘 1 cm、前界为股骨前壁内侧缘、后界

为股骨后壁中线所围成的区域，并简称为"内侧壁"（medial wall）。

2. 内侧皮质支撑的完整性是多种常用的以稳定性为依据的股骨转子间骨折分型的基础之一。合并内侧壁骨折的转子间骨折临床中较为常见，多数被认为是不稳定型骨折。

3. 生物力学试验证明了内侧壁完整性对股骨近端负重功能的重要性，转子间骨折的稳定性随内侧壁骨折块的增大而下降，固定内侧壁骨折块可以提高转子间骨折的稳定性。

4. 治疗合并内侧壁骨折的转子间骨折可选的内固定有多种，其中髓内钉越来越成为首选和主流，治疗此类骨折良好的内固定选择，但没有证据表明哪一种髓内钉效果更为优越。

5. 我们提出了一种针对内侧壁骨折的分型：Ⅰ型：小转子撕脱，骨折线没有越过小转子基底部；Ⅱ型：整块或粉碎的骨折块，包含小转子附近的后侧壁皮质，骨折线没有达到后侧壁中线；Ⅲ型：整块或粉碎的骨折块，骨折块包含大量后侧壁皮质，骨折线达到或超越后侧壁中线。其中Ⅲ型内侧壁骨折是内固定失败的独立危险因素，内固定的失败可能与Ⅲ型内侧壁骨折块较大的移位有关。但适合髓内钉手术的内侧壁复位和固定方法仍需进一步探索。

6. 内固定术中重建内侧壁，可以复位内侧壁骨折块后使用螺钉或钢缆环扎固定，但其必要性仍有争议，尤其是在使用髓内钉固定后。建议在治疗此类骨折时，先对内侧壁骨折进行分型，在使用髓内钉治疗合并Ⅲ型内侧壁骨折的转子间骨折时，需关注内侧壁骨折块的复位，当其移位明显时，复位和固定可能是必要的。Ⅰ型及Ⅱ型内侧壁骨折可以考虑不固定。

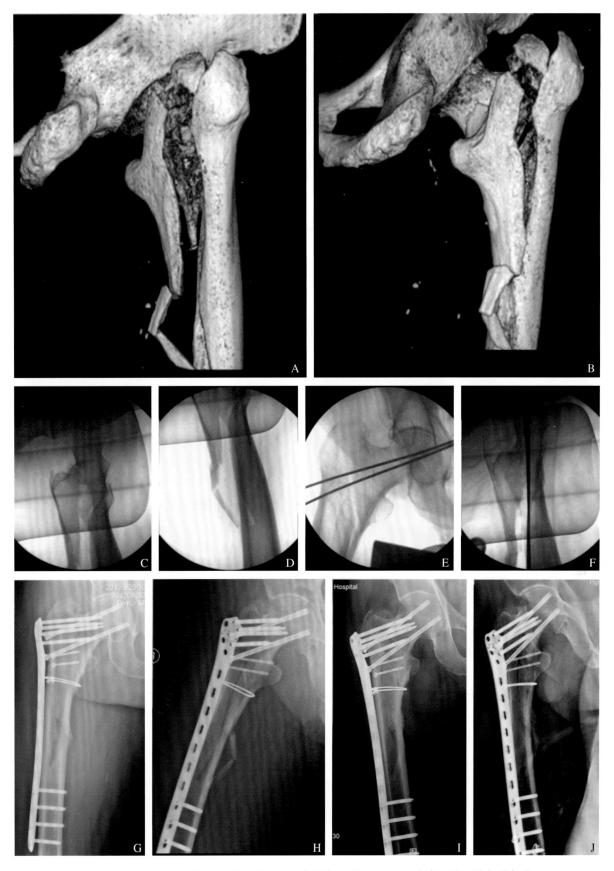

图 4-7-25　合并Ⅲ型内侧壁骨折的转子间骨折病例，应用空心钉和钛缆固定后内侧骨折块

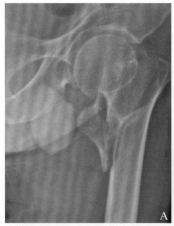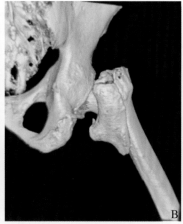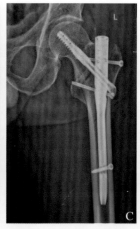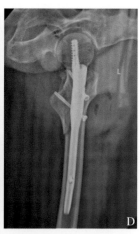

图 4-7-26　合并Ⅲ型内侧壁骨折的转子间骨折病例，新型 PFUN 髓内钉固定内侧骨折块

参考文献

[1] Evans E M. The treatment of trochanteric fractures of the femur. J Bone Joint Surg Br, 1949, 31B（2）: 190-203.

[2] Jensen J S, Michaelsen M. Trochanteric femoral fractures treated with McLaughlin osteosynthesis. Acta Orthop Scand, 1975, 46（5）: 795-803.

[3] Marsh J L, Slongo T F, Agel J, et al. Fracture and dislocation classification compendium - 2007: Orthopaedic Trauma Association classification, database and outcomes committee. J Orthop Trauma, 2007, 21（10 Suppl）: S1-S133.

[4] Liu X, Liu Y, Pan S, et al. Does integrity of the lesser trochanter influence the surgical outcome of intertrochanteric fracture in elderly patients? BMC Musculoskelet Disord, 2015, 16: 47.

[5] Ciufo D J, Zaruta D A, Lipof J S, et al. Risk Factors Associated With Cephalomedullary Nail Cutout in the Treatment of Trochanteric Hip Fractures. J Orthop Trauma, 2017, 31（11）: 583-588.

[6] Sharma G, Gn K K, Khatri K, et al. Morphology of the posteromedial fragment in pertrochanteric fractures: A three-dimensional computed tomography analysis. Injury, 2017, 48（2）: 419-431.

[7] Griffin J B. The calcar femorale redefined [J]. Clin Orthop Relat Res, 1982（164）: 211-214.

[8] 陈锐, 梅炯. 股骨距的结构特点、生物力学及其临床意义. 中国临床解剖学杂志, 2016, 34（4）: 476-478.

[9] Do J H, Kim Y S, Lee S J, et al. Influence of fragment volume on stability of 3-part intertrochanteric fracture of the femur: a biomechanical study. Eur J Orthop Surg Traumatol, 2013, 23（4）: 371-377.

[10] Niu E, Yang A, Harris A H, et al. Which Fixation Device is Preferred for Surgical Treatment of Intertrochanteric Hip Fractures in the United States? A Survey of Orthopaedic Surgeons. Clin Orthop Relat Res, 2015, 473（11）: 3647-3655.

[11] Meinberg E G, Agel J, Roberts C S, et al. Fracture and Dislocation Classification Compendium-2018. J Orthop Trauma, 2018, 32 Suppl 1: S1-S170.

[12] Li P, Lv Y, Zhou F, et al. Medial wall fragment involving large posterior cortex in pertrochanteric femur fractures: a notable preoperative risk factor for implant failure. Injury, 2020, 51（3）: 683-687.

[13] 张飞. 成人股骨转子间骨折的临床特点及其变化: 单中心 3201 例分析. 河北医科大学, 2015.

[14] 殷兵, 郭家良, 董天华, 等. 西南地区 11 家医院成人髋部骨折患者临床特征构成分析. 中华外科杂志, 2015, 53（5）: 349-352.

[15] 曹培锋, 洪勇平, 王以近, 等. 股骨小转子缺损及复位固定的生物力学比较. 中国矫形外科杂志, 2009, 17（22）: 1722-1724.

[16] Nie B, Chen X, Li J, et al. The medial femoral wall can play a more important role in unstable intertrochanteric fractures compared with lateral femoral wall: a biomechanical study. J Orthop Surg

Res, 2017, 12 (1): 197.

[17] Apel D M, Patwardhan A, Pinzur M S, et al. Axial loading studies of unstable intertrochanteric fractures of the femur. Clin Orthop Relat Res, 1989 (246): 156-164.

[18] Marmor M, Liddle K, Pekmezci M, et al. The effect of fracture pattern stability on implant loading in OTA type 31-A2 proximal femur fractures. J Orthop Trauma, 2013, 27 (12): 683-689.

[19] Wu H F, Chang C H, Wang G J, et al. Biomechanical investigation of dynamic hip screw and wire fixation on an unstable intertrochanteric fracture. Biomed Eng Online, 2019, 18 (1): 49.

[20] Ehrnthaller C, Olivier A C, Gebhard F, et al. The role of lesser trochanter fragment in unstable pertrochanteric A2 proximal femur fractures - is refixation of the lesser trochanter worth the effort？ Clin Biomech (Bristol, Avon), 2017, 42: 31-37.

[21] Barton T M, Gleeson R, Topliss C, et al. A comparison of the long gamma nail with the sliding hip screw for the treatment of AO/OTA 31-A2 fractures of the proximal part of the femur: a prospective randomized trial. J Bone Joint Surg Am, 2010, 92 (4): 792-798.

[22] Reindl R, Harvey E J, Berry G K, et al. Intramedullary Versus Extramedullary Fixation for Unstable Intertrochanteric Fractures: A Prospective Randomized Controlled Trial. J Bone Joint Surg Am, 2015, 97 (23): 1905-1912.

[23] Knobe M, Gradl G, Ladenburger A, et al. Unstable intertrochanteric femur fractures: is there a consensus on definition and treatment in Germany？ Clin Orthop Relat Res, 2013, 471 (9): 2831-2840.

[24] Gao Z, Lv Y, Zhou F, et al. Risk factors for implant failure after fixation of proximal femoral fractures with fracture of the lateral femoral wall. Injury, 2018, 49 (2): 315-322.

[25] Harris W H. Traumatic arthritis of the hip after dislocation and acetabular fractures: treatment by mold arthroplasty. An end-result study using a new method of result evaluation. J Bone Joint Surg Am, 1969, 51 (4): 737-755.

[26] Tomas-Hernandez J, Nunez-Camarena J, Teixidor-Serra J, et al. Salvage for intramedullary nailing

breakage after operative treatment of trochanteric fractures. Injury, 2018, 49 Suppl 2: S44-S50.

[27] Hardy D C, Descamps P Y, Krallis P, et al. Use of an intramedullary hip-screw compared with a compression hip-screw with a plate for intertrochanteric femoral fractures. A prospective, randomized study of one hundred patients. J Bone Joint Surg Am, 1998, 80 (5): 618-630.

[28] Xu Y Z, Geng D C, Mao H Q, et al. A comparison of the proximal femoral nail antirotation device and dynamic hip screw in the treatment of unstable pertrochanteric fracture. J Int Med Res, 2010, 38 (4): 1266-1275.

[29] Palm H, Jacobsen S, Sonne-Holm S, et al. Integrity of the lateral femoral wall in intertrochanteric hip fractures: an important predictor of a reoperation. J Bone Joint Surg Am, 2007, 89 (3): 470-475.

[30] Hsu C E, Chiu Y C, Tsai S H, et al. Trochanter stabilising plate improves treatment outcomes in AO/OTA 31-A2 intertrochanteric fractures with critical thin femoral lateral walls. Injury, 2015, 46 (6): 1047-1053.

[31] Babst R, Renner N, Biedermann M, et al. Clinical results using the trochanter stabilizing plate (TSP): the modular extension of the dynamic hip screw (DHS) for internal fixation of selected unstable intertrochanteric fractures. J Orthop Trauma, 1998, 12 (6): 392-399.

[32] Russell T A, Sanders R. Pertrochanteric hip fractures: time for change. J Orthop Trauma, 2011, 25 (4): 189-190.

[33] 周方. 股骨转子部骨折治疗失误及挽救措施. 国际骨科学杂志, 2008 (1): 74-75.

[34] Haidukewych G J. Intertrochanteric fractures: ten tips to improve results. Instr Course Lect, 2010, 59: 503-509.

[35] Gotfried Y. Percutaneous compression plating of intertrochanteric hip fractures. J Orthop Trauma, 2000, 14 (7): 490-495.

[36] Gotfried Y, Cohen B, Rotem A. Biomechanical evaluation of the percutaneous compression plating system for hip fractures. J Orthop Trauma, 2002, 16 (9): 644-650.

[37] Shen J, Luo F, Sun D, et al. Mid-term results after

treatment of intertrochanteric femoral fractures with percutaneous compression plate（PCCP）. Injury，2015，46（2）：347-357.

[38] Carvajal-Pedrosa C，Gomez-Sanchez R C，Hernandez-Cortes P. Comparison of Outcomes of Intertrochanteric Fracture Fixation Using Percutaneous Compression Plate Between Stable and Unstable Fractures in the Elderly. J Orthop Trauma，2016，30（6）：e201-e206.

[39] Gaddi D，Piarulli G，Angeloni A，et al. Gotfried percutaneous compression plating（PCCP）versus dynamic hip screw（DHS）in hip fractures：blood loss and 1-year mortality. Aging Clin Exp Res，2014，26（5）：497-503.

[40] Cheng Q，Huang W，Gong X，et al. Minimally invasive percutaneous compression plating versus dynamic hip screw for intertrochanteric fractures：a randomized control trial. Chin J Traumatol，2014，17（5）：249-255.

[41] Yang E，Qureshi S，Trokhan S，et al. Gotfried percutaneous compression plating compared with sliding hip screw fixation of intertrochanteric hip fractures：a prospective randomized study. J Bone Joint Surg Am，2011，93（10）：942-947.

[42] Peyser A，Weil Y，Brocke L，et al. Percutaneous compression plating versus compression hip screw fixation for the treatment of intertrochanteric hip fractures. Injury，2005，36（11）：1343-1349.

[43] 周方，张志山，田云，等. 微创内固定系统治疗复杂股骨转子部骨折的初步报告. 中华创伤骨科杂志，2006（12）：1113-1117.

[44] Zhou F，Zhang Z S，Yang H，et al. Less invasive stabilization system（LISS）versus proximal femoral nail anti-rotation（PFNA）in treating proximal femoral fractures：a prospective randomized study. J Orthop Trauma，2012，26（3）：155-162.

[45] Mutlu H，Mutlu S，Cetinkaya E，et al. Long-term results of reverse Liss plate applied to unstable proximal femur extracapsular fractures in Istanbul，Turkey. J Pak Med Assoc，2016，66（9）：1142-1148.

[46] Lin S J，Huang K C，Chuang P Y，et al. The outcome of unstable proximal femoral fracture treated with reverse LISS plates. Injury，2016，47（10）：2161-2168.

[47] Ma C H，Tu Y K，Yu S W，et al. Reverse LISS plates for unstable proximal femoral fractures. Injury，2010，41（8）：827-833.

[48] Ozkaya U，Bilgili F，Kilic A，et al. Minimally invasive management of unstable proximal femoral extracapsular fractures using reverse LISS femoral locking plates. Hip Int，2009，19（2）：141-147.

[49] Aminian A，Gao F，Fedoriw W W，et al. Vertically oriented femoral neck fractures：mechanical analysis of four fixation techniques. J Orthop Trauma，2007，21（8）：544-548.

[50] Nowotarski P J，Ervin B，Weatherby B，et al. Biomechanical analysis of a novel femoral neck locking plate for treatment of vertical shear Pauwel's type C femoral neck fractures. Injury，2012，43（6）：802-806.

[51] Crist B D，Khalafi A，Hazelwood S J，et al. A biomechanical comparison of locked plate fixation with percutaneous insertion capability versus the angled blade plate in a subtrochanteric fracture gap model. J Orthop Trauma，2009，23（9）：622-627.

[52] Latifi M H，Ganthel K，Rukmanikanthan S，et al. Prospects of implant with locking plate in fixation of subtrochanteric fracture：experimental demonstration of its potential benefits on synthetic femur model with supportive hierarchical nonlinear hyperelastic finite element analysis. Biomed Eng Online，2012，11：23.

[53] Wieser K，Babst R. Fixation failure of the LCP proximal femoral plate 4.5/5.0 in patients with missing posteromedial support in unstable per-，inter-，and subtrochanteric fractures of the proximal femur. Arch Orthop Trauma Surg，2010，130（10）：1281-1287.

[54] Wirtz C，Abbassi F，Evangelopoulos D S，et al. High failure rate of trochanteric fracture osteosynthesis with proximal femoral locking compression plate. Injury，2013，44（6）：751-756.

[55] Johnson B，Stevenson J，Chamma R，et al. Short-term follow-up of pertrochanteric fractures treated using the proximal femoral locking plate. J Orthop Trauma，2014，28（5）：283-287.

[56] Viberg B, Rasmussen K, Overgaard S, et al. Poor relation between biomechanical and clinical studies for the proximal femoral locking compression plate. Acta Orthop, 2017, 88 (4): 427-433.

[57] Mereddy P, Kamath S, Ramakrishnan M, et al. The AO/ASIF proximal femoral nail antirotation (PFNA): a new design for the treatment of unstable proximal femoral fractures. Injury, 2009, 40 (4): 428-432.

[58] Seral B, Garcia J M, Cegonino J, et al. Finite element study of intramedullary osteosynthesis in the treatment of trochanteric fractures of the hip: Gamma and PFN. Injury, 2004, 35 (2): 130-135.

[59] Menezes D F, Gamulin A, Noesberger B. Is the proximal femoral nail a suitable implant for treatment of all trochanteric fractures? Clin Orthop Relat Res, 2005, 439: 221-227.

[60] Al-yassari G, Langstaff R J, Jones J W, et al. The AO/ASIF proximal femoral nail (PFN) for the treatment of unstable trochanteric femoral fracture. Injury, 2002, 33 (5): 395-399.

[61] Weiser L, Ruppel A A, Nuchtern J V, et al. Extra- vs. intramedullary treatment of pertrochanteric fractures: a biomechanical in vitro study comparing dynamic hip screw and intramedullary nail. Arch Orthop Trauma Surg, 2015, 135 (8): 1101-1106.

[62] Li A B, Zhang W J, Wang J, et al. Intramedullary and extramedullary fixations for the treatment of unstable femoral intertrochanteric fractures: a meta-analysis of prospective randomized controlled trials. Int Orthop, 2017, 41 (2): 403-413.

[63] Shen J, Hu C, Yu S, et al. A meta-analysis of percutenous compression plate versus intramedullary nail for treatment of intertrochanteric HIP fractures. Int J Surg, 2016, 29: 151-158.

[64] Chen Y, Liu S, Lin P, et al. Comparative biomechanical study of reversed less invasive stabilization system and proximal femoral nail antirotation for unstable intertrochanteric fractures. Chin Med J (Engl), 2014, 127 (23): 4124-4129.

[65] Han N, Sun G X, Li Z C, et al. Comparison of proximal femoral nail antirotation blade and reverse less invasive stabilization system-distal femur systems in the treatment of proximal femoral fractures. Orthop Surg, 2011, 3 (1): 7-13.

[66] Broos P L, Rommens P M, Geens V R, et al. Pertrochanteric fractures in the elderly. Is the Belgian VDP prosthesis the best treatment for unstable fractures with severe comminution? Acta Chir Belg, 1991, 91 (5): 242-249.

[67] Stappaerts K H, Deldycke J, Broos P L, et al. Treatment of unstable peritrochanteric fractures in elderly patients with a compression hip screw or with the Vandeputte (VDP) endoprosthesis: a prospective randomized study. J Orthop Trauma, 1995, 9 (4): 292-297.

[68] Rodop O, Kiral A, Kaplan H, et al. Primary bipolar hemiprosthesis for unstable intertrochanteric fractures. Int Orthop, 2002, 26 (4): 233-237.

[69] Kim S Y, Kim Y G, Hwang J K. Cementless calcar-replacement hemiarthroplasty compared with intramedullary fixation of unstable intertrochanteric fractures. A prospective, randomized study. J Bone Joint Surg Am, 2005, 87 (10): 2186-2192.

[70] Desteli E E, Imren Y, Erdogan M, et al. Quality of Life Following Treatment of Trochanteric Fractures with Proximal Femoral Nail versus Cementless Bipolar Hemiarthroplasty in Elderly. Clin Invest Med, 2015, 38 (2): E63-E72.

[71] Ozkayin N, Okcu G, Aktuglu K. Intertrochanteric femur fractures in the elderly treated with either proximal femur nailing or hemiarthroplasty: A prospective randomised clinical study. Injury, 2015, 46 Suppl 2: S3-S8.

[72] Hsu C J, Chou W Y, Chiou C P, et al. Hemi-arthroplasty with supplemental fixation of greater trochanter to treat failed hip screws of femoral intertrochanteric fracture. Arch Orthop Trauma Surg, 2008, 128 (8): 841-845.

[73] Makinen T J, Gunton M, Fichman S G, et al. Arthroplasty for Pertrochanteric Hip Fractures. Orthop Clin North Am, 2015, 46 (4): 433-444.

[74] Chechik O, Khashan M, Lador R, et al. Surgical approach and prosthesis fixation in hip arthroplasty world wide. Arch Orthop Trauma Surg, 2013, 133 (11): 1595-1600.

[75] Coomber R，Porteous M，Hubble M，et al. Total hip replacement for hip fracture：Surgical techniques and concepts. Injury，2016，47（10）：2060-2064.

[76] Munro J T，Garbuz D S，Masri B A，et al. Tapered fluted titanium stems in the management of Vancouver B2 and B3 periprosthetic femoral fractures. Clin Orthop Relat Res，2014，472（2）：590-598.

[77] Anglen J O，Weinstein J N. Nail or plate fixation of intertrochanteric hip fractures：changing pattern of practice. A review of the American Board of Orthopaedic Surgery Database. J Bone Joint Surg Am，2008，90（4）：700-707.

[78] Niu E，Yang A，Harris A H，et al. Which Fixation Device is Preferred for Surgical Treatment of Intertrochanteric Hip Fractures in the United States？A Survey of Orthopaedic Surgeons. Clin Orthop Relat Res，2015，473（11）：3647-3655.

[79] Roberts K C，Brox W T. AAOS Clinical Practice Guideline：Management of Hip Fractures in the Elderly. J Am Acad Orthop Surg，2015，23（2）：138-140.

[80] Den Hartog B D，Bartal E，Cooke F. Treatment of the unstable intertrochanteric fracture. Effect of the placement of the screw，its angle of insertion，and osteotomy. J Bone Joint Surg Am，1991，73（5）：726-733.

[81] Dimon J H，Hughston J C. Unstable intertrochanteric fractures of the hip. J Bone Joint Surg Am，1967，49（3）：440-450.

[82] Sarathy M P，Madhavan P，Oomen M. Modified medial displacement and valgus osteotomy for unstable intertrochanteric fractures. Injury，1997，28（9-10）：601-605.

[83] Puram C，Pradhan C，Patil A，et al. Outcomes of dynamic hip screw augmented with trochanteric wiring for treatment of unstable type A2 intertrochanteric femur fractures. Injury，2017，48 Suppl 2：S72-S77.

[84] 郭晓泽，章莹，肖进，等. 股骨小转子复位固定器的设计与临床应用. 中国修复重建外科杂志，2015，29（2）：133-137.

[85] 叶锋，张龙君，李英周，等. 股骨小转子骨折固定复位器的设计与临床应用. 中国骨伤，2015，28（8）：726-729.

[86] Jones J B. Screw fixation of the lesser trochanteric fragment. Clin Orthop Relat Res，1977（123）：107.

[87] Cho S H，Lee S H，Cho H L，et al. Additional fixations for sliding hip screws in treating unstable pertrochanteric femoral fractures（AO Type 31-A2）：short-term clinical results. Clin Orthop Surg，2011，3（2）：107-113.

[88] Kim G M，Nam K W，Seo K B，et al. Wiring technique for lesser trochanter fixation in proximal IM nailing of unstable intertrochanteric fractures：A modified candy-package wiring technique. Injury，2017，48（2）：406-413.

[89] 肖永志，杭志刚，刘艳华. 转子间骨折的后内侧骨皮质连续性重建方法及意义. 中国矫形外科杂志，2006（20）：1589-1591.

（许翔宇　李鹏飞　周　方）

第八节　外侧壁的理念及复位固定

一、前言

随着我国老龄化速度的加快，好发于老年人群的髋部骨折尤其是转子间骨折也变得越来越常见。经过近几十年的发展，积极进行内固定手术治疗已基本成为共识。为获得更良好的预后，避免内固定失败，不稳定型转子间骨折正在受到学者们越来越多的重视。

早期由于转子间骨折多采用髓外固定，力臂较长，这使得包含了股骨距、小转子的后内侧骨块所提供的支撑作用显得尤为重要。因此，人们认为决定股骨转子间骨折内固定稳定性的关键因素是内侧结构的完整，特别是包含小转子、股骨距在内的后内侧骨折块的完整性[1,2]。随着内固定器械的发展，目前临床上髓内固定逐渐取代髓外固定成为股骨转子间骨折治疗的主流方式，髓内针主钉置于股骨近端髓腔内，相当于将内固定重心向内侧移，缩短了力臂，减少了内固定的应力，在一定程度上降低了内固定失败率。但是髓内固定相比髓外固定而言对外侧结构稳定性的要求提高，尤其对于伴外侧壁骨折的股骨转子间骨折，髓内针固定的失败率仍然较高，因此，一些研究[3-5]认为外侧壁的完整性也是构成股骨转子间骨折稳定性的关键因素之一，这也要求外科医师需要重视外侧壁，并合理使用髓内针。

二、股骨近端外侧壁的定义

股骨近端外侧壁，即位于股骨近端，由股骨干向上移行至股骨外侧的骨皮质。虽然对于股骨近端外侧壁的研究由来已久，特别近年来成为学界研究的热点问题，但此种特殊的解剖结构的准确定义仍伴随较多争议。

1991 年 Ritter 等[6]发现使用角钢板治疗股骨转子间骨折时，经股骨外侧皮质向股骨头颈打入刀片所形成的骨洞常会造成医源性的大转子骨折，并使用了"股骨外侧皮质"这一概念，但并未引起广泛关注。1996 年 Parker[7]分析了使用动力髋螺钉治疗股骨转子间骨折的失败案例，发现股骨干向内侧滑动可明显增加手术失败率，并认为股骨近端外侧的骨皮质可以阻止股骨干的滑动，提高内固定的稳定性，但遗憾的是 Parker 并没有给出外侧壁的概念。Gotfried[8]在 2004 年提出了股骨外侧壁的概念，是目前得到较多认可的外侧壁概念的提出者，他认为滑动加压螺钉均需经股骨近端的外侧皮质向股骨头内打入，这一片皮质骨区域提供的支撑十分重要，将其称为股骨近端外侧壁，认为外侧壁也应像后内侧骨块一样受到重视，并定义为"股骨干向近端的延伸"。Gotfried 首次将股骨外侧壁骨折这一概念从繁杂的不稳定骨折类型中抽出并强调，引起了学者们的关注和后续的一系列研究，但他仅仅认为外侧壁是针对动力髋螺钉（如 DHS）的使用而提出的外科概念，而且没有给出具体外侧壁起止点的定义。2007 年 Palm 等[9]认为股骨外侧壁是"骨外侧肌嵴"以远的股骨外侧皮质。2014 年 Haq 等[10]给出了外侧壁的定义：在髋部 X 线片上，沿股骨颈上下皮质做切线，2 条切线与股骨外侧相交所形成的区域即称为外侧壁（图 4-8-1a）。

对于股骨近端外侧壁的定义，国内学者同样做了大量研究。2010 年张世民等[11]提出外侧壁在解剖上

是指股外侧肌嵴以远的股骨近端外侧皮质，即小转子平面以上的股骨外侧皮质，之后将外侧壁下界的位置修正为小转子中点水平[12]（图 4-8-1b），在最新的一篇报道中，认为将外侧壁定义为"股外侧肌嵴至小转子下缘 2 cm 的距离，可能更为合适"[13]。

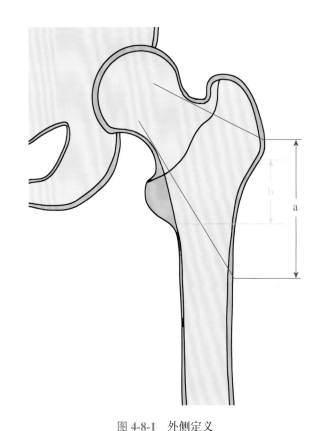

图 4-8-1 外侧定义
a. Haq 等对于外侧壁的定义；b. 张世民等对于外侧壁的定义

以上关于股骨近端外侧壁范围的定义全部是基于髋部的 X 线片，2018 年周方、高哲辰等[14]提出了基于髋部骨折三维 CT 重建的股骨近端外侧壁范围的定义：外侧壁范围的上界为股骨外侧肌嵴，下界为股骨颈下缘骨皮质的切线与股骨外侧皮质的交点，上下界之间的区域即为外侧壁。其定义的优点是股骨外侧肌嵴以下为皮质骨，且临床上比较容易辨认，而下界以下的骨折临床上一般归类为股骨转子下骨折。并且利用 CT 的容积再现技术，首次定义了股骨近端外侧壁的前界与后界（图 4-8-2）。

三、外侧壁的临床意义

目前，股骨转子间骨折大部分的固定方式都需要经股骨近端外侧壁向股骨头颈内打入拉力螺钉、螺旋刀片或其他内固定。对髓外固定系统而言，完整的外

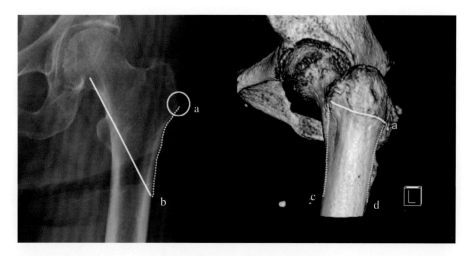

图 4-8-2　周方等对于外侧壁的定义
a：股骨外侧肌嵴；b：股骨颈下缘骨皮质的切线与股骨外侧皮质的交点；c：股骨前侧皮质中线；d：股骨后侧皮质中线

侧壁确保了骨折固定的稳定性，能够为骨折近端的股骨头颈提供外侧支撑，并允许股骨头颈沿拉力螺钉的滑动轴向外侧进行有限的滑动，使骨折块接触紧密并促进愈合，而当骨折块相互嵌压坐实之后，可对抗股骨干的内移和骨块的塌陷、旋转及内翻，并抵抗螺钉的后退切出[11]。当外侧壁不完整时，失去了对于股骨头颈的支撑，滑动加压方向与骨折线方向相同，股骨头颈骨折块会向外侧滑动而股骨干则会向内侧移动，整个内固定结构失稳并最终导致螺钉切除及内固定失败。

对髓内固定系统而言，外侧壁能为拉力螺钉或螺旋刀片提供三点受力的外侧作用点，减轻内侧股骨头和中间髓内钉接口处的杠杆应力，防止螺钉的切出和主钉的弯曲断裂[8,11]。而且当外侧壁骨折时，拉力螺钉或螺旋刀片可能会自骨折线中打入，导致原本复位良好的骨块被打散，复位不理想，内固定失败的概率增高。Abram[15]针对髓内针提出了股骨近端三点稳定结构，即 TAD（tip apex distance）、外侧壁的完整性、主钉进钉点的完整性，其中对于治疗成功与否最重要的预测因素是外侧壁的完整性，其次才是 TAD。Hsu等[16]通过回顾性研究预测骨折内固定稳定的可靠因素，在考虑患者的年龄、骨折类型、性别、外侧壁厚度、顶尖距等诸多因素中，外侧壁厚度成为最关键的因素。高哲辰等[14]通过回顾性研究进行了伴外侧壁骨折的转子间骨折内固定失败的危险因素分析，发现有统计学差异的影响因素是在外侧壁和大转子交界处有游离骨块以及复位质量。

股骨外侧壁概念的提出，将人们对于股骨近端解剖结构的认识由之前的四部分增加到了五部分，即股骨头颈、股骨干、大转子、小转子和外侧壁[11]。

四、外侧壁骨折相关的分型

股骨转子间骨折作为一种常见的骨折，治疗方式随着人们认识的提高和内固定器械的改进经历了漫长的演变，其分型也是如此，不同年代的不同依据的分型不胜枚举，并仍在不断推陈出新，总体上经历了从重视后内侧骨块的稳定性，到重视外侧壁的完整性，乃至两者兼具的分型思路，但由于对外侧壁骨折的研究时间相对较晚，目前单纯对于股骨转子间外侧壁骨折的分型较少。

Jensen 等[17]认为，股骨转子间骨折的稳定性与大小转子是否受累均有关系，从而对经典的 Evans 分型进行了改良，并将股骨转子间骨折分为五型[2]，其中Ⅲ型即大转子分离的三部分骨折、Ⅴ型即大小转子均分离的四部分骨折以目前角度分析均是包含外侧壁骨折的分型，但因当时尚未提出股骨近端外侧壁的概念，因此 Jensen 并未在其分型中系统阐述外侧壁骨折，本篇不再详述。

Palm 等[9]根据 1990 年版 AO/OTA 转子间骨折分型[18]，提出依据股骨近端外侧壁完整情况将转子部骨折分为三类：①外侧壁完整型：即 31A1.1 型、31A1.2 型、31A1.3 型、31A2.1 型，这些骨折不易发生术中外侧壁骨折，预后较好；②外侧壁薄弱型：即 31A2.2 型和 31A2.3 型，这两类骨折易发生术中外侧壁骨折，预后相对较差；③外侧壁骨折型：即 31A3.1 型、31A3.2 型、31A3.3 型，这三种类型的外侧壁术前即有骨折，只是原分类中未使用外侧壁这一名词。

这种分类方式得到了国内外一些学者的认可[10,19-20]。但 31A2.1 型和 31A2.2 型之间的观察组内和观察组间差异较大这一现象，也是无法忽视的[21]。

顾海伦等[22]在文章中提出了一种基于外侧壁和后内侧骨块受累情况的股骨近端外侧壁骨折的分型：Ⅰ型为单纯外侧壁粉碎骨折，累及螺旋刀片进钉点，但复位后内侧支撑基本存在；Ⅱ型为外侧壁劈裂合并股骨距骨折，螺旋刀片固定位置骨质条件尚可，能基本稳定螺旋刀片，但内侧缺乏支撑；Ⅲ型为外侧壁及股骨转子下粉碎骨折，复位骨折后，外侧壁螺旋刀片进钉点受累，内侧亦缺乏支撑。并根据此分型提出了不同的治疗方案（图 4-8-3）。

张世民等[23]提出了一种基于 CT 三维重建的股骨近端外侧壁骨折的分型：A 型，外侧壁完整；B 型，外侧壁部分骨折；C 型，外侧壁完全骨折。但尚未给出亚组之间的详细区分标准（图 4-8-4）。

2018 年，AO/OTA 分型做出了第二次修订[24]，其中对于股骨转子部骨折的分型进行了较大的修改（图 4-8-5）。对于转子部 A3 型骨折的描述，2018 年版分型与 1990 年版分型保持一致，而对于 A1 型及 A2 型骨折，2018 年版分型改变了 1990 年版分型以小转子是否完整作为分型依据的方法，而将外侧壁完整或是薄弱（笔者认为也可称之为外侧壁危险）作为 A1 型和 A2 型之间的分型依据，并给出了判断外侧壁是否薄弱的测量方法[25]（图 4-8-6）。新版 AO/OTA 对于股骨转子部骨折的分型确认了外侧壁对于股骨转子部骨折稳定性的作用，将外侧壁的状态提升到了一个更高优先级的考量，这也反映了目前外侧壁的重要性越来越得到人们重视的现状。美中不足的是测量外侧壁厚度的方式基于 X 线片，对于摄片时患者的体位要求较高，如前后位 X 线片不标准，可能会影响测量外侧壁厚度的准确性，且单纯凭借前后位 X 线

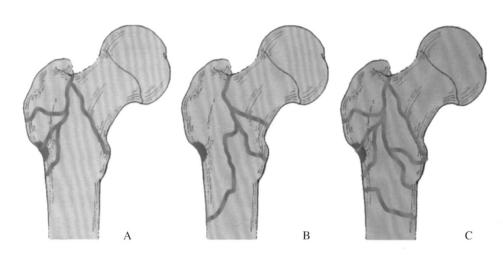

图 4-8-3　顾海伦对外侧壁骨折的分型示意图

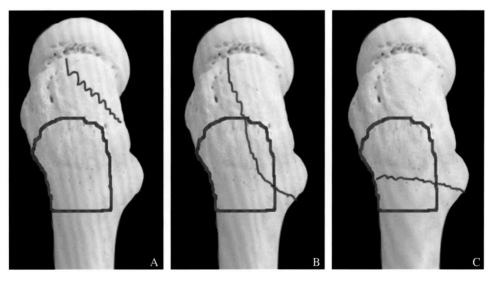

图 4-8-4　张世民对外侧壁骨折的分型示意图

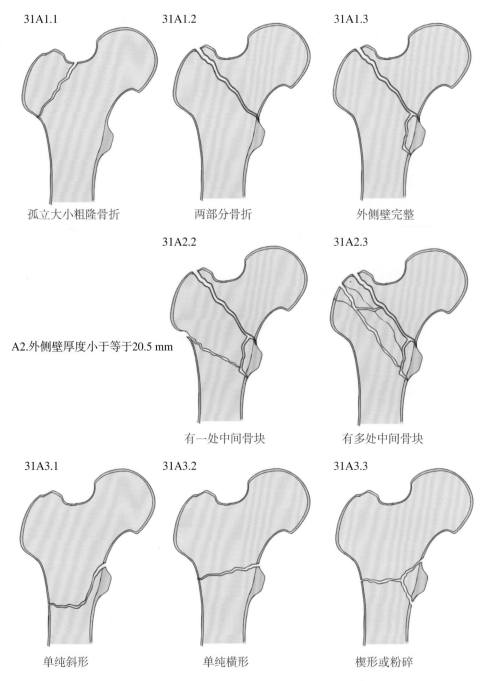

图 4-8-5　2018 年版 AO/OTA 转子部骨折分型示意图

片难以做出是否存在外侧壁冠状位骨折的判断。

　　张志山等[26]根据股骨近端外侧壁是否完整以及后内侧是否存在独立骨折块提出了区域分型法，即股骨近端骨折的北医三院分型（图 4-8-7、图 4-8-8），将股骨近端骨折分为 4 型，Ⅰ型命名为经转子骨折，特点为股骨外侧骨折线位于股骨颈基底部至股骨大转子外侧极点之间；Ⅱ型命名为转子间骨折，特点为股骨外侧骨折线位于股骨大转子外侧极点至小转子远端对应的股骨外侧皮质之间，外侧壁存在骨折；Ⅲ型命名为转子下骨折，特点为股骨外侧骨折线位于小转

远端对应的股骨外侧皮质至小转子以远 7.5 cm 对应的股骨外侧皮质之间；Ⅳ型命名为复杂型骨折，特点为股骨外侧骨折线主要位于转子下区，合并外侧壁或大转子区骨折的复杂骨折，即Ⅲ型 + Ⅰ型、Ⅲ型 + Ⅱ型、Ⅲ型 + Ⅰ型 + Ⅱ型。根据后内侧是否有独立骨折块，每型分为 A、B 两个亚型，后内侧完整为 A 亚型，后内侧存在独立骨折块为 B 亚型。该分型方法很好地反映了各型骨折的临床特点，能够较好地指导内固定选择，同时对 2018 年版髋部骨折 AO/OTA 分型中提出的英文命名进行了统一明确的翻译，避免在使

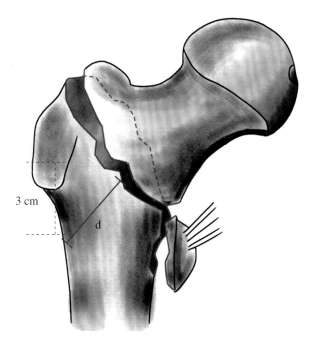

图 4-8-6 外侧壁厚度的测量方法

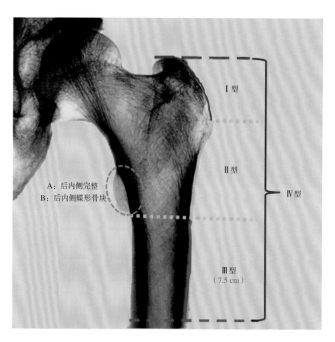

图 4-8-7 北医三院分型对骨折区域的划分

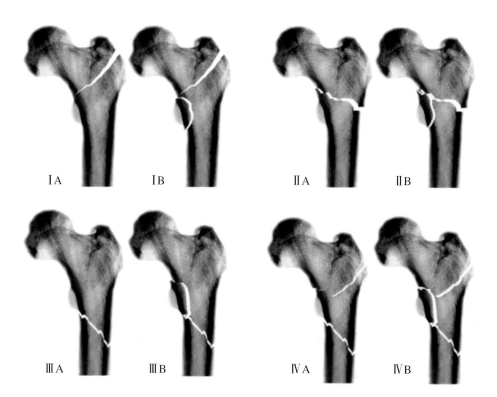

图 4-8-8 北医三院分型示意图

用中造成混乱。

五、外侧壁骨折的内固定选择

（一）动力髋螺钉（DHS）

DHS 自发明以来一直被认为是治疗转子间骨折的经典方法[27]，对于稳定型转子间骨折，DHS 操作

简单，手术时间短，提供的滑动加压作用有利于骨折愈合。但对于不稳定尤其是外侧壁不完整的转子间骨折，Morris 等[28]认为 DHS 手术时对于软组织剥离范围较大，影响骨折断端血运，且失去了软组织对于外侧壁骨折块的包裹作用，外侧壁骨折更易发生移位，而术中打入头钉的操作中，用于外侧骨皮质开口的三联钻头较为粗大，可能会加重外侧壁骨折的粉碎和移

位程度。更为重要的是，如外侧壁骨折而仍采用 DHS 固定，拉力螺钉的滑动轴与骨折线的方向一致，近侧的股骨头颈骨块由于失去了外侧壁的支撑阻挡，将沿拉力螺钉的滑动轴发生过度滑动，导致近侧的股骨头颈骨块不可控的向外退缩，发生外移塌陷，远侧的股骨干相对内移，从而使骨折复位丢失、拉力螺钉切出或是钢板螺钉的拔除断裂等，造成治疗失败[11]（图4-8-9）。因此，传统 DHS 不适用于固定转子间外侧壁骨折，这一观点在学术界已得到认同[29]。

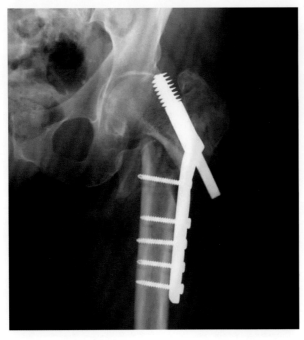

图 4-8-9　DHS 用于外侧壁骨折时，由于拉力螺钉滑动方向与骨折线平行，导致内固定失败

（二）髓外钉板系统

主要包括早期周方等[30-31]报道的倒置 LISS 以及后期上市的专门为转子部骨折设计的股骨近端锁定接骨板（PFP）和经皮加压接骨板（PCCP）。倒置 LISS 是使用原为股骨远端骨折设计的 LISS 微创内固定系统来固定股骨转子间骨折，利用其微创置入的生物学固定原理，同时多枚螺钉可以对外侧壁骨块进行固定，能够获得骨折坚强固定的同时，最大限度地减少对骨骼和周围软组织的损伤，提供有利于骨痂生长的环境（图 4-8-10）。PFP 在股骨近端外侧壁区域置入 4枚锁定螺钉，经皮插入钢板时切口约 6 cm[32]（图 4-8-11）；而使用 PCCP 时在股骨近端外侧壁区域置入 2枚拉力螺钉固定股骨头颈，手术切口约 2.5 cm[33-35]（图4-8-12）。螺钉的放置方式可以分散作用于外侧壁的

应力，且外侧壁骨皮质易于把持螺钉，同时较小的切口对于外侧壁的软组织剥离较少，利用软组织对于外侧壁的保护作用避免外侧壁骨块过度移位[36]。因此 PFP 和 PCCP 同样是遵循了微创置入和多枚稳定螺钉的理念，既能满足稳定外侧壁的需要，又能兼顾生物学固定及可靠的稳定性，可应用于转子间外侧壁骨折。

韩雷等[37]比较了两组共 52 例分别以倒置 LISS和 Gamma 髓内针治疗股骨近端外侧壁骨折的病例，发现两组之间在骨折愈合时间、并发症、住院时间和术后 1 年髋关节 Harris 评分无统计学差异，而倒置LISS 组相较于 Gamma 髓内针组手术时间较长、失血量少、负重时间较晚。Zha 等[32]报道了应用 PFP 治疗 98 例股骨转子间骨折，其中稳定型 22 例，不稳定型 76 例，术后随访 1 年骨折均已愈合，无髋内翻和螺钉切出。Knobe 等[38]设计了一项前瞻性对照试验，将 108 例 31A2 型股骨转子间骨折分为 PCCP 组和PFNA 组，发现两组之间在内固定失败率、髋关节功能和死亡率上无统计学差异，而 PCCP 组术中外侧壁骨折率为 7%，低于 PFNA 组的 30%，认为 PCCP 能更好地保护外侧壁。Gotfried[34]对 97 例 A1 型至 A2.2型的转子间骨折的临床效果研究后得出结论，应用PCCP 治疗股骨转子间骨折，特别是不稳定的转子间骨折，其结果是令人振奋的，可作为此类骨折治疗的另一种选择。

（三）髓内针系统

目前学术界普遍认为，对于股骨近端外侧壁骨折采用髓内固定会获得更为优良的预后[9,40-41]。对于外侧壁骨折的治疗而言，髓内针系统存在着诸多优势：①对于软组织剥离少，利于软组织保护外侧壁，加强包裹作用，避免外侧壁骨折进一步移位[41]；②头钉一般较细，钻孔和置钉过程中对外侧壁的骨质破坏较小[42]；③近端粗大的髓内针主杆尚能对股骨头颈骨块提供一定的外侧支撑作用，阻挡头颈骨块向外移位和塌陷[42-43]，即"金属外侧壁"[44]。

Haq 等[10]进行了一项随机对照试验，将 40 例A2.2 型到 A3.3 型股骨转子间骨折随机分为两组，分别采用髓内针系统和 DHS 系统进行治疗，发现髓内针系统组的手术时间、输血量、透视时间、再手术率和髋关节功能评分都显著优于 DHS 组。Sadowski 等[45]将 39 例 A3 型股骨转子间骨折随机分为两组，分别采用动力髋螺钉和髓内针治疗，随访 1 年后发现虽然髋关节功能在两组间无明显差异，但髓内针组在手术

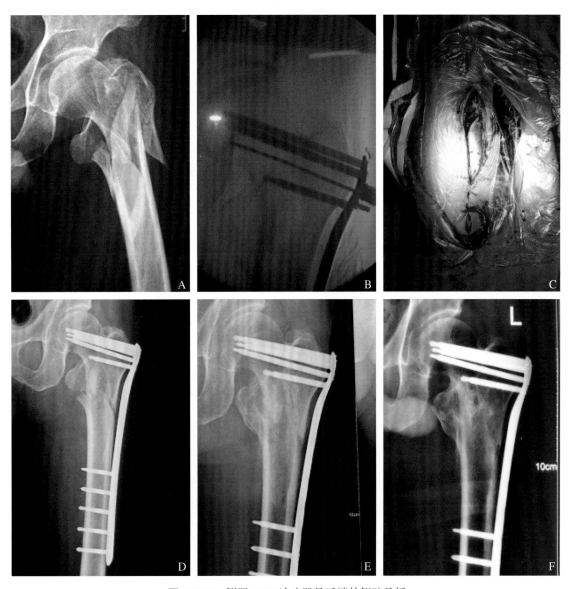

图 4-8-10　倒置 LISS 治疗股骨近端外侧壁骨折

患者女性，82 岁，自平地摔倒致伤，既往 COPD、冠心病病史；术前平片（A）示左股骨转子骨折伴转子下骨折、合并外侧壁骨折，复位满意（B）后有限切开（C）倒置 LISS 钢板固定骨折，术后平片示骨折复位良好（D），7 个月后平片（E）示骨折愈合，31 个月后平片（F）

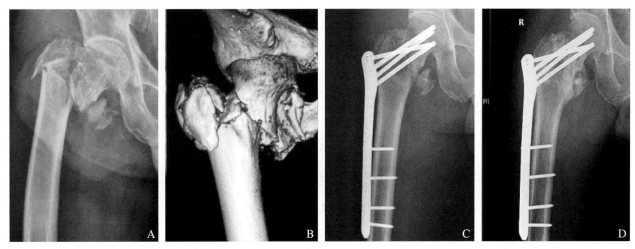

图 4-8-11　PFP 治疗股骨近端外侧壁骨折

患者男性，61 岁，车祸伤，无合并症；术前平片（A）及 CT（B）示右股骨转子间骨折伴外侧壁骨折，复位并以 PFP 固定骨折，术后平片（C）示骨折复位满意，术后 5 个月平片（D）示骨折愈合

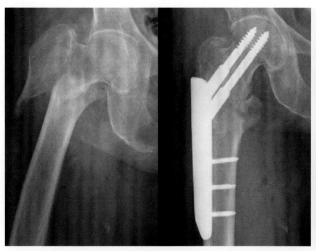
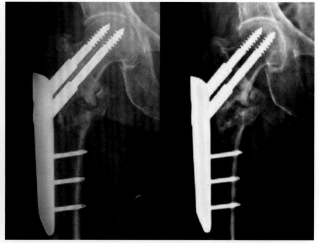

图 4-8-12　文献报道 PCCP 用于治疗外侧壁骨折 [39]

时间、输血量、住院时间和再手术率都显著优于动力髋螺钉组。尚有一批学者也都报道了髓内针用于股骨近端外侧壁骨折治疗时取得了满意的效果 [46-48]。近来，以 InterTan 为代表的新型髓内针用于治疗股骨近端外侧壁骨折也取得了较好的效果 [49-50]（图 4-8-13、图 4-8-14）。

然而，髓内针系统可能也并非治疗股骨近端外侧壁骨折的万能方案，Ciufo 等 [51] 回顾性分析了 362 例应用髓内针治疗股骨转子间骨折的患者资料，仍有 6% 的患者术后出现了螺钉切出，并且通过回归分析得出，即便应用了髓内针系统，外侧壁骨折仍然是螺钉切出的最重要的危险因素（OR=8.0），远高于颈干复位不良（OR=4.3）和后内侧骨块不完整（OR=3.6）。对于外侧壁骨折而言，髓内针尽管在力学上存在优势，但同时在设计上无法有效固定外侧壁骨折块（图 4-8-15），进而无法在术后早期获得外侧壁的稳定性，因而在应用髓内针系统时可能仍要求外科医师们需要尽可能保护并重建外侧壁、取得满意复位以及正确合理的置入内固定物（图 4-8-16）。

（四）外侧壁重建

需要指出的是，外侧壁重建并非单指某种内固定方式，而是如何处理外侧壁骨折块的一种治疗理念。在任何骨折中，复位不良都是内固定失败的相关因素，而在转子间骨折中，外侧壁骨块复位不良导致骨性愈合延迟，进而影响转子间骨折稳定性，内固定失败也可能随之而来。通过对外侧壁的复位和固定可以恢复外侧壁的支撑作用，增加转子间骨折的稳定性，

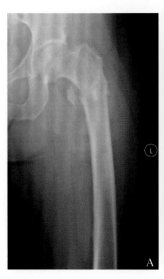
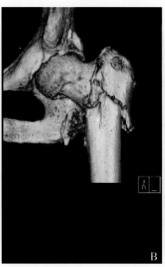
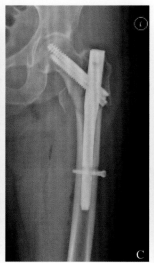
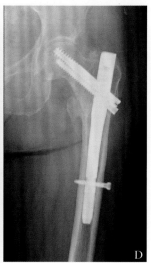

图 4-8-13　Intertan 治疗股骨近端外侧壁骨折

患者女性，57 岁，平地摔倒致伤，既往糖尿病；术前平片（A）及 CT（B）示左股骨转子间骨折合并外侧壁骨折，复位并以 Intertan 固定，术后平片（C）示手术满意，术后 8 个月复查平片（D）示骨折愈合

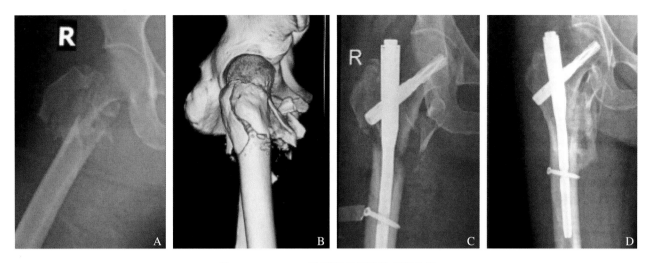

图 4-8-14　PFNA 治疗股骨近端外侧壁骨折

患者女性,52 岁，车祸伤，无合并症；术前平片（A）及 CT（B）示右股骨转子间骨折伴外侧壁骨折，复位并以 PFNA2 固定骨折，术后平片（C）示骨折复位欠满意，术后 24 个月平片（D）示骨折愈合

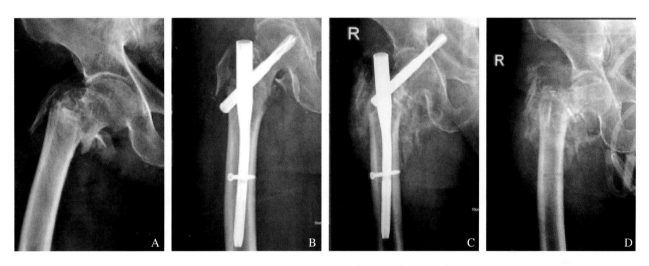

图 4-8-15　PFNA 治疗股骨近端外侧壁骨折失败病例

患者男性，71 岁，自平地摔倒致伤，既往合并冠心病、2 型糖尿病。平片（A）示右股骨转子间骨折伴外侧壁骨折，复位并以 PFNA 固定，术后平片（B）示外侧壁游离骨块未固定，术后 2 个月平片（C）可见螺旋刀片切出，随后行内固定取出术（D）

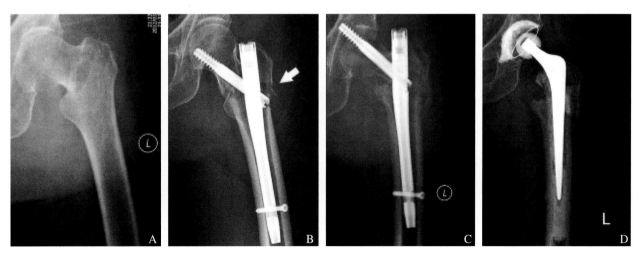

图 4-8-16　Gamma3 治疗股骨近端外侧壁骨折失败病例

患者女性，80 岁，自平地摔倒致伤，既往合并高血压、2 型糖尿病，平片（A）示左股骨转子部骨折，复位并以 Gamma3 固定，术后平片（B）示医源性外侧壁骨折，在进钉点处出现横行骨折线（白色箭头），术后 2 个月平片（C）可见螺钉切出，随后行内固定取出、全髋关节置换术（D）

从而可以获得良好的预后。Gupta 等[52]应用 DHS 联合转子保护钢板治疗了 46 例股骨近端外侧壁骨折的病人，获得了良好的效果，认为外侧壁重建可以降低内固定失败率并改善术后髋关节功能，在外侧壁骨折的治疗中应重视外侧壁重建的作用。Kulkarni 等[53]将 154 例不稳定型转子间骨折患者分为两组，其中一组在髓内针固定的基础上采用拉力螺钉联合钢缆进行了外侧壁的重建，另一组仅使用了髓内针固定，发现外侧壁重建组在骨折不愈合率、螺钉切除率和再手术率上较对照组均有优势。国内王志刚[54]应用 PFNA 联合锁定接骨板进行外侧壁重建，发现与单纯应用 PFNA 固定相比，进行外侧壁重建可以降低内固定失败率，缩短骨折愈合时间，以及获得更良好的髋关节功能。国内外学者们尝试了以各种方式（包括但不限于 DHS 联合转子保护钢板、拉力螺钉、钢缆，髓内针联合锁定接骨板、钢缆，单独或联合应用股骨近端钢板等）对外侧壁进行重建，但目前对于何种类型的外侧壁骨折需要何种方式的重建仍有争议（图 4-8-17 ~ 图 4-8-20）。

然而是否所有股骨近端外侧壁骨折都需要一期进行外侧壁重建，目前学界尚无统一结论，Kim 等[56]发现部分外侧壁骨折块在进行内固定手术过程中存在 "自发性" 复位的现象，并提出股外侧肌力量的恢复能在股外侧肌嵴处形成类似门轴的点，以类似关门的作用对骨块施加力使其复位，并以此提出结论，若在不依靠任何附加固定而单纯采用髓内钉固定的情况

下，移位的外侧壁骨折能自发性的复位，那么这种外侧壁骨块是可以不需要额外进行重建的（图 4-8-21）。吴克俭等[57]认为对于外侧壁存在移位的骨折需关注小转子后内侧骨块，如移位不大、有愈合可能，则不必重建外侧壁，如后内侧骨块移位较大或随访过程中持续移位，有不愈合可能时，应及时复位、固定或重建外侧壁。高哲辰等[14]通过回顾性分析发现，对于 CT 显示外侧壁骨折块周围存在透亮线即骨折块完全游离的患者，其内固定失败率较对于外侧壁骨折块不完全游离的患者高出 19 倍，认为当外侧壁完全游离时，覆盖其上的致密腱膜组织损伤，股外侧肌的附着点漂浮，力不能形成类似关门的作用，自发复位无法完成，内固定失败率随之增加。因此对于这种骨块，应尽量将其复位并固定，重建破碎的外侧壁，以期能促进骨折愈合并对内固定物提供支撑。

六、总结和展望

股骨外侧壁通常是指外股骨近端外侧的一片骨皮质区域，其侧上界为股骨外侧肌嵴，下界为股骨颈下缘骨皮质的切线与股骨外侧皮质的交点，上下界之间的区域即为外侧壁。对外科医师而言其通常是向股骨头颈内打入内固定器械的关键部位。有 10% 左右的股骨近端骨折合并外侧壁骨折，近来随着对外侧壁研究的深入，越来越多的学者和临床医师开始注意到外侧壁骨折是导致内固定失败的一个重要因素，尤其是

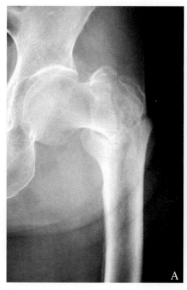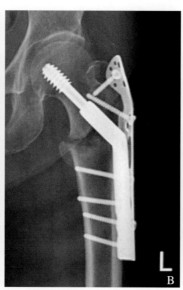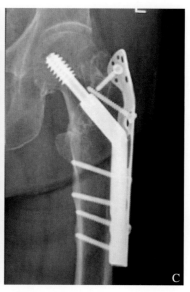

图 4-8-17　DHS 联合 TSP 治疗股骨近端外侧壁骨折

患者男性，80 岁，自平地摔倒致伤，既往合并高血压，平片（A）示左股骨转子部骨折伴外侧壁骨折，复位后予 DHS 联合 TSP 固定，术后平片（B）示内固定位置好，术后 11 个月平片（C）示骨折愈合

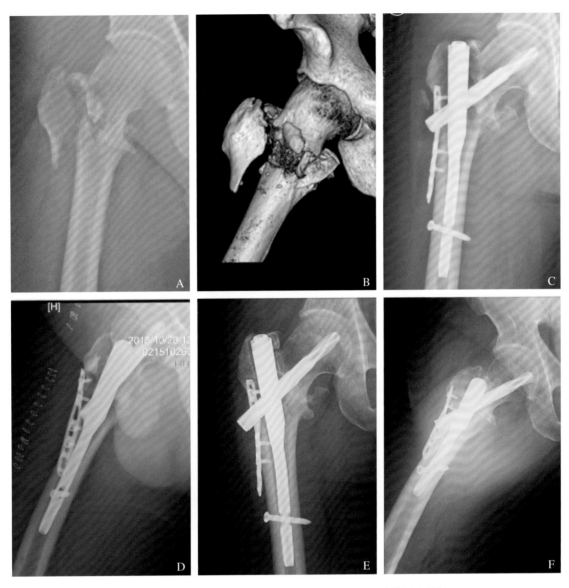

图 4-8-18 PFNA 联合锁定加压接骨板治疗股骨近端外侧壁骨折

患者男性，50岁，车祸伤，无合并症，平片（A）及 CT（B）示右股骨转子部骨折伴外侧壁骨折，有位于大转子和外侧壁交界处的游离骨块，复位后以 PFNA2 联合锁定加压接骨板固定，术后平片（C、D）示内固定位置好，术后5个月平片（E、F）示骨折愈合

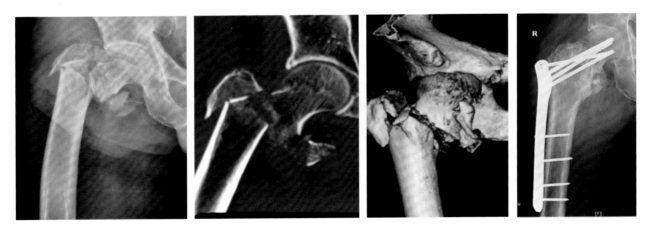

图 4-8-19 股骨近端锁定接骨板固定外侧壁骨折

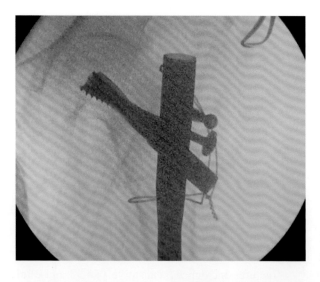

图 4-8-20　文献报道髓内钉联合钢缆和拉力螺钉对股骨外侧壁进行的重建[55]

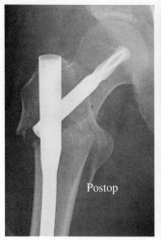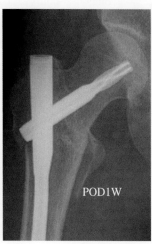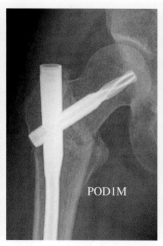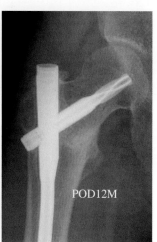

图 4-8-21　移位的外侧壁骨块"自发性"复位现象[56]

外侧壁粉碎的骨折类型。

在治疗上，何种情况下需要进行外侧壁重建、如何重建，目前国内外尚无共识。目前髓内针依然可以看做是治疗股骨近端骨折的金标准，可以治疗大部分简单的伴外侧壁骨折的股骨近端骨折，但是对于伴有复杂的外侧壁骨折，如外侧壁骨块粉碎、游离等，目前的髓内钉尚不能对其有效的固定，需要研制新的内固定器械来应对这类复杂的股骨近端骨折，而对于外科医师而言，在处理股骨近端外侧壁骨折时，都应进行个性化治疗，术前充分评估骨折类型，准备充足的复位和固定器械，术中对外侧壁小心保护，对移位明显的外侧壁骨块尽量复位并固定，从而降低内固定失败的风险。

参考文献

[1] Evans E M. The treatment of trochanteric fractures of the femur. J Bone Joint Surg Br, 1949, 31B (2): 190-203.

[2] Jensen J S. Classification of trochanteric fractures. Acta Orthop Scand, 1980, 51 (5): 803-810.

[3] Knobe M, Gradl G, Ladenburger A, et al. Unstable intertrochanteric femur fractures: is there a consensus on definition and treatment in Germany? Clin Orthop Relat Res, 2013, 471 (9): 2831-2840.

[4] Lee Y K, Chung C Y, Park M S, et al. Intramedullary nail versus extramedullary plate fixation for unstable intertrochanteric fractures: decision analysis. Arch Orthop Trauma Surg, 2013, 133 (7): 961-968.

[5] Boopalan P R, Oh J K, Kim T Y, et al. Incidence and radiologic outcome of intraoperative lateral wall fractures in OTA 31A1 and A2 fractures treated with cephalomedullary nailing. J Orthop Trauma, 2012, 26 (11): 638-642.

[6] Ritter G, Degreif J. [Basic considerations in fractures of the trochanter major in and after angle plate osteosynthesis]. Unfallchirurgie, 1991, 17 (2): 106-110.

[7] Parker M J. Trochanteric hip fractures Fixation failure commoner with femoral medialization, a comparison of 101 cases. Acta Orthopaedica Scandinavica, 1996, 67 (4): 329-332.

[8] Gotfried Y. The Lateral Trochanteric Wall. Clinical Orthopaedics and Related Research, 2004, 425: 82-86.

[9] Palm H, Jacobsen S, Sonne-Holm S, et al. Integrity of the lateral femoral wall in intertrochanteric hip fractures: an important predictor of a reoperation. J Bone Joint Surg Am, 2007, 89 (3): 470-475.

[10] Haq R U, Manhas V, Pankaj A, et al. Proximal femoral nails compared with reverse distal femoral locking plates in intertrochanteric fractures with a compromised lateral wall: a randomised controlled trial. International Orthopaedics, 2014, 38 (7): 1443-1449.

[11] 张世民. 股骨转子间骨折中外侧壁的概念及其临床意义. 中国矫形外科杂志, 2010, 18 (17): 1489-1492.

[12] 马卓, 张世民. 股骨转子外侧壁研究进展. 国际骨科学杂志, 2012, 33 (4): 221-224.

[13] 张英琪, 张世民, 熊文峰, 等. 股骨近端外侧壁的骨折特征地图研究. 中国临床解剖学杂志, 2017, 35 (2): 121-125.

[14] Gao Z, Lv Y, Zhou F, et al. Risk factors for implant failure after fixation of proximal femoral fractures with fracture of the lateral femoral wall. Injury, 2018, 49 (2): 315-322.

[15] Abram S G, Pollard T C, Andrade A J. Inadequate 'three-point' proximal fixation predicts failure of the Gamma nail. Bone Joint J, 2013, 95-B (6): 825-830.

[16] Hsu C, Chiu Y, Tsai S, et al. Trochanter stabilising plate improves treatment outcomes in AO/OTA 31-A2 intertrochanteric fractures with critical thin femoral lateral walls. Injury, 2015, 46 (6): 1047-1053.

[17] Jensen J S, Michaelsen M. Trochanteric femoral fractures treated with McLaughlin osteosynthesis. Acta Orthopaedica Scandinavica, 1975, 46 (5): 795-803.

[18] Bucholz R W. The Comprehensive Classification of Fractures of Long Bones. Manual of Internal Fixation, 1991, 73 (4): 636-637.

[19] Pradeep A R, Kirankumar A, Dheenadhayalan J, et al. Intraoperative lateral wall fractures during Dynamic Hip Screw fixation for intertrochanteric fractures-Incidence, causative factors and clinical outcome. Injury, 2018, 49 (2): 334-338.

[20] Sun L L, Li Q, Chang S M. The thickness of proximal lateral femoral wall. Injury-international Journal of the Care of the Injured, 2016, 47 (3): 784-785.

[21] Chirodian H P A M. Classification of trochanteric fracture of the proximal femur: a study of the reliability of current systems. Injury, 2002.

[22] 顾海伦, 杨军, 王维, 等. 不稳定型股骨转子间外侧壁骨折的治疗策略. 中华创伤骨科杂志, 2016, 18 (8): 679-684.

[23] Ma Z, Yao X Z, Chang S M. The classification of intertrochanteric fractures based on the integrity of lateral femoral wall: Letter to the editor, Fracture morphology of AO/OTA 31-A trochanteric fractures: A 3D CT study with an emphasis on coronal fragments. Injury, 2017, 48 (10): 2367-2368.

[24] Meinberg E, Agel J, Roberts C, et al. Introduction: Fracture and Dislocation Classification Compendium-2018: International Comprehensive Classification of Fractures and Dislocations Committee. Journal of Orthopaedic Trauma, 2018, 32: S1-S10.

[25] None. Appendix. Journal of Orthopaedic Trauma, 2018, 32 (Complete): S167-S170.

[26] 张志山, 张铁超, 周方, 等. 基于股骨近端外侧壁完整性的股骨近端骨折分型方法: 附888例病例分析. 中华骨与关节外科杂志, 2020, 13 (3): 196-204.

[27] Butler M, Forte M, Kane R L, et al. Treatment of common hip fractures. Evidence Report/technology

Assessment，2009，40（184）：1.

[28] Morris A H，Zuckerman J D. National Consensus Conference on improving the continuum of care for patients with hip fracture. Journal of Bone &Joint Surgery American Volume，2002，84-A（4）：670.

[29] Russell T A，Sanders R. Pertrochanteric hip fractures：time for change. Journal of Orthopaedic Trauma，2011，25（4）：189.

[30] Zhou F，Zhang Z S，Yang H，et al. Less invasive stabilization system（LISS）versus proximal femoral nail anti-rotation（PFNA）in treating proximal femoral fractures：a prospective randomized study. Journal of Orthopaedic Trauma，2012，26（3）：155-162.

[31] 周方，张志山，田云，等. 微创内固定系统治疗复杂股骨转子部骨折的初步报告. 中华创伤骨科杂志，2006，8（12）：1113-1117.

[32] Guo-Chun，Zha，And，et al. Treatment of pertrochanteric fractures with a proximal femur locking compression plate. Injury，2011.

[33] Varela-Egocheaga J R，Iglesias-Colao R，Suárez-Suárez M A，et al. Minimally invasive osteosynthesis in stable trochanteric fractures：a comparative study between Gotfried percutaneous compression plate and Gamma 3 intramedullary nail. Archives of Orthopaedic & Trauma Surgery，2009，129（10）：1401-1407.

[34] Gotfried Y. Percutaneous compression plating of intertrochanteric hip fractures. J Orthop Trauma，2000，14（7）：490-495.

[35] Langford J，Pillai G，Ugliailoro A D，et al. Perioperative lateral trochanteric wall fractures：sliding hip screw versus percutaneous compression plate for intertrochanteric hip fractures. Journal of Orthopaedic Trauma，2011，25（4）：191-195.

[36] Zha G C，Chen Z L，Qi X B，et al. Treatment of pertrochanteric fractures with a proximal femur locking compression plate. Injury，2011，42（11）：1294-1299.

[37] 韩雷，胡云根，方伟利，等. 倒置微创内固定系统与 Gamma 钉治疗伴外侧壁骨折股骨转子间骨折的疗效比较. 中华创伤杂志，2017，33（1）：57-62.

[38] Knobe M，Drescher W，Heussen N，et al. Is Helical Blade Nailing Superior to Locked Minimally Invasive Plating in Unstable Pertrochanteric Fractures？Clinical Orthopaedics & Related Research®，2012，470（8）：2302-2312.

[39] Shen J，Luo F，Sun D，et al. Mid-term results after treatment of intertrochanteric femoral fractures with percutaneous compression plate（PCCP）. Injury-international Journal of the Care of the Injured，2015，46（2）：347-357.

[40] Tawari A A，Kempegowda H，Suk M，et al. What Makes an Intertrochanteric Fracture Unstable in 2015？Does the Lateral Wall Play a Role in the Decision Matrix？Journal of Orthopaedic Trauma，2015，29（Supplement 4）：S4-S9.

[41] Haidukewych G J. Intertrochanteric fractures：ten tips to improve results. J Bone Joint Surg Am，2009，91（3）：712-719.

[42] Mereddy P，Kamath S，Ramakrishnan M，et al. The AO/ASIF proximal femoral nail antirotation（PFNA）：A new design for the treatment of unstable proximal femoral fractures. Injury-international Journal of the Care of the Injured，2009，40（4）：428-432.

[43] Hardy D C R，Descamps P Y，Krallis P，et al. Use of an intramedullary hip-screw compared with a compression hip-screw with a plate for intertrochanteric femoral fractures. A prospective，randomized study of one hundred patients. J.bone Joint Surg.a，1998，80.

[44] 张世民，马卓，杜守超，等. 股骨近端外侧壁的解剖学研究及其对转子间骨折内固定的意义. 中国临床解剖学杂志，2016（1）：39-42.

[45] Sadowski C，Lübbeke A，Saudan M，et al. Treatment of reverse oblique and transverse intertrochanteric fractures with use of an intramedullary nail or a 95 degrees screw-plate：a prospective，randomized study. Journal of Bone & Joint Surgery American Volume，2002，84-A（3）：372.

[46] Min W K，Kim S Y，Kim T K，et al. Proximal femoral nail for the treatment of reverse obliquity intertrochanteric fractures compared with gamma nail. Journal of Trauma & Acute Care Surgery，2007，63（5）：1054-1060.

[47] Al-Yassari G，Langstaff R J，Jones J W M，et al.

The AO/ASIF proximal femoral nail（PFN）for the treatment of unstable trochanteric femoral fracture. Injury-international Journal of the Care of the Injured，2002，33（5）：395-399.

[48] Schipper I B，Steyerberg E W，Castelein R M，et al. Treatment of unstable trochanteric fractures. Randomised comparison of the gamma nail and the proximal femoral nail. Journal of Bone & Joint Surgery，2004，86（1）：86-94.

[49] Zhang H，Zhu X，Pei G，et al. A retrospective analysis of the InterTan nail and proximal femoral nail anti-rotation in the treatment of intertrochanteric fractures in elderly patients with osteoporosis：a minimum follow-up of 3years. Journal of Orthopaedic Surgery & Research，2017，12（1）：147.

[50] 徐人杰，朱国清，成亮，等. InterTan髓内钉治疗股骨转子间骨折的初步疗效分析. 生物骨科材料与临床研究，2011（6）：16-19.

[51] Ciufo D J，Zaruta D A，Lipof J S，et al. Risk Factors Associated With Cephalomedullary Nail Cutout in the Treatment of Trochanteric Hip Fractures. Journal of Orthopaedic Trauma，2017，31（11）：583.

[52] Gupta R K，Sangwan K，Kamboj P，et al. Unstable trochanteric fractures：the role of lateral wall reconstruction. International Orthopaedics，2009，34（1）：125-129.

[53] Kulkarni S G，Babhulkar S S，Kulkarni S M，et al. Augmentation of intramedullary nailing in unstable intertrochanteric fractures using cerclage wire and lag screws：a comparative study. Injury-international Journal of the Care of the Injured，2017，48 Suppl 2：S18.

[54] 王志钢，徐晓峰，陈奇，等. 股骨近端外侧壁重建对A3型股骨转子间骨折手术疗效的影响. 华中科技大学学报（医学版），2017，46（3）：332-335.

[55] Kulkarni S G，Babhulkar S S，Kulkarni S M，et al. Augmentation of intramedullary nailing in unstable intertrochanteric fractures using cerclage wire and lag screws：a comparative study. Injury-international Journal of the Care of the Injured，2017，48 Suppl 2：S18.

[56] Kim Y，Bahk W J，Yoon Y C，et al. Radiologic healing of lateral femoral wall fragments after intramedullary nail fixation for A3.3 intertrochanteric fractures. Arch Orthop Trauma Surg，2015，135（10）：1349-1356.

[57] 吴克俭，汤俊君. 准确理解股骨转子间骨折"外侧壁". 中国修复重建外科杂志，2019，（10）：1210-1215.

（李 上 高哲辰 周 方）

第九节 转子间骨折的内固定选择

股骨转子间骨折的治疗方法有很多，其中非手术治疗仅适用于一般情况较差，基础疾病多，无法耐受手术及麻醉的病人。由于转子间骨折多见于老年患者，非手术治疗所要求的长期卧床会带来压疮、坠积性肺炎、血栓形成、泌尿系统感染等一系列并发症，因而对于绝大多数的转子间骨折的患者，通过手术达到满意的复位，获得坚强内固定，减少长期卧床所带来的并发症，是最适当的治疗方法[1-8]。

在开始本章节详细内容前，笔者想再次强调骨折良好复位的重要性[9-10]。具体的转子间骨折的复位技巧以及复位技术在其他章节中会有详细的介绍，本章不做具体赘述。但是，笔者想首选排除一个误区，即转子间骨折血运丰富愈合率高，固定相对牢固，复位略差也可接受。这个观点是极其错误的。作为创伤骨科医师，我们治疗其他关节外骨折的目标都是要尽量恢复骨折的力线，不能出现旋转和成角畸形，尽量将蝶形骨折块贴近主骨折线。那么为什么我们在做转子间骨折，尤其是复杂转子间骨折的时候，就会忽略这个我们最初的目标。近年来，转子间骨折不良复位，出现阴性支撑而增加术后内固定失败率以及髋内翻的发生率的文章比比皆是[11-12]。而笔者所在的周方教授团队，已经在国际权威杂志上发表了关于转子间骨折累及外侧壁以及内后侧壁的文章，骨折块移位且未达到满意的复位，都是增加失败率的主要原因[13-15]。近年来，学界也将良好的骨折复位，称为骨性稳定，可见骨折良好复位的重要性[16]。故在使用装置前，务必达到一个满意的骨折复位。

转子间内固定方法大致可以分为髓外固定系统和髓内固定系统，前者主要包括动力髋螺钉（dynamic hip screw，DHS）、经皮加压接骨板（percutaneous compression plate，PCCP）、动力髁螺钉（dynamic condylar screw，DCS）、角钢板（blade plate）、股骨近端锁定加压接骨板（proximal femoral locking compression plate，PFLCP）等（图4-9-1）。

而髓内固定系统经过二十余年的改进，发展出了数种装置，大致可分为四代，第一代髓内钉即Gamma钉，第二代髓内钉包括TN钉等，第三代髓内钉主要包括股骨近端髓内钉（proximal femoral nail，PFN）、股骨近端防旋髓内钉（proximal femoral nail anti-rotation，PFNA），第四代InterTAN髓内钉等（图4-9-2）。

两种方式孰优孰劣，一直没有定论。最初，DHS被认为是股骨转子间骨折的标准治疗方法，但是髓内固定系统不断发展，其使用量也逐步增加，现在已经超过了DHS。后文，将对各个内固定系统进行详细的介绍。

一、髓外固定系统

（一）DHS

DHS于1955年由Schumpelik开始在转子间骨折的治疗中使用，至今仍是转子间骨折的主要治疗方法之一[17]。DHS通常是由滑动螺钉和侧方钢板两部分组成，主要包括一枚拉力螺钉、套筒钢板和加压螺丝钉。DHS的特点是结构坚固，具有加压和滑动双重功能。关于DHS的滑动机制，一般认为，如果股骨近端骨折的方向和内固定物的角度垂直或近似垂直，滑动螺钉就会滑动，从而达到骨折面最大范围的接触，减少内固定承受的负荷。因为DHS滑动钉和转子间骨折近端形成了一个整体，只要滑动螺钉的螺纹和远端不产生碰撞，患者在功能锻炼时即可产生加压作用[18]。且DHS价格低廉，操作技术骨科医师相对熟悉，故对于稳定骨折的患者，尤其是在全民免费医疗需要控制医疗费用的国家，被大量使用（图4-9-3）。

但是，并不是稳定骨折使用DHS固定就不会出现并发症，笔者在美国公立医院参观学习期间，遇到大量使用DHS固定AO分型A1.1型转子间骨折不愈合的病例，使用髓内钉进行翻修，患者皆获得了最终的愈合，文献也有相应的报告[19]。故对于DHS的使用需要严格的适应证。

对于不稳定性骨折，DHS仍然存在有较高的失

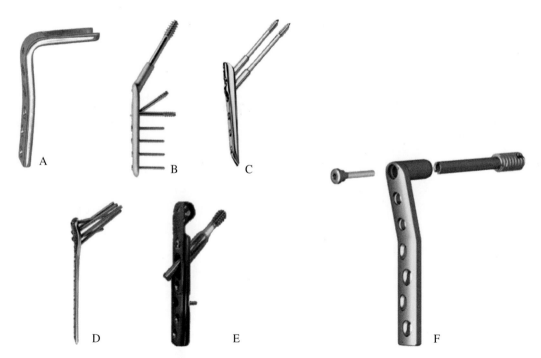

图4-9-1 常见的用于转子间骨折的髓外固定系统

A. 角钢板；B. DHS；C. PCCP；D. PFP；E. 带大粗隆保护钢板的DHS；F. 95° DCS的各个部件结构，包括拉力螺钉，加压螺钉以及侧方钢板

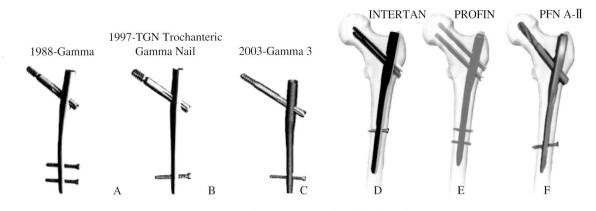

图 4-9-2 常见的转子间骨折髓内固定系统
A. gamma 钉；B. 二代 gamma 钉；C. 三代 gamma 钉；D. InterTAN；E. PFN；F. PFNA

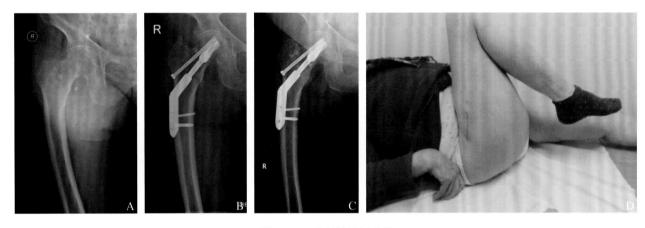

图 4-9-3 股骨转子间骨折
老年女性患者，76 岁，外伤致股骨转子间骨折 A. 转子间骨折为稳定型骨折；B. 使用 DHS 加防旋螺钉固定骨折；C. 术后 3 个月骨折顺利愈合；D. 术后患者功能良好

败率，粉碎性骨折、转子内侧皮质粉碎性骨折、转子外侧壁或转子下骨折均会增加转子间骨折的不稳定性。比如，转子外侧壁的完整性是使用 DHS 治疗该骨折所需要考虑的一个因素，相关研究表明，伴有转子外侧壁骨折的转子间骨折，有 22% 的患者需要在 6 个月内进行二次手术，而有 74% 的外侧壁骨折都是在术中发生的[20-21]，所以有研究者认为医源性转子外侧壁粉碎性骨折是 DHS 手术失败最重要的预测指标，若术中发现医源性转子外侧壁粉碎性骨折，则应该使用转子稳定钢板或换用髓内钉固定。因此对于以上类型的转子间骨折，DHS 并不适合作为首选治疗方案（图 4-9-4）。

而对于反转子间骨折（AO 分型 A3 型），如果使用 DHS 进行固定，其滑动方向与骨折移位方向相近，其滑动加压作用，不仅不会使得骨折断端的接触增加，反而会加重骨折的原始移位，故对于 A3 型转子间骨折是 DHS 手术固定的禁忌证（图 4-9-5）[18-20]。

综上所述，在临床工作中，由于 DHS 存在上述

缺陷，所以我们应该严格 DHS 的手术适应证。对于 AO 分型的 31-A1 型，Evans 分型的ⅠA、ⅠB 等稳定性骨折，由于 DHS 与其他内固定方式并无治疗效果上的明显差异，而其又具有治疗费用低、技术成熟、操作难度适中及普及程度较高等优点，此时可选 DHS；对于 AO 分型的 31-A2 型、Evans 分型的ⅡA、ⅡB、Ⅲ型骨折等不稳定骨折，传统 DHS 也可应用，但术后并发症较多，可在 DHS 基础上加用大转子保护钢板以提高稳定性；AO 分型的 31-A3 型、EvansⅣ型等转子下骨折、逆转子间骨折则不宜选用 DHS。

（二）PCCP

PCCP 又称 Gottfried 钢板，在 DHS 的基础上改进而来，由一块钢板、两枚置于股骨头内的头颈拉力螺钉和三枚股骨干螺钉组成。其既能提供术中的加压作用，又能提供患者行走时的动态加压作用，且相较于 DHS 增加了抗旋作用，两枚拉力螺钉也使骨折块更加稳定。并且与其他内固定方法相比，PCCP 仅需

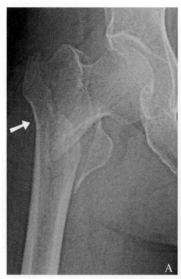
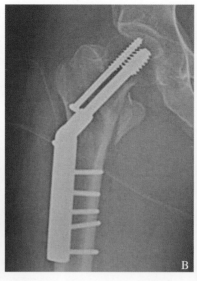
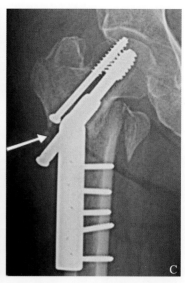

图 4-9-4 转子间骨折使用 DHS 固定

A．显示该骨折为外侧壁不稳定型骨折，箭头所示患者外侧壁薄弱，容易出现术中医源性外侧壁骨折；B．使用 DHS 附加防旋螺钉固定，术后复位满意，内固定位置良好；C．术后 1 个月复查，骨折沿 DHS 髋螺钉滑动过程中，由于缺乏外侧壁支撑，出现骨折不愈合，箭头显示外侧壁存在医源性骨折[21]

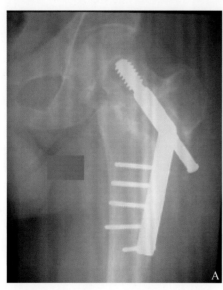
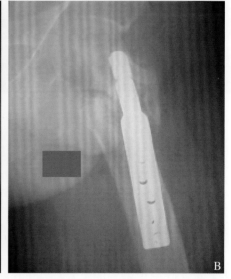

图 4-9-5 反转子骨折使用 DHS 固定

A．骨折在沿 DHS 髋螺钉滑动过程中，出现明显的移位，骨折断端硬化、不愈合；B．侧位片同样显示骨折移位明显，出现前后分离[20]

两个 2 cm 的小口就可将钢板置入股外侧肌下贴靠在骨膜外，对正常解剖结构的影响小，利于术后愈合。此外，PCCP 还可能降低外侧壁骨折的发生率，并且在术中出血量、手术时间、术后疼痛、术后负重等方面优于 DHS，在不稳定性粗隆间骨折（如 31A3）上的应用具有更广阔的前景（图 4-9-6）[22]。

但是，PCCP 对于术者的要求也相对较高，由于股骨颈较为狭小，不能反复多次钻钉道，需要术者尽量做到一次性钻孔、置钉成功，大部分骨科医师对该项技术使用经验尚显不足。而且目前关于 PCCP 的优

势还缺乏大规模的临床队列研究，尚待更加优秀的证据支持。

（三）DCS

DCS 早在 20 世纪 70 年代经由美国医学家 Neer 提出，经过近 50 年的发展，现在的 DCS 主要由钢板、加压锁钉、动力加压锁钉三个关键部分组成（图 4-9-7）。

相比于 DHS，DCS 的优势在于，在转子间骨折的近端可以置入更多的螺钉，从而分散髋关节内翻的

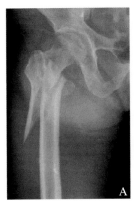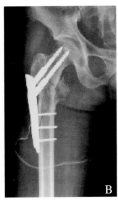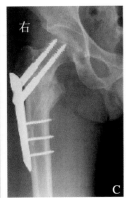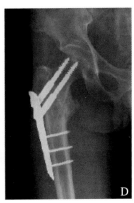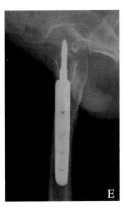

图 4-9-6 使用 PCCP 治疗转子间骨折

A. 显示此骨折为反转子间骨折，且累及部分转子下区域；B. 使用 PCCP 固定该骨折，骨折复位满意，内固定位置满意；C. 术后 3 个月复查，骨折大部分愈合；D、E. 术后 6 个月复查，骨折完全愈合[22]

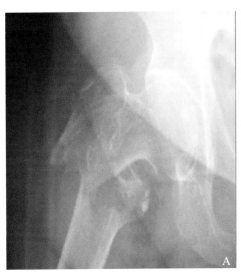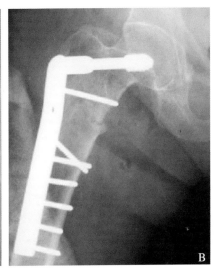

图 4-9-7 使用 DCS 固定转子间骨折

A. 显示此骨折为反转子间骨折，外侧壁明显受累，且患者骨质疏松明显；B. 使用 DCS 获得良好的骨折复位[23]

应力，且 DCS 的滑动加压的角度与大部分转子间骨折线的角度不垂直，故虽然有滑动加压效果，但是相较 DHS 甚微，因此 DCS 不需要外侧壁绝对的完整。故粗略的认为 DCS 是第一代的髓外固定钢板。DCS 的适应证比 DHS 更为广泛，并且可在 DHS 内固定失效翻修时使用。DCS 类似悬梁臂系统，负重时负重力首先加于钢板的短臂，然后分散至各螺钉上，较符合生物力学。并且对于逆转子骨折合并股骨中上段严重粉碎的骨折，DCS 相较于 DHS 更具有优势，只要大转子上方骨质完整，滑动螺钉就可通过大转子、头颈部进行有效固定，从而完成整体固定。但是对于转子部的粉碎性骨折，DCS 则并非好的选择。且 DCS 的钢板相对 DHS 更长，手术切口更大，感染的风险也更高[23]。

（四）角钢板

角钢板是一种较为传统的坚强内固定装置，主要由插入股骨近端的螺钉与钢板构成，二者连接成一个整体，呈倒 L 形结构，螺钉与钢板之间可根据需要选择固定角度（图 4-9-8）。

角钢板的优点是有很高的力学强度，但是其缺点也很明显，即对骨折断端缺乏加压作用，术后易松动、断裂，并发症多，且置入时要求高，需要一次成功。针对角钢板的缺陷，学者们不断对其进行优化，发展出了多种型号的角钢板内固定装置。

Jewett 角钢板是较为具有代表性的一类角钢板，其发明与应用是对股骨转子间骨折进行内固定治疗的开始，螺钉钢板整体的成角为 120°～160°，但是其一体化的设计减弱了近端钢板与股骨之间的贴附性，

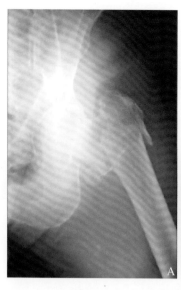
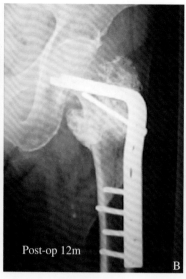
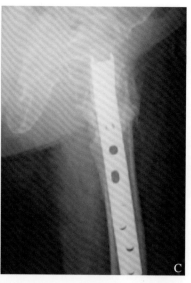

图 4-9-8　使用角钢板治疗转子间骨折

A. 显示此骨折为反转子间骨折，且在骨折近端存在外侧壁骨折块；B，C. 使用角钢板固定该骨折，术后 12 个月骨折愈合良好[24]

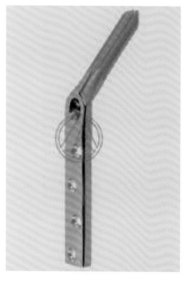

图 4-9-9　Jewett 角钢板

同时抗旋及抗切割能力仍较差（图 4-9-9）。

　　虽然后续也推出了数种角钢板装置，但是由于角钢板自身固有的生物力学缺陷，各种型号均未在临床上取得理想的治疗效果。有研究者发现，角钢板会导致严重的应力集中现象，且在负荷远小于生理状态髋关节负荷的情况下角钢板就会产生螺钉钢板的松动，因此尤其不适用于不稳定型转子间骨折的内固定。由于上述的种种不足，角钢板目前已退出股骨转子间骨折治疗的临床应用[24]。

（五）PFLCP

　　在股骨近端使用锁定钛板系统固定，要追溯到20 世纪 90 年代，在刚刚出现 LCP 钛板的时候，一些欧洲学者将其塑形后，用于股骨近端骨折，此应用多为个案报告，没有成规模的使用，且由于很快更便捷的髓内固定系统的出现，此种技术未进行深入的应用[25]。比较成规模的使用 LCP 钛板治疗股骨近端骨折是在 21 世纪初，北医三院周方教授，以及部分欧洲学者几乎同时将用于股骨远端 / 胫骨近端骨折的且可微创置入的 LISS 固定系统倒用于股骨近端（图 4-9-10）[26]。

　　其最初的目的是，用于治疗股骨近端粉碎性骨折，即一部分需要螺钉来固定粉碎骨折块的病例，螺钉占据了髓腔的一部分，髓内固定很难完成，且此类病例多需局部切开复位，这种情况下，恰可置入LISS 微创钛板。这种固定技术，在国际上引起了很大的反响，多个国际会议都进行了激烈的争论，多个医学中心都进行了很深入的研究，发现使用锁定钢板固定转子间骨折存在一定的使用范围，但是用 LISS 钛板存在螺钉直径细，解剖形态差等不足[27-28]。这样也推动了各个内固定公司加快对于股骨近端解剖型钛板的研发。故，经过几年的研发，各个内固定公司都推出的新一代钉板内固定系统，基于股骨近端解剖形态，在锁定加压钢板的基础上结合点式接触固定系统和微创内固定系统，进而设计出的一种治疗长骨干骺端复杂骨折的内固定系统。其特点在于将加压系统与板钉系统融为一体，降低螺钉松动风险。螺钉尾圈自带螺纹，可与钢板螺孔的纹路契合，可嵌合为一个整体结构，形成稳定桥接作用，对骨折进行有效支撑。与 DHS 不同的是，DHS 允许一定可控范围内的骨折塌陷，而锁定钢板通过形成一个角度稳定结构，能够

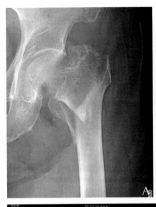
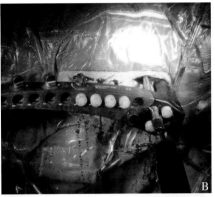
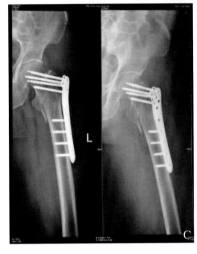
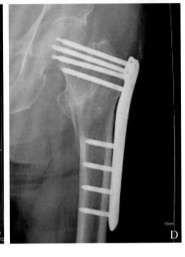

图 4-9-10 转子间骨折

老年女性患者，80岁，外伤至转子间骨折 A．显示为外侧壁不稳定型顺转子间骨折；B．复位后，使用 LISS 钛板微创固定该骨折；C．术后显示骨折复位满意，钛板位置良好；D．术后 4 个月骨折愈合

防止缩短或塌陷。因此，PFLCP 患者术后肢体缩短的可能性较小。并且由于采用了锁定结构，PFLCP 理论上也具有较低的内翻塌陷和螺钉断裂的风险。辛迪斯公司早期开发的股骨近端锁定钛板，由于设计上的缺憾，造成仅使用 5 年时间，就由于过高的失败率而不得以退市。此外，锁定板解剖贴合，允许钢板的放置完全不接触骨骼，降低接骨板与骨面之间的摩擦，从而保护骨膜，避免受损，利于术后康复。相较于 DHS，PFLCP 具有更加优良的抗压、抗拉及抗旋转效果，对于转子下骨折、反转子间骨折、大转子或大转子外侧壁的粉碎性骨折伴骨质疏松较重患者较为适用。目前市场上常用的股骨近端解剖型接骨板是由施乐辉公司生产的，以及与其类似的一些产品。这块接骨板的特点是：①在材质上是医用不锈钢，且接骨板的厚度为 4.5 mm，这种设计大大加强了内固定的力学强度；②其向股骨颈置入的螺钉直径为 6.5 mm，同样增加了螺钉的把持力；③接骨板的预弯弧度更贴合股骨近端的解剖形态（图 4-9-11）。

作为髓外固定系统的一种，PFLCP 同样具有力矩大、力臂长、偏心固定等缺点，若伴有内侧骨块复位不良，在缺乏良好内侧支撑的情况下，由于偏心固定的跷跷板效应易出现应力集中导致螺钉钢板断裂。因此，对于内侧皮质粉碎性骨折（不是简单的小转子骨折）的不稳定型患者，选择 PFLCP 治疗时，需要做到内后侧皮质的复位固定[29]。股骨近端解剖型钛板是最近研究的热点，虽然是热点不代表所有的病例都适用，笔者认为大部分的骨折还是应该通过髓内钉固定来完成，只有比较粉碎的病例，尤其是合并移位的外侧壁骨折以及内后侧壁骨折的病例，需要将各个骨折块良好的复位、固定，达到骨性稳定后，再使用接骨板连接骨折的远近端。接骨板对于髓内固定存在明显的缺陷就是作为偏心固定，无法达到术后的早期负重，一旦选择了髓外固定，尤其是接骨板这种长度稳定型固定系统，康复计划要做适当的调整从而适应此种固定方式，以减少并发症的发生。

（六）外固定架

虽然股骨转子间骨折的标准治疗方案是解剖复位加坚强内固定，但是外固定支架以其独特的优势也适用于特定情况下的转子间骨折治疗。转子间骨折多见于合并有骨质疏松的老年患者，因此患者常常会合并有复杂的基础疾病，对手术的耐受能力较差。此时我们应积极治疗基础疾病，改善患者健康状况，提高对手术的耐受能力，及早为患者实施手术。但是对于

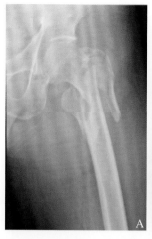
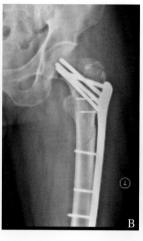
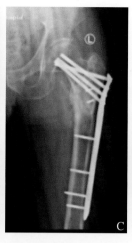
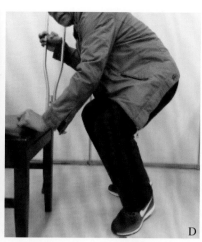

图 4-9-11　转子骨间骨折

老年男性患者，70 岁，外伤导致转子间骨折。A. 显示骨折为反转子间骨折，且局部粉碎，存在多个蝶形骨折块，外侧壁骨折块移位；B. 使用牵引复位，合并有限切开复位，使用空心钉固定较大的蝶形骨折块，再微创置入 PFP 钛板来固定整体的骨折，术后显示骨折复位满意；C. 术后 4 个月骨折顺利愈合；D. 患者屈髋功能良好

短时间内基础情况难以改善，麻醉风险高，不能耐受手术打击的患者，选择一种操作简单、创伤小的治疗方法就至关重要。骨牵引、皮牵引等保守治疗虽然操作易行，但是要求患者卧床较长时间，并发症发生概率高。而外固定支架作为一种半保守治疗方式，其创伤小、失血量少，对患者的打击小，且其操作可在局麻下进行，适用于存在椎管内麻醉及全麻禁忌证的患者，术后也同样允许患者早期下床活动。有相关研究表明，外固定支架与 DHS 相比，在术后功能及死亡率方面并无明显劣势（图 4-9-12）[30]。

但是外固定支架的缺点也是明显的，如螺纹针在固定过程中易发生松动，所以在术后应注意监测固定器，确保其稳定性。同时，外固定支架还有较高的钉道感染风险，暴露在体外的固定支架也会给患者生活及护理带来不便等[31]。综上所述，虽然外固定支架作为一种补充治疗方式在转子间骨折的治疗中占有不可替代的地位，但是在患者能够耐受内固定手术的情况下，我们还是应择期为患者实施内固定手术，以减少外固定带来的并发症。

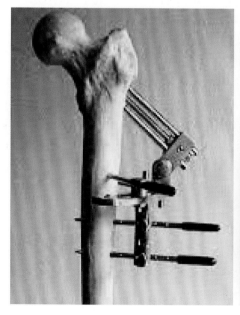
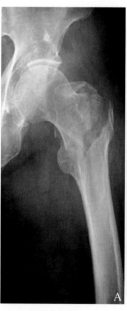
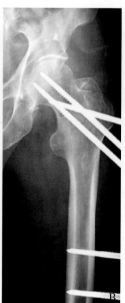
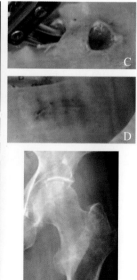

图 4-9-12　左图为外固定支架固定转子间骨折的示意图

A 显示老年患者，外伤后转子间骨折；B 在局麻下，行牵引复位，外固定支架固定该骨折；C 在外架留置过程中，局部伤口存在感染；D 外架取出后，局部的感染缓解，伤口愈合；E 骨折也得到了愈合[30]

二、髓内固定系统

髓内固定治疗转子间骨折已经有很长的历史，最早的髓内固定可以追溯到20个世纪六七十年代，使用 Ender 针、Zickel 钉来治疗转子间骨折[32]（图 4-9-13），但是由于其过高的内固定并发症发生率，很早就被淘汰。但是，随着髓内固定的更新换代，目前髓内固定已经成为治疗转子间骨折最主流的方式。髓内钉更适用于非稳定性转子间骨折，相较于髓外固定，髓内钉在提高生物力学效果（缩短杠杆力臂）、减少术中出血、减小手术创口、维持股骨颈长度方面更有优势。虽然一项基于 Cochrane 数据库的大规模 Meta 分析表明，髓外固定系统在治疗转子间骨折上优于髓内钉，但是这项研究包含了较原始的髓内钉，存在钉远端应力骨折的问题，不能说明现在使用的髓内钉仍然存在明显劣势。而髓内钉也不停地翻新，从最早的 gamma 钉到现今的所谓假体型固定系统 interTAN，以及可做骨水泥加强的 TFNA 系统，髓内钉也经历了几代的改变。

（一）Gamma 钉

Gamma 钉早在 20 世纪 80 年代后期于北美首先得到应用，自问世至今，在临床工作中得到了广泛的运用。该装置主要由三部分组成：近端头颈加压螺丝钉、弯形短髓内针及远端两枚锁钉。通过髓内钉上下两端分别置入的螺钉，可将其锁定于股骨颈与股骨干上。由于 Gamma 钉主要是髓内中心进行固定，与髓外固定系统相比，具有更短的力臂和更小的力矩，更加符合生物力学的要求，一定程度上能够防止髋内翻的发生，针对不稳定型股骨转子间骨折，比髓外固定的效果要好。但是 Gamma 钉在体形肥胖、髓腔发育较小以及股骨干弧度较大的患者上使用时，髓内钉置入的难度会增大，甚至会引起骨折移位及股骨近端劈裂骨折，此种情况下应换用其他内固定方法。此外，Gamma 还有其他的一些不足，由于股骨头颈内仅有单根的拉力螺钉，所以其抗旋转作用较差，还可能出现螺钉切割股骨头、螺钉脱出以及髋内翻的情况（图 4-9-14）[33]。

（二）PFN

针对上述 Gamma 钉的不足，新一代髓内钉 PFN 于 20 世纪末由 Gamma 钉改进而来。在 Gamma 钉的基础上，PFN 于近端增加了一枚防旋螺钉，使稳定性明显提高，同时减小了主钉的直径和外翻角，使主钉

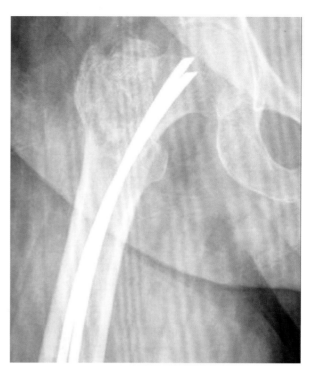

图 4-9-13　Ender 针治疗转子间骨折

20 世纪 70 年代，使用 Ender 针治疗粗隆间骨折，一般使用 3 枚，也有使用 4 枚的报告，但是 Ender 针固定不牢固，容易移位，容易穿出股骨头等并发症发生率极高，故当时只建议用于稳定的粗隆间骨折，且术后仍需制动治疗[32]

易于得到有效插入。相较于 Gamma 钉，PFN 不仅保留了其力臂短、力矩小等优点，而且其股骨头颈内压缩螺钉与防旋螺钉的双钉结构还明显提高了骨折端的抗旋、抗拉能力，使其适应证进一步扩大，尤其适用于粉碎性不稳定型转子间骨折。遗憾的是，PFN 同样存在一些不足。"Z 效应"是指股骨头颈内的两枚螺钉发生反方向移位的现象，可能是由于主钉过细、术后负重不当等原因，造成植入物与骨质之间的微小移动，从而使髓内钉产生转动倾向，最终导致近端螺钉移向内侧，而远端螺钉移向外侧，反之则成为"反 Z 字效应"，两种现象均会造成退钉。此外，应用在股骨干幅度前弓较大的患者时，髓内钉尖端有穿出股骨干前方皮质的可能，因此也不适用于此类患者（图 4-9-15）[34]。

（三）PFNA

在 PFN 的基础上，AO 组织针对其不足发展出了新一代的髓内固定系统，即 PFNA。PFNA 的最大亮点是使用 1 枚螺旋刀片替换了 PFN 上的 2 枚螺钉，从而避免了双钉系统的"Z 字效应"。由于仅使用 1 枚螺旋刀片，所以即使是股骨颈细小的患者也较易置入。以敲击方式置入的螺旋刀片在股骨头颈中形

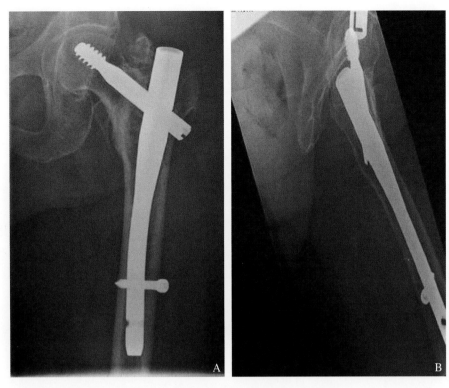

图 4-9-14　使用 gamma 钉来治疗转子间骨折

术者选择只在远端行单枚锁钉固定 [33]

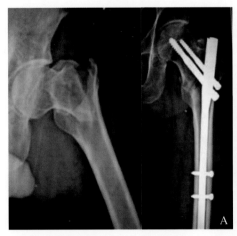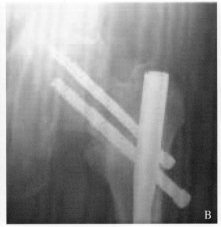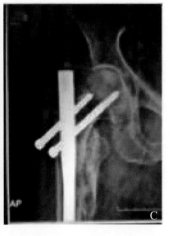

图 4-9-15　使用 PFN 治疗转子间骨折

在闭合复位的情况下，A．置入 PFN 钉，术后骨折对位对线良好；B．PFN 出现"Z 字效应"；C．"反 Z 字效应" [34]

成的隧道截面为螺旋矩形，比螺钉旋入形成的圆柱形隧道具有更加优越的抗旋转性能，能够更好地构建起股骨头颈部的稳定。相较于螺钉系统，螺旋刀片增大了骨 - 植入物界面的接触面积，这对于内固定的稳定性至关重要，因为转子间骨折多为老年患者，骨质疏松症较为常见，而螺旋刀片可以通过挤压刀片周围的骨松质，使本来疏松的骨质密度增高，为内固定系统提供更强的摩擦力和更高的稳定性。螺旋刀片还具有自动锁定功能，可以防止退钉的发生。且螺旋刀片置入不再需要事先钻孔成型，而是术中直接打入股骨头

颈内，骨量丢失少，术中出血量也较少。主钉顶端 6° 的外翻角度符合股骨近端解剖，使主钉能够有效插入髓腔，远端的两个锁定孔允许根据患者的情况及术中的需要选择动态锁定还是静态锁定。动态锁定能够使患者的骨折端在负重时互相加压，通过紧密接触来促进患者骨折处愈合，还能够避免出现应力遮挡作用或应力集中而导致的再次骨折，但是骨折患者早期愈合需在稳定的力学环境下进行，实施一期动态锁定无法提供稳定的固定环境，易导致骨折延迟愈合、不愈合或畸形愈合等并发症。因此临床上一般不主张采取一

期动态固定（图 4-9-16）[35]。

一项纳入 24 篇文献，共计 3 097 位病人的 Meta 分析显示，PFNA 相较于 DHS、PCCP 和 Gamma 钉这些转子间骨折的手术方法，在术中出血量及手术时长上具有明显优势。另一项纳入了 36 篇 RCTs 的 Mata 分析研究了包含 DHS、PCCP、PFN 等 8 种内固定方式在治疗转子间骨折上的差异，该研究同样表明 PFNA 的出血量要少于其他 7 种内固定方法，且获得了最高的 Harris 髋关节评分，而在术后并发症方面各种固定方法没有明显差异[36-37]。

所以，PFNA 以其手术时间短、术中出血少、手术简单易行及围手术并发症期少等优点，逐步成为临床上最主流的内固定方式，适应证广泛，尤其是在不稳定型转子间骨折的治疗中占有重要地位。但是 PFNA 也仍存在一定的不足，如股骨干骨折大小转子不完整者，单纯使用 PFNA 固定其失败率明显增加。PFNA 还存在一些问题，比如髋螺钉尾端会高于股骨外侧壁，很多患者由于突出的尾部造成持续的软组织刺激，甚至因此要求取出内固定。

由于专利问题，各个公司的此代髓内钉产品，在髋螺钉的固定方式上略显不同，有螺旋刀片，有拉力钉等，虽然各家都拿出了文献支持其产品的把持力良好，但是文献报告，各家器械的手术时间、出血量、并发症发生率等无明显的统计学差异[38]。

在这里，笔者还想谈一谈 PFNA 的短钉以及长钉选择的问题。最早提出使用股骨全长钉治疗转子间骨折是在 2010 年前后在学界引起争论的，选择长钉的初衷在于长钉可以减少髋关节以及股骨近端局部的应力性疼痛，且长钉可以减少内固定周围骨折的发生。但是长钉同样存在自己明显的劣势，比如手术时间的延长，出血量增加，以及需要扩髓后感染风险增加

等。最近的文献显示，长钉相较短钉并没有减少局部的应力性疼痛增加 Harris 评分，且由于老年患者股骨前弓的增加，术中医源性骨折以及术后由于主钉远端对股骨远端皮质的侵扰而造成的内固定周围骨折并不比短钉术后的骨折少[39-40]。两种手术的住院时间也是相同的，但是长钉的手术时间、出血量、内固定的花费以及感染率明显较短钉为高，故笔者并不建议常规使用股骨全长螺钉来治疗转子间骨折。对于全长钉还有一个问题需要提出，就是全长钉的远端锁钉，是可以不打入的，文献认为远端零枚锁钉，1 枚锁钉，2 枚锁钉的术后疗效相同[40-41]。笔者没有远端不锁钉的经验，个人认为远端锁钉确实会增加远端骨折的风险尤其是主钉在远端偏前的病例，但是增加远端锁钉可以明显减少髓内钉在股骨髓腔内摆动的概率，尤其是老年患者，严重的骨质疏松，使得股骨峡部对于髓内钉的把持力严重下降。因此，是否进行远端锁钉根据术中主钉的情况而定。

（四）TFNA

TFNA 是在 PFNA 基础上进行改进的一种新型股骨近端髓内钉系统，于 2015 年面世，2016 年于澳大利亚首先被应用于临床。作为一种新型髓内钉，TFNA 继承了 PFNA 的优势，同时还有许多其他传统髓内钉所不具备的特点。TFNA 的第一个特点就是可以在髋螺钉内注入骨水泥从而增加螺钉的把持力，早期的生物力学实验以及欧洲的数据表明，骨水泥增强后，可以明显提高生物力学强度，降低内固定失败的可能性。且骨水泥不会渗入骨折断端影像骨折愈合。这样使得严重骨质疏松患者的术后内固定失败率明显下降。第二，TFNA 的髋螺钉的尾端是与股骨外侧壁平行的，这样可以减少突出的钉尾对局部软组织的刺

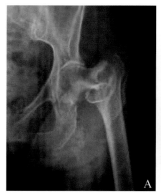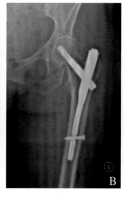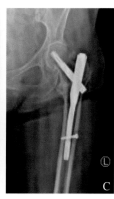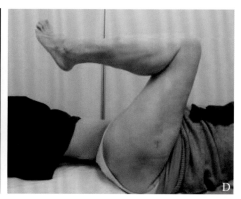

图 4-9-16　PENA 治疗转子间骨折

老年女性患者，85 岁，外伤导致转子间骨折　A. 转子间骨折移位明显；B. 闭合复位后，使用 PFNA 固定骨折，手术时间 30 分钟，术中显性失血 100 ml；C. 术后 4 个月骨折愈合；D. 患者髋关节功能良好

激，减少术后髋部疼痛的发生率。第三，与 InterTAN 一样，TFNA 也选择主钉远端音叉样设计，可以避免远端应力集中，降低了周围骨折的风险。TFNA 除了提供与 PFNA 相似的螺旋刀片外，还可选择螺纹式拉力螺钉，更加适合于骨折较为致密的年轻患者。此外，与 PFNA 相比，一体式的设计也可以避免术后取出时存在的内固定装置解体风险。TFNA 尚未在国内上市，但是已经在笔者医院进行了 4 期临床试验，由于使用的病例有限，对其临床疗效的评价仍需大量病例的积累，国外有一些病例报告，但是尚无长期随访结果（图 4-9-17）[42-43]。

（五）Inter TAN

髓内钉 Inter TAN 是第四代股骨近端髓内钉，其特点是近端两枚交互锁定的拉力钉、截面呈梯形的主钉及主钉远端的音叉样设计，交锁双钉同样可以避免"Z 字效应"，其在股骨头颈内形成的椭圆形结构可以提供长期的抗旋作用，抗旋能力强，且交锁设计可减少双钉在股骨头颈内所占空间，减轻了手术对股骨头血供的破坏，降低了股骨头坏死的概率。梯

形截面的主钉可有效保护大粗隆外侧壁的骨质，提高内固定的稳定性，远端的音叉样结构可降低应力集中，降低术后疼痛的程度，避免股骨远端骨折。由于其良好的力学性质，学术界将其称为假体型内固定（图 4-9-18）[44-45]。

一项纳入了 14 项研究，共计 3 104 位患者的 Meta 分析研究了 PFNA、Gamma 钉及 InterTAN 在转子间骨折治疗效果中的不同，分析发现 PFNA 相较于 InterTAN 在透视所需时间、手术时长及出血量方面更有优势，而 InterTAN 则有更小的螺钉移位及断裂概率。而在 Harris 髋关节评分、愈合时间、畸形愈合及不愈合率方面 PFNA 与 InterTAN 并无明显差异。且对于合并外侧壁骨折的转子间骨折，使用 InterTAN 同样可以获得满意的疗效。可以看出 InterTAN 也是一种非常优秀的内固定方式[46]，但是需要注意的是，与其他已较成熟的内固定方式相比，InterTAN 还存在着手术费用高及对术者技巧要求较高等不足，普及程度还较低。

InterTAN 作为目前公认的力学强度最好的髓内固定，经常被用于粗隆间骨折失败病例的翻修。但是该

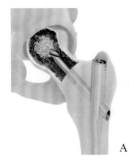
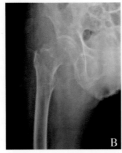
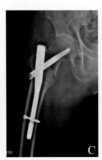
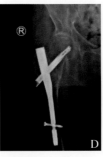
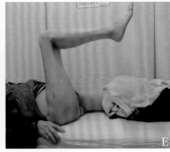

图 4-9-17 TFNA 治疗转子间骨折

A．为 TFNA 的示意图，此代髓内钉最大的特点是可以局部做骨水泥的强化；B．老年女性患者，77 岁，外伤导致转子间骨折；C．闭合复位后，使用 TFNA 固定骨折；D．术后 4 个月骨折愈合；E．患者髋关节功能良好

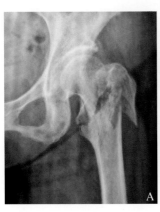
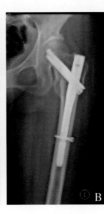
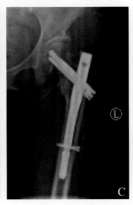
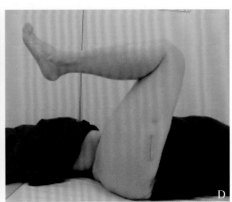

图 4-9-18 InterTAN 治疗转子间骨折

女性患者，66 岁，外伤致转子间骨折 A．显示患者为反转子骨折，骨折粉碎，外侧壁存在移位性骨折；B．使用 InterTAN 固定该骨折，术后复位满意，外侧壁骨折块复位良好；C．术后 3 个月骨折愈合，且股骨颈无明显短缩；D．患者术后 3 个月髋关节功能良好

内固定也存在的一定的不足。首先，对于双钉系统，要求患者的股骨颈的直径可以容纳双钉，国内的一些老年女性患者是无法达到此标准的；其次，InterTAN的主钉也较其他髓内钉直径大，对于髓腔较细的患者需要慎用。

（六）新一代的股骨髓内钉PFUN

股骨近端通用髓内钉系统（proximal femoral universal nail system，PFUNS），是北医三院的周方教授团队设计的一种新型股骨近端髓内钉系统，可以同时固定合并的内侧壁和外侧壁骨折，以解决现有转子间骨折内固定失败概率较高的问题。

股骨内侧壁的完整性是判断股骨转子间骨折稳定性的一项关键指标，经典的 AO/OTA 分型和 Evans 分型都把内侧壁是否完整作为区分稳定骨折和不稳定骨折的重要依据。内侧壁Ⅲ型骨折的手术失败率明显增加。近年来，股骨外侧壁成为是转子间骨折的一个研究热点，有研究表明股骨外侧壁的完整性是治疗转子间骨折的重要因素。股骨大转子与外侧壁交界处存在游离骨块和外侧壁横行骨折线是股骨转子间骨折伴外侧壁骨折内固定失败的危险因素。股骨外侧壁的完整性与股骨转子间骨折的预后相关。股骨转子间骨折合并外侧壁骨折时，可能需要重建并固定股骨外侧壁。因此，如果计划应用髓内钉固定转子间骨折，应当考虑复位和固定可能存在的移位明显的内侧壁和外侧壁骨块。而现有的髓内钉无法对外侧壁和内侧壁骨折块进行固定，导致粗隆间骨折内固定失败概率较高。而PFUN 则可以在固定股骨颈和股骨近端主骨折块的同时也可以对可能存在的各种形式的内侧壁及/或外侧壁骨折块进行固定。

PFUN 与现有常用髓内钉相比有以下优点（图 4-9-19 ～图 4-9-22）：

1. PFUN 创新性是在近端增加了固定外侧壁和内后侧壁骨块的两枚螺钉，以维持外侧壁和后内侧壁的完整性，提高转子间骨折内固定的成功率。

2. 对于复杂的外侧骨折增加了外侧壁保护板，保护板可在手术过程中塑形折弯，并可和主钉结合成一体，包绕大粗隆，重建外侧壁

3. 主钉前弓设计，贴合股骨干近端解剖结构，防止术中出现主钉与髓腔不匹配、植入困难、打磨皮质更薄、应力性骨折、术后髋部疼痛、远端穿出等问题。

4. 髋螺钉内可注射骨水泥，可用于骨质疏松患者以增强螺钉的把持力。

三、小结

综上所述，股骨转子间骨折内固定方式的选择取决于很多因素，包括患者情况、骨折特点、成本、医师的经验与偏好。虽然目前对于内固定方法的选择尚有很多争议，但是越来越多的证据表明，髓内钉在治疗转子间骨折的治疗中更有优势，尤其是面对不稳定型转子间骨折时，似乎更应该选择髓内固定系统。但是传统的 DHS 等髓外固定系统因其治疗费用低、技术成熟、操作难度适中及普及程度较高等优点在稳定性转子间骨折的治疗中仍然占有重要地位。而且转子间骨折治疗效果的差异不仅体现在不同方法的选择中，术者对所选方法的熟练程度也占有同样甚至更为重要的地位，所以我们在处理转子间骨折时不应机械地选择某一种内固定方法，而是应该结合患者病情、

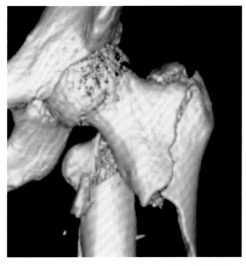
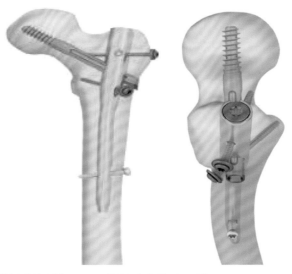

图 4-9-19　用于固定合并冠状面外侧壁骨折的 PFUN（图片来自北医三院）

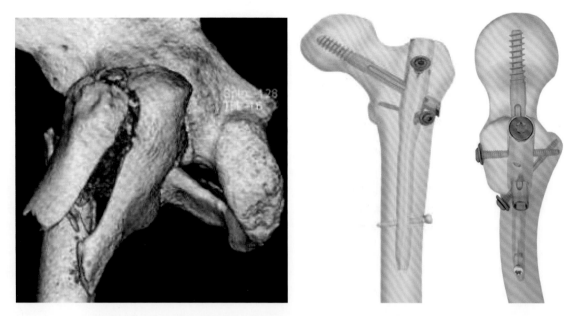

图 4-9-20　用于固定合并矢状面状面外侧壁骨折的 PFUN（图片来自北医三院）

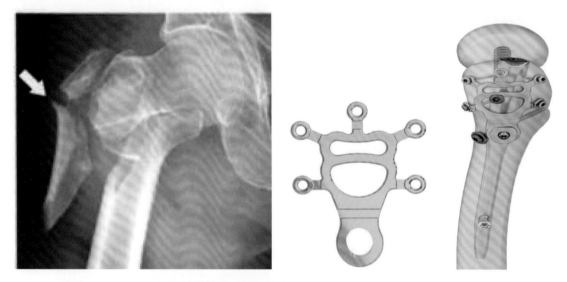

图 4-9-21　用于固定合并粉碎外侧壁损骨折的 PFUN+ 外侧壁保护板（图片来自北医三院）

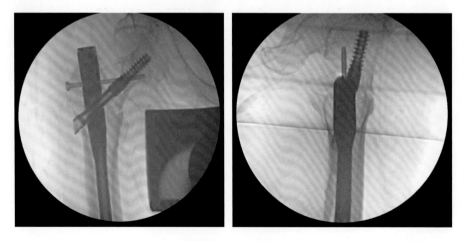

图 4-9-22　应用新型 PFUN 髓内针治疗一例累及外侧壁的转子间骨折的病例

术后行动需求、经济承受能力及术者自身水平等因素加以灵活选择。

参考文献

[1] Evans, E. M. The treatment of trochanteric fractures of the femur. The Journal of bone and joint surgery. British volume, 1949, 31 (2): 190-203.

[2] Frew, J. F. M. Conservative treatment of intertrochanteric fractures. In Proceedings of the British Orthopaedic Association. J Bone Joint Surg, 1972, 54: 748-749.

[3] Bong, S. C., Lau, H. K., Leong, J. C. Y., Fang, D., & Lau, M. T. The treatment of unstable intertrochanteric fractures of the hip: a prospective trial of 150 cases. Injury, 1981, 13 (2): 139-146.

[4] Clark, D. W., & Ribbans, W. J. Treatment of unstable intertrochanteric fractures of the femur: a prospective trial comparing anatomical reduction and valgus osteotomy. Injury, 1990, 21 (2): 84-88.

[5] Kazakos, K., Lyras, D. N., Verettas, D., Galanis, V., Psillakis, I., & Xarchas, K. External fixation of intertrochanteric fractures in elderly high-risk patients. Actaorthopaedicabelgica, 2007, 73 (1): 44.

[6] Kazemian, G. H., Manafi, A. R., Najafi, F., & Najafi, M. A. Treatment of intertrochanteric fractures in elderly highrisk patients: dynamic hip screw vs. external fixation. Injury, 2014, 45 (3): 568-572.

[7] Zhou, Z., Zhang, X., Tian, S., & Wu, Y. Minimally invasive versus conventional dynamic hip screw for the treatment of intertrochanteric fractures in older patients. Orthopedics, 2012, 35 (2): e244-e249.

[8] Hu, L. I., Zhang, J., & Cao, J. L. Improved brown's frame in the application of the conservative treatment of intertrochanteric fracture. Chinese and Foreign Medical Research, 2016.

[9] Kim, Y., D Heep, K., Lee, J., Yoon, Y. C., Shon, W. Y., & Oh, C. W., et al. Hook leverage technique for reduction of intertrochanteric fracture. Injury-international Journal of the Care of the Injured, 2014, 45 (6): 1006-1010.

[10] Kim, W. Y., Han, C. H., Park, J. I., & Kim, J. Y.. Failure of intertrochanteric fracture fixation with a dynamic hip screw in relation to pre-operative fracture stability and osteoporosis. International Orthopaedics,
2001, 25 (6): 360-362.

[11] Herman, A., Landau, Y., Gutman, G., Ougortsin, V., & Shazar, N. Radiological evaluation of intertrochanteric fracture fixation by the proximal femoral nail. Injury-international Journal of the Care of the Injured, 2012, 43 (6): 856-863.

[12] Marmor, M., Liddle, K., Buckley, J., & Matityahu, A. Effect of varus and valgus alignment on implant loading after proximal femur fracture fixation. European Journal of Orthopaedic Surgery & Traumatology, 2016, 26 (4): 379-383.

[13] J Fan, Xu, X., Zhou, F., Zhang, Z., & Hou, G. Risk factors for implant failure of intertrochanteric fractures with lateral femoral wall fracture after intramedullary nail fixation. Injury, 2021 (4).

[14] Gao, Z., Lv, Y., Zhou, F., Ji, H., Tian, Y., Zhang, Z., & Guo, Y. Risk factors for implant failure after fixation of proximal femoral fractures with fracture of the lateral femoral wall. Injury, 2018, 49 (2): 315-322.

[15] Li, P., Lv, Y., Zhou, F., Tian, Y., Ji, H., Zhang, Z., Guo, Y., Yang, Z., & Hou, G. Medial wall fragment involving large posterior cortex in pertrochanteric femur fractures: a notable preoperative risk factor for implant failure. Injury, 2020, 51 (3): 683-687.

[16] Legg, P., To, C., & Selmon, G. 1346 hardware complications in cephalomedullary nailing for intertrochanteric hip fractures: a retrospective cohort study. British Journal of Surgery (Supplement_6), Supplement_6, 2021.

[17] G., M. The dynamic hip screw implant system., 1986, 1 (1): 59.

[18] Cheng, T., Zhang, G., & Zhang, X. Review: minimally invasive versus conventional dynamic hip screw fixation in elderly patients with intertrochanteric fractures: a systematic review and meta-analysis. Surgical Innovation, 2011, 18 (2): 99-105.

[19] Agrawal, P., Gaba, S., Das, S., Singh, R., & Yadav, G. Dynamic hip screw versus proximal femur locking compression plate in intertrochanteric femur fractures (ao 31a1 and 31a2): a prospective randomized study. Journal of Natural ence Biology & Medicine, 2017, 8 (1): 87-93.

[20] Pradeep, A. R., Kirankumar, A., Dheenadhayalan, J., & Rajasekaran, S. Intraoperative lateral wall fractures during dynamic hip screw fixation for intertrochanteric fractures-incidence, causative factors and clinical outcome. Injury-international Journal of the Care of the Injured, 2017, S0020138317308124.

[21] Hsu, C. E., Shih, C. M., Wang, C. C., & Huang, K. C. Lateral femoral wall thickness. a reliable predictor of post-operative lateral wall fracture in intertrochanteric fractures. Bone & Joint Journal, 2013, 95-B (8): 1134-1138.

[22] K., P., Kosygan, R., Mohan, & R., et al. The gotfried percutaneous compression plate compared with the conventional classic hip screw for the fixation of intertrochanteric fractures of the hip. Journal of Bone & Joint Surgery, 2002.

[23] Halwai, M. A., Dhar, S. A., Wani, M. I., Butt, M. F., Mir, B. A., & Ali, M. F., et al. The dynamic condylar screw in the management of subtrochanteric fractures: does judicious use of biological fixation enhance overall results? Strategies in Trauma & Limb Reconstruction, 2007, 2 (2-3): 77-81.

[24] Suriyajakyuthana, W.. Intertrochanteric fractures of the femur: results of treatment with 95 degrees condylar blade plate. Journal of the Medical Association of Thailand = Chotmaihetthangphaet, 2004, 87 (12): 1431.

[25] Baxter, Jonathan, A., (AUTHOR), Krkovic, & Matija, et al. Intertrochanteric femoral fracture after hip resurfacing managed with a reverse distal femoral locking plate: a case report. includes discussion. Hip International, 2010.

[26] Zhou, F., Zhang, Z. S., Yang, H., Tian, Y., Ji, H. Q., & Guo, Y., et al. Less invasive stabilization system (liss)versus proximal femoral nail anti-rotation(pfna) in treating proximal femoral fractures: a prospective randomized study. Journal of Orthopaedic Trauma, 2012, 26 (3): 155-162.

[27] Chen, H. W., & Pan, J. Reverse LISS plate in treating femoral intertrochanteric fractures: A review of 22 cases. Biomedical Research (0970-938X), 2017, 28 (7).

[28] Ma, C. H., Tu, Y. K., Yu, S. W., Yen, C. Y., Yeh, J. H., & Wu, C. H.. Reverse liss plates for unstable proximal femoral fractures. Injury-international Journal of the Care of the Injured, 2010, 41 (8): 827-833.

[29] Zubairi, A., Rashid, R. H., Zahid, M., Hashmi, P. M., &Noordin, S. Proximal femur locking plate for sub-trochanteric femur fractures: factors associated with failure. The Open Orthopaedics Journal, 2017, 11 (1): 1058-1065.

[30] Kazakos, K., Lyras, D. N., D Verettas, Galanis, V., & Xarchas, K. External fixation of intertrochanteric fractures in elderly high-risk patients. ActaOrthopaedicaBelgica, 2009, 75 (1): 748.

[31] Kazemian, G. H., Manafi, A. R., Najafi, F., & Najafi, M. A. Treatment of intertrochanteric fractures in elderly highrisk patients: dynamic hip screw vs. external fixation. Injury-international Journal of the Care of the Injured, 2014, 45 (3): 568-572.

[32] Gurtler, R. A., Jacobs, R. R., & Jacobs, C. R. Biomechanical evaluation of the ender's pins, the harris nail, and the dynamic hip screw for the unstable intertrochanteric fracture. Clinical Orthopaedics & Related Research, 1986, 206 (206): 109.

[33] Bartonicek, I., & Dousa, P. Prospective randomized controlled trial of an intramedullary nail versus dynamic screw and plate for intertrochanteric fractures of the femur. Journal of Orthopaedic Trauma, 2002, 15 (5): 363-364.

[34] Moon, Y. W., Suh, D. H., Kang, S. T., Kwon, D. J., Ji, Y. N., & Lee, K. B. The proximal femoral nail for intertrochanteric fracture of the femur. Journal of the Korean Fracture Society, 2003, 16 (1).

[35] Simmermacher, R., Ljungqvist, J., Bail, H., Hockertz, T., Vochteloo, A., & Ochs, U., et al. The new proximal femoral nail antirotation (pfna) in daily practice: results of a multicentre clinical study. Injury-international Journal of the Care of the Injured, 2008, 39 (8): 932-939.

[36] Queally, J. M., Harris, E., Handoll, H. H., & Parker, M. J. Intramedullary nails for extracapsular hip fractures in adults. Cochrane database of systematic reviews, 2014 (9).

[37] Makki, D., Matar, H. E., Jacob, N., Lipscombe, S., & Gudena, R. Comparison of the reconstruction trochanteric antigrade nail (tan) with the proximal

femoral nail antirotation（pfna）in the management of reverse oblique intertrochanteric hip fractures. Injury-international Journal of the Care of the Injured，2015，46（12）：2389-2393.

[38] Chen，Y. W.，Guo，W. C.，& Orthopedics，D. O. Comparison of pfna and gamma 3 nail in the treatment of femoral intertrochanteric fracture. Journal of Traumatic Surgery，2016.

[39] Loh，J.，Huang，D.，Lei，J.，Yeo，W.，& Wong，M. K. Early Clinical Outcomes of Short versus Long Proximal Femoral Nail Anti-rotation（PFNA）in the Treatment of Intertrochanteric Fractures. Malaysian orthopaedic journal，2021，15（2）：115-121.

[40] Wright，R. C.，Yacoubian，S. V.，Salzman，G. A.，Rd，R. R.，Falkinstein，Y.，& Yacoubian，S. V.. The extended-short nail system，a novel concept in the management of proximal femur fractures. American journal of orthopedics（Belle Mead，N.J.），2011，40（12）：630.

[41] Kanakaris，N.，Tosounidis，T.，& Giannoudis，P.. Nailing intertrochanteric hip fractures：short versus long；locked versus nonlocked. Journal of Orthopaedic Trauma，2015，29 Suppl 4：S10.

[42] Lambers，A.，Rieger，B.，Kop，A.，P D'Alessandro，& Yates，P. Implant fracture analysis of the tfna proximal femoral nail. JBJS，2019，101（9）：804-811.

[43] Wallace，A.，Amis，J.，Cafri，G.，Coplan，P.，& Wood，J. Comparative Safety of the TFN-ADVANCED Proximal Femoral Nailing System：Findings from a U.S. Health-Care Database. The Journal of bone and joint surgery. American volume，2021，103（17）：1637-1645.

[44] Matre，K.，Vinje，T.，Havelin，L. I.，Gjertsen，J. E.，Furnes，O.，& Espehaug，B.，et al. Trigenintertan intramedullary nail versus sliding hip screw：a prospective，randomized multicenter study on pain，function，and complications in 684 patie. Journal of Bone and Joint Surgery-Series A，2013，95（3）：200-208.

[45] Seyhan，M.，Turkmen，I.，Unay，K.，& Ozkut，A. T.. Do pfna devices and intertan nails both have the same effects in the treatment of trochanteric fractures？a prospective clinical study. Journal of Orthopaedic Science，2015，20（6）：1053-1061.

[46] Date，A.，Panthula，M.，& Bolina，A. Comparison of clinical and radiological outcomes in intertrochanteric fractures treated with InterTAN nail against conventional cephalomedullary nails：a systematic review. Future science OA，2020，7（1）：FSO668.

（吕　扬　崔增桢　周　方）

第十节　内固定操作技术

一、DHS（dynamic hip system）

（一）适应证及禁忌证

适应证：31-A1、31-A2、31-A3 型转子周围骨折；31-B 型股骨颈基底骨折（DHS Screw+ 防旋螺钉）；转子下骨折。

禁忌证：败血症；原发性或转移性恶性肿瘤；金属过敏；合并血管损伤?

（二）操作步骤

1. 术前计划（图 4-10-1）

可使用专用的测角仪确定所使用的 DHS 接骨板的角度、长度、螺钉 / 螺旋刀片的长度

2. 体位及骨折复位（图 4-10-2）

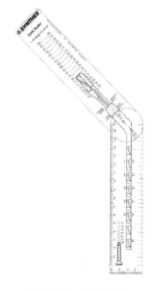

图 4-10-1　术前测量

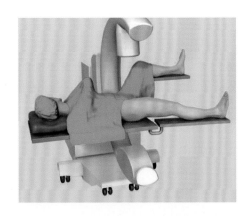

图 4-10-2　体位及骨折复位

患者仰卧位手术床上，在 X 线机透视监测下通过外展、牵引、内收及内旋等方法复位骨折。如闭合复位不满意，则进行切开复位。

3．手术入路（图 4-10-3）

自大转子上方 2 横指向远端做长约 15cm 的切口。沿切口方向劈开髂胫束，沿股外侧肌后方分离，并将股外侧肌向前方牵拉即刻显露近端股骨，必要时可在无名结节附近做一个纵形切口以便以操作。

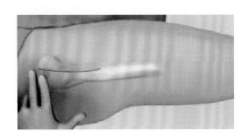

图 4-10-3　手术入路

4．置入防旋针（图 4-10-4）

操作时可在股骨颈前方放置 1 枚克氏针辅助确定股骨颈的前倾角，依次为参考在股骨颈前上方置入防旋针，对粉碎、不稳定的骨折，可以置入多枚克氏针来固定骨折。

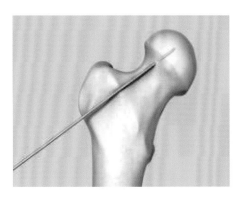

图 4-10-4　置入防旋针

5．置入 DHS 导针（图 4-10-5）

正确使用角度导向器以理想的角度置入 DHS 的导针，导针应位于股骨颈的中央，导针尖端到达软骨下骨。

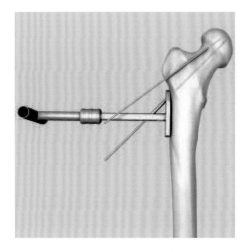

图 4-10-5　置入 DHS 导针

注意：导向器应尽可能帖服骨面，以免导针的角度偏差。

6．确定 DHS 头钉 / 螺旋刀片的长度（图 4-10-6）

使用专用的测深尺确定头钉 / 螺旋刀片的长度。如导针尖端位于软骨下骨，使用的实际长度应比读取的长度减少 10 mm。

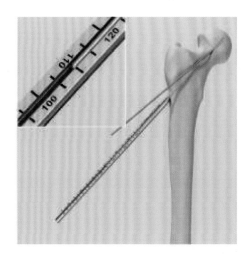

图 4-10-6　测量长度

7．扩髓（图 4-10-7）

设定好合适的限深后，使用扩髓器进行扩髓，应通过 X 线机透视确认扩髓深度，扩髓时应可用克氏针临时固定以避免股骨颈旋转。如果扩髓时不慎将导

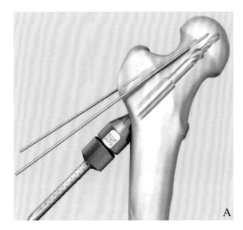

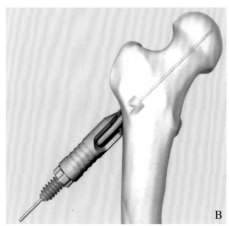

图 4-10-7　扩髓

针带出，可以如图使用专用的中心定位装置重新将导针置于原来合适的位置。

8．攻丝（图 4-10-8）

沿着导针的方向攻丝至合适的深度，并进行 X 线透视确认攻丝的深度。

注：当患者存在严重骨质疏松时可以不进行攻丝。

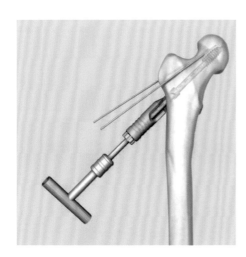

图 4-10-8　攻丝

9．置入 DHS 头钉（图 4-10-9）

将选择好的头钉及接骨板与专用扳手组装，逐渐拧入头钉，应注意透视监测头钉拧入的深度。

扳手最终应拧至与股骨轴线一致。只有这样接骨板才能沿着扳手及头钉滑移至骨面。

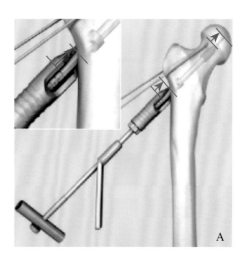

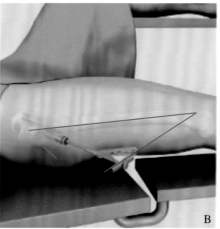

图 4-10-9　置入 DHS 头钉

10．确定接骨板位置（图 4-10-10）

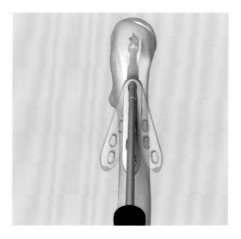

图 4-10-10　确定位置

侧位透视接骨板应位于股骨中央，以免出现远端螺钉偏出骨质或远端应力集中。

11. 拧入螺钉（图 4-10-11）

取下辅助置入工具后可使用不同种类的螺钉进行接骨板与股骨干的固定。

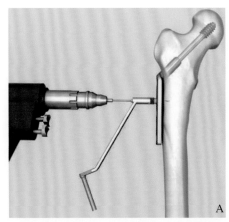

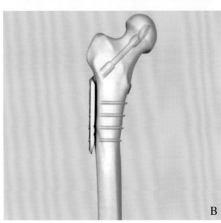

图 4-10-11　拧入螺钉

12. 选择性加压（图 4-10-12）

可根据需要使用加压螺钉对骨折端进行加压，严重骨质疏松的患者不建议加压。

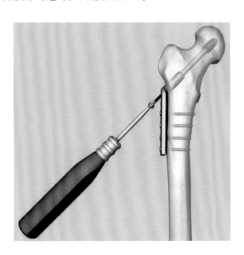

图 4-10-12　选择性加压

二、PFNA-Ⅱ（proximal femoral nail antirotation-Ⅱ）

（一）适应证及禁忌证

适应证：股骨转子骨折（31-A1、31-A2、31-A3）、转子下骨折、股骨近端多发骨折。

禁忌证：单纯或合并股骨颈内侧骨折。

（二）操作步骤

1. 术前计划（图 4-10-13）

应用 PFNA-Ⅱ 术前计划模板预估颈干角、主钉直径和长度。

术前对健侧腿部进行 AP 位摄片。使用量角器或术前计划模板测量颈干角。

如需估算颈干角，将模板置放于健侧股骨的 AP 位 X 线片并确定颈干角。

如需估算主钉直径，将模板置放于健侧股骨的

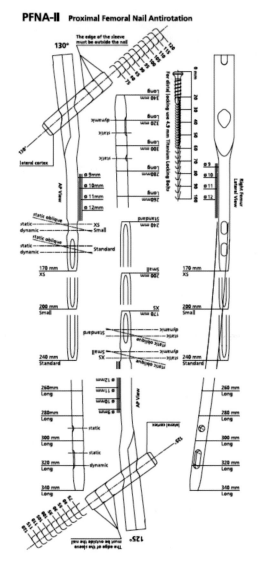

图 4-10-13　术前计划

AP 位 X 线片并在主钉通过的最狭窄处确定髓腔直径。

如需估算主钉长度，将模板置放于健侧股骨的 AP 位 X 线片并根据患者解剖选择合适的主钉长度。

2. 患者体位（图 4-10-14）

患者仰卧于牵引床或透光手术床上。尽可能外展健肢并固定于支架上，为了确保术中透视方便，必须术前测试。

为了不阻挡进入髓腔，上身向健侧外展 10°～15°（或者内收患肢 10°～15°）。

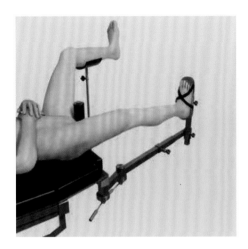

图 4-10-14 体位

3. 复位骨折

透视下进行闭合复位。若效果不佳，进行切开复位。

4. 确定主钉长度和直径

（1）预估直径（图 4-10-15）

将髓腔直径测量尺沿股骨中轴摆放，使标志环依次排列于峡部。选择恰好与股骨皮质相切的标志环，其数字即为直径大小。

注意：

— 透光尺仅预估髓腔直径，因为股骨每段直径各不同。

— 应用扩髓技术时，扩髓头直径必须大于主钉直径 0.5～1.5 mm。

— 选择直径尽可能大的主钉匹配髓腔，9 mm 直径主钉只能用于小于 11 mm 直径的髓腔。

（2）测量长度（图 4-10-16）

C 臂机置于股骨近端正位。使用长夹钳将尺平行置于股骨外侧。调整直尺近端至主钉进钉点处，并做皮肤标记。

C 臂机移向远端并正位片透视，检查从近至远的骨折复位情况。

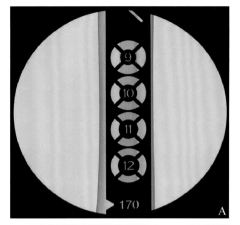

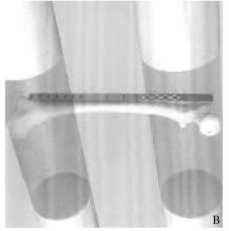

图 4-10-15 预估直径

从透光尺上直接读出主钉长度。对于加长型主钉，远端应位于干骺部近端或预期位置。

注意：

— 骨折治疗推荐使用尽可能长的主钉，并重视患者解剖结构以及是否已有器械植入。

— 标准 PFNA-II（长 240 mm）对于小体型人群可能过长。

— 若骨折线延伸至小转子下方，通常使用加长型主钉。

5. 入路（图 4-10-17）

触及大转子。大转子顶端以上做一 5 cm 切口。平行切开筋膜，按肌纤维方向钝性分离臀中肌。

6. 打开股骨近端

（1）确定进钉点（图 4-10-18）

在正位片上，PFNA-II 进钉点位于大转子顶点或顶点稍偏内侧，对应髓腔长轴外偏 5°。这是因为 PFNA-II 的外偏角是 5°。

侧位片上，进钉点位于髓腔长轴上。

（2）插入导针（图 4-10-19）

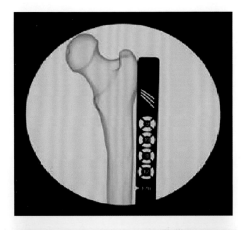

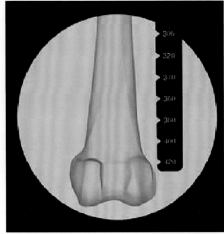

图 4-10-16　长度测量

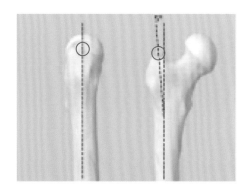

图 4-10-18　确定进钉点

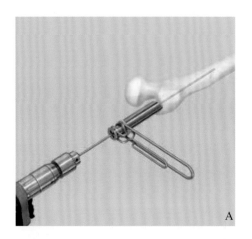

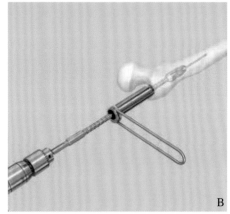

图 4-10-19　插入导针

多孔钻头导向套筒内置入第二枚导针。

（3）打开股骨髓腔（图 4-10-20）

①使用弹性钻头打开股骨髓腔

将空心弹性钻头通过导针与保护套筒，并使用动力工具打开对应 PFNA-Ⅱ 主钉近端部分的髓腔。取出钻头、保护套筒和导针。

注意：推荐使用高速动力工具或手动小心打开股骨髓腔。为了防止骨块移位，不可侧方摆动或过度暴力。

②使用开口锥打开股骨髓腔

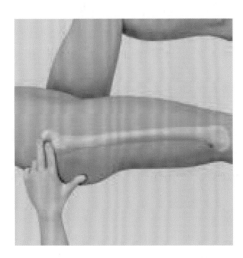

图 4-10-17　入路

将导针固定于动力工具上。或使用 T 型卡盘把手手动置入导针。

将保护套筒和钻头套筒置于进钉点。通过保护套筒与钻头套筒将导针置入。移除动力工具和钻头套筒。

调整导针位置时，无须取出第一枚导针，直接于

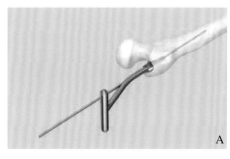

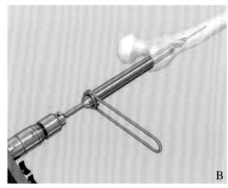

图 4-10-20　打开股骨髓腔

开口锥通过 3.2 mm 导针植入并双向旋转打开髓腔。取出开口锥和导针。

③使用钻头打开股骨髓腔

将钻头通过导针与保护套筒，并使用动力工具打开髓腔直至限深处。取出钻头、保护套筒和导针。

7．选择性扩髓（图 4-10-21）

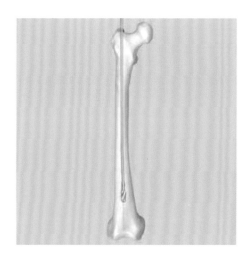

图 4-10-21　扩髓

如果需要，可使用扩髓系统将髓腔扩大至所需直径。

将扩髓导针插入髓腔直至所需深度。导针尖端必须正确位于髓腔内，因为其决定了加长型 PFNA-Ⅱ 远端的最后位置。

扩髓

使用 8.5 mm 直径扩髓头，应扩至大于主钉直径 0.5 ~ 1.5 mm。0.5 mm 逐级扩髓，推进力稳定适中，不可过度暴力。重复回抽扩髓头清洁碎片。

扩髓时夹持钳把持住扩髓导针，防止旋转。

8．插入主钉

（1）连接主钉与手柄（图 4-10-22）

将连接螺钉穿入植入手柄，使用六角球形头改锥将手柄与所需的 PFNA-Ⅱ 主钉相连。

注意：确保连接螺钉紧密咬合 PFNA-Ⅱ 和插入手柄，避免 PFNA-Ⅱ 螺旋刀片打入时偏离方向。如果需要可再次拧紧。此时无须安装瞄准臂。

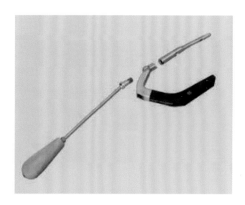

图 4-10-22　连接

（2）透视监控下插入 PFNA-Ⅱ（图 4-10-23）

手动插入 PFNA-Ⅱ，直至最深处。如果 PFNA-Ⅱ 主钉无法插入，可选择小一号的 PFNA-Ⅱ 或通过扩髓，使髓腔至少比所选用的主钉大 1 mm。

主钉的合适插入深度应使 PFNA-Ⅱ 螺旋刀片位于股骨颈的中心。太深或太浅的主钉位置可能导致螺旋刀片位置不合适，应予避免。

可以在股骨颈腹侧向股骨头插入导针来帮助确定股骨头前倾角。在侧位上，将插入手柄调节至导针平行从而保证 PFNA-Ⅱ 的良好对线，避免错误旋转。

移除所有导针。导针不可反复使用。将导针合理处置。

可选方案：

连接器装于插入手柄卡槽内，用联合扳手锁紧连接器。轻轻敲击插入主钉。取下连接器。

只能轻轻敲击植入手柄连接器。避免暴力，防止复位丢失或医源性骨折。

9．近端交锁（图 4-10-24）

（1）选择瞄准臂，用于 PFNA-Ⅱ 螺旋刀片植入

使用六角球形头改锥，确认植入手柄和 PFNA-Ⅱ

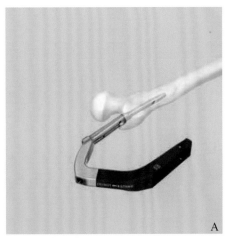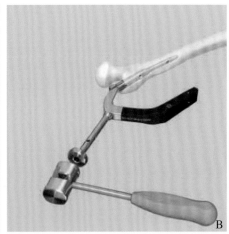

图 4-10-23 插入

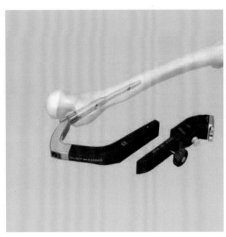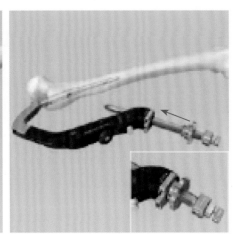

图 4-10-24 近端交锁

主钉连接牢固。

根据对应长度和颈干角的 PFNA-Ⅱ，选择正确的瞄准臂并固定于插入手柄上。

将塞子插入瞄准臂与本次手术无关的主钉长度的锁定孔内。

（2）准备导针插入

将支持螺母连接于金色 PNFA 螺旋刀片保护套筒上。确保"Lateral side"面向套筒头端。支持螺母旋至保护套筒头端标记处。

插入金色钻头导向套筒和金色套管针于保护套筒内。

将安装完成的 PFNA-Ⅱ 螺旋刀片套筒插入瞄准臂直至皮肤并听到其与瞄准臂锁定的咔嗒声。需要时调整螺母位置。

注意：确保组合套筒锁定于瞄准臂上。否则无法确保 PFNA-Ⅱ 螺旋刀片的正确置入。

（3）植入导针（图 4-10-25）

在套管针尖部位置刺开一切口。将套管组合通过软组织插入至外侧皮质。

将套管组合插入至外侧皮质。轻轻将支持螺母按顺时针方向拧动，将保护套筒推至外侧皮质。转动内部金色套筒以帮助保护套筒的通过。

注意：在插入 PFNA 螺旋刀片前预安装的套筒必须和骨面接触。不要过度旋紧支持螺母，否则导致插入手柄以及预安装的套筒精确度下降。

在 AP 位和侧位上，导针的最佳位置应该位于股骨头正中。导针应植入至距离股骨头软骨下 10 mm 处。距离关节至少应 5 mm。导针尖即表示螺旋刀片件的预定位置。

注意：如果 PFNA-Ⅱ 或导针需要重新放置，可先移除导针，按下紧固装置上的按钮将预安装的套筒移除。PFNA-Ⅱ 主钉只能旋转、更深插入或回抽。再次插入预装的套筒并且顺时针旋转支持螺母，使其接触到股骨，再次插入导针。

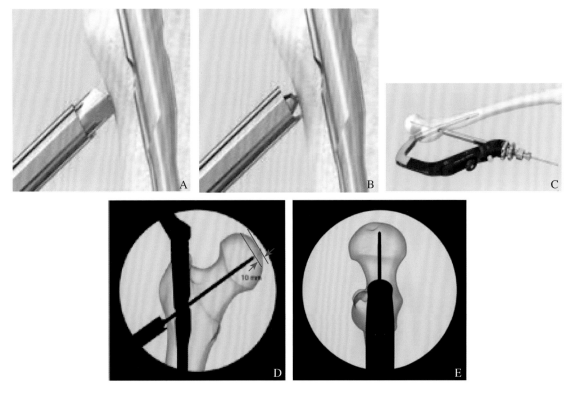

图 4-10-25 植入导针

（4）防旋针技术（图 4-10-26）

如果是非常不稳定的骨折，可以再插入一枚导针防止旋转。此时保留金色钻头套筒及金色保护套筒。

股骨头内打入导针后，安装由于防旋针的导向块，可以安装在瞄准臂的上方或下方。旋紧六角型螺母固定防旋针的位置。

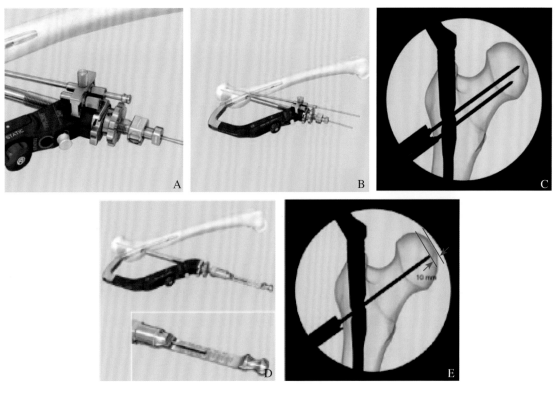

图 4-10-26 插入防旋针

插入钻头套筒，刺穿皮肤插至股骨，以便插入防旋针。

用 C 臂机监控股骨头内导针的植入。如果需要植入第二枚防旋针，可采用相同技术植入股骨头。

注意：在 AP 位上，防旋针将接近但是不能接触螺旋刀片末端。防旋针仅临时固定股骨头，在插入螺旋刀片后需要取出。

（5）测量螺旋刀片的长度（图 4-10-27）

测量前应正侧位确定导针的位置。

导针测深器沿导针尾部推至保护套筒处，读出所需螺旋刀片长度。测量装置显示导针在骨内的实际长度。

在 AP 位与侧位上，PFNA-Ⅱ 的正确位置是关节面下 10 mm。距离关节面最近不得超过 5 mm。如果导针的位置已经放到关节软骨下，应在常规测深后减去 10 mm。移除测量装置。

小心移除金色钻头套筒，但是不要改变导针的位置。

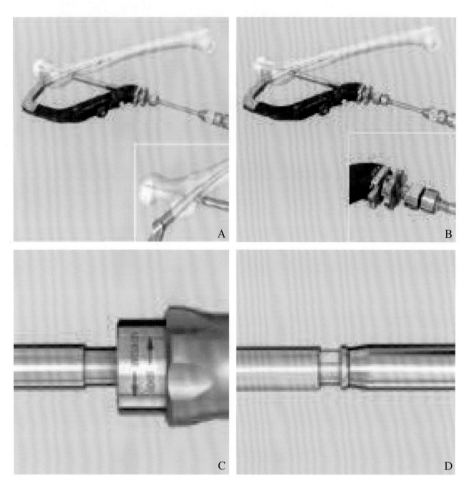

图 4-10-27　测量长度

（6）打开外侧皮质（图 4-10-28）

沿 3.2 mm 导针推动空心钻头，钻至限深处，打开外侧皮质。

注意：如果导针插入时有轻度弯曲，则可前后推拉空心钻头，方便插入。然而如果导针过度折弯，则需要重新插入或换一根新的导针。否则钻头将推动导针进入关节腔。

（7）扩孔（图 4-10-29）

在空心扩孔器上将定位套筒设于测量出的长度标记上。定位套筒朝向钻头尖端的那一面所显示的即为

所选长度。

在透视监控下沿导针推进扩孔器，直至限深处。定位套筒能防止钻得过深。

注意：只能在骨质良好的条件下扩孔。

（8）连接 PFNA-Ⅱ 螺旋刀片和推进器：逆时针轻轻旋转，（按照"attach"方向）将推进器拧入 PFNA-Ⅱ 螺旋刀片尾端即可解锁。在连接时可将螺旋刀片轻轻压向推进手柄，勿过度拧紧。

注意：PFNA-Ⅱ 螺旋刀片连接推进器后，必须能自由旋转。这对于 PFNA-Ⅱ 螺旋刀片的植入是必须

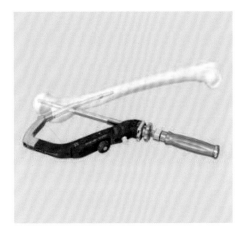

图 4-10-28　打开外侧皮质

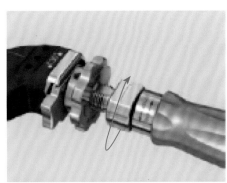

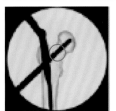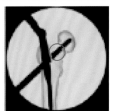

图 4-10-29　扩孔

的。否则应取下并报废该螺旋刀片。不可过度旋紧螺旋刀片和推进器。

（9）植入螺旋刀片

沿导针将螺旋刀片 - 推进器组合一起经保护套筒插入。由于 PFNA-Ⅱ螺旋刀片的特殊设计只能由特定方向通过保护套筒（见保护套筒上的标记）。

沿导针将螺旋刀片徒手打入并尽可能深入股骨头。

在透视下监控 PFNA-Ⅱ螺旋刀片的植入。

用锤子轻轻敲击推进器尾部，将 PFNA-Ⅱ螺旋刀片植入直至限深处。

注意：螺旋刀片植入直至限深处非常重要，推进器必须卡入保护套筒。请勿在植入 PFNA-Ⅱ螺旋刀片时使用过度暴力。

（10）锁定螺旋刀片

顺时针旋转推进器（按照"lock"方向），螺旋

刀片即可被锁紧。术中确认 PFNA-Ⅱ螺旋刀片是否锁紧。如果所有的缝隙闭合，表示刀片已经锁紧。

注意：PFNA-Ⅱ螺旋刀片在未锁紧时可滑动。如果 PFNA-Ⅱ螺旋刀片无法锁紧，必须取出并用新的螺旋刀片代替。

按下保护套筒的按钮移除推进器。取下并报废导针。

当完成近端交锁后，按下瞄准臂的按钮松解并取出保护套筒和支持螺母，此时可继续进行远端交锁。或将其留在原位进行术中加压。

10．术中加压（图 4-10-30）

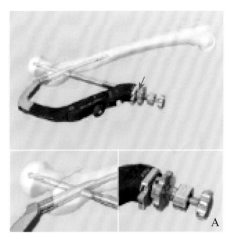

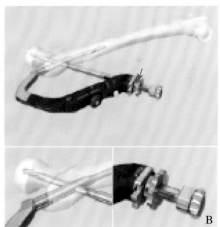

图 4-10-30　加压

警告：骨质疏松患者勿进行术中加压。

将加压工具通过保护套筒拧入螺旋刀片。

逆时针拧动支撑螺母，将保护套筒往后退，直至其靠在加压工具上。

在透视监控下进一步逆时针转动支撑螺母，获得术中加压并闭合骨折线。

注意：

—进行术中加压时必须锁紧螺旋刀片。

— 在透视进行下控制加压过程。

— 勿使用暴力，避免将刀片从股骨头中拔出。

注意：在进行术中加压前可略微过深植入螺旋刀片。防止其过度突出在外侧。

顺时针拧动支撑螺母以松解。移除加压工具。

11．远端锁定

（1）PFNA-Ⅱ短型的静态远端交锁（图 4-10-31）

使用六角球形头改锥确认插入手柄和 PFNA-Ⅱ主钉已经牢固连接。

通过与主钉长度相对应的瞄准臂孔插入三件套套管针（保护套筒、钻头套筒和套针），刺穿皮肤并将套管针插入直至骨面。取出套针。

使用钻头钻透两层皮质。钻头尖应该突出对侧皮质 2 ～ 4 mm。在钻头双层皮质后，确认钻头位置。

确认钻头套筒紧紧贴服于近侧皮质，并从钻头套筒末端读出刻度钻头的读数。该测量值即表示交锁螺栓的正确长度。移除钻头和钻头套筒。

注意：始终确保术中进行远端锁定前没有出现皮质分离。

皮质分离将导致延迟愈合。始终需确保主钉插入手柄及瞄准臂三者连接牢靠，否则远端交锁钉钻孔时

会损坏 PFNA-Ⅱ。

钻透两层皮质后，移除钻头和钻头套筒。

将测深器插入保护套筒并穿透两层皮质。将钩部回拉并钩住对侧皮质。从测深器上读出深度。增加 2 ～ 4 mm，确保螺栓与对侧皮质有充分的把持。

使用六角改锥，通过保护套筒植入正确长度的交锁螺栓，直至交锁螺栓头压在近侧皮质表面。交锁螺栓突出对侧皮质不应超过 1-2 mm。取出改锥和保护套筒。

（2）PFNA-Ⅱ加长型远端交锁（图 4-10-32）

①调整 C 臂机位置

检查复位状态，在交锁前纠正骨折块的对线和腿部长度。

将 C 臂机对准主钉的螺钉孔，直至在屏幕中心出现一个正圆形。

②确定进钉点

将一枚导针置于螺钉孔圆心所对应的皮肤表面，确定进钉点并刺穿皮肤。

③钻孔（图 4-10-33）

使用透光钻，在透视监控下将钻头穿过切口直至骨面。

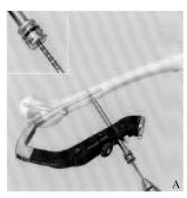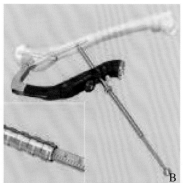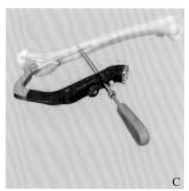

图 4-10-31　PFNA-Ⅱ短型的静态远端交锁

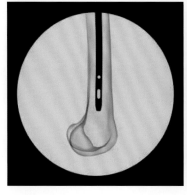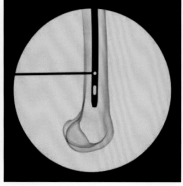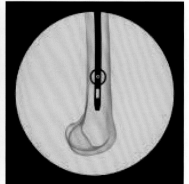

图 4-10-32　PFNA-Ⅱ加长型远端交锁

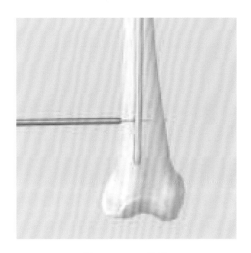

图 4-10-33 钻孔

将钻头倾斜，使钻头尖位于交锁孔中心。钻头应该几乎充满交锁孔的圆心。保持钻头位置不变并钻透两层皮质，直至穿出内侧皮质。

技巧：如需获得更好的钻头控制，在穿透近侧皮质后即停止动力工具。手动将钻头穿过主钉，随后再对对侧皮质进行钻孔。

④确定交锁钉长度

将测深器插入保护套筒并穿透两层皮质。将钩部回拉并钩住对侧皮质。从测深器上读出深度。增加 2 ~ 4 mm，确保螺栓与对侧皮质有充分的把持。

使用六角改锥，通过保护套筒植入正确长度的交锁螺栓。在透视下检查交锁螺栓长度。螺栓尖突出对侧皮质不应超过 1 ~ 2 mm。如果需要，调整交锁螺栓长度。

12. 植入尾帽（图 4-10-34）

移除瞄准臂。使用六角球形头改锥拧松连接螺钉。取下连接螺钉和插入手柄。

技巧：0 mm 延伸的尾帽可以通过空心插入手柄植入。只需取下连接螺钉，将插入手柄留在原位即可。

如果主钉近端已经与大转子顶端齐平，则可使用 0 mm 延长尾帽。使用 5 ~ 15 mm 延长尾帽增加主钉末端长度。

通过所选尾帽插入带钩导针。空心改锥通过导针直至尾帽。一旦与改锥建立连接，尾帽将不会掉落。

在主钉近端拧入尾帽并牢固锁紧。取出改锥和导针。

13. 调整 PFNA-Ⅱ 螺旋刀片的深度（图 4-10-35）

取出推进器，如果其还在原位。将取出器通过导针接入 PFNA-Ⅱ 螺旋刀片并轻柔旋转（按照"attach"方向）。

使用结合锤轻轻将解锁的 PFNA-Ⅱ 螺旋刀片敲

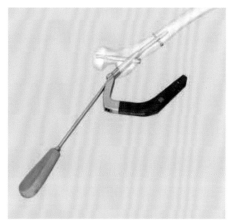

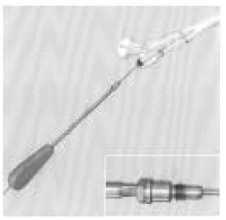

图 4-10-34 植入尾帽

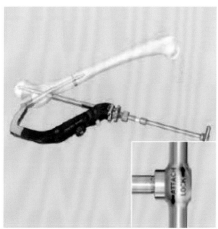

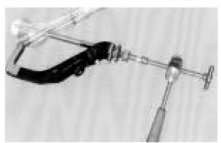

图 4-10-35 调整深度

入至所需深度。在 AP 位和侧位上，PFNA-Ⅱ螺旋刀片的正确位置应该为关节面下 10 mm。距离关节最短距离为 5 mm。顺时针旋转取出器直至停止（按照"Lock"方向，可再次锁定 PFNA-Ⅱ螺旋刀片同时取出取钉器。）

术中确认 PFNA-Ⅱ螺旋刀片已经锁紧。

三、TFNA（trochanteric femoral nail advanced）

（一）适应证及禁忌证

同 PFNA。

（二）操作步骤

1．患者体位摆放（图 4-10-36）

患者侧卧位或仰卧位于骨折或透 X 线手术台上。调整图像增强器位置，使得在正位和侧位平面上都能观察到股骨近端。

为了顺利到达髓腔，将身体上半部分向对侧外展 10°～15°（或者将患肢内收 10°～15°）。

2．骨折复位

在图像增强器控制下，通过轴向牵引进行徒手闭合复位。如果通过闭合复位不能达到骨折复位，可以考虑行切开复位。

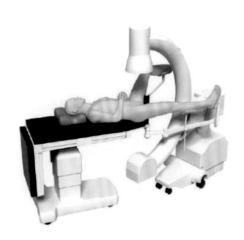

图 4-10-36　患者体位

3．打开股骨近端

（1）确定髓内钉入口点（图 4-10-37）

邻近大转子做一纵行切口。沿切口方向纵行切开至臀中肌筋膜。分离下面的肌纤维并触诊大转子尖。

在正位上，髓内钉插入点位于大转子尖上或略外侧，处于髓腔形态曲线的延伸线上，股骨干轴线外侧 5°，在侧位上，髓内钉的入口点位于大转子的中心并

在髓腔线上。

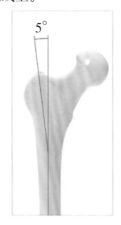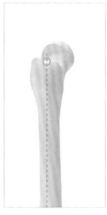

图 4-10-37　确定入口点

（2）插入导针（图 4-10-38）

将保护套筒和多孔钻头套筒组装件置于插入点上。经过钻头套筒，插入导针。在正位和侧位上检查导针的位置。插入大约 15 cm 深。移除钻头套筒。

如果第一根导针插入位置错误，则通过多孔钻头套筒上距中心孔 4 mm 或 6 mm 的一个孔插入第二根导针。一旦导针位于预定入口点处，则移除第一根导针。

沿导针引导弹性空心钻头通过保护套筒到达骨，并且钻孔至限深挡块。

也可以通过使用锥子确定入口点。用锥子开始打开后，将 950 mm 铰刀杆插入其空腔内。

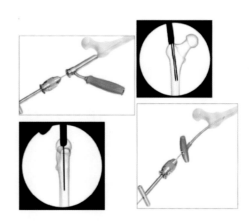

图 4-10-38　插入导针

4．扩髓（可选择）（图 4-10-39）

通过图像增强器检查骨折复位情况。将铰刀杆插入髓腔至所要求的深度。必须将头端正确地放置在髓腔内，因其决定髓内钉的最终远端位置。

扩髓

使用 8.5 mm 直径扩髓钻头开始，直至髓腔直径比髓内钉直径大 0.5～1.5 mm。以 0.5 mm 的增量扩

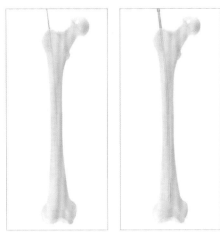

图 4-10-39　扩髓

髓，并平稳施加适度压力推进扩髓钻。不要过度用力推进扩髓钻。多次部分撤回扩髓钻，以清理髓腔内的碎片。

5. 选择合适直径、长度的髓内钉，组装并插入髓内钉（图 4-10-40）

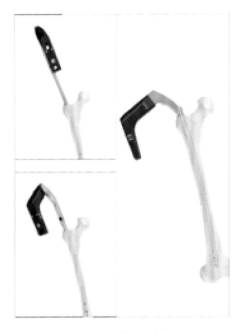

图 4-10-40　插入髓内钉

确保髓内钉和插入手柄之间连接牢固后，将髓内钉手动插入股骨开口内。在使用铰刀杆时，将空心髓内钉沿铰刀杆穿行并插入股骨开口内。

通过图像增强器，检查骨折复位情况并尽可能手动插入髓内钉。使用插入组装件操纵髓内钉越过骨折。

如使用长钉，将插入手柄朝向前侧，将髓内钉手动沿导针穿行并插入股骨开口，直到髓内钉到达峡部。在推进髓内钉时，旋转手柄，使其置于外侧，以便最终就位。

通过图像增强器，检查骨折复位并尽可能手动插入髓内钉。使用插入组装件以操纵髓内钉越过骨折，使用骨锤轻轻击打螺帽有助于插入。

如果使用导针，一旦髓内钉跨过骨折部位，即应该将导针移除。

6. 近端交锁（图 4-10-41）

确保髓内钉与插入手柄牢固连接。选择与髓内钉插入角度匹配的瞄准臂，并通过螺丝将其牢固地连接到插入手柄上。

确认髓内钉的插入深度和前倾角：

将导针放在黄色标记处，并拍摄正位 X 光片检查导针位置。

调整图像增强器的位置，拍摄侧位 X 光片（将股骨颈轴线与股骨干轴线对齐）。

调整髓内针旋转角度，直到插入手柄上的两条透X线与髓内钉平行。

选项：可以将一根导针插在插入手柄上相应的孔中，预测导针和螺旋刀片/螺钉的位置。

插入导针套筒：确保切口和筋膜分离与套筒组装件的轨迹一致。将支撑/加压螺母拧到导针套筒上至黑色标记处。将黄色标记的套管针和钻头套筒装配到导针套筒上。通过瞄准臂放置组装件并穿过软组织到达骨。在推行穿过软组织时，轻轻旋转组装件可能有助于插入。推进组装件直到支撑/加压螺母进入瞄准臂并发出咔嗒声。

置入导针（图 4-10-42）

通过逆时针旋转支撑/加压螺母，推进导针套筒到达骨。拍摄一张正位 X 光片，查看导针套筒的齿刚好接触外侧皮质。

注意：导针套筒的远端齿应紧靠外侧皮质。不要在皮质上过度拧紧，因为这会影响瞄准组装件的准确性。

使用骨锤轻轻击打一下，将套管针击入骨内，创建一个骨内压痕，这有助于防止导针在下一步骤中刮削骨。

通过图像增强器再次查看骨折复位情况。

移除套管针，使一根新导针穿过钻头套筒至骨。将导针推入股骨头内，大约在关节水平下方 10 mm 处停止。

在正位和侧位平面上，导针应该都处于股骨头和股骨颈的中心。将导针头端置于正确插入头部件时头部件头端所在之处。

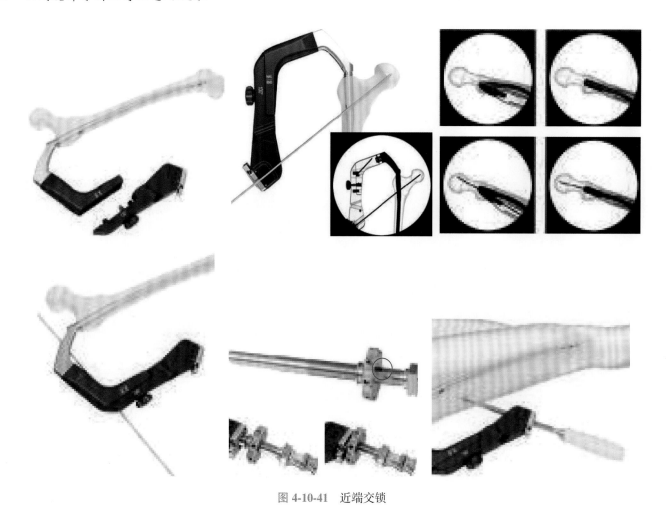

图 4-10-41　近端交锁

图 4-10-42　置入导针

为了测量螺旋刀片 / 螺钉长度，沿导针穿过测量器至导针套筒的后侧。自测量器上直接读取长度。不需要计算。

打开外侧皮质（图 4-10-43）

移除钻头套筒。沿导针穿行钻头，通过导针套筒，钻孔至限深挡块处。此时将打开外侧皮质。

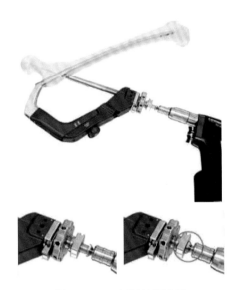

图 4-10-43　打开外侧皮质

插入螺旋刀片（图 4-10-44）

连接螺母拧入螺旋刀片内并用手指拧紧组装件。

将螺旋刀片植入器组装件穿过导针套筒，并将植入器杆上的红线与导针套筒上的红线对齐。尽可能徒手向远端推进螺旋刀片。

使用骨锤轻轻击打连接螺丝后侧，直至植入器到达导针套筒后方的限深挡块处。

在最终位置，导针套筒上的黄线与植入器上的黄线呈一条直线。

必须完全插入螺旋刀片。

7．旋转交锁（图 4-10-45）

必须推进髓内钉内预装配的锁定装置，以控制刀片或螺钉的旋转。将 5 mm 弹性螺丝刀穿过中空的连接螺丝和插入手柄，直至其就位于锁定装置的内六角凹槽内。顺时针转动推进锁定装置。将螺丝刀向下推进直至完全停止，然后通过逆时针旋转 1/2 圈（180°）退出螺丝刀。现在，螺旋刀片或螺钉已锁紧，不能旋转，但仍能滑动。

注意：如果锁定装置在初次拧紧后不能如上所述转回 1/2 圈，将不能对骨折进行受控压紧和加压。

8．骨折端加压（图 4-10-46）

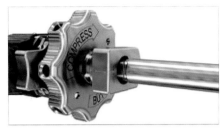

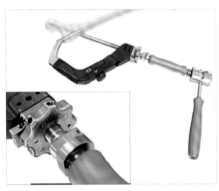

图 4-10-44　插入螺旋刀片

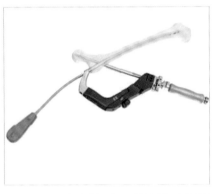

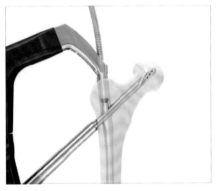

图 4-10-45　旋转交锁

一旦螺旋刀片锁紧，不能旋转，可通过手动顺时针旋转支撑 / 加压螺母进行骨折块间加压。另外还可使用插销扳手。

注意：当支撑 / 加压螺母和插销扳手一起使用时应小心，以防过度加压，造成螺钉在骨中松动，这尤

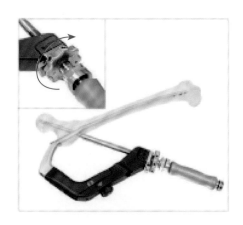

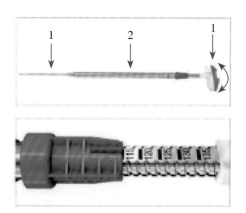

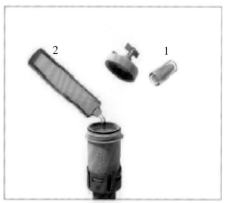

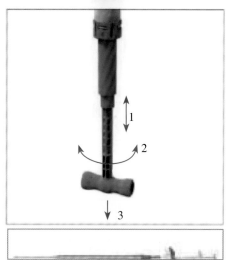

图 4-10-46　骨折端加压

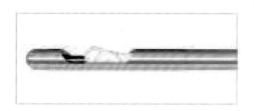

图 4-10-47　调整侧开口套管套筒

其见于骨质差的患者。

9. 远端锁定（技术基本同 PFNA）

10. 骨水泥强化（可选）

一般注意事项

推荐使用 3 ml 骨水泥进行加固。该骨水泥用量可最大限度降低缺血性坏死的风险并可充分确保达到预期的稳定性。骨水泥注射量必须不超过 6 ml。

预期在刀片 / 螺钉的螺旋部分应用骨水泥。PMMA 骨水泥填充应距离关节面 6 ～ 10 mm。不需要充填刀片 / 螺钉螺旋部分的外侧腔隙。

Traumacem V+ 在室温下的工作时间约为 27 分钟。在体温（37℃）下的凝固时间是 15 分钟。因此应避免在最后一次注射后 15 分钟内改变 / 重新摆放患者体位。

（1）调整侧开口套管套筒（图 4-10-47）

按照所选头部件长度，调整侧开口套管套筒。在抓持套筒（2）时，通过转动侧开口套管（1）进行长度调整。

（2）检查是否有骨水泥渗入关节：将 X 线造影剂注入股骨头并在图像增强器下监测流动情况。如果 X 线造影剂渗入关节内，切勿加固。

（3）准备骨水泥

保持 Traumacem V+ 骨水泥套装直立，用指尖在混合装置顶端轻轻敲击，以保证没有骨水泥粉末粘到混合筒和无菌盖上。

牵拉手柄，直至手柄完全回撤。

通过将蓝色手柄从止点到止点前后移动大约 20 次，混合 Traumacem V+ 骨水泥（1）。第一次混合动作要轻柔，做振荡 - 旋转动作（2）。混合后，将手柄完全回撤（3）。

（4）预充填侧开口套管（图 4-10-48）

将一个填充 2 ml 骨水泥的注射器连接在侧开口套管上。将注射器中的 2 ml 骨水泥预充填到侧开口套管中。连接另一个填充骨水泥的注射器，充填侧开口

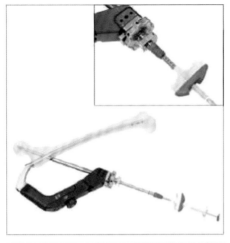

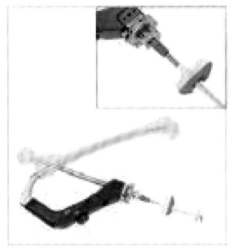

图 4-10-48 预充填侧开口套管

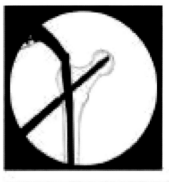

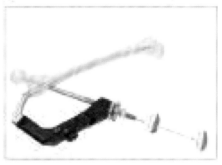

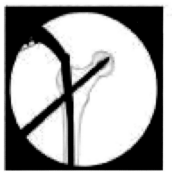

图 4-10-49 插入侧开口套管

套管，直到骨水泥从侧口中流出，提示套管内腔中填充有 4 ml 骨水泥。取下注射器并丢弃。准备加固时，将填充骨水泥的 1 ml 注射器连接到侧开口套管上。

如果骨水泥从侧口中溢出，清除多余的骨水泥，以免不小心污染保护套筒或刀片 / 螺钉。

注意：必须用 1 ml 注射器注射骨水泥。2 ml 注射器不适合用于加固刀片 / 螺钉。

（5）插入侧开口套管（图 4-10-49）

证实所选择的侧开口套管的长度与螺旋刀片 / 螺钉的长度相匹配。

将侧开口套管通过导针套筒插入刀片 / 螺钉，直至到达限深挡块处。

在图像增强器下证实侧开口套管完全插入。

（6）加固

使用 1 ml 注射器将骨水泥注入股骨头中。

利用 1 ml 注射器缓慢注射 Traumacem V+。通过旋转手柄，将骨水泥注入刀片 / 螺钉周围更内侧或更外侧，优化充填过程。

旋转套筒一整圈相当于调整 5 mm。

注射过程中必须要看到骨水泥。在图像增强器下持续观察骨水泥的流动。

注意：

• 前推套管不要超过所选择的头部件长度 5 mm；否则将会导致将骨水泥注射到头部件头端的前方，这不仅不会增强稳定性，还会增加穿孔和骨水泥渗漏的风险。

• 如果有骨水泥渗漏到关节、骨折间隙或静脉系统的风险，立即停止注射。

• 手柄上的箭头提示套管侧开口窗的位置。

四、InterTan

（一）适应证

INTERTAN 适用于各种类型的股骨骨折，包括简单干部骨折，粉碎型干部骨折，螺旋型、长斜型和节段型干部骨折，转子下骨折，转子间骨折，同侧的股骨干合并股骨颈骨折，囊内骨折，骨折不愈合及畸形愈合，多发创伤和多发性骨折，病理性骨折的预防，肿瘤切除和移植后的重建，骨骼延长和短缩术。

（二）操作步骤

1. 患者体位（图 4-10-50）

根据术者习惯或骨折类型，将患者置于仰卧位或侧卧位。患肢牵引并固定。健侧肢体伸展放低，或固定在支架上。

将患肢内收 10°～15°，对准髓腔通道。对照健侧以确认患肢的长度和旋转度。确保 C 臂机在正位和侧位上都有足够的视野。

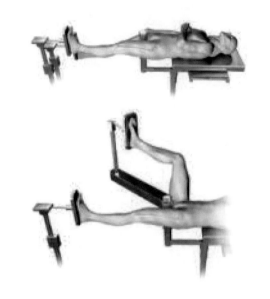

图 4-10-50　患者体位

2. 切口及进针点（图 4-10-51）

将蜂窝状定位器、入口通道把手和入口皮肤保护套管组装在一起。

在大转子近端做一纵向切口。切开筋膜，直至触摸到大转子顶点。

理想的入钉点位于大转子顶点略偏内侧，正位上与股骨解剖轴成 4° 夹角，侧位上与股骨髓腔成一条直线。

3. 建立入口通道（图 4-10-52）

将入口通道装置通过切口紧贴至骨面。将 3.2 mm×

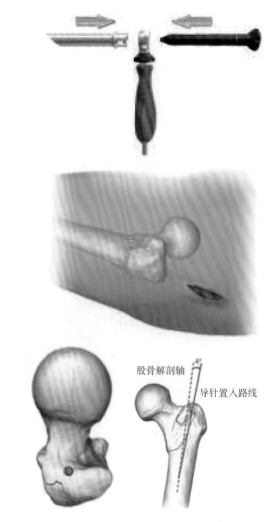

图 4-10-51　切口及进针点

343mm 螺纹头导针与动力工具相连接，钻入大转子区域 2～3 cm。切忌钻入过深，以免建立错误的入口通道，并导致骨折对位对线不良。用正侧位片进行透视，确认导针处于正确的位置。

注意：若导针位置欠佳，可通过旋转蜂窝状定位器来寻找理想位置，并置入第二根 3.2 mm 导针。导针定位后，移除蜂窝状定位器及多余的导针。将12.5 mm 髓腔开口钻插入 17 mm 近段开髓钻，并连接至动力工具，沿导针及入口通道装置，钻入大转子区域 1～2 cm。

调整扩髓装置的角度以确保方向正确。继续推进，直至 17 mm 近段开髓钻的限制装置接触入口皮肤保护套管。此时钻头应位于小转子水平。在正位和侧位透视下确认钻头的最终位置和骨折复位情况。移除近段开髓装置和导针。

注意：若置入 INTERTAN 长钉，则需保留 17 mm 近段开髓钻。

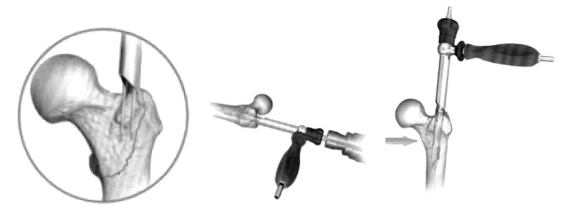

图 4-10-52　建立入口通道

4. 骨折复位

可使用复位杆辅助复位，复位后置入导针。圆头导杆在正位和侧位片上都应位于髓腔中央。导针到位后松开导针把持枪，从髓腔内移除复位杆。

5. 测深（长钉）（图 4-10-53）

复位杆移除后，再次确认圆头导杆位于股骨远端。将髓内钉长度测量尺经由圆头导杆穿过开口钻和

入口通道装置。测量尺的金属末端需位于大转子部位。

确认圆头导杆处于测量尺近端尾部，以确保测量的准确性。测量尺旋杆上显示的刻度即内植物长度。

注意：如有阻力，通过拧紧或松开旋杆进行调整。

6. 扩髓（可选）（图 4-10-54）

用扩髓头搭配扩髓软杆钻进行扩髓，从 9.0 mm 扩髓头开始，以 0.5 mm 依次递增，直至扩髓头直径大于所选主钉直径 1 ~ 1.5 mm。在更换扩髓头时，可用导针阻挡器顶住扩髓软钻杆尾部，以避免圆头导杆退出。扩髓过程中要确保圆头导杆始终位于股骨髓腔远端。在髓腔中反复来回移动扩髓软钻杆，以清除切割槽上的碎屑。

注意：大于 12.5 mm 的扩髓头不能通过 17 mm 近段开髓钻。

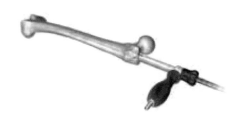

图 4-10-54　扩髓

7. 置入主钉

（1）主钉组装（图 4-10-55）

用导向器螺栓将钻孔导向器把手与主钉相连接，并用 T 形把手和导向器螺栓扳手将其拧紧。主钉与导向器把手只能以一种方式相连接。

将正确的钻孔导向模块连接至钻孔导向器把手，

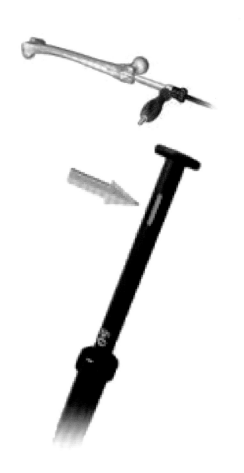

图 4-10-53　测深

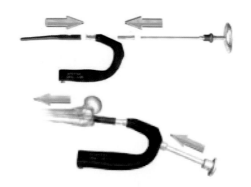

图 4-10-55　主钉组装

并将拉力螺钉钻套筒插入导向模块并锁紧。将拉力螺钉钻穿过套筒和主钉，以校验瞄准器的精确度。错误装配的主钉无法进行瞄准。将空心打击器与钻孔导向器把手连接，移除导向模块和拉力螺钉钻套筒，准备置入主钉。

（2）置入主钉（图 4-10-56）

调整钻孔导向器把手，从侧面用手将主钉推进股骨近端。

注意：在调整好股骨前倾角之后再最终确定主钉的位置。

置入长钉时，先将钻孔导向器把手置于正位，当主钉锥部到达髓腔峡部时，将把手旋转至侧位。可用滑锤轻轻敲击以帮助长钉置入。

（3）主钉深度

为确保主钉深度，将 C 臂机置于正位，将导向模块连接至钻孔导向器把手，再与对线确认架相连接，然后将对线确认杆插入对线确认架。

在置入拉力螺钉和加压螺钉前，对线确认杆可帮助确定它们的位置。在正位 C 臂机的透视下，注意观察对线确认杆的位置。对线确认杆中间的透光槽应位于股骨颈和股骨头的中心位置，这也是 11 mm 转子下拉力钉与 11 mm 联合加压交锁拉力钉的中轴线。加压螺钉位于拉力螺钉下方。用滑锤轻轻敲击主钉使其定位。

移除打击器和 3.0 mm 圆头导杆。

注意：在最终确定主钉位置后，确认主钉与钻孔导向器把手连接牢固，避免滑锤敲击而造成的导向器

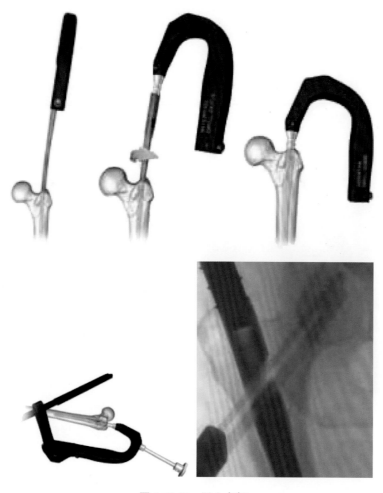

图 4-10-56　置入主钉

螺栓松动。

8. 近端交锁

（1）置入拉力螺钉（图 4-10-57）

在拉力螺钉入口对应的皮肤位置做一个切口，将可调节的拉力螺钉钻套筒插入导向模块并锁住。将 4.0 mm 钻穿刺套筒穿过拉力螺钉钻套筒，并顶住骨皮质。

注意：拉力螺钉钻套筒不必顶到骨皮质，但穿刺套筒必须与骨皮质相接触。

将 4.0 mm 长钻头与动力工具相连接，通过 4.0 mm 钻穿刺套筒顶到骨皮质。用 4.0 mm 长钻头钻透外侧皮质。移除 4.0 mm 钻穿刺套筒后置入 3.2 mm 导针套筒。

注意：预钻外侧骨皮质使导针更容易置入，同时维持了导针置入的方向，减少了导针磨削骨面的可能性。

将 3.2 mm×343 mm 螺纹头导针连接至动力工具，经 3.2 mm 导针套筒钻至股骨头颈内的理想位置。

在正位和侧位上确认导针的位置，均应位于股骨颈的中央，且 TAD（尖顶距）< 25 mm。

拉力螺钉测深（图 4-10-58）

将拉力螺钉测深器沿着 3.2 mm 螺纹头导针滑动，直至顶到 3.2 mm 导针套筒上，从导针末端读出相应数值，即拉力螺钉深度。

（2）置入联合加压交锁钉（图 4-10-59）

确认拉力钉导针位置后，将 7.0 mm 加压螺钉开

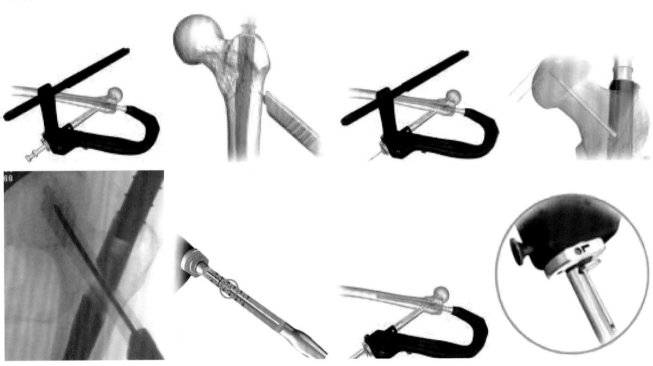

图 4-10-57　置入拉力螺钉

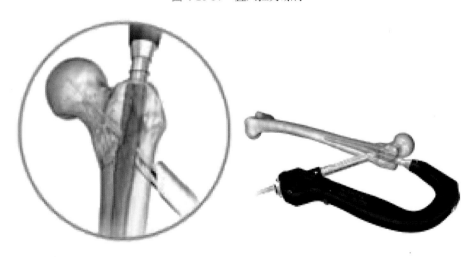

图 4-10-58　拉力螺钉测深

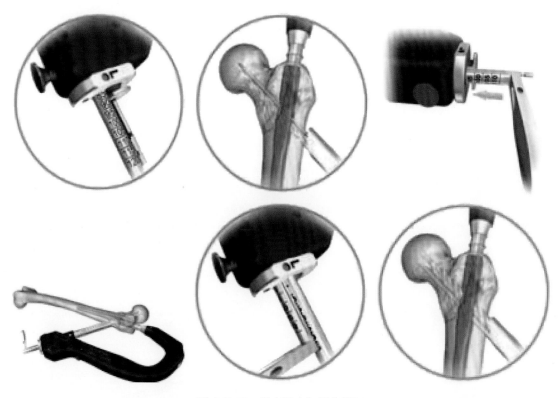

图 4-10-59　置入联合加压交锁钉

口钻连接至动力工具，沿 3.2 mm 导针套筒的下方钻入，直至顶到拉力螺钉钻套筒。

将 7.0 mm 加压螺钉钻头连接至动力工具，经由拉力螺钉钻套筒和开口钻形成的孔道钻入股骨颈。在透视下推进钻头，直至钻头所示刻度比导针长度短 5mm 的位置。加压螺钉钻头上的刻度应与拉力螺钉钻套筒口齐平。

移除 7.0mm 加压螺钉钻，在钻好的孔内插入防旋转闩。如果防旋转闩插入不顺，可用加压螺钉钻再次钻孔。

确认导针位置后，移除 3.2mm 导针套筒。将拉力螺钉钻连接至动力工具，插入拉力螺钉钻套筒，沿导针进行钻孔。钻至所测量的拉力螺钉深度。钻孔深度可从与拉力螺钉钻套筒底部齐平的刻度读出。在透视下再次确认导针的位置。

注意：骨质坚硬时，需要使用拉力螺钉丝攻进行攻丝。

9. 置入联合加压交锁钉（非加压模式）（图 4-10-60）

选择与钻孔深度等长的拉力螺钉。

将长度合适的拉力螺钉尾端与拉力螺钉改锥相连接，拧紧内芯，沿 3.2 mm 导针插入拉力螺钉钻套筒。用手拧入拉力螺钉，直至拉力螺钉改锥上的 0 刻度与拉力螺钉钻套筒口齐平，并且 T 形把手须垂直于钻孔导向模块。拉力螺钉下方的沟槽必须朝向患者的肢体远端，以保证防旋转闩的取出和加压螺钉的置入。

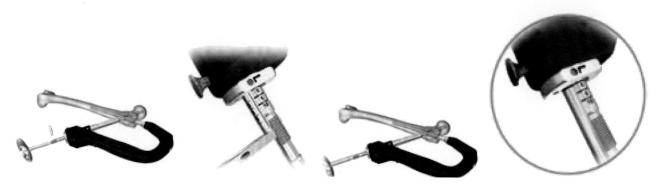

图 4-10-60　置入联合加压交锁钉（非加压模式）

移除防旋转闩，将加压螺钉（与拉力螺钉包装在一起）与加压螺钉改锥相连接。将 T 形把手连接至改锥，从拉力螺钉改锥的下方置入。拧入加压螺钉，直至改锥上的蓝色标记与拉力螺钉钻套筒口相齐平。

10．置入联合加压交锁钉（加压模式）（图4-10-61）

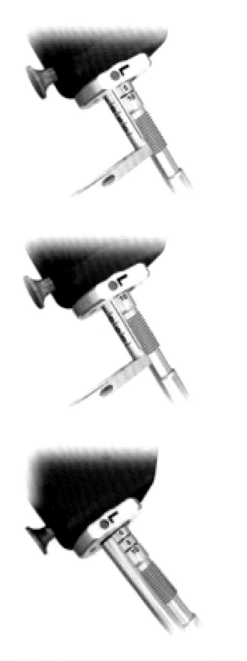

图4-10-61　置入联合加压交锁钉（加压模式）

所选拉力螺钉的长度应等于钻孔深度减去预计加压的距离。

将长度合适的拉力螺钉的尾端与拉力螺钉改锥相连接，拧紧内芯，沿 3.2 mm 导针插入拉力螺钉钻套筒。

用手拧入拉力螺钉，根据预计加压的距离确定拧入的深度，直至拉力螺钉改锥上的 10 mm 刻度与拉力螺钉钻套筒口齐平。拧入到位时，T 形把手必须与导向模块相垂直。

拉力螺钉改锥下方的沟槽必须朝向患者的肢体远端，以便防旋转闩的移除。放松对患肢的牵引，以进行骨折加压。

移除防旋转闩，将加压螺钉（与拉力螺钉包装在一起）与加压螺钉改锥相连接。将 T 形把手连接至改锥，从拉力钉改锥的下方置入。拧入加压螺钉，直至改锥上的蓝色标记与拉力螺钉钻套筒口相齐平。

通过顺时针旋转加压螺钉装置可进行加压。继续拧入加压螺钉直至拉力螺钉改锥上的 0 mm 刻度显现。当加压螺钉的钉头没入主钉内时，联合加压交锁钉的齿轮结构将会对骨折进行加压。当到达 0 mm 刻度时，建议停止拧入，以免过度加压。

有些情况下需要继续加压，可继续拧入加压螺钉改锥，直至拉力螺钉改锥上的红色刻度显现，这一额外加压距离为 2 ～ 3 mm。

注意：不建议进行超过 10 mm 的加压。

11．空心稳定螺钉（可选）（图4-10-62）

将稳定螺钉改锥连接至 T 形把手，从钻孔导向器把手和导向器螺栓顶端插入改锥，顺时针拧紧稳定螺钉。

联合加压交锁钉置入后不会发生向内侧的移位，也不会在主钉内旋转，但仍能保留术后滑动加压的功能。如需术后滑动，则不要拧紧稳定螺钉。如不需要滑动，可拧紧稳定螺钉，使其与拉力螺钉形成一个角稳定结构。

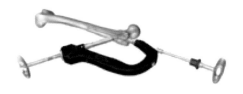

图4-10-62　空心稳定螺钉

12．远端交锁

短钉：180 mm（图4-10-63）

在透视下再次确认骨折复位情况。在相应位置的皮肤上做一个小切口，通过钻孔导向模块上的远端槽置入 9.0 mm 钻孔套筒和 4.0 mm 钻孔套筒，套筒贴至骨面，用 4.0 mm 长钻头钻透双侧皮质。

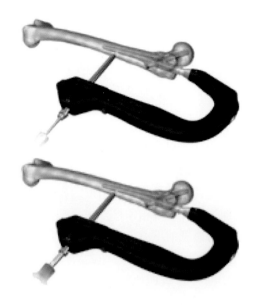

图 4-10-63　短钉

可通过 4.0 mm 长钻头上的刻度进行螺钉测量，也可使用螺钉测深器。连接 5.0 mm 可把持交锁钉与中号内六角改锥，并连接至动力工具，通过 9.0 mm 钻孔套筒钻入交锁钉，直至改锥上的激光标记圈顶到套筒。将 T 形把手和改锥相连接，用手拧紧 5.0 mm 交锁钉。

长钉：340 ～ 400 mm（图 4-10-64）

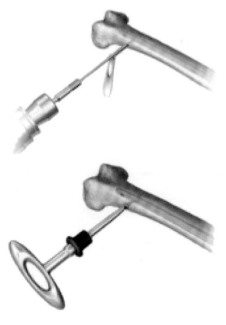

图 4-10-64　长钉

使用徒手锁定技术在外侧进行远端锁定。在透视下再次确认骨折复位情况，并将 C 臂机对齐远端锁定

孔。当锁定孔图像变成一个"纯圆"时，使用钝器在大约的位置做一个压痕。

在相应位置的皮肤上做一个小切口，置入 4.0 mm 短钻头，贴至骨面，钻透双侧皮质。

使用螺钉测深器测量螺钉长度。或者可保留 4.0 mm 钻头，插入锁钉长度测量器，贴至骨面。从钻头上显示的刻度读出螺钉长度。用中号或小号内六角改锥连接 T 形把手，拧入 5.0 mm 可把持交锁钉。

13．置入尾帽（可选）（图 4-10-65）

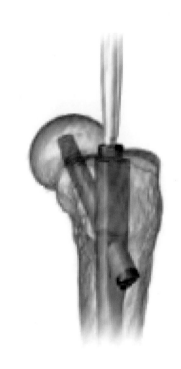

图 4-10-65　置入尾帽

用连接螺栓改锥将导向器把手移除。将尾帽连接至中号内六角改锥，置入主钉顶端并拧紧。

注意：如果螺纹滑丝，可逆时针旋转尾帽直至其拧出主钉。继续置入尾帽并拧紧。

五、PFP

（一）PERI-LOC™股骨近端锁定接骨板适应证

股骨转子区域的骨折；股骨近端骨折伴有同侧干部骨折；肿瘤转移性股骨近端骨折；股骨近端截骨；伴有骨质疏松的骨折；骨折不愈合或畸形愈合；基底部 / 经颈型股骨颈骨折；头下型股骨颈骨折；股骨转子下骨折。

（二）螺钉轨迹（图 4-10-66）

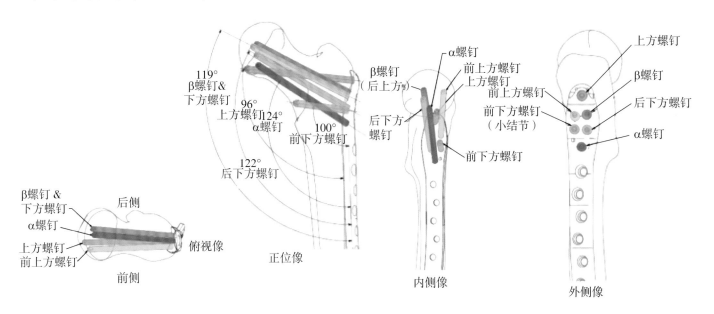

图 4-10-66 螺钉轨迹

（三）操作步骤

1. 钢板的定位（图 4-10-67）

将股骨近端锁定钢板倚靠在大转子外侧缘放置。α 孔是钢板是否位于近端骨块正确位置的定位参考。

根据患者的解剖和钢板的放置位置，未必需要使用所有的近端螺钉。

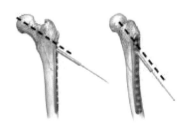

图 4-10-68 α 孔的导针置入

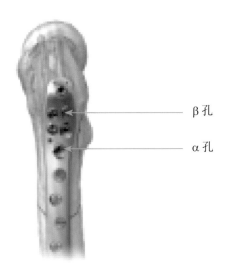

图 4-10-67 钢板的定位

2. α 孔的导针置入（图 4-10-68）

将 3.2 mm 钻孔导向器拧入 α 孔，置入导针至合适的深度。

正侧位透视确认钢板在大转子的位置。

最佳的导针位置应正好位于股骨距上方（前后

位），并与股骨颈轴线相一致（侧位）。

3. β 孔的导针置入（图 4-10-69）

将一个 3.2 mm 钻孔导向器拧入 β 孔（最靠后上

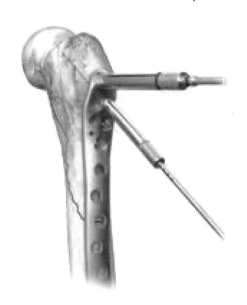

图 4-10-69 β 孔的导针置入

方的钉孔），植入 3.2 mm 钻尖导针至合适的深度。

正侧位透视确认导针位置。必要时植入 4.5 mm×80 mm 临时固定针。临时固定针将钢板临时固定在骨质上确保在最终固定以前位置正确，须在临时固定针拆除以前植入螺钉。

始终确保至少两根导针固定在股骨近端用于控制旋转稳定性。

4．螺钉的植入

（1）6.5 mm 空心螺钉（图 4-10-70）

直接读取 3.2 mm 钻尖导针上的刻度或使用 6.5 mm 空心侧深器测出螺钉长度。

取下钻孔导向器，使用 4.7 mm 空心六角改锥，通过 3.2 mm 钻尖导针植入适合长度的 6.5 mm 空心锥形或空心锁定螺钉。

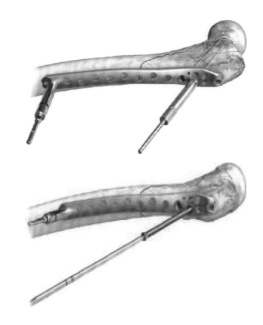

图 4-10-71　空心螺钉

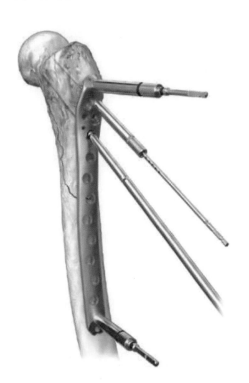

图 4-10-70　螺钉植入

（2）5.7 mm 空心螺钉（图 4-10-71）

在所需要的钉孔上拧入 4.5 mm 锁定螺钉导向器，将 4.5 mm 钻头钻入至合适的深度，通过正侧位透视确认钻头的位置。

直接读取 4.5 mm 钻头上的刻度或使用测深器获得螺钉的长度。

取下钻孔导向器，使用 3.5 mm 六角改锥植入适合唱的 5.7 mm 空心锁定螺钉。

（3）4.5 mm 皮质骨螺钉（图 4-10-72）

将 3.5 mm 中立位锁定孔导向器与通用钻孔导向

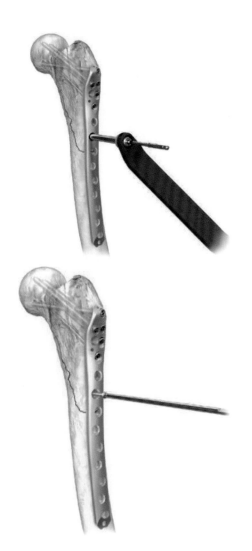

图 4-10-72　皮质骨螺钉

器把手链接并插入所需的钉孔，使用 3.5 mm 钻头钻至合适的深度。

使用测深器或直接在 3.5 mm 钻头上读取刻度来获得螺钉的长度。

使用 3.5 mm 六角改锥植入合适长度的 4.5 mm 皮质骨螺钉。

（4）4.5 mm 锁定螺钉（图 4-10-73）

将 3.5 mm 锁定孔导向器拧入所需的钉孔，使用 3.5 mm 钻头钻至合适的深度。

使用测深器或直接在 3.5 mm 钻头上读取刻度来获得螺钉的长度。

使用 3.5 mm 六角改锥植入合适长度的 4.5 mm 锁定螺钉。

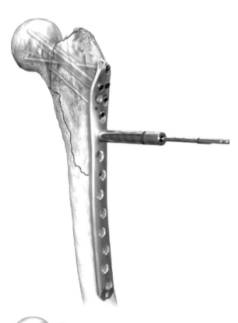

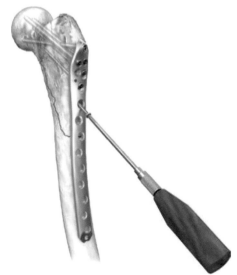

图 4-10-73　锁定螺钉

5．最终影像（图 4-10-74）

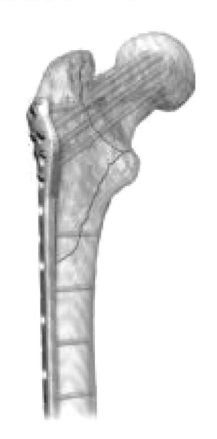

图 4-10-74　最终影像

六、Gamma3

（一）适应证

股骨转子间及转子下骨折。

（二）操作步骤

1．患者体位及骨折复位（图 4-10-75）

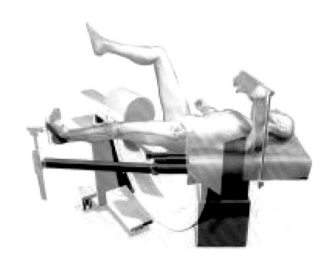

图 4-10-75　体位及复位

患者平卧于牵引床，持续牵引，患者内旋10°～15°进行骨折复位。推荐进行闭合复位，应尽可能进行解剖复位，如闭合复位不能达到解剖复位，则应进行切开复位。

2. 切口（图4-10-76）

触摸到大转子的顶点，然后在髂嵴方向水平做2～3 cm的皮肤切口，通过筋膜向深方做一个小切口，紧邻大转子顶点分离1～2 cm的外展肌，暴露大转子尖端。

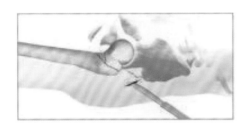

图4-10-76　切口

3. 入点（图4-10-77）

正确的入点应位于大转子顶端前三分之一和后三分之二的交界处。

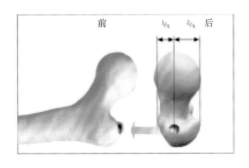

图4-10-77　入点

4. 开髓（图4-10-78）

髓腔须在影像监视下开髓，如果进行扩髓，推荐使用弯曲的尖锥或使用快速扩髓器处理髓腔。

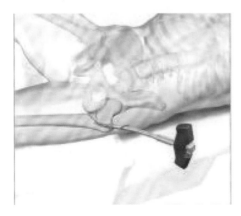

图4-10-78　开髓

5. 扩髓（图4-10-79）

推荐使用3 mm的橄榄头导针作为扩髓导针，将导针通过弯曲尖锥进入髓腔，在插入导针的过程中旋转导针将有助于导针位于髓腔的正中央。使用软钻对股骨干进行扩髓，以每0.5 mm为递增，扩髓至少应大于髓内钉直径2 mm。扩髓时应对股骨全长进行扩髓以避免局部的应力增加。转子下区域至少扩髓至15.5 mm，远端扩髓至13 mm。

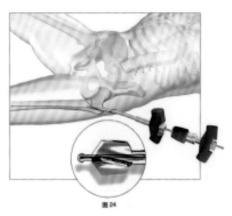

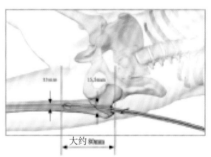

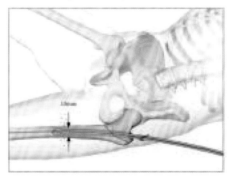

图4-10-79　扩髓

6. 装配瞄准器（图4-10-80）

臂、套筒和控制柄，并柱状瞄准器和选择好的Gamma3髓内钉。装配须将钉体与瞄准器固定，拉力螺钉套筒的角度与所选髓内钉的角度一致。装配后进一步确认颈干角和远端锁定模式的正确性，检查拉力螺钉套筒和远端锁定的皮肤保护套筒的功能。

7. 插入髓内钉（图4-10-81）

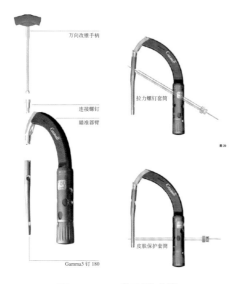

图 4-10-80 装配瞄准器

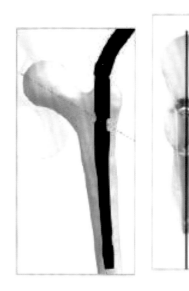

图 4-10-81 插入髓内钉

徒手将 Gamma3 髓内钉插入髓腔，避免锤击，髓内钉的深度应在 C 臂透视下进行，拉力螺钉的延长线应确保位于股骨颈的合适位置。检查钉体的前倾角，侧位拉力螺钉应位于股骨颈的中央。

8. 拉力螺钉插入（图 4-10-82）

装配拉力螺钉皮肤套筒和绿色标记的 4.2 mm 的

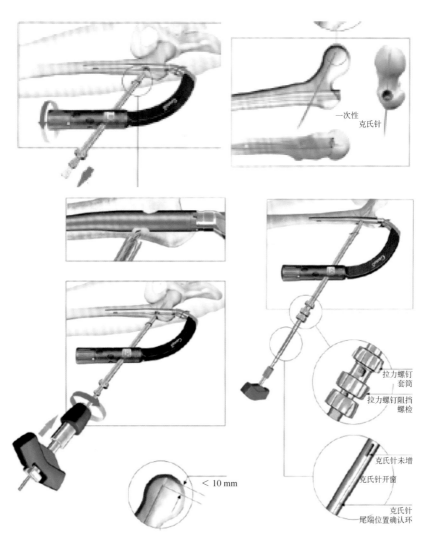

图 4-10-82 拉力螺钉插入

拉力螺钉钻头套筒，将其穿过瞄准器直抵皮肤，在接触点做皮肤切口直至骨质，然后将拉力螺钉皮肤套筒和钻头套筒推进至切口内。拉力螺钉皮肤套筒前端应充分接触股骨外侧皮质。钻头外侧皮质后，植入克氏针至正确位置，准确测量拉力螺钉的长度，使用螺钉阶梯钻扩孔后，植入拉力螺钉。拉力螺钉的改锥手柄必须平行或垂直于瞄准器，以确保防旋螺钉位于拉力螺钉后半部分的 4 个凹槽中的一个凹槽内。拧入拉力螺钉时避免逆时针旋转。

9. 加压（图 4-10-83）

如果需要对骨折间隙进行加压，可通过顺时针旋转拉力螺钉改锥中部的手轮进行，加压前应放松拉力螺钉套筒以允许滑动。骨质疏松的患者，应谨慎旋转加压，根据希望加压的量应相应选择短些的拉力螺钉。

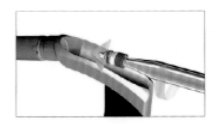

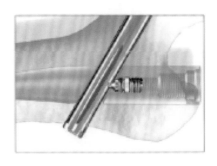

图 4-10-84 拉力螺钉固定

插入防旋螺钉并推进至链接螺钉处。向远端推进防旋螺钉直至确保防旋螺钉抵达拉力螺钉杆部的凹槽内。

11. 远端锁定交锁（图 4-10-85）

放松拉力螺钉改锥末端的手轮，取出拉力螺钉改锥、拉力螺钉套筒和克氏针。装配远端皮肤保护套筒和套芯并通过瞄准器上的孔推进至皮肤。切口，插入皮肤保护套筒直至和皮质接触。

钻孔测深，选择合适长度的锁定置入。

12. 置入尾帽（图 4-10-86）

推荐使用尾帽封闭主钉的近端以避免骨组织向内生长。

保留远端锁定的改锥于原位，使用万向球头改锥，万向手柄取出连接螺钉，将标准尾帽装配到改锥上并通过瞄准器近端拧入主钉内。将手柄顺时针旋转直至拧紧。

也可在取出瞄准器后，徒手拧入尾帽。

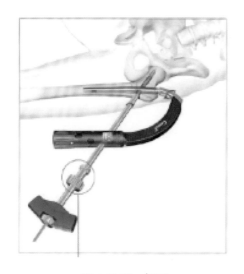

图 4-10-83 加压

10. 拉力螺钉固定（图 4-10-84）

转配防旋螺钉到防旋螺钉改锥，通过瞄准器末端

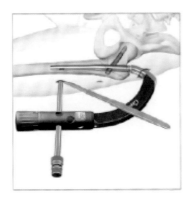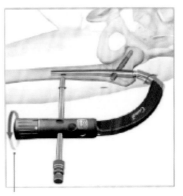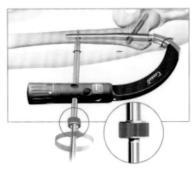

图 4-10-85 远端锁定交锁

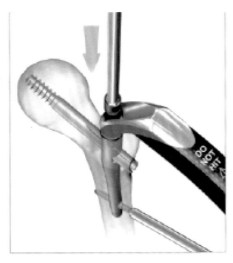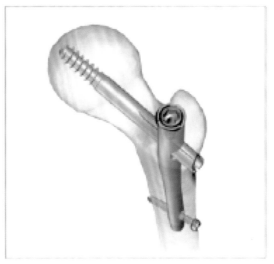

图 4-10-86 置入尾帽

（侯国进 周 方）

第十一节 隐性失血

髋部骨折是临床中常见的骨折类型，有较高的致残率和病死率，为减少并发症、提高生活质量，早期手术治疗已成为髋部骨折的首选治疗方法。近些年，手术技术、器械均得到极大的改进，但在治疗过程中，临床医师发现术后患者的恢复没有预期顺利，往往出现严重的贫血，这不仅增加了并发症的发生，且延长了患者的康复过程。隐性失血的概念由 Sehat 等[1]于 2000 年提出，他们观察到全膝关节置换患者术后血红蛋白（hemoglobin，Hb）含量总比根据术中出血估算的更低，认为原因是除术中可见的出血以及术后负压引流的出血外，忽略了软组织间的渗血以及由于各种溶血反应造成的血红蛋白丢失。髋部骨折失血过多可能导致严重的贫血，严重贫血造成组织缺氧，机体代谢障碍，影响切口和骨折愈合，延缓患者术后康复；失血引起循环血量不足，还可导致机体免疫力下降，增加了患者出现感染的概率，甚至增加患者病死率，因此，围手术期的循环血量管理十分重要。

一、隐性失血的机制

隐性失血在 1973 年被首次发现[2]，但最终在 2000 年才被 Sehat 正式定义为隐性失血[1]。隐性失血的机制相对复杂，影响因素众多，目前尚未完全明确。

（一）血液进入组织间隙

Erskine 等[3] 及 Smith 等[4] 研究认为，隐性失血可能是由于骨折后血液渗入组织间隙和关节内，不参与体循环，从而造成血红蛋白（Hb）的下降。手术过程中进行的扩髓操作致使髓腔内部和周围组织产生间隙，为隐性失血提供了大量空间，增加了隐性出血可能性。手术后骨折端的渗血和创面的渗血，也导致循环血中血红蛋白下降。

（二）机体发生损伤性溶血

Faris 等[5] 及 Pattison 等[2] 考虑隐性失血是因为机体发生溶血导致，骨折后创伤和手术使机体处于应激状态，产生大量自由基破坏红细胞膜。即使术中回输自体血液，但是红细胞在过滤过程中发生了溶血现象，此时体循环中 Hb 水平并不会得到改变，远远低于回收自体血的预期治疗效果。

（三）凝血功能及纤溶系统异常

受伤后患者的循环系统呈高凝状态，为了预防血栓形成，抗凝药物被大量使用，马卫华等[6] 在分析大量患者后发现，术前使用低分子肝素会导致患者总失血量和隐性失血量的增加。最新的临床数据研究发现，纤溶功能的异常可能是隐性失血的又一重要发生机制，机体在发生创伤后激活纤溶酶原激活物，这引起机体局部短暂的纤溶功能亢进，从而导致前期失血量的增加。

（四）其他

其他原因引起的隐性失血主要包括：血液系统疾病和消化系统疾病如溃疡、机械性损伤、血管病变、肿瘤等均可出现隐性失血。

二、隐性失血的计算

根据机体的整体循环血量一般不会出现明显波动这一原理，Ward 等 [7] 及 Gross [8] 通过计算围手术期红细胞压积（hematocrit，HCT）来反映循环血量；Nadler 等 [9] 研究了如何计算术前血容量的计算方法。隐性失血涉及的计算公式如下：

公式 1：隐性失血量 = 总血红细胞丢失量 - 显性失血量

公式 2：总血红细胞丢失量 = 术前血容量 × （HCT 术前 -HCT 术后）

公式 3：术前血容量 = $k_1 \times h^3 + k_2 \times W + K_3$

（其中 h 为身高，单位为 m；W 为体重，单位为 kg；k 为常数，男性 $k_1 = 0.3669$，$k_2 = 0.03219$，$k_3 = 0.6041$，女性 $k_1 = 0.3561$，$k_2 = 0.03308$，$k_3 = 0.1833$）

公式 4：显性失血量 = 手术过程中丢失的血量 + 术后引流量

公式 5：手术过程中丢失的血量 = 吸引瓶液体量 - （冲洗所用液体总量 + 渗入纱布 + 手术铺巾的血液量）

公式 6：理论失血总量 = 总血红细胞丢失量 / 术前 HCT。

三、隐性失血的影响因素

（一）年龄

研究发现，老年股骨转子间骨折患者术后的隐性失血量明显高于年轻患者，并且术后贫血状态的恢复相对缓慢，术后康复难以达到预期理想效果。龙秋平等 [10] 在一项临床研究中发现，在高龄和非高龄两组患者的对比中显性失血量无差异，但隐性失血量前者明显高于后者。

（二）骨折部位及类型

股骨转子间骨折和转子下为囊外骨折，股骨颈骨折和股骨头骨折为囊内骨折，关节囊内外骨折隐性出

血量的差异可能由关节囊的特殊解剖特性引起，关节囊内骨折血供有限，骨折部位多为皮质骨，加之关节囊内压力的限制，出血量相对较少。关节囊外骨折出血不受关节囊的限制，出血可沿组织间隙不断外渗，出血量较多，且骨折线位于血供丰富的松质骨，可引起大量出血导致严重贫血。因此，囊外骨折的隐性失血量明显大于囊内骨折。Smith 等 [4] 研究也认为，骨折位置的差异会明显导致失血量的差异，这是由人体的解剖结构决定的。

对于股骨颈骨折，Garden 分型高的骨折类型隐性出血高于 Garden 分型低的骨折类型 [11]。贾晓龙等 [12] 在一项临床调查中采用改良 Evens 分型的标准，将搜集的病例进行分型，结果发现Ⅲ型、Ⅳ型患者的隐性失血量显著高于Ⅰ型、Ⅱ型患者。因此，股骨转子间骨折不同分型意味不同损伤程度，其对术前出血的影响程度也不一致。

因此，髋关节骨折的患者，特别是关节外骨折的患者，要重视隐性出血量较大引起严重贫血的可能，尤其在老年患者更为危险，需要密切观察，及时调整。

（三）手术时机

Chechik 等 [13] 发现伤后 3 ~ 5 天凝血达到高峰，伤后早期手术干扰凝血机制，使凝血高峰推迟，增加隐性出血量。但考虑到老年患者机体应变及代偿能力低下，无法承受较为严重的创伤，2014 年老年髋部骨折指南 [14] 建议，手术医师应该在 48 小时内对骨折患者进行手术治疗，从而降低各种并发症和病死率。因此，对于不同的患者，应根据病情选择合适的手术时机。

（四）手术方式

文献报道，股骨颈骨折使用空心钉内固定的总失血量平均值为 478.5 ~ 612 ml（其中约 90% 为隐性出血），远少于人工股骨头置换的总出血量 1246 ~ 1301 ml（其中隐性出血约 70%）[11,15]，其原因可能与空心钉固定创伤较小，而人工股骨头置换手术损伤较大，需要切开关节囊、扩髓，软组织剥离较多有关。

股骨转子间骨折，髓外固定比髓内固定出血少，研究表明 PFNA 和 DHS 相比，PFNA 的隐性出血更多，动力髋螺钉（dynamic hip screw，DHS）术中显性出血更多，总出血量 DHS 比 PFNA 少 [16]。Xu 等 [17] 对常见的手术方式进行了对比，发现使用 Gamma Ⅲ、PFNA 和 Intertan 的患者中，使用 Intertan 的患者在围手术期总出血量和隐性出血量明显多于其他两组，但 Gamma Ⅲ 和 PFNA 组总出血量和隐性出血差异无统

计学意义。这可能是由于三种内固定物的设计不同，Intertan较另外两种手术方式需要更加充分的扩髓，梯形的近端较难插入骨髓腔，手术较为复杂，骨折端需要两枚螺钉固定防旋，从而需要更长的手术时间。

对比所有的髋关节骨折手术，出血量：髓内钉＞关节置换＞DHS＞空心钉[15]。在人工髋关节置换手术中，直接前方入路（direct anterior approach，DAA）相较于后外侧入路（posterio-lateral approach，PA），有手术时间短、术中隐性出血少、围手术期隐性出血少的优点，从而缩短下床时间和住院时间[18]。使用双击电凝代替普通电凝止血，可降低术中显性失血量和围手术期隐形失血，降低输血率。

（五）其他因素

髋关节骨折隐性出血与患者一般情况及基础疾病有关。心血管疾病、术中平均动脉压＜60 mmHg、术后血清肌酐＞200 mmol/L、消化道出血[15]、药物影响，主要是抗凝药物，通过抑制血小板集聚、干扰正常的凝血机制等使患者术后Hb及Hct下降、局部血肿形成而致贫血发生，甚至增加输血的可能性[19]。

四、隐性失血的治疗和预防

（一）输血

输血作为临床上常用颇为有效的纠正贫血的方法，能够尽快回复Hb水平，有利于术后功能锻炼、改善预后、降低死亡率，尤其是内科疾病较多、心血管代偿能力较差的患者。但临床实验发现，围手术期给老年股骨转子间骨折患者进行输血治疗并不能有效降低出血量和隐性失血量，术后需依据Hb及HCT的变化合理实施输血治疗。

（二）铁剂和促红细胞生成素（erythropoietin，EPO）

轻度贫血一般使用铁剂治疗，提高Hb水平，铁是Hb不可或缺的原料，在围手术期使用可以起到减少异体输血率的作用，且安全性和有效性有保障，因此老年患者可服用铁剂来纠正贫血。Munoz等[20]研究发现，铁剂可以有效降低贫血患者的输血需求，且应该通过静脉补充铁剂，因为术后炎症会使肠道铁吸收减少，静脉补铁作为治疗患者贫血的首选。Wu等[21]研究发现，围手术期使用EPO能明显提升患者的Hb，并能降低输血需求。

（三）氨甲环酸氨

甲环酸在骨科关节手术中在不增加下肢深静脉血栓及肺栓塞的发生率条件下，能够明显减少患者早期失血。围手术期静脉应用氨甲环酸可降低股骨转子间骨折行PFNA内固定术后隐性失血量，明显缩短患者住院时间，且不增加血栓性疾病的风险[22]。蔡立泉等[23]证实氨甲环酸也可以减少髋关节置换手术围手术期隐性失血量，但并不减少术中显性失血量。赵良军等[24]发现髋关节局部注射氨甲环酸同样能够达到减少围手术期隐性出血的目的。Zhang等[25]通过临床试验表明对于老年转子间骨折患者使用氨基乙酸同样可以达到类似效果，减少围手术期隐性出血量，降低输血率。

综上所述，髋关节骨折多伴有大量隐性失血，关节外骨折多于关节内骨折，尤其股骨转子间骨折出血量大。因此，髋关节骨折一旦确诊，临床医师需要密切监测血常规，正确估计患者隐性出血量，必要时采取相应措施。围手术期输血可改善贫血，降低相关并发症出现的概率，有利于安全手术。在正确预估关节骨折隐性出血并做出相应处理的前提下，根据不同患者特点，个性化选择合适的手术方式，才能够提升医疗效果，改善患者预后。

参考文献

[1] Sehat K R，Evans R，Newman J H．How much blood is really lost in total knee arthroplasty？Correct blood loss management should take hidden loss into account．Knee，2000，7（3）：151-155．

[2] Pattison E，Protheroe K，Pringle R M，et al．Reduction in haemoglobin after knee joint surgery．Annals of the Rheumatic Diseases，1973，32（6）：582-584．

[3] Erskine J G，Fraser C，Simpson R，et al．Blood loss with knee joint replacement．Journal of the Royal College of Surgeons of Edinburgh，1981，26（5）：295．

[4] Smith G H，Tsang J，Molyneux S G，et al．The hidden blood loss after hip fracture．Injury，2010，42（2）：133-135．

[5] Faris P M，Ritter M A，Keating E M，et al．Unwashed filtered shed blood collected after knee and hip arthroplasties．A source of autologous red blood cells．Journal of Bone & Joint Surgery-american Volume，1991，73（8）：1169-1178．

[6] 马卫华，张树栋，慕宏杰，等．低分子肝素使用时

机对关节置换手术失血量和DVT发生率的影响. 中华骨科杂志, 2008, 28 (10): 833-837.

[7] Ward C F, Meathe E A, Benumof J L, et al. A Computer Nomogram for Blood Loss Replacement. Anesthesiology, 1980, 53 (Supplement): S126-S130.

[8] Gross J B. Estimating allowable blood loss: corrected for dilution. Anesthesiology, 1983, 58 (3): 277-280.

[9] Nadler S. Prediction of blood volume in normal human adults. Surgery, 1962, 51 (2): 224-232.

[10] 龙秋平, 廖前德, 尹科, 等. 股骨转子间骨折两种置入内固定的隐性失血比较. 中国组织工程研究, 2013, 17 (30): 5460-5465.

[11] 高明, 王海滨, 王军, 等. 移位程度及手术方式对股骨颈骨折围手术期失血量的影响. 中华骨科杂志, 2016 (3): 162-167.

[12] 贾晓龙, 顾始伟, 李永正, 等. 股骨转子间骨折Evans分型对围手术期隐性失血影响的临床回顾性研究. 中华临床医师杂志 (电子版), 2012 (13): 282-283.

[13] Chechik O, Ran T, Fichman G, et al. The effect of clopidogrel and aspirin on blood loss in hip fracture surgery. Injury, 2011, 42 (11): 1277-1282.

[14] Brox W T, Roberts K C, Taksali S, et al. The American Academy of Orthopaedic Surgeons Evidence-Based Guideline on Management of Hip Fractures in the Elderly. Journal of Bone & Joint Surgery-american Volume, 2015, 97 (14): 1196-1199.

[15] Foss, N. B. Hidden blood loss after surgery for hip fracture. Journal of Bone & Joint Surgery British Volume, 2006, 88 (8): 1053.

[16] 侯国进, 周方, 张志山, 等. 不同内固定方式治疗老年股骨转子间骨折围手术期的失血特点分析. 北京大学学报 (医学版), 2013, 9 (5): 738-741.

[17] Xu Y, Qiang W, Xin W. Investigation of perioperative hidden blood loss of unstable intertrochanteric fracture in the elderly treated with different intramedullary fixations. Injury-international Journal of the Care of the Injured, 2017, 48 (8): 1848-1852

[18] 朱瑞霞, 赵公吟, 王亮亮, 等. 直接前方和后外侧入路人工髋关节置换治疗老年股骨颈骨折的疗效比较. 中华创伤杂志, 2019, 35 (8): 730-735.

[19] Manning B J, O'Brien N, Aravindan S, et al. The effect of aspirin on blood loss and transfusion requirements in patients with femoral neck fractures. Injury, 2004, 35 (2): 121-124.

[20] Muoz M, Naveira E, Seara J, et al. Role of parenteral iron in transfusion requirements after total hip replacement. A pilot study. Transfusion Medicine, 2010, 16 (2): 137-142.

[21] Wu YG, Zeng Y, Shen B, Si HB, Cao F, Yang TM, Pei FX. Combination of erythropoietin and tranexamic acid in bilateral simultaneous total hip arthroplasty: a randomised, controlled trial. Hip Int. 2016 Jul 25; 26 (4): 331-337.

[22] Tian S, Shen Z, Liu Y, et al. The effect of tranexamic acid on hidden bleeding in older intertrochanteric fracture patients treated with PFNA. Injury, 2018, 49 (3): 680-684.

[23] 蔡立泉, 胡舒, 郭现辉, 等. 氨甲环酸对初次单侧全髋关节置换术隐性失血的影响分析. 中华关节外科杂志 (电子版), 2019, 13 (1): 17-22.

[24] 赵良军, 劳山, 赵劲民, 等. 局部应用氨甲环酸对全髋关节置换术围手术期隐性失血的影响. 中华创伤骨科杂志, 2016, 18 (11): 945-949.

[25] Zhang R, Yang Z, Lei T, et al. Effects of aminocaproic acid on perioperative hidden blood loss in elderly patients with femoral intertrochanteric fracture treated with proximal femoral nail anti-rotation. J Int Med Res, 2019, 47 (10): 5010-5018.

（侯国进　周　方）

第十二节　置换与固定

髋部骨折常见转子间骨折和股骨颈骨折, 前者是指小转子水平以上至股骨颈基底部的骨折, 多数与骨质疏松有关, 常见于老年人, 女性多于男性。与老年股骨颈骨折患者相比较, 转子间骨折患者平均年龄更高、伤前活动能力更差、行走时辅助支撑依赖性相对较高。

目前学界主流观点认为：股骨转子间血运丰富，股骨转子间骨折的血供特点与较大的骨折面接触使得骨折不愈合率及股骨头坏死率远低于股骨颈骨折。此类骨折修复能力极强，骨折后很少发生不愈合，愈合后也很少发生股骨头坏死。故对于不稳定的股骨转子间骨折采用内固定手术治疗以避免患者长期卧床已成为骨科医生的共识，而且近30年来在骨折内固定器材与技术上的发展已经能够使有经验的医生采用适当的固定器材使绝大多数患者获得稳定的固定并早期康复，因此，对于青壮年转子间骨折治疗方法的选择相对较为容易。

但是对于老年患者由于高龄及基础疾病的影响，治疗方式选择对预后影响较大。虽然转子间骨折的治疗方法有诸如保守治疗、外固定治疗等多种，但仍多以手术内固定为主。临床应用较多的是髓内系统、钉板系统，手术目的是骨折复位、可靠固定以使患者尽可能早的离床活动，减少因长期卧床带来的各种并发症。对于合并骨质疏松的老年不稳定股骨转子间骨折，采用闭合复位股骨近端防旋髓内钉内固定是较好的选择，符合微创理念、创伤小、出血少、对周围软组织剥离少，闭合复位可对骨膜进行有效的保护，直接置入股骨颈的螺旋刀片进一步提高了对骨质疏松骨折的内固定成功率，同时又能很好地兼顾生物学作用。螺旋刀片采用的是直接锤入方式，无须钻孔，这样可以对骨质挤压固化，使得螺旋刀片周围骨质变得更加密集，增加了内固定的把持力。螺旋刀片直径明显大于螺钉，螺旋凹槽设计大大提高了其与骨质接触面积，进一步提高了内固定的稳定性。另外，螺旋刀片具有自锁功能，不但能防止螺钉退出，还可以防止股骨头颈旋转。但是股骨转子间骨折内固定术后患者仍然需要卧床一段时间，虽可早期在床上进行功能锻炼，但由于内固定的生物力学特性及患者骨质等情况，使下地负重多在术后6~8周甚至更长时间。长期卧床明显增加患者下肢深静脉血栓形成、肺部感染、泌尿系感染等并发症的发生率，骨质疏松严重程度也会随之增加。

随着材料科学和手术技术的发展，人工髋关节置换术已经成为治疗髋关节疾病的一种标准方法。关节外科一般认为，只要有关节破坏的X线征象，伴有中到重度持续性关节疼痛或功能障碍，而且通过其他各种非手术治疗也不能得到缓解的疾病，都是进行关节置换的指征。髋关节置换术通常被用来治疗类风

湿性关节炎、骨关节炎、股骨头无菌性坏死和股骨颈骨折。但近年来其手术指证得到扩大，手术突破了年龄的限制，应用到很多高龄患者，应用部位也由髋关节骨病、股骨颈外伤拓展到整个髋部疾患。20世纪70年代以来，国外开始应用人工髋关节置换治疗转子间骨折，尤其是合并股骨头坏死、骨性关节炎、风湿性关节炎的高龄患者发生的严重粉碎性股骨转子间骨折，内固定往往不能取得良好效果。若患者合并股骨小转子骨折、股骨距不完整，髓内固定患者早期负重大多会因没有内侧支撑出现髋内翻，导致髓内钉断裂，其发生率在骨质疏松和骨折复位不良时可以达到20%。另外，在一些严重骨质疏松患者中，螺旋刀片或其他股骨颈内植物的把持力相对不足，也有切割股骨头、脱出的报道，为了降低内固定失败发生率，可能要求患者更晚下床进行功能康复训练，因此术后并发症发生率升高。为解决上述问题，近年来有学者主张采用人工髋关节置换术治疗老年人转子间骨折，并通过应用"股骨矩重建"技术，行人工关节置换术后可早期下地活动，减少并发症，提高生活质量。人工髋关节置换术包括人工股骨头置换术和全髋关节置换术两类。相对于髓内、髓外固定，髋关节置换手术创伤大、失血多，手术风险也随之增加。置换后存在着假体脱位、松动、下沉等弊端，因此大部分学者认为人工关节置换为终极性手术，一期不建议使用关节置换术治疗股骨转子间骨折。若决定股骨转子间骨折一期行关节置换，术前需慎重考虑，严格掌握其适应证。

一、手术适应证的争议

对于新鲜股骨转子间骨折究竟是进行内固定治疗还是进行置换治疗，主要争议点为手术适应证的选择：一般认为，人工关节置换可作为转子间骨折内固定失败的补救措施。近年来其应用范围拓展，逐渐涉及一期置换手术，但手术适应证尚有争议。对新鲜股骨转子间骨折仍首选内固定术，行关节置换主要针对下列患者：合并有髋关节疾病者，如骨关节炎、类风湿性关节炎、股骨头坏死等，内固定失败患者。有学者对通过髋关节置换治疗的高龄转子间骨折患者手术并发症、病死率及功能恢复情况进行分析，认为髋关节置换术治疗伴有明显骨质疏松的高龄转子间骨折及严重不稳定或粉碎性转子间骨折的临床疗效较好。

王亦璁教授认为比较明确需要置换假体的指证应当是：

1．患侧髋关节既往已存在有症状的病变，如股骨头坏死；

2．骨折呈严重粉碎性、闭合复位困难，需要切开复位，而且骨质严重疏松、内固定难以保证质量者；

3．内固定失败需要翻修者。

有些学者认为高龄也是适应证之一，对于高龄各有不同界定。其他条件还有伤前能独立行走，合并其他老年内科疾病不宜长期卧床等。针对老年人转子间骨折，关节置换主要适用于肿瘤引起的病理性骨折、被忽视的骨折畸形以及股骨干骨质差无法采用或尝试内固定治疗的患者，或同侧症状性退行性关节病的患者内固定失败的翻修以及转子间粉碎性骨折比较重且合并严重骨质疏松的患者。但也有学者认为对于老年人不稳定性转子间骨折，人工股骨头置换似乎并不比髓内系统好，高质量复位、适宜的髓内系统固定仍是这类骨折的首选。

二、人工关节选择的争议

对于老年转子间骨折患者状态稳定的，手术治疗优于非手术治疗。稳定的转子间骨折髓内或者髓外固定效果并没有显著差异；对于不稳定转子间骨折使用髓内固定更有生物力学优势，也可以采用人工关节置换术来重建股骨矩，而手术的疗效和假体的选择密切相关。根据人工髋关节假体的类型，可分为全髋关节假体与半髋关节假体，加长柄人工关节与普通柄人工关节，骨水泥型柄与非骨水泥型（生物型）柄等。

（一）全髋关节假体与半髋关节假体的选择

在使用人工股骨头置换或全髋人工关节置换治疗老年股骨转子间骨折的问题上，目前尚无统一意见，但文献报道以人工股骨头置换居多。有研究指出，使用骨水泥型加长柄假体行一期人工股骨头置换或全髋关节置换的老年股骨转子间骨折患者进行随机对照研究中，两组患者在住院时间、术后疗效、翻修率、死亡率及并发症发生率上两组无统计学差异，但在手术时间、术中出血量、输血量及治疗费用上，全髋人工关节置换明显高于人工股骨头置换，人工股骨头置换更适于治疗老年股骨转子间骨折。半髋置换中以双极股骨头置换者居多，双极人工股骨头置换术可以解决单极植入物中髋臼的磨损下陷、松动和错位等并发症。

有研究应用全髋关节置换治疗不稳定性转子间骨折也取得较好疗效，人工股骨头置换术后，长期的髋臼软骨磨损会导致患者腹股沟区长期隐痛不适，而全髋人工关节置换则能解决该问题。并且即便全髋人工关节置换手术时间稍长、术中出血量稍多，但也不一定导致死亡率及并发症发生率升高，因此全髋人工关节置换较人工股骨头置换治疗老年股骨转子间骨折内固定失败的患者疗效更为确切。

作者认为，对于转子间骨折内固定失败的老年患者，全髋关节置换术是有效的挽救性治疗方法。全髋关节置换术对于髋部骨折内固定失败的病例是一个艰难的选择，但它仍是为这样的患者提供稳定、可活动的髋关节的唯一挽救方法。全髋关节置换可用于老年人转子间骨折合并髋关节疾病者，如股骨头坏死、骨关节炎等。对于老年人不稳定转子间骨折治疗选择全髋关节置换还是半髋关节置换应考虑以下四个问题：手术创伤大小、外科治疗的转归、脱位及髋臼磨损等并发症、手术花费。

（二）加长柄人工关节与普通柄人工关节的选择

早期，尚无专门针对老年股骨转子间骨折人工关节置换术的假体时，各学者大多应用普通柄加骨水泥进行手术，随着加长柄的出现以及生物力学研究的深入，近年来普通柄应用已较少。考虑到老年患者再次翻修的可能性极小，因此选用加长柄合理增加人工股骨柄在股骨髓腔内固定的长度，增加人工股骨固定强度将是比较合理的选择。有研究对长、短柄假体治疗老年转子间骨折进行有限元分析后发现，普通柄假体置换后骨水泥-假体柄界面远端内侧应力均值大于长柄假体远端内侧应力均值，且普通柄假体骨水泥-假体柄界面的外侧应力峰值超过了骨水泥的疲劳强度，因此普通柄假体发生松动的概率较大，不适宜于治疗高龄粉碎型转子间骨折。有学者建议，在对内固定失败的转子间骨折进行人工关节置换补救治疗时，可使用普通柄假体，因内固定术后骨质有所恢复，可达到所要求的生物力学强度。

然而也有学者认为选用普通的人工股骨柄即可，但需要将股骨大、小转子重新复位固定，股骨距重建，没有必要选择特制加长柄假体。股骨近端骨丢失、变形及骨质量不佳限制了假体的选择及固定方式，也可能导致术中髓腔准备时发生股骨骨折。

（三）骨水泥型与非骨水泥型（生物型）假体的选择

人工关节置换术中，假体柄的稳定性至关重要，而老年股骨转子间骨折患者多合并严重骨质疏松，骨折严重粉碎，如何保证假体柄的稳定、获得即刻稳定及术后早期负重功能锻炼成为手术成功的关键。老年股骨转子间骨折患者骨再生能力有限、内固定把持力差、骨愈合时间长，转子间不稳定骨折在股骨近端的压配固定是难以实现的，故原则上应选用骨水泥型假体。骨水泥型假体的长处是可使假体达到初始稳定并早期下地快速康复。骨水泥型假体能增强合并有严重骨质疏松的老年患者的固定强度，且通过骨水泥保护作用可减少局部应力，有利于骨折愈合，但存在手术时间长、毒性大和翻修困难等缺点；

生物型假体能避免心血管毒性等骨水泥相关并发症，降低致死率，但存在稳定程度较差、骨质重建所致骨吸收和假体下沉导致生物型骨长入失败等缺点。且如果选择生物型假体，则内固定术亦有望获得满意疗效而无必要实施人工关节置换术。

三、存在的相关问题

（一）大、小转子的复位及固定以及股骨矩重建

由于股骨转子间骨折的近端包括了臀中肌和髂腰肌的止点，而这两组肌肉是髋外展与屈曲的主要肌群，老年股骨转子间骨折多合并严重骨质疏松，大、小转子及股骨距多粉碎、移位，因而人工关节置换手术中仍然应该将股骨头截除后的骨折近端保留并与远端固定。此外，由于骨折导致的解剖标志的移位，假体安放失去应有的解剖标志，也失去了大、小转子特别是股骨距给予的支撑力，因此正确重建大、小转子及股骨距的完整性和稳定性成为手术成功的关键。但也使得该手术的难度与手术时间明显增加，并可能导致假体位置不良、大转子不愈合等并发症。

如何恢复股骨近端的解剖位置，又存在不同的观点。有学者对于大、小转子及股骨距粉碎移位的股骨转子间骨折，首先在股骨头下水平处截骨，取出股骨头及部分股骨颈后，在小转子骨块上打孔并穿过钢丝，捆扎钢丝固定小转子以重建股骨距，再使用张力带钢丝固定大转子骨块于外展肌腱，并约在小转子水平上 1 cm 处进行截骨，取出剩余股骨颈，扩髓后置入假体。也有学者报道，先置入假体，后以假体为支撑，行骨折内固定，方法简单可行，做到假体与股骨近端紧密压配，保证假体稳定性。

（二）下肢长度的确定

骨质疏松老年人转子间骨折常为粉碎性，因为粉碎性转子间骨折股骨近端骨结构破坏严重，治疗后骨折复位不理想，骨性标志发生改变，因此可能导致术后双下肢不等长、内外展功能受到影响等情况。有学者认为术中一个技术要点是恢复下肢长度。对于如何控制下肢长度，本来就是髋人工关节置换术中的一大难点。由于股骨转子间骨折正常解剖结构丧失，手术实际操作中，股骨转子间骨折人工关节置换术中下肢长度更加难以控制。均衡的下肢长度对恢复髋关节周围肌肉、软组织张力、关节运动功能，提高患者满意度，满足患者对美观的要求，减少医患纠纷等都有十分重要的意义。术中安放假体柄时，柄的顶端要求与大转子的顶点平齐或差距在 3 mm 内。若假体高度过低，术后患肢短缩、外展肌无力易脱位；过高则患肢延长，术中复位困难，术后患髋易疼痛及髋臼磨损。但目前，临床上对人工关节置换术中如何控制肢体长度尚无统一、可重复的方法和标准。

（三）其他问题

人工关节置换术后患者仍然存在骨折愈合过程，不同的是通过股骨柄和辅助固定措施替代了常规内固定器材。而通常人工关节材料的价格将高于内固定器材。人工关节价格较高，手术难度大，限制了其推广应用。

综上所述，目前大多数专业人士认为股骨转子间骨折内固定术仍然是绝大多数患者的首选方案。针对患者术前已存在髋关节病变或股骨转子间粉碎骨折且骨质难以支撑内固定的患者以及内固定失败的病例，在具备熟练的关节置换经验的条件下，以人工关节重建患者的髋关节功能也是一种可以选择的方案。随着医疗技术的发展治疗方法推陈出新。人工髋关节置换术作为治疗转子间骨折的方法之一，能迅速缓解疼痛，恢复关节功能，并能早期下床活动，减少骨折并发症的发生，明显降低老年转子间骨折的病死率，适用于高龄、不稳定骨折、合并严重骨质疏松、基础性疾病多以及健康状况不理想、预期寿命短的患者。

但对于股骨转子间骨折是否行关节置换治疗，需严格把握手术适应证与手术方案选择、风险评估、治疗费用以及是否过度治疗。高龄股骨颈囊内不稳定骨折可选择人工关节置换是基于对骨折不愈合以及股骨头坏死的高度预期。而股骨转子间骨折如果能够以内固定技术获得有效治疗，采用人工关节置换手术方案则值得商榷。但同时，人工关节置换治疗股骨转子间骨折也有其优势：在正确掌握手术技术的前提下，成功的人工关节置换可以确定地获得肢体长度恢复和良好的关节活动功能，以及早期的完全负重。而内固定

术后常见的髋内翻将导致肢体短缩和活动功能的部分丢失，而早期负重可能因骨质疏松而导致固定失效。

参考文献

[1] Ferguson RJ，Palmer AJ，TaylorA，et al．Hip replacement．Lancet，2018，392（10158）：1662-1671．

[2] 向川，郝耀，杨宇君，等．人工髋关节置换术与内固定术治疗老年股骨转子间骨折的 META 分析．中国矫形外科杂志，2013，21：1384-1391．

[3] Brox WT，Roberts KC，Taksali S，et al．The American Academy of orthopaedic surgeons evidence-based guideline on Management of hip Fractures in the elderly．J Bone Joint Surg Am，2015，97：1196-1199．

[4] Socci AR，Casemyr NE，Leslie MP，Baumgaertner MR．Implant options for the treatment of intertrochanteric fractures of the hip：rationale，evidence，and recommendations．Bone Joint J，2017，99-B：128-133．

[5] Simmermacher RK，Ljungqvist J，Bail H，et al．The new proximal femoral nail antirotation（PFNA）in daily practice：results of a multicentre clinical study．Injury，2008，39：932-939．

[6] Management of hip fractures in the elderly：summary．Rosemont，IL：American Academy of Orthopedic Surgeons，2019（https：//www．aaos．org/ cc_files/ aaosorg/ research/ guidelines/ hipfxsummaryofrecommendations .pdf）．

（杨钟玮　周　方）

第十三节　难复性骨折的处理

一、难复性骨折的定义及特点

大多数股骨转子间骨折可以采取闭合牵引的方法复位[1]。Moehring 等[2] 在 1997 年较早的报道了一种难复性股骨转子间骨折类型，在文章中对该类型骨折的特点、复位方法及预后进行了讨论。此后国内外许多学者陆续报道了更多类型的难复性股骨转子间骨折[3-6]。研究表明，难复性股骨转子间骨折相对于易复位的骨折，手术时间及出血量增加，同时也增加了患者的手术风险，而复位不良也显著增加了患者术后内固定失败的风险[7-8]。因此，如何在术前识别难复性股骨转子间骨折，避免术中反复尝试闭合复位，术前制定恰当的治疗方案，准备好复位器械，对于缩短手术时间、降低手术风险、改善患者预后具有重要的意义。

虽然大多数文献均认为，对于股骨转子间骨折的手术治疗，应当先尝试闭合复位，若闭合无法复位，需要采取有限切开或者切开复位，即判断为难复性股骨转子间骨折，但是目前对于难复性股骨转子间骨折的定义仍然没有统一的认识。

笔者认为，首先应当明确术中判断骨折复位质量的标准，在恰当的复位标准指导下，对于经验丰富的医师，采取常规的闭合复位方法，无法达到满意的复位，需要采取有限切开或切开复位时，即定义为难复性股骨转子间骨折。

二、股骨转子间骨折术中复位质量判断标准

难复位是指通过常规的闭合复位方法难以达到满意的复位，那么在手术当中如何判断骨折是否达到了满意的复位，这就需要制定骨折复位质量的判断标准。股骨转子间骨折的复位强调的是头颈骨折块与股骨干之间的关系，主要包括对线和对位两个方面。目前有关股骨转子间骨折复位质量判断标准很多，一直缺乏统一的认识。

Sernbo 等[9] 在 1988 年提出的复位标准包括对线和对位两部分，对线：正位解剖复位或小于 10° 的轻度外翻成角，侧位向前或向后成角 ≤ 20°；对位：任何方向骨块之间的分离 < 5 mm。

Baumgaertner 等[10] 在 1995 年提出的复位标准同样包括对线和对位两部分，对线标准参照了 Sernbo 等[9] 提出的：正位解剖复位或小于 10° 的轻度外翻成角，侧位向前或向后成角 ≤ 20°；对位则要求任何方向骨块之间的移位 ≤ 4 mm。若同时满足上述标准，则复位质量为好，若仅符合对线或对位标准的一项，则复位质量为可接受，若对位和对线标准均不符合，

则复位质量为差。

Fogagnolo 等[11] 在 2004 年 对 Baumgaertner 等[10] 的复位标准进行了改良，对线标准不变，而主要骨折块之间的对位标准改为：在正侧位上骨折块重叠的程度 > 80%；短缩小于 5 mm。

张世民等[12] 在 2015 年提出了一项复位标准，对线标准：正位颈干角正常或略外展；侧位向前或向后成角 < 20°；对位标准则基于前内侧皮质的对位关系为判断标准，正位要求内侧皮质正性或中性支撑；侧位要求前侧皮质平齐。以上每一项要求为 1 分，若总分数等于 4 分则复位质量好，若总分数为 2 分或 3 分，则复位质量可接受，若总分数 < 2 分，则复位质量差。该分型提出的正性支撑概念对于指导骨折复位，减少术后并发症有较强的意义。

Shin 等[13] 在 2017 年提出的复位标准包括骨折间隙和 Garden 对线指数。在术后正位和侧位片上进行测量，若骨折间隙为 0 ~ 3 mm 则复位质量好；若骨折间隙为 3 ~ 5 mm 则复位质量可接受；若骨折间隙大于 5 mm，则复位质量差。对线方面，若正位颈干角为 160° ~ 180°，则复位质量好；若正位颈干角为 150° ~ 160°，则复位质量可接受，若正位颈干角 < 150° 或侧位头颈骨折块与股骨干成角不是 180°，则复位质量差。复位标准存在较多问题：①并没有指出对位和对线标准如何进行组合，决定复位质量；②若正位颈干角正常，但侧位头颈骨折块与股骨干成角 < 180° 时，没有给出复位质量的定义。

综上所述，虽然复位质量判断标准很多，但是都是通过测量骨折块移位的距离以及骨折成角的角度来进行评价。但是这些角度和移位距离在术中透视条件下是无法准确测量的。Kim 等[14] 在 2014 年提出了以一个皮质厚度作为移位程度的判断标准，他们认为，若主要头颈骨折块与股骨干之间移位小于一个皮质厚度，则认为两者之间存在接触。若同时满足：正位内侧皮质之间移位小于一个皮质厚度，侧位前侧皮质之间移位小于一个皮质厚度，则复位质量好；若仅满足其中一条标准，则复位质量可接受；若以上两个条件均不满足，则复位质量差。因为皮质厚度在术中透视图像上面比较容易判断，因此笔者认为这种复位标准在术中应用价值高。但是这种复位质量判断标准并没有考虑骨折对线情况，即头颈骨折块与股骨干之间的成角，而髋内翻畸形会大大增加内固定失败的风险，因此，复位质量的判断应当包括对线和对位两部分。笔者认为，将 Baumgaertner 等[10] 和 Kim 等[14] 提出的方法结合起来判断复位质量，较传统的单一方法更能准确地判断复位质量（图 4-13-1）。对线标准采用 Baumgaertner 等[10] 提出的方法，对位标准采用 Kim 等[14] 提出的方法（表 4-13-1）。复位质量包括三种：①同时满足对线和对位标准为复位质量优；②满足对线标准，仅满足一条对位标准，为复位质量良；③不满足对线标准或仅满足一条对线标准或对位标准，为复位质量差。

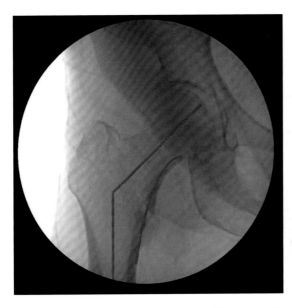
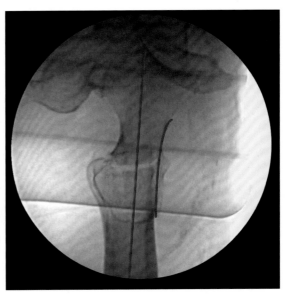

图 4-13-1 骨折复位标准示意图

表 4-13-1　骨折复位标准

拍摄角度	骨折对线	骨折对位
正位	颈干角正常或轻度髋内翻	内侧皮质移位小于 1 个皮质厚度
侧位	成角小于 20°	前侧皮质移位小于 1 个皮质厚度

三、难复性股骨转子间骨折的发生率

目前文献对于难复性股骨转子间骨折的发生率仍然没有统一的认识，也缺乏大样本量的研究（表 4-13-2）。

表 4-13-2　文献报道的难复性股骨转子间骨折发生率

研究	研究类型	总例数	难复位例数	难复位率
Moehring 等 [2]	回顾性	112	4	3.6%
Said 等 [3]	回顾性	未报告	5	无法计算
Chun 等 [6]	回顾性	119	21	17.6%
Sharma 等 [4]	回顾性	212	24	11.3%
王玮等 [7]	回顾性	315	57	18.1%
Diaz 等 [15]	前瞻性	210	48	22.9%
Ikuta 等 [16]	回顾性	141	16	11.3%

Moehring 等 [2] 回顾性分析了其所在医疗机构 3 年内治疗的 112 例股骨转子间骨折患者，结果发现 4 例是难复性骨折，难复位的发生率约为 3.6%。

Said 等 [3] 回顾性分析了其所在医疗机构 3 年内治疗的股骨转子间骨折患者，结果发现 5 例是难复性骨折，但文章并未报道同一时期收治的股骨转子间骨折总人数。

Chun 等 [6] 回顾性分析了 2 年内治疗的 119 例骨转子间骨折，结果发现 21 例是难复性骨折，难复位的发生率约为 17.6%。

Sharma 等 [4] 回顾性分析了其所在医疗机构 2 年内治疗的 212 例股骨顺转子间骨折患者，结果发现 24 例是难复性骨折，难复位的发生率约为 11.3%。

王玮等 [7] 回顾性分析了其所在医疗机构 5 年内治疗的 315 例股骨转子间骨折患者，结果发现 57 例为难复性骨折，难复位的发生率约为 18.1%。

Diaz 等 [15] 在一项为期 2 年的前瞻性研究中纳入了 210 例股骨转子间骨折患者，结果发现 48 例为难复性骨折，难复位的发生率约为 22.9%。

Ikuta 等 [16] 回顾性分析了其所在医疗机构 4 年内治疗的 141 例股骨转子间骨折患者，结果发现 16 例为难复性骨折，难复位的发生率约为 11.3%。

综上所述，文献报道的股骨转子间骨折难复位发生率为 3.6%～22.9%。笔者认为导致难复位发生率差别较大的主要原因有以下几点：①各医疗机构收治的骨折类型差别较大，较大的医疗机构或创伤中心可能会收治较多的复杂病例；②医生对于难复位病例的认识不一致；③研究纳入的病例数量有较大的差别。

笔者在一项回顾性研究中，分析了 1163 例新鲜股骨转子间骨折患者资料，根据术中图像、手术记录及麻醉记录，结合 Baumgaertner 等 [10] 和 Kim 等 [14] 提出的复位质量判断标准，共发现难复性股骨转子部骨折 224 例，占所有股骨转子部骨折的 19.3%，其中转子间骨折 169 例，转子下骨折 55 例。我们的病例数相对既往研究较多，且包含了顺转子、反转子及转子下骨折，类型较为全面，可以比较客观地反映难复性股骨转子间骨折的发生率。

四、难复性股骨转子间骨折的分类及复位技巧

根据现有的骨折分型系统无法在术前识别难复性股骨转子间骨折，给围手术期准备带来了很多困难。笔者团队通过回顾性分析所在医疗机构的 224 例难复性骨折的术前影像学特点以及闭合牵引后骨折移位方式，将难复性股骨转子间骨折分为 4 种主要类型，进一步细分为 7 种亚型（表 4-13-3）。每种类型都有相应的术前影像学特点，需要根据闭合牵引后骨折的移位方式，采用不同的复位技巧，使得骨折达到满意的复位。

表 4-13-3　难复性股骨转子间骨折分类

难复性骨折类型	病例数
Ⅰa 型：断端绞锁型 - 小转子一分为二	10
Ⅰb 型：断端绞锁型 - 断端崁插	9
Ⅱa 型：远端后沉型 - 单纯远端后沉	93
Ⅱb 型：远端后沉型 - 合并头颈骨折块屈曲前移	77
Ⅲa 型：侧方劈裂型 - 外侧壁劈裂	12
Ⅲb 型：侧方劈裂型 - 内侧壁劈裂	10
Ⅳ型：转子下粉碎型	13

（一）Ⅰ型骨折的临床特点及复位技巧

Ⅰ型为断端绞锁型。包括 Ⅰa 型和 Ⅰb 型两种亚型，Ⅰa 型的影像学特点为小转子一分为二；Ⅰb 型

的影像学特点为：头颈骨折块与股骨干前内侧皮质嵌插。

Said 等[3]2005年报道了5例难复性股骨转子间骨折病例，这5例均为中年患者，年龄44～56岁，2例受伤原因为车祸伤，1例受伤原因为高处坠落伤，1例受伤原因为平地摔伤。这类患者的术前影像学特点是简单的两部分骨折，小转子完整的附着在股骨干上，而头颈骨折块内下方表现为长尖状。股骨干在髂腰肌牵拉下向上移位，位于头颈骨折块的前方，头颈骨折块的长尖端通常会嵌插在髂腰肌和小转子之间。作者认为，这类骨折无法在牵引床上闭合复位，建议在普通手术床上进行手术，并且提出了一种三步复位法：首先，充分内收、外旋患肢，放松髂腰肌肌腱，其次应用Hohmann牵开器放在股骨干内侧和下沉的股骨颈之间，向前撬拨股骨颈，最后外展、内旋牵引患肢。3例患者通过这种方法获得了良好的复位，另外2例进行了髂腰肌的切断。

Sharma 等[4]2014年报道了3例类似的骨折，术前CT三维重建提示两部分简单骨折，小转子附着在股骨干上，股骨干前移，骑跨在头颈骨折块前方。这3例患者平均年龄32岁（24～40岁），2例受伤原因为车祸伤，1例受伤原因为坠落伤。与Said等[3]的观点不同，这3个病例都是在牵引床上进行复位，他们的方法是：先放松牵引，利用复位钳将股骨干向外侧牵拉，松解髂腰肌肌腱，然后在头颈骨折块上置入一枚Schanz钉，利用"遥控杆"技术将后沉的头颈骨折块向前拉起。

笔者团队的研究中Ⅰa型难复性骨折有4例也是年轻患者，平均年龄36岁（20～47岁），2例受伤原因为车祸伤，1例受伤原因为滑雪伤，1例受伤原因为坠落伤。但是术前影像学特点与文献报道有所不同，骨折线由大转子下缘向内下方走行，将小转子一分为二，头颈骨折块外展外旋移位（图4-13-2）。闭合牵引后表现为头颈骨折块外旋外展，股骨干内收后沉，呈髋内翻畸形，加大牵引力度也无法纠正髋内翻畸形。我们分析其可能的原因是，骨折线的外侧起自大转子下缘，臀中肌和臀小肌等外展肌群附着在大转子外侧，牵拉头颈骨折块呈外展趋势，增加牵引力度非但无法纠正外展移位，反而会加重髋内翻畸形。我们采取的复位方法是中立位牵引患肢，适当放松牵引力度，头颈骨折块的外展移位会有所改善，若外展移位仍然无法纠正，则需要行有限切开，利用复位钳钳夹复位骨折。

Moehring 等[2]1997年回顾性分析了112例股骨

转子间骨折患者的资料，发现4例难复性骨折，平均年龄40岁（17～64岁），其共同特征是简单的两部分骨折，小转子被一分为二，髂腰肌肌腱附着在头颈骨折块上，牵拉头颈骨折块，使头颈骨折块呈屈曲、旋后状态。作者认为难复位的原因可能是腰大肌肌腱等软组织影响了骨折闭合复位，建议一旦术前发现符合这种特征，直接行切开复位。Sharma 等[4]2014年报道了3例类似的骨折，平均年龄36岁（32～42岁），2例受伤原因为车祸伤，1例受伤原因为坠落伤。3例骨折的共同特点是简单的两部分骨折，小转子被一分为二。CT断层扫描发现，髂腰肌一部分附着在近端骨折块上，导致了近端骨折块屈曲移位，另一部分髂腰肌附着在远端骨折块上，而头颈骨折块绞锁在髂腰肌之间，导致骨折无法闭合复位。这一观点与Moehring 等[2]提出的原因一致。Sharma 等[4]采用的复位方法是切断附着在远端骨折块上的髂腰肌，然后用骨膜剥离子向后顶压头颈骨折块，就可以复位骨折。

笔者团队的研究中Ⅰa型难复位骨折包含6例患者，术前影像学特点也表现为简单的两部分骨折，小转子被一分为二，头颈骨折块呈屈曲、旋后状态。但是与文献报道不同，6例患者年龄偏大，平均年龄71岁（50～86岁），3例受伤原因为车祸伤，3例受伤原因平地摔伤。闭合牵引后骨折表现为头颈骨折块前移旋后，股骨干后沉，我们没有切断附着在股骨干上的髂腰肌，而是先放松牵引，在髓螺钉入钉点处行有限切开，应用骨膜剥离子向后顶压头颈骨折块，同时由助手抬起股骨干，透视骨折复位后，维持复位的情况下，插入导针，选择髓内固定。

笔者团队的研究中Ⅰb型难复位病例的术前影像学特点为：头颈骨折块前内侧皮质嵌插入股骨干内（图4-13-3）。9例患者平均年龄72岁（32～92岁）。受伤原因均为平地摔伤。骨折闭合牵引后均表现为头颈骨折块尖端与股骨干前内侧皮质绞锁。复位方法是减小牵引力量，极度外旋股骨同时用骨钩向外牵拉股骨，然后中立位牵引股骨干。马苟平等[17]也报道了类似的难复位骨折病例，他们认为头颈骨折端插入股骨干骨折端呈重叠移位，髂腰肌肌腱挤压于头颈骨折块前方，通过牵引无法解锁。他们的办法是通过辅助切口松解髂腰肌腱，然后使用骨钩向外牵引股骨干解锁，置入窄的骨膜剥离子，插入头颈骨折块断端，向上抬起，撬拨复位。

结合文献及笔者团队的研究病例，Ⅰ型难复位骨折的特点为断端交锁，术前影像学特点：①小转子完

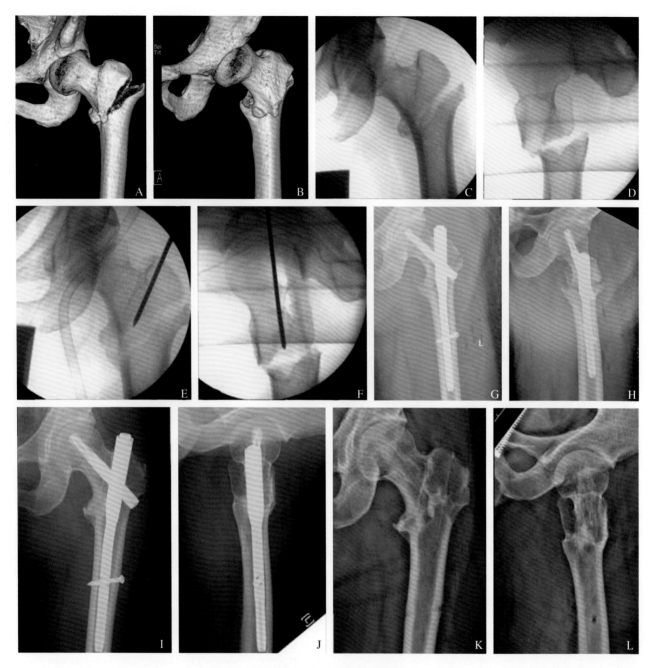

图 4-13-2　左股骨转子间骨折

男性患者，39 岁，车祸伤致左股骨转子间骨折，AO 分型 A1 型。A，B．术前 CT 三维重建示骨折线由大转子下缘向内下走行，将小转子一分为二，头颈骨折块外旋外展移位；C，D．术中内收患肢纵向牵引，股骨干后沉、髓内翻畸形；E，F．中立位适度牵引，骨折对位改善；G，H．应用 PFNA-II 固定；I，J．术后 12 个月 X 线示骨折愈合良好；K，L．术后 12 个月取出内固定

整、与股骨干相连，股骨干骑跨于头颈骨折块前方；②小转子被一分为二；③头颈骨折块前内侧皮质嵌插入股骨干内。术前应当做好规划，术中发现闭合复位困难，避免反复尝试，应该适当放松牵引，及时有限切开复位，利用骨钩、骨膜剥离子等器械辅助，必要时需要切断部分髂腰肌，才能够复位骨折。

（二）Ⅱ型骨折的临床特点及复位技巧

　　Ⅱ型为远端后沉型。该型的病例数最多，包括Ⅱa 型和Ⅱb 型两种亚型，Ⅱa 型的影像学特点为单纯远端后沉；Ⅱb 型的影像学特点为：远端后沉合并头颈骨折块屈曲前移。

　　股骨反转子间骨折通常被认为是不稳定性骨折，矢状位移位不稳定较为常见，通常表现为股骨干后

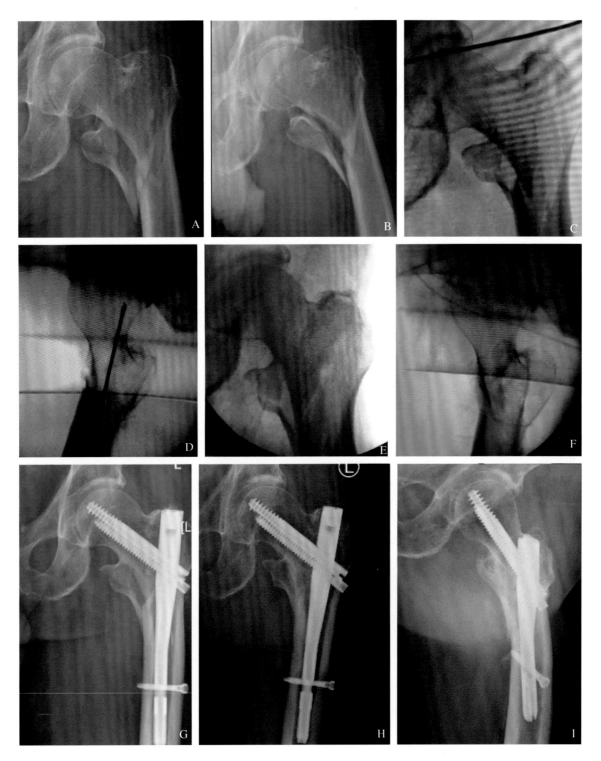

图 4-13-3 左股骨转子间骨折

男性患者，82 岁，摔伤致左股骨转子间骨折，AO 分型 A2 型。A，B. 术前 X 线示头颈骨折块前内侧皮质嵌插入股骨干内；C，D. 术中内收患肢纵向牵引，头颈骨折块尖端与股骨干前内侧皮质绞锁；E，F. 减小牵引力量，极度外旋股骨同时用骨钩向外牵拉股骨，然后中立位牵引股骨干；G. 应用 Inter Tan 髓内钉固定；H，I. 术后 6 个月 X 线示骨折愈合良好沉。术前影像学特点为：主要骨折线为反斜行或横行骨折线，头颈骨折块外展外旋，股骨干向前内上移位；闭合牵引后表现为股骨干内移，伴有股骨干后沉。

对于纠正股骨干后沉的方法，文献报道通常是依靠助手向上推顶股骨干[6]。但是这种方法有很多弊端：耗费大量体力、助手需要暴露在 X 线辐射下、复位难以维持等。笔者团队发现可以在远离骨折线的股骨干上拧入一枚 Schanz 钉，然后将 T 形把手悬吊在 G 形臂机的机头上，然后医生可以站在铅板后面，让台下助手利用遥控器操作 G 形臂机头的升降，透视判断骨折复位程度，这样既可以节省体力、减少医务人员的 X 线辐射量，又可以精确地纠正股骨干后沉、维持骨折复位（图 4-13-4）。当然这一方法也存在其缺点：首先，需要在大腿前方增加一个小的切口，在股骨干上也增加了一个螺钉孔；其次，Schanz 钉的位置如果靠近股骨干近端，可能会影响髓内钉的置入。但是，笔者认为，这种方法尤其适用于外侧壁骨折需要重建的病例，此时 Schanz 钉的存在并不会影响髓外固定系统的使用。

Sharma 等[4]2014 年报告了 8 例 A2 型难复性骨折，均为老年患者，受伤原因均为摔伤。这类骨折的影像学特点时是头颈骨折块内侧表现为一个长尖状，头颈骨折块向前屈曲，小转子骨折块游离、位于头颈骨折块后方。这种情况下无论如何调整牵引床，都无法纠正向前屈曲的头颈骨折块。文章认为，这类骨折的小转子骨折块通常较大，髂腰肌牵拉小转子骨折块向前屈曲移位，由于小转子骨折块位于头颈骨折块后方，因此导致了头颈骨折块的前屈移位。文章推荐的复位方法是在头颈骨折块前屈的水平的大腿外侧纵行切开，利用复位钳钳夹复位。Chun 等[6]报道了一组矢状位不稳定的股骨转子间骨折病例，骨折的特点是头颈骨折块前屈移位，股骨干后沉。他们应用的方法是利用一枚 4.2 mm 的斯氏针经皮穿刺，向后顶压前移的头颈骨折块；利用一个锤子向上抬起大腿，纠正股骨干后沉。Carr[18]也介绍了一种方法，有限切开，利用骨膜起子向后顶压前移的头颈骨折块，通常可以复位骨折。Ikuta 等[16]回顾分析了 16 例难复性股骨转子间骨折病例，也发现了类似的术前影像学特点，但是并没有说明复位的方法。

笔者团队的研究中 Ⅱb 型难复位病例的术前影像学特点与文献报道一致：小转子及后内侧较大骨折块游离，位于头颈骨折块后方，头颈骨折块屈曲前移，股骨干后沉（图 4-13-5）。共 77 例，男 16 例，女 61 例，平均年龄 80 岁（61 ～ 97 岁）。76 例受伤原因为

平地摔伤，1 例为车祸伤。骨折闭合牵引后均表现为头颈骨折块屈曲前移，股骨干后沉。笔者采取的复位方法是：大腿外侧有限切开，应用骨膜剥离子向后顶压头颈骨折块，同时抬起股骨干。该类型骨折的特点国内外已经有较多文献报道，复位方法大同小异，基本上都是借助器械向后推顶前屈的头颈骨折块，同时抬起股骨干，通常可以复位骨折。

结合文献及笔者团队研究的病例，Ⅱ型难复位骨折的特点为远端后沉，术前影像学特点：①主要骨折线为反斜行或横行，头颈骨折块外展外旋，股骨干向前内上移位；②小转子及后内侧较大骨折块游离，位于头颈骨折块后方，头颈骨折块屈曲前移，股骨干后沉。对于这种类型的难复位骨折，建议进行有限切开，应用骨膜剥离子或者斯氏针顶压屈曲前移的头颈骨折块，同时抬起股骨干，纠正远端后沉，然后利用克氏针临时固定，维持骨折复位。纠正远端后沉的方法可以依靠助手向上抬起股骨干，也可以在股骨干上拧入一枚 Schanz 钉，然后将 T 形把手悬吊在 G 形臂机的机头上，然后医生可以站在铅板后面，让台下助手利用遥控器操作 G 形臂机头的升降，透视判断骨折复位程度，这样既可以节省体力、减少医务人员的 X 线辐射量，又可以精确地纠正股骨干后沉、维持骨折复位。

（三）Ⅲ型骨折的临床特点及复位技巧

Ⅲ型为侧方劈裂型。包括Ⅲa 型和Ⅲb 型两种亚型，Ⅲa 型的影像学特点为外侧壁劈裂；Ⅲb 型的影像学特点为内侧壁劈裂。既往有关难复性股骨转子间骨折的文献并没有描述这种侧方劈裂型骨折。

笔者团队的研究中Ⅲa 型难复性骨折的术前影像学特点为：外侧壁存在冠状骨折线。共 12 例，男 7 例，女 5 例，平均年龄 69 岁（45 ～ 90 岁）。受伤机制：9 例为低暴力损伤，3 例为高暴力损伤。闭合牵引后表现为侧位骨折块前后分离，影响髋螺钉的置入。

2004 年 Gotfried[19]首次提出股骨外侧壁的概念，认为外侧壁是影响股骨转子间骨折预后的重要因素。Palm 等[20]的研究也表明，外侧壁骨折患者接受翻修手术的概率是外侧壁完整患者的 7 倍。因此，对于外侧壁存在冠状位骨折线的情况，笔者认为应当进行 CT 检查，制订详细的术前计划，准备髓内和髓外两套内固定方案，术中有限切开，应用复位钳钳夹复位前后分离的外侧壁，如果髋螺钉刚好通过外侧壁的冠状位骨折线，可能会造成外侧壁的医源性骨折，因此

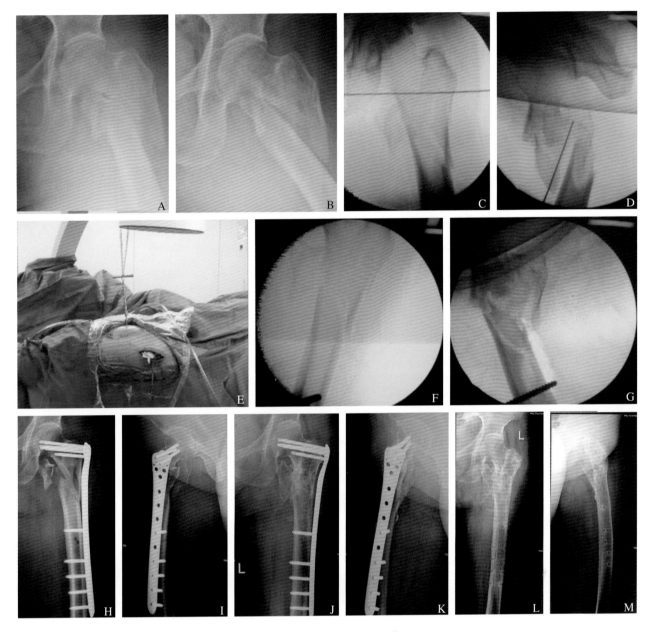

图 4-13-4 左股骨转子间骨折

女性患者，58 岁，摔伤致左股骨转子间骨折，AO 分型 A3 型。A，B. 术前 X 线示反斜行骨折线，头颈骨折块外展外旋，股骨干向前内上移位；C，D. 术中纵向牵引患肢，股骨干明显后沉；E ~ G. 在股骨干上拧入一枚 Schanz 钉，利用提拉技术复位骨折；H，I. 应用倒置 LISS 钢板固定；J，K. 术后 18 个月 X 线示骨折愈合良好；L，M. 术后 18 个月取出内固定

不建议应用髓内固定。可以用克氏针由前向后临时固定外侧壁骨折块，然后应用空心螺钉固定外侧壁，选择合适的股骨近端锁钉加压钢板作为最终固定方案（图 4-13-6）。

笔者团队的研究中 Ⅲb 型难复性骨折的术前影像学特点为：内侧壁劈裂，小转子与后内侧较大游离骨折块。共 10 例，男 6 例，女 4 例，平均年龄 74 岁（44 ~ 87 岁）。受伤机制：7 例为低暴力损伤，3 例为高暴力损伤。闭合牵引后表现为后内侧较大骨折块移位。

内侧壁的完整性是维持股骨转子间骨折稳定性的重要因素，Evans 分型[21] 和 AO/OTA 分型[22] 把缺乏后内侧支撑的骨折类型归为不稳定性骨折。Evans 等[21] 的研究表明，在治疗股骨转子间骨折时，恢复后内侧皮质的连续性以及内侧支撑对于骨折愈合至关重要。Futamura 等[23] 认为，尽管复位内侧骨折块存在技术上的困难，但是仍然需要重视后内侧支撑。Chang 等[12] 认为重建内侧支撑是治疗不稳定性股骨转子间骨折的关键。Ye 等[24] 的研究结果表明，失去后内侧支撑是导致 A2 型股骨转子间骨折内固定失败

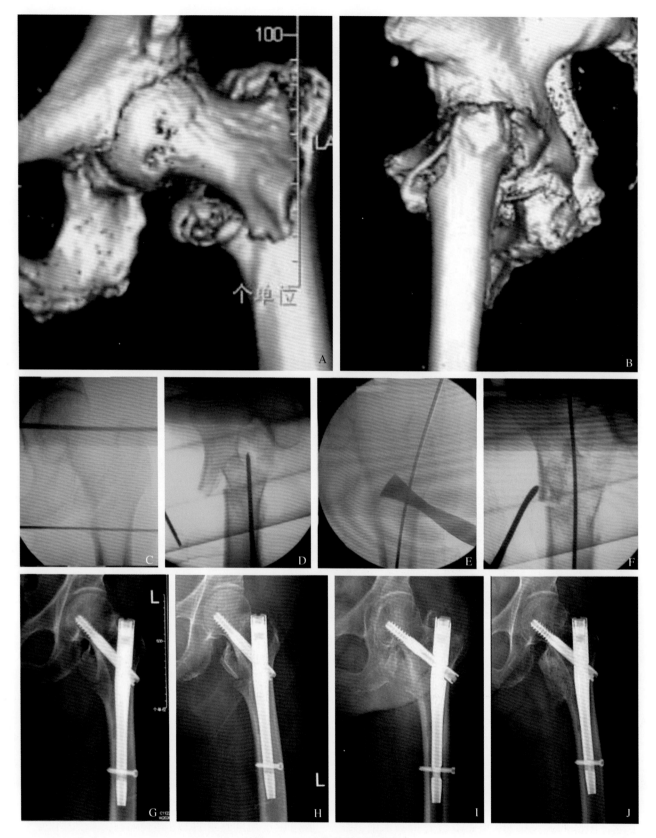

图 4-13-5 左股骨转子间骨折

女性患者，82 岁，摔伤致左股骨转子间骨折，AO 分型 A2 型。A，B. 术前 CT 三维重建示小转子及后内侧较大骨折块游离，位于头颈骨折块后方，头颈骨折块前移旋后；C，D. 术中内收患肢纵向牵引，头颈骨折块前移旋后，股骨干后沉；E，F. 有限切开，骨膜剥离子顶压头颈骨折块，插入导针；G，H. 应用 Gamma3 钉固定；I，J. 术后 3 个月 X 线示骨折线模糊，骨痂形成

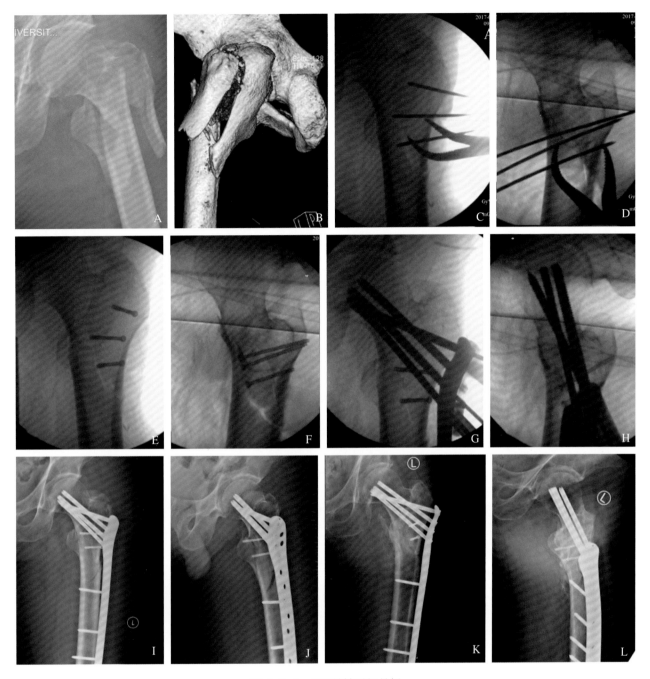

图 4-13-6 左股骨转子间骨折

女性患者，51 岁，摔伤致左股骨转子间骨折，AO 分型 A3 型。A，B．术前 X 线和 CT 三维重建示外侧壁冠状位骨折线；C，D．利用复位钳及克氏针临时固定外侧壁骨折块；E，F．利用空心钉固定外侧壁骨折块；G～J．应用 PFLCP 固定；K，L．术后 6 个月 X 线示骨折愈合良好

的独立危险因素，建议重视重建后内侧壁，恢复后内侧支撑。Li 等[25] 根据内侧骨折线累及的范围对后内侧骨折进行分型（图 4-13-7）：Ⅰ型为小转子撕脱骨折，骨折线不超过小转子基底部，Ⅱ型为内侧单个骨折块或粉碎骨折，累及小转子基底部，但是骨折线不超过后侧壁的中线，Ⅲ型为内侧单个骨折块或粉碎骨折，累及小转子基底部，骨折线超过后侧壁的中线。对三种类型骨折的预后进行比较发现，Ⅲ型内固定失

败的概率明显高于Ⅰ型和Ⅱ型，因此，建议对后内侧大的游离骨折块进行复位和固定。

笔者团队的研究中Ⅲb 型难复位骨折即为后内侧壁劈裂，存在较大的游离骨折块，采用的复位方法是应用复位钳钳夹该骨折块，将其与股骨干复位，利用空心螺钉或钛缆固定，然后再复位固定头颈骨折块与股骨干（图 4-13-8）。

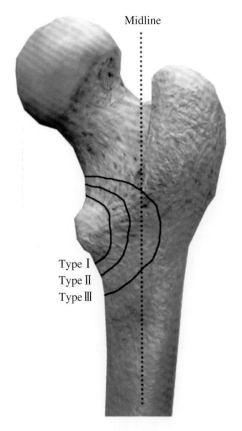

图 4-13-7　后内侧骨折块分型示意图[25]

（四）Ⅳ型骨折的临床特点及复位技巧

Ⅳ型为转子下粉碎型，笔者团队的研究中共 13 例。均为男性，平均年龄 50 岁（23 ～ 83 岁）。受伤机制：9 例为高暴力损伤，4 例为低暴力损伤。

术前影像学特点为转子下粉碎性骨折，闭合牵引后表现为多种移位方式，常见的是骨折块前后分离，有时会伴有股骨干后沉（图 4-13-9）。

该类型骨折通常为高暴力损伤，骨折粉碎，且骨折块移位明显。对于这类骨折的复位应时当注重微创复位。Biber 等[1]认为股骨转子下粉碎性骨折，属于不稳定性骨折，骨折移位表现形式多样，骨折复位方法取决于骨折移位的方式，应当采取微创的方法，以减少软组织损伤和血运损伤。

笔者认为，对于此类骨折，复位时需要综合运用骨钩牵拉、复位钳钳夹复位、托起股骨干、克氏针临时固定、钛揽环扎等技巧，无论采取何种复位方法，应特别注意保护骨折周围的血运，避免发生骨折不愈合。

五、难复性骨折的围手术期准备

由于股骨转子间骨折常常好发于老年人，手术治疗应当争取缩短手术时间、减少术中出血，从而减少围手术期并发症的发生。难复性骨折由于复位困难，通常会导致手术时间增加，很多情况下需要有限切开或切开复位，造成术中失血增多[26]。刘杰等[27]回顾性分析了 45 例股骨转子间冠状位骨折患者的资料，根据复位方式不同分为闭合复位组和切开复位组，切开复位组采取有限切开克氏针撬拨或复位钳钳夹等方式复位，结果显示切开复位组患者的术中出血量明显多于闭合复位组，手术时间明显长于闭合复位组，两组比较差异均有统计学意义。马苟平等[27]回顾性分析了 193 例手术治疗的股骨转子间骨折患者资料，发现 12 例无法闭合复位，需要采取辅助小切口复位，对比有限切开组和闭合复位组的术中数据，结果显示有限切开组患者的手术时间明显长于闭合复位组，术中失血量明显多于闭合复位组，两组比较差异均有统计学意义。王玮等[27]回顾性分析了 335 例采用股骨近端防旋髓内钉固定治疗的股骨转子间骨折患者资料，按术中是否存在闭合复位无法纠正的骨折远折端严重后倾分为难复位组和复位后稳定组，难复位组 57 例，复位后稳定组 278 例，对比两组患者围手术期相关指标，结果发现难复位组患者的手术时间明显长于复位后稳定组，术中出血量明显多于复位后稳定组，输血例数多于复位后稳定组，两组差异均具有统计学意义。

笔者团队的研究发现，难复位组和易复位组的一般临床资料对比结果显示：两组患者在性别、ASA 分级等方面的差异无统计学意义，难复位组的年龄小于易复位组，差异具有统计学意义。围手术期相关指标对比结果显示：难复位组的住院时间长于易复位组，手术时间显著长于易复位组，术中失血量显著多于易复位组，差异均具有统计学意义。由此可见，应当尽可能在术前识别难复性骨折，建议术前充分备血，充分评估围手术期风险。对于高龄患者及合并症较多的患者，由于手术时间增加、出血量增加，围手术期的风险也相应增加，应当术前预约重症监护病房床位，术后密切观察，减少围手术期并发症的发生。

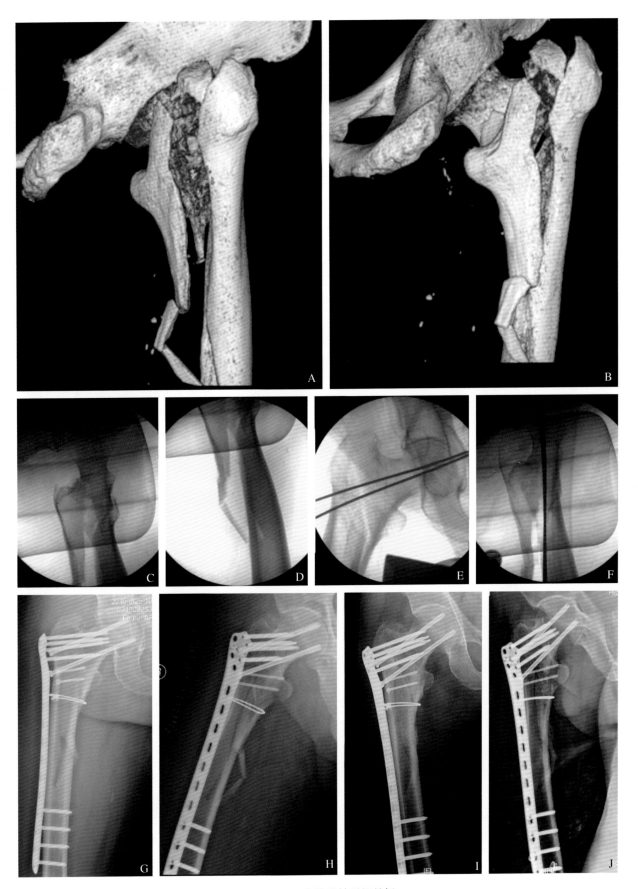

图 4-13-8　右股骨转子间骨折

男性患者，82 岁，摔伤致右股骨转子间骨折，AO 分型 A2 型。A，B. 术前 CT 三维重建示后内侧较大游离骨折块，内侧壁劈裂；C，D. 闭合牵引透视示后内侧骨折块移位明显；E，F. 克氏针临时固定股骨干与头颈骨折块；G，H. 应用空心钉和钛揽固定后内侧骨折块，LISS 钢板倒置联合两枚空心拉力螺钉固定头颈骨折块与股骨干；I，J. 术后 3 个月 X 线示骨痂形成，骨折线模糊

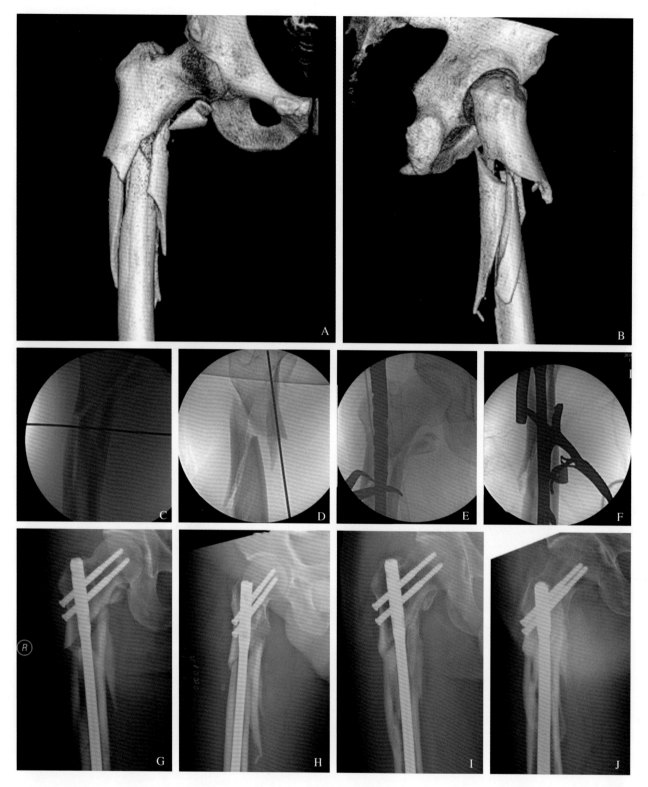

图 4-13-9 右股骨转子后骨折

男性，43 岁，车祸伤致右股骨转子下骨折，Seinsheimer 分型 4 型。A，B．术前 CT 三维重建示股骨转子下粉碎性骨折；C，D．纵向牵引患肢，头颈骨折块前移，股骨干后沉；E，F．利用复位钳维持骨折复位，插入主钉；G，H．应用股骨顺行髓内钉固定；I，J．术后 15 个月 X 线示骨折愈合良好

六、总结

股骨转子间骨折的术中复位质量判断标准应当包括对位和对线两部分，由于术中无法准确测量骨折块的移位距离，建议以皮质厚度为基准判断骨折移位程度。根据骨折的影像学特点可以分为4种类型：Ⅰ型断端绞锁型，关键复位措施是放松牵引，松解髂腰肌；Ⅱ型远端后沉型，关键复位措施是设法抬起股骨干；Ⅲ型侧方劈裂型，关键复位措施是利用复位钳钳夹复位；Ⅳ型转子下粉碎型，关键复位措施是综合运用骨钩牵拉、复位钳钳夹、抬起股骨干等复位技术。对于大部分骨折可以选择髓内固定，但对于复杂的骨折，有时需要髓外固定及钛缆、空心钉、辅助钢板等复合固定。难复性骨折的手术时间明显长于易复位性骨折，术中出血量明显多于易复位性骨折，术后发生内固定失败和骨折畸形愈合的概率高于易复位性骨折。因此，应当争取术前识别难复性骨折，充分评估围手术期风险，术前备血，准备特殊复位器械，尽量缩短手术时间，减少术中出血，降低并发症发生率。

七、展望

随着国内外学者对难复性股骨转子间骨折认识的不断深入，相关研究也在不断增加，但是由于难复性股骨转子间骨折发病率较低，文献报道的病例数通常较少。未来需要多中心大宗病例研究，更加系统、全面地总结难复性股骨转子间骨折的临床特点，研究难复性股骨转子间骨折移位与复位的机制，为术前识别难复性股骨转子间骨折、加强围手术期准备、制订手术方案、指导术中骨折复位奠定理论基础。

参考文献

[1] Biber R，Berger J，Bail H J. The art of trochanteric fracture reduction. INJURY-INTERNATIONAL JOURNAL OF THE CARE OF THE INJURED，2016，477：S3-S6.

[2] Moehring H D，Nowinski G P，Chapman M W，et al. Irreducible intertrochanteric fractures of the femur. Clinical orthopaedics and related research，1997，339（339）：197-199.

[3] Said H G Z，Said G Z，Farouk O. An irreducible variant of intertrochanteric fractures：a technique for open reduction. Injury，2005，36（7）：871-874.

[4] Sharma G，Gn K K，Yadav S，et al. Pertrochanteric fractures（AO/OTA 31-A1 and A2）not amenable to closed reduction：Causes of irreducibility. Injury，2014，45（12）：1950-1957.

[5] Kim Y，Bahk W J，Yoon Y，et al. Radiologic healing of lateral femoral wall fragments after intramedullary nail fixation for A3.3 intertrochanteric fractures. Archives of Orthopaedic and Trauma Surgery，2015，135（10）：1349-1356.

[6] Chun Y S，Oh H，Cho Y J，et al. Technique and early results of percutaneous reduction of sagittally unstable intertrochateric fractures. Clin Orthop Surg，2011，3（3）：217-224.

[7] 王玮，刘利民，安帅，等. 难复位型与易复位型股骨转子间骨折治疗的对比分析. 北京医学，2015（11）：1052-1055.

[8] 肖捷，傅小军，梅盛前，等. PFNA治疗难复型股骨转子间骨折. 浙江创伤外科，2019，24（5）：1063-1065.

[9] Sernbo I，Johnell O，Gentz C F，et al. Unstable intertrochanteric fractures of the hip. Treatment with Ender pins compared with a compression hip-screw. Journal of Bone and Joint Surgery-Series A，1988，70（9）：1297-1303.

[10] Baumgaertner M R，Curtin S L，Lindskog D M，et al. The value of the tip-apex distance in predicting failure of fixation of peritrochanteric fractures of the hip. J Bone Joint Surg Am，1995，77（7）：1058-1064.

[11] Fogagnolo F，Kfuri M，Paccola C A J. Intramedullary fixation of pertrochanteric hip fractures with the short AO-ASIF proximal femoral nail. Archives of Orthopaedic and Trauma Surgery，2004，124（1）：31-37.

[12] Chang S，Zhang Y，Ma Z，et al. Fracture reduction with positive medial cortical support：a key element in stability reconstruction for the unstable pertrochanteric hip fractures. Archives of Orthopaedic and Trauma Surgery，2015，135（6）：811-818.

[13] Shin Y，Chae J，Kang T，et al. Prospective randomized study comparing two cephalomedullary nails for elderly intertrochanteric fractures：Zimmer natural nail versus proximal femoral nail antirotation II. Injury，2017，48（7）：1550-1557.

[14] Kim Y，Dheep K，Lee J，et al. Hook leverage technique for reduction of intertrochanteric fracture. Injury，2014，45（6）：1006-1010.

[15] Diaz V J，Canizares A C，Martin I A，et al. Predictive variables of open reduction in intertrochanteric fracture nailing：a report of 210 cases. Injury，2016，47 Suppl 3：S51-S55.

[16] Ikuta Y，Nagata Y，Iwasaki Y. Preoperative radiographic features of trochanteric fractures irreducible by closed reduction. Injury，2019.

[17] 马苟平，张晓文，郭峭峰，等. 辅助小切口复位结合髓内钉固定治疗难复位型股骨转子间骨折[J]. 浙江创伤外科，2015（2）：257-259.

[18] Carr J B. The Anterior and Medial Reduction of Intertrochanteric Fractures：A Simple Method to Obtain a Stable Reduction. Journal of Orthopaedic Trauma，2007，21（7）：485-489.

[19] Gotfried Y. The lateral trochanteric wall：a key element in the reconstruction of unstable pertrochanteric hip fractures. Clin Orthop Relat Res，2004（425）：82-86.

[20] Palm H，Jacobsen S，Sonne-Holm S，et al. Integrity of the lateral femoral wall in intertrochanteric hip fractures：an important predictor of a reoperation. J Bone Joint Surg Am，2007，89（3）：470-475.

[21] Evans E M. The treatment of trochanteric fractures of the femur. J Bone Joint Surg Br，1949，31B（2）：190-203.

[22] Meinberg E G，Agel J，Roberts C S，et al. Fracture and Dislocation Classification Compendium-2018. J Orthop Trauma，2018，32 Suppl 1：S1-S170.

[23] Futamura K，Baba T，Homma Y，et al. New classification focusing on the relationship between the attachment of the iliofemoral ligament and the course of the fracture line for intertrochanteric fractures. Injury，2016，47（8）：1685-1691.

[24] Ye K F，Xing Y，Sun C，et al. Loss of the posteromedial support：a risk factor for implant failure after fixation of AO 31-A2 intertrochanteric fractures. Chin Med J（Engl），2020，133（1）：41-48.

[25] Li P，Lv Y，Zhou F，et al. Medial wall fragment involving large posterior cortex in pertrochanteric femur fractures：a notable preoperative risk factor for implant failure. Injury，2020，51（3）：683-687.

[26] 刘杰，李少华，李振华，等. 股骨近端防旋髓内钉治疗股骨转子间冠状位骨折的手术复位探讨. 中华创伤骨科杂志，2014，16（8）：662-667.

[27] 王玮，沈惠良，安帅，等. 股骨近端髓内钉治疗老年难复位型股骨转子间骨折的相关因素分析. 北京医学，2016（5）：444-448.

（郝有亮　周　方）

第十四节　失败原因与翻修策略

成人股骨转子间骨折发生率高，特别是在老年人群中，治疗方法以骨折内固定手术治疗为主，通过良好的复位和稳定的固定，尽早恢复患者的活动能力，从而获得满意的治疗效果。而一旦手术失败，治疗效果欠佳，会对患者本人造成很大痛苦，会给其家庭带来很大经济负担，造成很多生活上的不便。分析手术失败的原因，尽量降低手术失败的发生率，研究失败手术的翻修策略，尽量提高患者的生活质量，具有重要的临床和社会意义。

股骨转子间骨折手术治疗失败的原因，一般分为两大类，患者自身因素和手术相关因素。患者自身因素包括：年龄、性别、骨折类型、受伤前行走能力、受伤前日常活动量、合并症、精神状态和认知障碍等。手术相关因素包括：术前等待时间、内固定选择、骨折复位质量、内固定位置、手术创伤对局部血运破坏程度、负重和感染等。

患者自身因素又可以根据是否可以被干预，分为可控因素和不可控因素。患者的年龄、性别、受伤前行走能力、受伤前日常活动量和骨折类型，这些因素无法改变，属于不可控因素。虽然无法控制，却对治疗效果起重要作用，患者年龄越大，受伤前的活动量越小、受伤前行走能力越差都提示患者术后功能恢复越困难、时间越长、恢复过程中再次受伤的可能性越大，治疗效果越差；女性患者提示患者可能合并骨质疏松症，且骨质疏松症难以用常用药物取得满意治疗效果，而骨质疏松的严重程度直接影响骨折固定的稳定性和内固定失败的概率。骨折类型也属于不可控因素，不同骨折类型提示骨折严重程度不同，骨折粉碎程度越重，骨折移位越大提示骨折复位越困难，骨折固定的稳定性越差，手术失败的可能性越大。合并的不可控因素越多越重，越需要在治疗中给予足够的重视，对于可控因素和手术相关因素的控制应更加严格，以期获得满意的治疗效果。

患者的合并症、精神状态和认知状况属于可控因素。合并症主要包括心脑血管疾病、肺部疾病、糖尿病、骨质疏松症和恶性肿瘤等。心脑血管疾病，如冠心病、心律失常、心肌梗死和脑梗死等，肺部疾病，如慢性阻塞性肺疾病和肺炎等，都提示患者围手术期再次发生心脑血管和肺部并发症的可能性较大，如果一旦发生，即便最终没有导致患者死亡，也会延长住院治疗时间，延缓患者的治疗和恢复过程，使患者无法早期进行功能锻炼，无法尽早恢复日常活动能力，影响最终治疗效果。糖尿病如果控制不佳，血糖过高除了影响骨和软组织愈合，还会增加感染的风险，包括手术部位的感染和肺部感染，手术部位的感染会直接增加手术的失败风险。骨质疏松症的严重程度，影响骨折固定的稳定性，影响患者术后负重的时间，骨质疏松程度越重，手术失败的风险越大，治疗效果越差。恶性肿瘤对于患者全身状况的影响最大，有研究表明，恶性肿瘤对患者全身营养状况、体力、并发症的发生率、心理状况和精神状态都具有不同程度的影响，是导致治疗效果欠佳的重要危险因素。患者的精神状态和认知能力一方面取决于术前患者的状况，另一方面也会因为创伤和手术的双重应激而加重。如果患者出现淡漠、嗜睡、躁动甚至瞻望的精神状态变化或是认知障碍，都应予以重视和密切关注。以上这些可控因素应该在治疗的全程中都给予重视，不应只关注围手术期这一段时间，而且在手术前干预时应尽量避免延长手术前的等待时间，延长术前等待时间，会导致下肢深静脉血栓的发生率增加，肺部感染和术后手术部位感染的风险增加，所以虽然应尽量干预这些可控因素，但不应延长术前等待时间，应在患者状况允许的情况下尽早手术。

手术相关因素主要取决于手术医师对股骨转子间骨折治疗的整体理解和技术能力。前面已经提到的术前等待时间，就取决于手术医师对于手术时机的把握

能力，既要考虑到患者一般状况和合并症，尽量在术前将患者情况调整到适合手术的状况，又要避免延长术前等待时间，尽早进行手术。有研究表明，术前等待时间超过2天，就会延长术后住院时间、增加术后感染的风险，增加术后并发症的总体发生率，甚至增加围手术期死亡率。

内固定选择不当是手术治疗失败很重要的原因之一。内固定选择一定程度上受经济条件和地区政策的影响，但主要取决于手术医师对于骨折类型和骨折稳定性的判断。股骨转子间骨折的内固定系统分为髓外固定和髓内固定两大类。髓外固定系统主要包括动力髋螺钉（DHS）和股骨近端锁定接骨板两类，这两类内固定物都具有明确对应的骨折类型和明确的手术适应证。DHS适用于稳定的股骨转子间骨折，骨折未累及股骨小转子和外侧壁，外侧壁的厚度超过20.5 mm。虽然一些研究指出DHS结合大转子稳定接骨板（TSP）也可以用于不稳定骨折的治疗，但通常情况不稳定骨折是髓内固定系统的适应证。股骨近端锁定接骨板适用于股骨近端粉碎性骨折，当DHS和髓内针都无法提供足够的稳定性时，可以考虑股骨近端锁定接骨板，多枚锁定螺钉的设计可以为股骨近端粉碎骨折提供足够的稳定性，可作为一种补充的备选方案，在一些翻修手术时也可以应用。髓内固定系统包括股骨近端髓内针和股骨全长髓内针，髓内针虽然主要用股骨转子间不稳定骨折的治疗，但其适用于所有类型的股骨转子间骨折，长髓内针和短髓内针的治疗效果没有明显差别。髓外固定系统和髓内固定系统各有优缺点，也各有适用的骨折类型，当选择不当时，会导致内固定失败。如下面这个病例（图4-14-1），骨折为股骨转子间不稳定性骨折，使用DHS进行固定，术后出现骨折复位丢失，内固定失败，骨折不愈合。另一个病例（图4-14-2），股骨转子间粉碎骨折，骨折稳定性差，使用锁定接骨板治疗，最终骨折愈合。髓外固定系统和髓内固定系统比较，有研究者认为髓外固定系统手术时间短，术中出血少，但生物力学强度不如髓内固定系统，且局部内固定激惹更明显；髓内系统的生物力学稳定性更好，但手术技术要求较高，术中隐性失血较多。对于稳定性骨折，髓内固定和髓外固定的治疗效果没有显著差异，但是使用髓外固定系统治疗股骨转子间不稳定骨折时，手术失败率明显增加。

骨折复位欠佳是手术治疗失败最主要的原因。骨折复位质量对手术治疗效果的影响，在各个部位、各种类型的骨折中都是最重要的。股骨转子间骨折由于

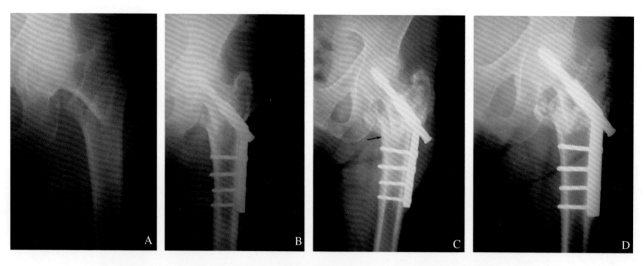

图 4-14-1　DHS 固定转子间骨折失败病例

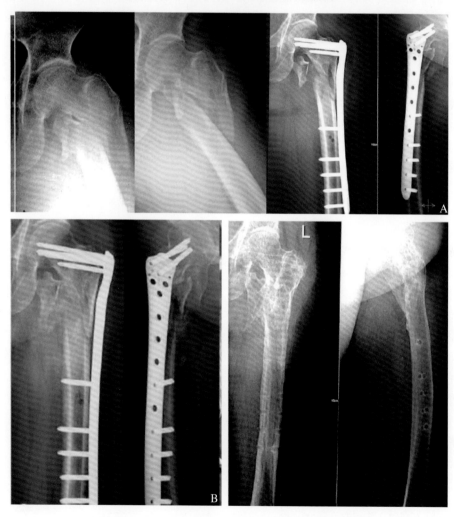

图 4-14-2　倒置 LISS 固定不稳定转子间骨折成功病例

股骨近端特殊的解剖结构，产生内侧压应力外侧张力带"吊臂"样特殊的力学特性，骨折复位质量更是尤其重要。骨折复位的标准和技巧在本书前面章节已做了详细阐述，具体可参看第四章第五节，原则上应做到先复位再固定，如果骨折没有得到良好复位，即使应用了髓内固定系统，也无法避免失败的结果。另外，使用内固定辅助复位的方法在一些病例中起到了效果，但不应作为常规方法，应坚持先复位后固定的原则。近年来出现了所谓骨折复位阳性支撑和阴性支撑的说法，我们认为解剖复位的稳定性才是最好的，应努力做到解剖复位，如果确实难以获得解剖复位，阳性支撑的稳定性可能好于阴性支撑。以往认为髓内固定系统具有生物力学优势，在骨折复位质量稍差的情况下，也可以提供足够的稳定性，而在一定程度上忽视了骨折复位质量的重要性，这是非常严重的错误。近年来随着对股骨外侧壁、后内侧小转子骨块和前内侧骨皮质等结构研究的深入，越来越多的学者开始强调这些结构复位质量的重要性，越来越多的研究指出即使应用髓内固定系统，如果外侧壁骨块、后内侧小转子骨块和前内侧骨皮质复位质量欠佳，手术失败的风险也会增加。如下面这个病例（图 4-14-3），骨折复位欠佳，特别是外侧壁骨块没有复位，虽然使用了髓内固定系统，依然无法避免手术失败的结果。另一个病例（图 4-14-4），同样为不稳定骨折，没有获得良好复位的情况下，使用髓内固定系统固定，最终手术失败。

内固定位置欠佳是手术治疗失败的重要原因之一，和手术技术紧密相关。本书前面章节详细介绍了几种常用髓外和髓内固定系统的操作技术要点，具体请参看第四章第十节。内固定位置欠佳直接影响骨折固定的稳定性，影响骨折块的受力和整体结构的力学传导，严重时可造成内固定物切出或穿出，有时可在术中造成医源性骨折，或在术后短期内造成内固定周围骨折。

手术创伤对局部血运的破坏会影响骨折断端的血供，造成骨折延迟愈合或不愈合，导致手术失败。股骨转子间骨折部位的血供通常较好，一般不会出现血运不足导致的骨折不愈合，但如果因为骨折复位固定困难，手术医师对骨折断端或骨折块进行了过多的软组织剥离，就有可能严重地破坏局部的血运，导致骨折不愈合、手术失败。所以手术不论是闭合复位还是切开复位，不论使用髓内固定系统还是髓外固定系统，都应尽量避免手术创伤对局部血运的破坏，保护骨折断端的血运供应。

患者术后康复锻炼对手术治疗的效果起着重要作用。如果术后康复锻炼不够，会导致患肢关节活动受限，肌肉力量不足，无法让患者尽早恢复日常活动能力，影响治疗效果。如果术后康复锻炼过于激进，过早的让患者进行负重活动，就有可能造成骨折复位丢失，内固定松动、移位、折断和失效，导致手术治疗失败。如何合理的安排术后负重锻炼目前存在争议，西方大部分学者主张患者早期进行可以承受范围内的负重活动，而"可以承受"这个限度是因人而异且难以控制的，这是造成内固定失败的一个重要因素，这种情况是由西方国家生活习惯决定的，患者需要早期独立生活，不得已需要早期负重。在国内，由于患者有家庭的支持和照顾，能够做到早期不负重生活和功能锻炼，等骨折愈合后再开始负重活动和功能锻炼。有国内学者的研究指出，国内患者股骨转子间骨折术后内固定失败率明显低于西方国家的统计数据，在其他因素基本相同，只有术后开始负重活动时间不同的情况下，可以得出术后负重开始时间会影响手术内固定失败发生率的结论，建议在条件允许的情况下，尽量在确认骨折断端足够稳定的情况下，再开始负重功能锻炼。

感染作为常见术后并发症之一，是影响手术治疗效果的重要因素之一。感染的相关因素很多，患者的年龄、合并症、身体一般状况、饮食习惯、吸烟、骨折严重程度、术前等待时间、手术时间、术中出血、手术造成局部软组织损伤的程度、围手术期抗生素的应用和术后康复锻炼都影响术后感染的发生率。一旦出现手术部位的深部感染，就可能导致骨折不愈合和内固定失败，需要清创和翻修手术。为减少术后感染的发生率，应尽量控制患者的合并症如糖尿病和肺炎

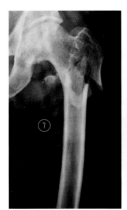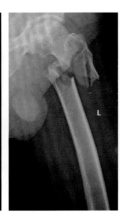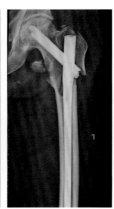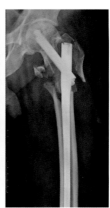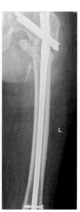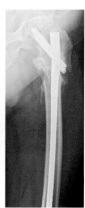

图 4-14-3 InterTan 固定外侧壁骨折失败病例（外侧壁骨折未复位）

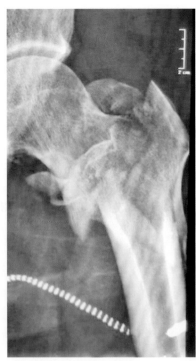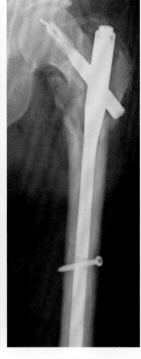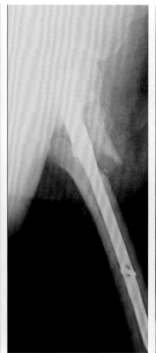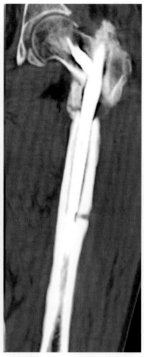

图 4-14-4　PFNA 固定外侧壁骨折失败病例（外侧壁骨折未复位）

等，调整患者的饮食习惯，限制吸烟，缩短术前等待时间，缩短手术时间，减少术中出血。

总结一下，股骨转子间骨折手术治疗失败的原因，可以分为两大类，患者自身因素和手术相关因素。患者自身因素包括：年龄、性别、骨折类型、受伤前行走能力、受伤前日常活动量、合并症、精神状态和认知障碍等。手术相关因素包括：术前等待时间、内固定选择、骨折复位质量、内固定位置、手术创伤对局部血运破坏程度、负重和感染等。这些因素又可以分为可控因素和不可控因素，手术医师需要对可控因素进行干预，尽量完善术前准备、提高手术质量、避免围手术期并发症的发生，降低手术治疗失败的发生率，提高治疗效果。但手术治疗失败是无法绝对避免的，一旦出现应积极应对，必要时进行翻修手术，改善治疗效果，提高患肢的生存质量。

股骨转子间骨折内固定手术失败后的翻修手术，目前尚没有统一的治疗策略，手术的主要挑战包括：手术入路选择、瘢痕粘连骨折部位显露困难、内固定取出、血运保护、畸形矫正、严重骨缺损和骨质强度差等。面对如此多的困难和挑战，完善的翻修策略格外重要。在制订返修手术计划时，应重点考虑以下几个方面：患者的年龄、活动强度、预期寿命、骨折不愈合的解剖部位、骨折部位目前的形态、骨质疏松程度和髋关节功能等。

翻修手术方式主要包括内固定手术和关节置换手术。对于年轻患者，特别是年龄小于 50 岁的患者，应尽量保留患者的股骨头，所以术者应不遗余力的尽量使用内固定手术方式进行翻修。可使用的内固定物主要包括髓内针和锁定接骨板，髓内针在生物力学方面具有优势，但对于骨折粉碎，原始内固定取出后骨量丢失较多的情况，特别是大转子和外侧壁骨量丢失严重的情况，髓内针可能无法获得足够的稳定性，这时可考虑植骨重建大转子和外侧壁，并用接骨板对重建的大转子和外侧壁进行固定，再行髓内针固定。锁定接骨板在翻修手术中也有其特殊的作用，能够很好的应对骨量丢失严重的情况，可以提供足够的稳定性，维持骨折的对位对线，可以在术后早期开始进行不负重功能锻炼，但负重的功能锻炼可能会延迟到有明显连续骨痂形成的时候。内固定手术方式翻修，不论使用髓内针还是锁定接骨板，复位时要避免内翻，要获得稳定的固定，骨折断端加压，必要时进行植骨。应尽量重建大转子和外侧壁，可使用接骨板和钛缆进行固定，重建大转子和股骨头旋转中心的对位关系。

关节置换手术进行翻修只针对于高龄患者，骨折愈合能力差且髋关节功能差的情况，如果患者对于功能需求较高，且希望能尽早恢复负重活动能力，关节置换手术可作为一种可以考虑的翻修手术方式。使用关节置换手术方式翻修，原内固定取出困难时，可先脱位髋关节，再取内固定。手术显露困难时，可考虑大转子截骨。

　　总结翻修手术的原则：年轻患者，应尽量使用内固定手术方式进行翻修，老年患者，关节置换手术可提供早期负重活动的机会，对于降低病死率至关重要。

参考文献

［1］　Zhou F，Zhang ZS，Yang H，Tian Y，Ji HQ，Guo Y，Lv Y. Less invasive stabilization system（LISS）versus proximal femoral nail anti-rotation（PFNA）in treating proximal femoral fractures：a prospective randomized study. J Orthop Trauma，2012 Mar，26（3）：155-162. doi：10.1097/BOT.0b013e318225f793. PMID：22089917.

［2］　Fan J，Xu X，Zhou F，Zhang Z，Tian Y，Ji H，Guo Y，Lv Y，Yang Z，Hou G. Risk factors for implant failure of intertrochanteric fractures with lateral femoral wall fracture after intramedullary nail fixation. Injury，2021 Jul 18：S0020-1383（21）00630-6. doi：10.1016/j.injury.2021.07.025. Epub ahead of print. PMID：34321191.

［3］　Gao Z，Lv Y，Zhou F，Ji H，Tian Y，Zhang Z，Guo Y. Risk factors for implant failure after fixation of proximal femoral fractures with fracture of the lateral femoral wall. Injury，2018 Feb，49（2）：315-322. doi：10.1016/j.injury.2017.11.011. Epub 2017 Nov 14. PMID：29274656.

［4］　Li P，Lv Y，Zhou F，Tian Y，Ji H，Zhang Z，Guo Y，Yang Z，Hou G. Medial wall fragment involving large posterior cortex in pertrochanteric femur fractures：a notable preoperative risk factor for implant failure. Injury，2020 Mar，51（3）：683-687. doi：10.1016/j.injury.2020.01.019. Epub 2020 Jan 20. PMID：31987607.

［5］　Ye KF，Xing Y，Sun C，Cui ZY，Zhou F，Ji HQ，Guo Y，Lyu Y，Yang ZW，Hou GJ，Tian Y，Zhang ZS. Loss of the posteromedial support：a risk factor for implant failure after fixation of AO 31-A2 intertrochanteric fractures. Chin Med J（Engl），2020 Jan 5，133（1）：41-48. doi：10.1097/CM9.0000000000000587. PMID：31923103；PMCID：PMC7028211.

［6］　Hao YL，Zhang ZS，Zhou F，Ji HQ，Tian Y，Guo Y，Lyu Y，Yang ZW，Hou GJ. Predictors and reduction techniques for irreducible reverse intertrochanteric fractures. Chin Med J（Engl），2019 Nov 5，132（21）：2534-2542. doi：10.1097/CM9.0000000000000493. PMID：31658157；PMCID：PMC6846246.

［7］　Hao Y，Zhang Z，Zhou F，Ji H，Tian Y，Guo Y，Lv Y，Yang Z，Hou G. Risk factors for implant failure in reverse oblique and transverse intertrochanteric fractures treated with proximal femoral nail antirotation（PFNA）. J Orthop Surg Res，2019 Nov 8，14（1）：350. doi：10.1186/s13018-019-1414-4. PMID：31703710；PMCID：PMC6842253.

［8］　Zhang Y，Zhang S，Wang S，Zhang H，Zhang W，Liu P，Ma J，Pervaiz N，Wang J. Long and short intramedullary nails for fixation of intertrochanteric femur fractures（OTA 31-A1，A2 and A3）：A systematic review and meta-analysis. Orthop Traumatol Surg Res，2017 Sep，103（5）：685-690. doi：10.1016/j.otsr.2017.04.003. Epub 2017 May 22. PMID：28546048.

［9］　Yu X，Wang H，Duan X，Liu M，Xiang Z. Intramedullary versus extramedullary internal fixation for unstable intertrochanteric fracture，a meta-analysis. Acta Orthop Traumatol Turc，2018 Jul，52（4）：299-307. doi：10.1016/j.aott.2018.02.009. Epub 2018 Mar 27. PMID：29602699；PMCID：PMC6150441.

［10］　Fu CW，Chen JY，Liu YC，Liao KW，Lu YC. Dynamic Hip Screw with Trochanter-Stabilizing Plate Compared with Proximal Femoral Nail Antirotation as a Treatment for Unstable AO/OTA 31-A2 and 31-A3 Intertrochanteric Fractures. Biomed Res Int，2020 Aug 18，2020：1896935. doi：10.1155/2020/1896935. PMID：32923477；PMCID：PMC7453265.

［11］　Paulsson J，Stig JC，Olsson O. Comparison and analysis of reoperations in two different treatment protocols for trochanteric hip fractures-postoperative technical complications with dynamic hip screw，intramedullary nail and Medoff sliding plate. BMC Musculoskelet Disord，2017 Aug 24，18（1）：364. doi：10.1186/s12891-017-1723-x. PMID：28836973；PMCID：PMC5571618.

［12］　Mavrogenis AF，Panagopoulos GN，Megaloikonomos PD，Igoumenou VG，Galanopoulos I，Vottis CT，Karabinas P，Koulouvaris P，Kontogeorgakos VA，

Vlamis J，Papagelopoulos PJ. Complications After Hip Nailing for Fractures. Orthopedics，2016 Jan-Feb，39（1）：e108-16. doi：10.3928/01477447-20151222-11. Epub 2015 Dec 30. PMID：26726984.

[13] Petrie J，Sassoon A，Haidukewych GJ. When femoral fracture fixation fails：salvage options. Bone Joint J，2013 Nov，95-B（11 Suppl A）：7-10. doi：10.1302/0301-620X.95B11.32896. PMID：24187343.

[14] Broderick JM，Bruce-Brand R，Stanley E，Mulhall KJ. Osteoporotic hip fractures：the burden of fixation failure. ScientificWorldJournal，2013，2013，515197. doi：10.1155/2013/515197. Epub 2013 Feb 6. PMID：23476139；PMCID：PMC3580900.

[15] Collinge CA，Hymes R，Archdeacon M，Streubel P，Obremskey W，Weber T，Watson JT，Lowenberg D；Members of the Proximal Femur Working Group of the Southeast Trauma Consortium. Unstable Proximal Femur Fractures Treated With Proximal Femoral Locking Plates：A Retrospective，Multicenter Study of 111 Cases. J Orthop Trauma，2016 Sep，30（9）：489-95. doi：10.1097/BOT.0000000000000602. PMID：27144821.

[16] Cruz-Sánchez M，Torres-Claramunt R，Alier-Fabregó A，Martínez-Díaz S. Salvage for nail breakage in femoral intramedullary nailing. Injury，2015 Apr，46（4）：729-33. doi：10.1016/j.injury.2014.12.003. Epub 2014 Dec 17. PMID：25560089.

[17] Chang W，Lv H，Feng C，Yuwen P，Wei N，Chen W，Zhang Y. Preventable risk factors of mortality after hip fracture surgery：Systematic review and meta-analysis. Int J Surg，2018 Apr，52：320-328. doi：10.1016/j.ijsu.2018.02.061. Epub 2018 Mar 9. PMID：29530826.

[18] Chang SM，Hou ZY，Hu SJ，Du SC. Intertrochanteric Femur Fracture Treatment in Asia：What We Know and What the World Can Learn. Orthop Clin North Am，2020 Apr，51（2）：189-205. doi：10.1016/j.ocl.2019.11.011. Epub 2020 Jan 30. PMID：32138857.

[19] Hsu CE，Shih CM，Wang CC，Huang KC. Lateral femoral wall thickness. A reliable predictor of post-operative lateral wall fracture in intertrochanteric fractures. Bone Joint J，2013 Aug，95-B（8）：1134-8. doi：10.1302/0301-620X.95B8.31495. PMID：23908432.

[20] Liu P，Jin D，Zhang C，Gao Y. Revision surgery due to failed internal fixation of intertrochanteric femoral fracture：current state-of-the-art. BMC Musculoskelet Disord，2020 Aug 22，21（1）：573. doi：10.1186/s12891-020-03593-8. PMID：32828132；PMCID：PMC7443291.

（郭　琰　周　方）

转子下骨折

第一节　概　述

股骨转子下骨折是一类比较特殊的骨折，可导致患者髋部畸形、功能障碍、肢体残疾、生活质量降低甚至死亡[1]。Boyd[2]等最先描述了股骨转子下骨折，将其与股骨转子间骨折区分，定义其为骨折线在股骨小转子远端 5 cm 范围内的骨折，然而复杂类型股骨转子下骨折其跨度远不止 5 cm，甚至延伸至股骨远端，可见这长度定义是不充分的。Fielding 等[3]进一步完善了骨折转子下骨折的定义，提出股骨转子下骨折是发生在股骨小转子与其下方 5 ~ 7.5cm 区域的骨折，其近端可延伸至股骨转子区或股骨颈，远端可延伸至股骨远端，此定义更为国内外学者所接受，至今仍被广泛使用[3,4]。股骨转子下骨折是一种不稳定骨折，约占髋部骨折的 25% 和股骨骨折的 7% ~ 34%[1,5-6]。鉴于已发表的研究对这些损伤的定义不一致，很难确定确切的发病率。这类骨折通常发生在高能量创伤的年轻患者和低能量创伤的老年骨质疏松患者，以及接受长期或高剂量双膦酸盐类药物治疗的患者中，因双膦酸盐通常用于治疗骨质疏松症，故后两者多有重叠。此外，发生骨转移的恶性肿瘤患者偶尔也属于这一类[7]。与双膦酸盐相关的股骨转子下骨折通常是低能量创伤的结果，但也有自发性骨折的报道[8]。股骨转子下骨折是严重的损伤，即使手术治疗仍存在较高的骨不连和畸形等并发症发生风险[9-10]。熟悉股骨近端的相关解剖结构和生物力学有助于股骨转子下骨折的手术治疗。由于股骨转子下区域受到数倍于患者体重的机械力，因此对内固定的强度与疲劳寿命要求很高。通常使用的内固定物包括髓内钉系统和钢板螺钉系统，使用髓内钉和间接复位技术可避免过多软组织损伤，从而减少了术后骨不连的发生[11-13]。在了解每个患者损伤机制和骨折类型之后，外科医生可以策略性地选择适当的治疗方法，以提高患者的临床疗效。

第二节　流行病学及损伤机制

股骨转子下骨折可发生在所有年龄段，多数发生在老年患者，可归因于多种损伤机制。骨折呈不对称的年龄和性别双峰分布，高能量损伤多发生在年轻男性患者中，低能量损伤常发生在老年女性患者中[14]。在年轻患者中，股骨转子下骨折通常是高能量创伤的结果，常见的损伤机制包括机动车碰撞、车辆事故、越野摩托车事故、高处坠落和工业事故等。骨质疏松的患者股骨转子下骨折所需的暴力明显较少。在典型的老年患者群体中，最常见的损伤机制是跌倒。Bergman 等[5]在对 131 例股骨转子下骨折患者的回顾性分析中阐明了这些损伤的分布，他们发现几乎一半的患者是老年人，并因低能量跌倒而受伤，大约 25% 的患者是具有高能量损伤机制的年轻患者，大约 25% 的患者是病理性骨折，绝大多数非病理性骨折为不稳定型骨折，并伴有后内侧粉碎性骨折。高能量损伤的患者平均年龄为 40.6 岁，而低能损伤患者的平均年龄为 76.2 岁，年轻患者损伤机制多是机动车撞车、高处坠落、穿透伤和其他高能机制造成的粉碎性骨折，老年患者的骨折复杂程度较为分散，从单纯螺旋骨折到粉碎性骨折不等。随着人口老龄化的加剧以及对于骨质疏松的关注，改善骨代谢的药物使用越来越多。随着这些药物的长期使用，有学者发现在这些骨质疏松治疗人群中出现了比较少见的骨折类型 - 非典型骨折。非典型的应力性骨折发生在接受长期（5年以上）或大剂量双膦酸盐治疗的患者中，通常为低能量暴力所致，然而在这群患者中也有自发性骨折的报道[8,15]。Odvina 等[16] 在2005年首先报道了9例长期服用阿仑膦酸盐治疗的患者在无外伤的情况下发生骨折，随后有学者陆续报道了相关病例。非典型股骨转子下骨折患者常表现为前驱疼痛，双侧受累常见。影像学表现为股骨转子下区域股骨外侧的皮质增厚，内侧皮质棘突。骨折部位常为股骨转子下，其次为股骨干，骨折类型主要为横形或短斜形[17]。相

关研究推测，股骨转子下骨折发生的主要原因为长期使用双膦酸盐类药物治疗骨质疏松导致骨代谢异常，包括糖基化终末产物增加，矿化增加，微骨折的累积等[18-19]。英国两家大型教学医院对3515名股骨近端骨折患者进行的一项回顾中，156名股骨转子下骨折中有7%为非典型骨折，其中绝大多数患者接受双膦酸盐治疗的平均时间为4.6年[20]。Dell 等[21] 调查了188 814名服用双膦酸盐的患者数据库，发现在接受短期双膦酸盐治疗（0.1 ~ 1.9年）的患者中，非典型骨折的发病率为每年17.9/10万，但暴露于8 ~ 9.9年的患者中，这一发病率上升至每年113.1/10万。这表明双膦酸盐的使用与这些非典型骨折的发生之间存在时间关系，特别是在治疗超过5年的患者中。Abrahamsen 和 Einhorn 的研究进一步证实了双膦酸盐的使用与非典型股骨骨折之间的关系[22]。

第三节　转子下解剖及生物力学

股骨转子下区域的解剖对骨折畸形复位和骨折内固定结构的力学稳定起着重要的作用。近端骨折受髂腰肌、臀中肌和短外旋肌群的拉动会产生明显的屈曲、外展和外旋畸形，股四头肌和内收肌在远端节段的作用力导致远端骨折内收和短缩畸形（图5-3-1）。为了达到解剖复位，需要克服这些变形力。股骨转子下区域承受人体骨骼中最大的压力和拉力（图5-3-2），所以用于治疗股骨转子下骨折的内固定装置必须能够周期性地耐受这些载荷，并在骨折愈合期间保持复位。最早，Koch 等[23] 的研究首先分析了负重过程中股骨的机械应力，他发现一个200磅的人可以产生高达1200磅/英寸的力量，在小转子水平的远侧1 ~ 3英寸处内侧区域的压缩应力超过1200磅/英寸。虽然 Koch 分析股骨的作用力是正确的，但他没有考虑到来自肌肉力量的额外作用力[23]。Frankel 等[23] 分析了躺在床上时髋关节的屈曲和伸展对髋部和股骨近端的作用力，认为即使在患者卧床的情况下，股骨近端固定装置也受到持续的作用力。内侧皮质的粉碎增加了内固定装置的强度需求。Fielding 等[24] 的研究结果显示，股骨转子下骨折必须获得良好内侧支撑才能最大限度降低局部的应力，同时提出骨不连与内固定失效互为因果。复位不良的内翻畸形通过改变近端的承重方向而导致内固定装置上的机械

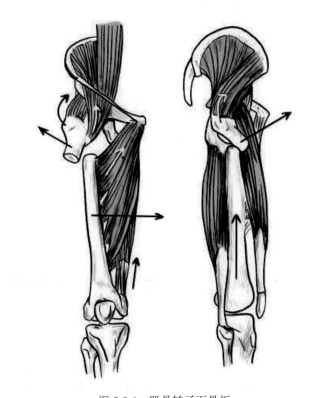

图5-3-1　股骨转子下骨折

由于肌肉的牵拉作用，股骨近端呈屈曲、外展和外旋畸形，远端呈内收和缩短畸形

应力增加，从而导致内侧皮质上更高的压力，最终将导致内固定装置失效。

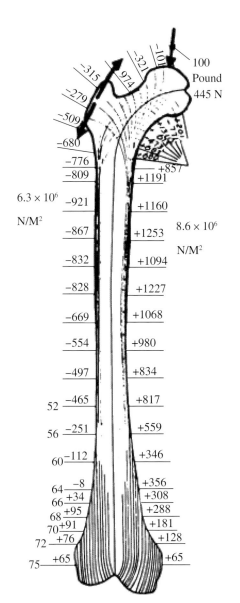

图 5-3-2 以磅 / 平方英寸表示的股骨在负重过程中所受到的力的示意图

第四节 骨折分型

自从 1949 年 Boyd 和 Griffin[2] 提出股骨转子下骨折分类方法后，已经开发了多种分类系统来帮助了解股骨转子下骨折的类型并指导治疗。Loizou 等[25] 回顾分析了 79 篇文献中股骨转子下骨折的分类方法，发现了 15 种不同的股骨转子下骨折分类方法。在这些分类中，只有 8 个定义了股骨转子下骨折的范围，从小转子下 3cm 到股骨峡部水平不等。关于股骨近端和远端边界的不同分类，以及那些横跨解剖边界的骨折，在不同的分类之间没有达成一致的意见。在不同的分类中，骨折被细分为 2 ~ 15 个亚组，大多数分类对临床治疗或判断预后无实用价值。目前临床最为常用的是 Russell-Taylor 分型、Seinsheimer 分型和

AO 分型。Russell-Taylor 分类系统[26] 侧重考虑小转子的完整性和骨折线是否延伸至梨状窝（图 5-4-1）。此分型对以梨状窝为进针点的第一代髓内钉的使用具有指导意义，但随着新型内固定装置的出现，其指导治疗的作用逐渐减弱。Seinsheimer 分型[27] 根据骨折块的数量、骨折线的形状和位置，将骨折分为 5 型（图 5-4-2），其强调了后内侧皮质的支撑及其对骨折稳定性的影响。AO 分型[25] 是基于骨折形态和机制的分类系统，把股骨转子下骨折分为 A 型、B 型、C 型，随着股骨转子下骨折 AO 分型的递进，骨折的治疗越发困难，预后也越差（图 5-4-3）。

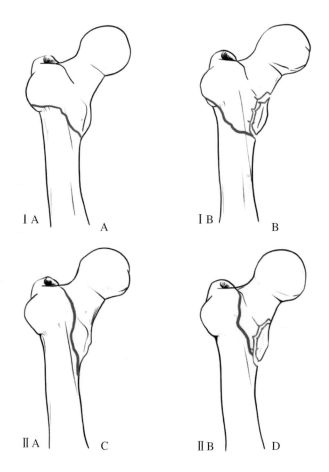

图 5-4-1　股骨转子下骨折 Russell-Taylor 分型

Ⅰ型：骨折未延伸至梨状窝，ⅠA 型：骨折未累及小转子，ⅠB 型：骨折累及小转子；Ⅱ型：骨折延伸至梨状窝，ⅡA 型：骨折未累及小转子，ⅡB 型：骨折累及小转子

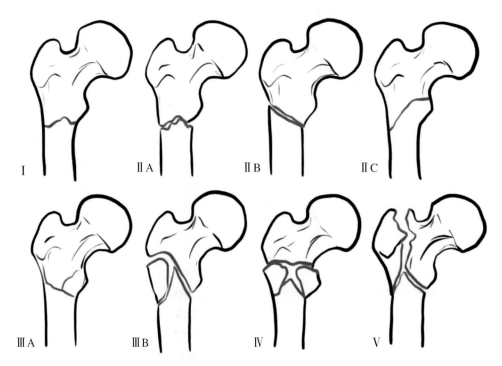

图 5-4-2　股骨转子下骨折 Seinsheimer 分型

Ⅰ型：无移位骨折或者移位小于 2 mm 骨折；Ⅱ型：两部分骨折，ⅡA：横形骨折，ⅡB：螺旋形骨折，小粗转子在骨折近端，ⅢC：螺旋骨折，小转子在骨折远端；Ⅲ型骨折：三部分骨折，ⅢA：小转子为单独骨折块，ⅢB：股骨外侧近端形成一蝶形骨块；Ⅳ型：四块以上骨折块；Ⅴ：转子下—转子间骨折，骨折延伸到大转子

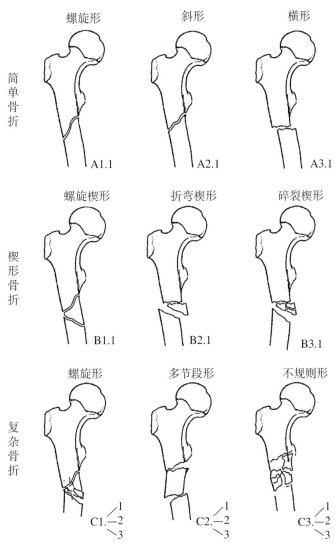

图 5-4-3 股骨转子下骨折 AO 分型
A. 简单骨折；B. 楔形骨折；C. 复杂骨折

第五节 临床评估

高能量创伤导致的股骨转子下骨折的患者通常伴有危及生命的损伤，应遵循高级创伤生命支持（ATLS）指南优先处理这些较严重的损伤[28]。头部、颈部、胸腹和骨盆的伴随损伤较为常见，应该检查予以排除。应进行彻底的二次检查，以确定任何相关骨折。在手术治疗前，应采取适当的复苏措施。如果需要长时间复苏，应考虑损伤控制骨科治疗，使用暂时性外固定器或骨牵引，以防止周围肌肉挛缩。对于跌倒继发受伤的老年患者，应该详细询问其病史，明确跌倒前是否有晕厥、癫痫、胸痛或呼吸困难的发生。在高能量创伤患者中应积极寻找相关合并损伤，包括股骨颈骨折、骨盆环骨折、脊柱骨折、髌骨骨折和跟骨骨折。老年患者可能伴有同侧上肢骨折，包括但不限于桡骨远端、肱骨近端和肱骨干骨折。股骨转子下骨折的典型临床表现是疼痛、活动受限伴下肢短缩。骨折部位常见明显的肿胀和瘀斑。应仔细检查臀部并测量大腿周径，明确是否存在开放性伤口和闭合性脱套伤。任何皮肤破裂都应被视为是潜在的开放性骨折，需要进一步评估。膝关节周围韧带同样需要予以评估。触诊远端脉搏来检查四肢血管，多普勒超声能够进一步证实查体结果。踝肱指数小于0.90是诊断下肢动脉损伤的敏感和特异指标[29]。对清醒的患者进行仔细的神经学查体，包括评估股神经和坐骨神经。由于坐骨神经与股骨转下区域很接近，建议对下肢的运动和感觉功能进行定位。

第六节 影像学评估

X线平片对股骨转子下骨折具有重要诊断价值。患侧包括膝关节的股骨的全长正位和侧位，以及髋关节正侧位和骨盆正位X线片是全面评估损伤程度所必需的。X线片对发现细微骨折线、了解骨折类型及术前规划非常有帮助。应对X线片进行评估，以确定骨折类型、粉碎程度及是否存在骨丢失。健侧髋部和股骨X线片有助于术前计划，能够为确定患侧股骨长度、髓腔内径、股骨前弓和股骨颈前倾提供参考。计算机断层扫描（CT）及三维重建对于复杂的骨折类型、向近端延伸的骨折、近端明显旋转的骨折以及可视化较差的骨折是很有价值的。CT能够显示包括延伸到梨状窝的骨折线、相关的股骨颈或转子间骨折的存在，以及可能影响手术入路或植入物选择的未移位骨折线的存在。如合并其他损伤，腹部或骨盆的CT检查是有必要的。对与双膦酸盐相关骨折的患者的健侧股骨进行影像学检查，若发现转子下区域的皮质增厚，可能预示着即将发生的骨折。如果怀疑是病理性骨折，可能需要额外进行放射性核素检查或磁共振成像（MRI）。

第七节 治疗方案

一、非手术治疗

非手术治疗主要包括卧床休息、石膏固定和骨牵引（图5-7-1），但骨折畸形愈合、骨不连等并发症发生率高，且长期卧床可产生坠积性肺炎、褥疮、下肢深静脉血栓等严重并发症。非手术治疗的患者常导致患肢短缩和内翻畸形，引起明显的患肢跛行和外展活动受限。Vlasco等[30]回顾了82例转子下骨折患者资料，发现32例非手术治疗患者中50%发生不良结果，而手术组发生率为21%。由于并发症发生率和死亡率都很高，非手术治疗只适合那些可能会死于其他合并症的危重患者，或是那些在临终关怀中拒绝手术治疗的患者，但都应该与患者及其家属进行深入讨论后做最后决定[31]。即使在活动受限的患者群体中（甚至不能走动的患者）手术依然有重要意义，手术对骨折的稳定作用不仅可以缓解疼痛，而且便于日后护理。

二、手术治疗

所有股骨转子下骨折的患者，如果没有严重的

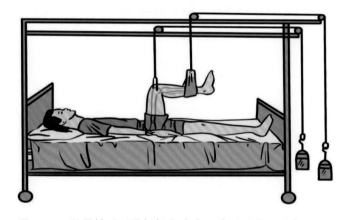

图5-7-1 股骨转子下骨折保守治疗，采用屈髋、屈膝90°股骨髁上牵引

合并症，都应该考虑手术治疗。一般的手术固定方式包括髓内钉固定和钢板固定，手术技术将在后文中详细介绍。外固定架的使用范围非常有限，只作为多发性创伤患者的暂时性治疗策略，不应作为最终治疗方案。髋关节置换术仍是严重骨折、骨不连或病理性骨折的一种治疗选择。

第八节　内固定选择

动力髁螺钉（DCS）、动力髋螺钉（DHS）、股骨近端锁定钢板（LPFP）、95°和135°角钢板、微创固定系统（LISS）、股骨近端髓内钉和股骨重建钉均可作为股骨转子下骨折的内固定装置（图5-8-1）。

钢板螺钉固定是一种有效的治疗方案，特别适用于Seinsheimer V型或者翻修的患者[32-33]。过去，在切开复位时将所有的骨折块都加以暴露和游离，所以延迟愈合、骨折不愈合和内固定失败时常发生[34]。现今使用有限切开和间接复位技术治疗骨折，骨不愈合发生率和植骨需求明显降低[35-36]。Yuan等[37]回顾性了26例不适宜应用髓内钉固定的老年股骨转子下骨折患者，均采用LISS系统钢板治疗，术后随访均获得愈合，仅有2例出现螺钉倒退和松动，作者建议对于不适宜应用髓内钉固定系统的患者，LISS钢板固定是一个较好的选择。由于微创固定系统也是髓外固定，其所承受偏心应力力臂较长，对于内侧骨皮质缺损病人应避免应用。对于股骨转子下多节段粉碎骨折的固定，桥接钢板是一个有效选择[38]。

髓内钉技术作为当下主流技术，与钢板固定相比，其生物力学方面更有优势，其更高的强度、刚度和更短的力臂使得生物力学固定更坚强，降低了植入物承受的应变[39-40]。髓内钉能够横跨股骨全长，可更有效分担的负荷，抵抗应变，防止内收肌牵拉造成股骨内翻畸形[41-43]。髓内钉的高刚度是因为它的闭合截面设计，其弯曲刚度与股骨的弯曲刚度相近[44]。这些生物力学优势在临床的体现主要包括更少的软组织剥离，更少的出血，恢复股骨固有的抗弯曲强度。Xie等[45]进行的一项荟萃分析比较了髓内固定与髓外固定治疗股骨转子下骨折的疗效，结果提示髓内固定治疗股骨转子下骨折较髓外固定具有手术时间短、术中出血少、切口短、住院时间短、功能恢复好等优点。同时，髓内固定组内固定失败率和再手术率更低。另一项最新的荟萃分析比较髓内固定和髓外固定在股骨转子下骨折手术治疗中的临床疗效得出了相似的结论，与髓外固定相比，髓内固定可缩短骨折愈合时间，降低骨不连和再手术率。笔者同样推荐髓内固定作为治疗股骨转子下骨折的首选方法。

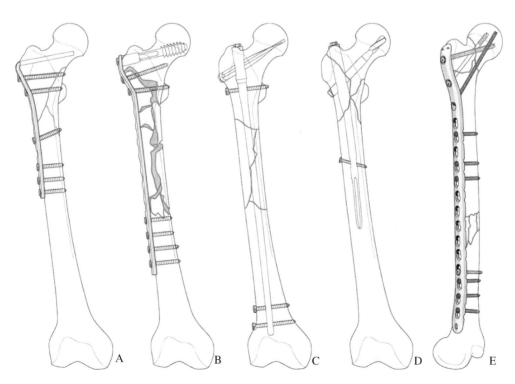

图5-8-1　内固定类型

A．95°角钢板，达到解剖重建和绝对稳定；B．动力髁钢板桥接复杂骨折区域；C．带螺旋刀片的股骨髓内钉（UFN）；D．股骨近端防旋髓内钉（PFNA）；E．锁定加压钢板（LCP）可用于股骨近端/股骨干骨折

第九节　患者体位

骨折复位的第一步是从患者的体位摆放开始。虽然没有文献支持或反对任何一种特定的体位，但外科医生的偏好和熟悉程度将决定手术的体位，因为每种体位都有其固有的优点和缺点[46-48]。股骨转子下骨折通常采用仰卧位或是侧卧位。在多发伤的情况下，患者仰卧在可透视的手术床上便于其他部位的透视。对于肥胖患者，侧卧位可以允许患肢内收，使大转子突出，因此更容易获得准确的进针点。笔者更倾向于患者取仰卧位，使用牵引床牵引患肢便于术中透视比较健侧与患侧的肢体长度，更容易纠正骨折成角畸形，同时节约人力资源。

在适当的麻醉前评估后，患者在全身麻醉、椎管内麻醉和（或）周围神经阻滞和镇静的情况下进行手术。在手术切口前大约 30 分钟使用预防性抗生素。同侧的手臂宽固定带固定在病人的身体上，或者挂在头架上。上身躯干应与骨折侧下肢成一定夹角

（10°～15°），并用胸带或柱子固定，避免遮挡股骨的切口、入钉点、导丝插入和扩髓，从而避免扩大近端切口[49]。另一条腿屈曲外展，放在脚架或腿架上，为 C 形臂腾出足够的空间。患侧下肢被牢固地绑在脚架上，腿部处于内收状态，同时通过脚部支架施加纵向牵引。在手术过程中，要注意将脚与脚架正确牢固的捆绑在一起，以避免皮肤磨损或脚部意外松动。

牵引后，将足部置于中立或轻微外旋位置，在正位和侧位透视下评价骨折位置/复位情况。如果复位是可以接受的，外科医生可以继续进行皮肤消毒和铺巾。如果远端骨折端处于向后移位状态，在这种情况下，为了便于复位和固定，可在远端骨折端下方放置拐杖，以抬起远端骨折块并获得相对满意的骨折对位（图 5-9-1）。骨盆水平方向倾斜增加了近端骨折块的外旋，外科医生应该用沙袋放在同侧臀部下面或用手术床进行调整来纠正[50]。

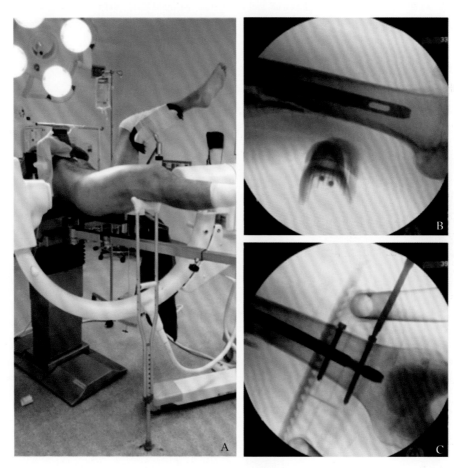

图 5-9-1　患者体位及术中透视
A. 一根拐杖位于远端骨折块下方，便于年轻患者股骨转子下粉碎性骨折延伸至股骨干的复位；B. 侧位；C. 正位术中透视股骨长髓内钉远端锁定

第十节 入钉点的选择

梨状窝入路髓内钉最初设计用于治疗股骨干骨折，因为它们允许在股骨中直接插入，环状应力最小，医源性股骨爆裂的风险较小[41]。梨状窝入钉点不正确会导致对线不良，并可能导致骨折部位粉碎性骨折。如果入钉点太靠前，增加的环状应力将导致入口处的股骨爆裂[41]。大转子入钉的设计是为了在体表更容易触及，同时防止髋内翻。然而，就像梨状窝入钉一样，获得完美的入钉点对于大转子入路髓内钉非常重要[51]。Streubel 等[52]分析了 50 例正常髋关节 X 线片发现使用 Herzog's 弯度为 6°的髓内钉，70% 患者的理想进钉点在大转子顶部稍内侧，23% 的患者在大转子顶部外侧。Ostrum 等[51]注意到偏外侧入钉点会导致近端骨块的内翻畸形。在使用大转子入路髓内钉时，我们建议稍向内侧进钉。入钉点的内移会导致轻微的外翻，这正是固定转子下骨折时我们所推荐

的。大转子入路髓内钉偏心插入时，会导致入口处医源性粉碎性骨折。这可以通过将髓内钉旋转 90°，髓内钉前弓朝向大转子顶点内侧，直到髓内钉前进到骨折处，随后慢慢地将其旋转回弓形朝向前方的初始位置，以避免入钉点的过大应力[53]。

对于 Russel-Taylor Ⅱ 型转子下骨折（图 5-4-1），与梨状窝入钉相比，大转子入钉在防止入钉点骨折移位具有显著优势。在 Russel-Taylor Ⅱ 型骨折中，为了避免近端骨折形成内翻，可以采用大转子顶点与股骨头中心之间的关系作为参考。这两个点应该是共面的，如果股骨头中心在大转子顶点以远，则复位为内翻。如果股骨头中心位于大转子顶点近端，则复位为外翻。术前双髋骨盆平片可以用来评估患者正常的颈干角，因为两侧通常是对称的。骨折内翻和高位拉力螺钉与固定失败风险增加相关[54]。

第十一节 复位技术

股骨转子下骨折复位不良包括内翻、旋转、双下肢长短不等[55]。有多种辅助技术可以对股骨转子下骨折进行复位[56-57]（表 5-11-1）。虽然牵引可以恢复股骨长度，但股骨近端承受来自肌肉强大的牵引力会导致外展和屈曲畸形。需要注意的是，牵引仅便于透视，同时起到维持骨折复位的作用，过度地牵引会进一步加重骨折移位。股骨转子下骨折成功愈合的标准做法是在扩髓和内固定前达到并保持满意的复位，否则会造成畸形愈合和骨不连。当术后 X 线片显示任何平面复位不良大于或等于 10°时，会增加延迟或不愈合风险[58]。为达到复位，可以采用以下技术。

一、闭合复位技术

（一）经皮操纵杆

在简单的两部分骨折中，经皮斯氏针可插入近端或远端骨折块，或同时插入两者，以帮助复位[53,59]（图 5-11-1）。然后维持复位，将导丝穿过并扩髓。该技术的缺点是必须手动保持复位直到髓内钉插入。这些斯式针可以连接到股骨牵开器，帮助复位和减轻手

表 5-11-1　专门用于不同骨折类型的复位工具

骨折类型	复位工具
横型和短斜型	硬质铰刀（在近端较长的情况下） 持骨钳 Hoffman 拉钩 斯式针 - 操纵杆 球头顶棒 骨钩
长斜型	球头顶棒 Hoffman 拉钩 持骨钳 小开口环扎钢丝 骨钩 阻挡钉
螺旋型	Weber 钳 共线钳 环扎线 / 钛缆
粉碎型	持骨钳 Hoffman 拉钩 骨钩 阻挡钉
转子下合并转子间	前方应用 Hoffman 拉钩 骨钩 持股钳

注：按优先顺序递减。

233

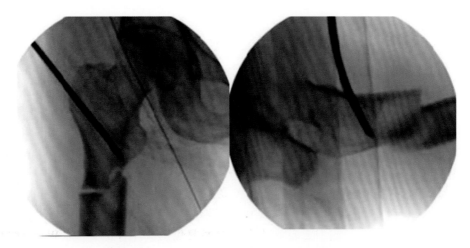

图 5-11-1　经皮操纵杆技术 斯式针控制近端骨折块

术助手的压力。

（二）铰刀

在近端骨折段较大的情况下，在近端骨折块内插入铰刀抵消肌肉对骨折块的变形力，并控制整个骨折块构建一个通道，将导丝插入远端骨折块中。但是使用这种方法时，必须瞄准合适的入钉点，否则会导致复位不良。

（三）金手指

在股骨转子下两部分骨折中，仅靠纵向牵引可以恢复大部分长度，残留内翻畸形可以使用金手指矫正 [59]。金手指能够帮助骨折复位，并允许导丝沿着理想的路径通过（图 5-11-2）。

（四）阻挡钉

阻挡钉的原理为螺钉的钉向效应可以抵消骨折的移位。在股骨转子下区域较长段的粉碎性骨折中，可以在成角畸形的凹面内放置阻挡钉，以引导髓内钉插入并防止复位不良 [53,60]（图 5-11-3）。

（五）Hoffman 拉钩

在延伸至转子间的骨折中常见近端骨折的屈曲，可以通过与头钉同一切口插入 Hoffman 拉钩来辅助复

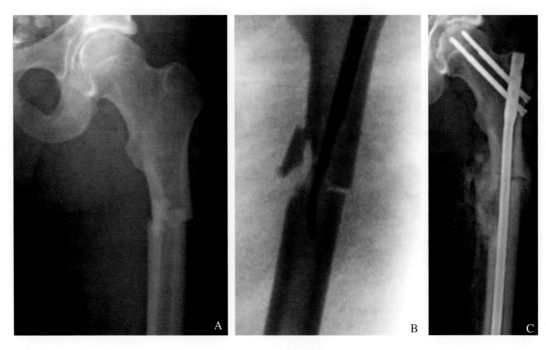

图 5-11-2　金手指复位
A．仅靠纵向牵引恢复了大部分长度，但留下了一些内翻畸形；B．金手指辅助复位，并使导丝通过；C．内固定位置满意，骨折愈合

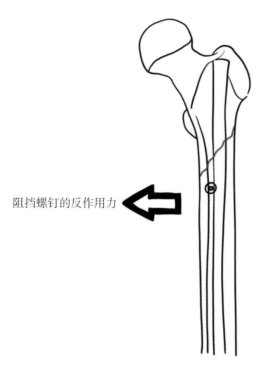

阻挡螺钉的反作用力

图 5-11-3　斜形骨折中放置在远端骨折块内侧的 Poller 钉，以抵消骨折块的移位

延伸、长斜形骨折和伴有冠状面骨折线的骨块用这种方法能够很好地处理[61]。

二、微创复位技术

（一）复位钳

对于长斜形骨折，在通过导丝之前，小切口通常足以帮助复位。对于螺旋骨折，确定骨折块的三维形态是非常重要的。因此，有时可能需要一个开放的切口来评估骨折情况并把持骨折端（图 5-11-5）。对于容易复位的简单螺旋骨折，Weber 钳足以维持复位，但对于由于肌肉变形力而不能复位的螺旋骨折，线性复位钳有助于复位[59,62-63]。

（二）顶棒

无论是 Hoffman 拉钩还是球头顶棒，都可以将外展的骨块或前屈的骨块推向复位[59]。髓内钉插入之前，必须保持复位。对于股骨近端外展的骨块，在用顶棒复位后，可以更换近端螺钉套筒抵住外侧皮质，并被推动以保持复位，直到近端螺钉固定完成。这样，即使在打入头钉的同时仍能保持复位（图 5-11-6）。

位（图 5-11-4）。也可以使用单独的前方切口，将近侧屈曲的骨块撬拨至复位。股骨转子下骨折伴转子间

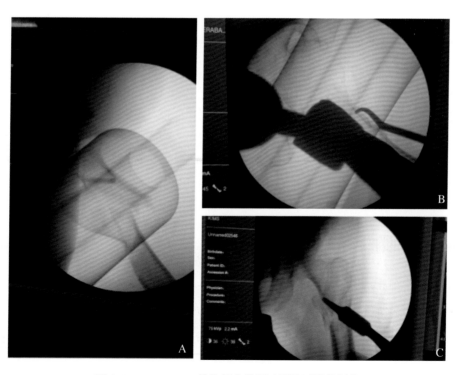

图 5-11-4　Hoffman 拉钩复位前屈畸形的近端骨折块

A．术前侧位 X 线片显示近端向前方移位的骨块；B．侧位 Hoffman 拉钩辅助骨折复位；C．正位 Hoffman 拉钩辅助骨折复位

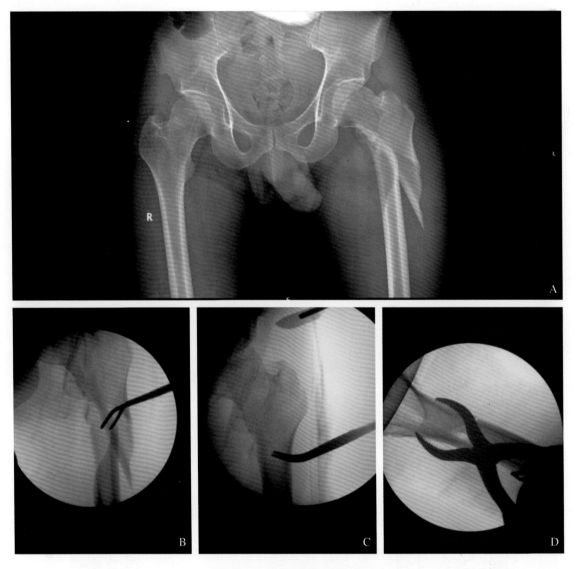

图 5-11-5　复位钳辅助复位技术

A．股骨转子下长螺旋骨折的术前 X 线检查；B．术中 C 臂透视下未复位前的图像；C．术中 C 臂透视下复位后的正位图像；D．术中 C 臂透视下复位后的侧位图像

（三）骨钩

在远端内收的骨折中，用骨钩进行侧向牵引有助于复位。将骨钩插入，从后方到达内侧有助于骨块外移和抬高[59]（图 5-11-7）。

三、切开复位技术

强大的肌肉张力常导致髓内钉固定复位不良。

在骨折有明显移位的情况下，通常采用切开复位和钢丝或钛缆捆扎的方法（斜形或螺旋形骨折）（图 5-11-8）。从理论上讲，它会导致骨膜剥离，还会损害应力点的血液供应，但它们会抵消复位不良所致的移位。Kim 等开发了一种经皮环扎过线系统，取得了良好的效果[63]。值得注意的是，即使使用开放的骨折复位技术，带锁髓内钉仍然有很高的愈合率[64-65]。

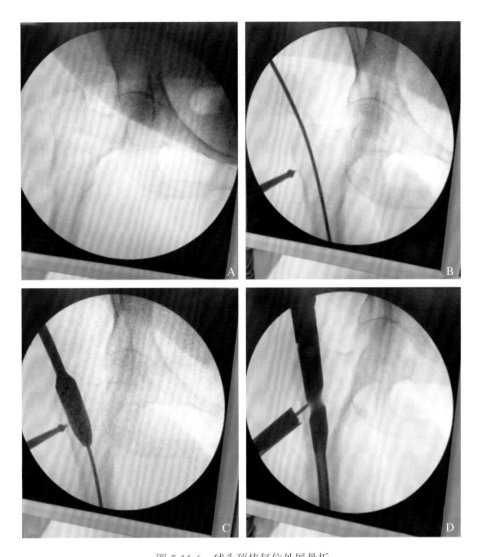

图 5-11-6 球头顶棒复位外展骨折

A. 术前 X 线片近端外展骨块；B. 球头顶棒复位骨折；C. 骨折复位满意；D. 在插入导丝和髓内钉时，通过推动近端锁定套筒来保持复位

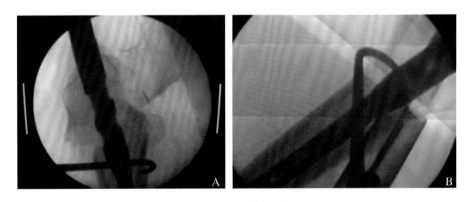

图 5-11-7 骨钩复位

A，B. 正侧位透视显示骨钩复位股骨转子下骨折的远端骨折块

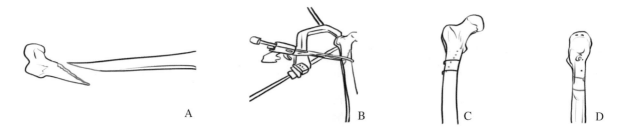

图 5-11-8　切开复位和钢丝固定后复位

A．股骨转子下斜形骨折；B．骨折复位使用线性复位钳，在保持复位的同时植入 PFN；C，D．环扎钢丝固定后骨折复位

第十二节　转子下骨折髓内钉内固定技术

髓内钉的进针点因设计不同而异，恰当的进针点是获得和维持复位的关键。在大转子近端做一纵向切口，切开筋膜，直至触摸到大转子顶点。理想的入钉点位于大转子顶点略偏内侧，正位上与股骨解剖轴成 4° 夹角（InterTAN 髓内钉），侧位上与股骨髓腔成一条直线（图 5-12-1）。进针点确认后置入 3.2 mm导丝，术中适当的正侧位透视以确认导丝处于正确位置。若导丝位置欠佳，可通过旋转蜂窝导向器来寻找理想位置。连接开髓钻开髓，在正侧位透视下确认钻头的最终位置和骨折复位情况。将髓内复位杆通过入

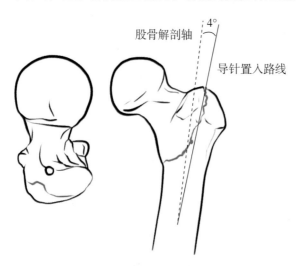

图 5-12-1　髓内针

入钉点位于大转子顶点略偏内侧，正位上与股骨解剖轴成一定角度（具体角度根据所用内固定物而定），侧位上与股骨髓腔成一条直线

口通道装置插入髓腔，小心维持骨折复位，再将圆头导丝穿过 T 形把手和复位杆达到远端的理想位置，测量髓内钉长度。用扩髓软钻进行扩髓，从 9.0 mm 扩髓头开始，以 0.5 mm 依次递增，直至扩髓头直径大于所选主钉直径 1 ～ 1.5 mm。扩髓过程中要确保圆头导丝始终位于股骨髓腔远端。扩髓时用力要均匀柔和，否则会导致骨折移位或股骨远侧皮质损伤，甚至远端骨折。在髓腔中反复来回移动扩髓软钻，以清除骨碎屑。用导向器螺栓将导向器把手与主钉相连接并拧紧，同时连接钻孔导向模块，将拉力螺钉钻穿过套筒和主钉，以校验瞄准器的精确度。错误装配的主钉将无法进行瞄准。置入长钉时，先将钻孔导向器把手置于正位，当主钉锥部到达髓腔峡部时，将把手旋转至侧位。可用滑锤轻轻敲击以帮助长钉置入。Kang 等 [66] 建议骨折涉及小转子，选择重建钉向股骨头方向锁定；骨折不涉及小转子，可以选择普通交锁螺钉。在使用 InterTAN 时我们采用向股骨头部打入联合交锁螺钉，以提高稳定性及抗旋能力。在置入拉力螺钉和加压螺钉前，对线确认杆可帮助确定它们的位置。选择合适长度的拉力螺钉与加压螺钉置入。使用徒手锁定技术在外侧进行远端锁定，在透视下再次确认骨折复位情况，并将 C 臂机对齐远端锁定孔，当锁定孔图像变成一个"纯圆"时，钻透双侧皮质，选择适当长度螺钉置入锁定孔。最后为防止骨痂的长入主钉导致取钉困难，置入尾帽。

第十三节　粉碎性骨折、合并骨折和非典型骨折的处理

节段粉碎性骨折合并同侧股骨颈骨折和股骨远端骨折可使股骨转子下骨折的治疗进一步复杂化。从骨折愈合的角度来看，无论是使用钢板还是髓内钉，节段性粉碎性骨折似乎对骨折愈合没有明显影响 [67-69]。

骨折长度、旋转和对线的恢复是手术的难点，以健侧肢体作为参照和详细的术前计划对骨折的重建十分必要。对于股骨转子下骨折合并同侧股骨颈骨折，头髓内钉的效果好坏参半。Starr 等 [70] 报告了 4 例采用间接复位技术和单一内固定治疗同侧股骨颈和股骨转子下骨折取得良好疗效。Kang 等 [66] 报告了 4 例同侧股骨颈合并股骨转子下骨折中有 3 例出现并发症。股骨颈的治疗目标是解剖复位，而股骨转子下骨折的治疗目标是恢复长度、对齐和旋转，可以通过选择多个内固定物组合来完成骨折的固定（图 5-13-1）。股骨转子下骨折合并股骨远端骨折可以用单个髓钉或钢板和髓内钉的组合进行固定。由于同时保持两个骨折部位的复位十分困难，所以无论使用何种内固定方式，都应考虑对其中一个或两个骨折进行切开复位。股骨转

子下骨折发生在老年患者中，既可能是低能量创伤所致，也可能是高能创伤所致。骨质疏松骨的固定是非常有挑战性的，建议采用髓内固定方式。准确的入钉点可以避免扩髓时的偏心增大和髓内钉植入时的医源性损伤。在骨量减少的患者中，股骨前弓和髓内钉不匹配会导致骨折发生 [71]。对于需要使用钢板治疗的骨折类型，锁定钢板和角钢板可提高内固定物在骨质疏松骨中的固定强度。长期使用双膦酸盐相关的股骨转子下骨折的治疗尤其困难，其骨质脆性的增加和愈合能力的减弱增加了治疗的难度和手术固定后的并发症发生风险 [8,72]。对于这些非典型的股骨转子下骨折，使用头髓内钉、正确的入钉位置和良好的骨折复位是减少相关的并发症的重要因素。

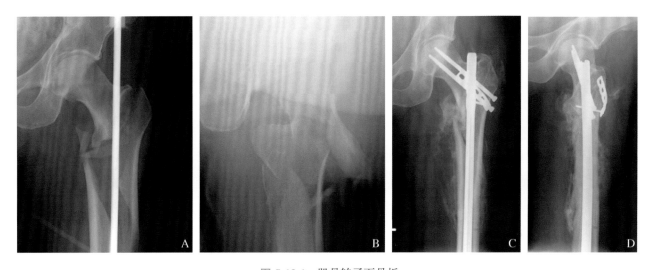

图 5-13-1　股骨转子下骨折

A，B．男性，43 岁，Seinsheimer V 型股骨转子下骨折。正位片股骨转子间区域的骨折合并股骨转子下骨折，侧位片上近端的屈曲畸形；C，D．由于近端有向后伸展的趋势，因此保留了一个钢板以帮助维持复位

第十四节　并发症的处理

股骨转子下骨折的主要并发症包括骨不连、畸形愈合和感染等。关于骨不连和畸形愈合，主要的原因是骨折未能获得解剖复位。出现这种情况的原因有很多，包括使用不正确的入钉点，术中复位不满意，屈曲和（或）内翻畸形没有得到有效复位 [73]。任何程度的外旋畸形都会导致负重轴在矢状面上的后移，并可能导致步态的改变 [74]。将髓内钉植入复位不良的骨折是导致畸形愈合和骨不连的最常见原因，所以在植入前获得可接受的复位的重要性怎么强调都不为过。骨不连和畸形愈合通常可以通过更换髓内钉（重新

复位）或通过矫形截骨和角钢板来治疗（图 5-14-1）。与任何外科手术一样，感染也是一个潜在的并发症。患者因素（如糖尿病、吸烟、免疫功能受损等）可能会增加感染风险，并可在术后短期内发生。浅表感染和深层感染都可发生，这与软组织过度剥离有关，通常发生在试图获得解剖复位时大范围暴露骨折的情况下。深部感染比较罕见，治疗取决于骨折愈合的程度，完全愈合的骨折的深部感染，通常需要取出内固定物，同时给予抗生素治疗。在骨折未愈合的情况下，可以尝试冲洗和清创，使用一段疗程的静脉抗生

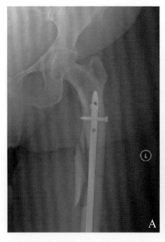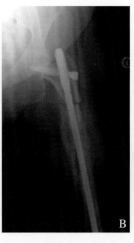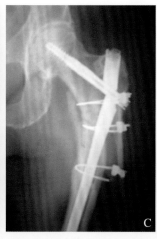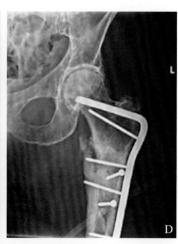

图 5-14-1　股骨转子下骨折骨不连通过更换髓内钉或 95° 角钢板治疗

A. 逆行髓内钉治疗的股骨转子下骨折发生骨不连；B. 更换为顺行髓内钉并予远端固定；C. 髓内钉失效，股骨内翻畸形结构；D. 使用 95° 角钢板翻修

素，直到骨折愈合。在深度感染和持续性骨不连的情况下，需要彻底根除感染才能愈合。利用抗生素骨水泥包被的髓内钉可以获得暂时性固定。抗生素治疗结束后，相关炎性指标应恢复正常水平。一旦感染被根除，可以进行最终的固定。清创植骨可以进一步增强愈合潜力[75-76]。

第十五节　术后康复与预后判断

　　股骨转子下骨折的稳定固定可以使患者早期活动，减少不适，便于护理，最大限度地减少关节僵硬，并允许立即进行康复训练，有助于避免长期卧床的相关并发症，包括压疮、深静脉血栓形成、坠积性肺炎和肌肉萎缩。术后的负重限制取决于患者的年龄、骨量、骨折类型、复位质量以及植入物的大小和强度。在老年患者中，限制负重很难执行，只要有可能，最佳的目标是不受限制的负重。一般来说，如果使用钢板固定，负重应该不超过一侧下肢的重量。如果使用髓内固定，骨量好且骨折复位满意，可以考虑早期负重。股骨小转子以下骨折髓内钉固定后的限制负重与股骨干骨折相似，应该立即承重。高能量粉碎性骨折或股骨后内侧颈受累的年轻患者应限制负重，直至有放射学愈合的证据。术后立即进行髋关节和膝关节的活动训练，并应在患者无不适情况下开始力量训练。应加强髋外展肌练习，以防止骨折内固定术后继发的无力和步态障碍。

　　放射学评估通常在术后 6 周、12 周复诊时进行，此后根据骨折愈合情况定期复诊。X 线片应包括股骨全长和同侧髋关节的正侧位，必要时进行 CT 平扫及三维重建。应对患者进行随访，直到他们能够完全负重，步态恢复正常，并且 X 线片证实完全愈合。常规不建议患者取出内植物，如有必要，建议在术后一年后取内植物[77-79]。在植入物取出后，3 个月内应限制剧烈运动。

参考文献

[1] Mattisson L, Bojan A, Enocson A. Epidemiology, treatment and mortality of trochanteric and subtrochanteric hip fractures：data from the Swedish fracture register. BmcMusculoskeletDisord, 2018, 19 (1)：369.

[2] Boyd H B, Griffin L L. Classification And Treatment Of Trochanteric Fractures. Archives of Surgery, 1949, 58 (6)：853.

[3] Fielding J W. Subtrochanteric fractures. ClinOrthopRelat Res, 1973 (92)：86-99.

[4] Barbosa De Toledo Lourenço P R, Pires R E. Subtrochanteric fractures of the femur：update. Rev Bras Ortop, 2016, 51 (3)：246-253.

[5] Bergman G D, Winquist R A, Mayo K A, et al.

Subtrochanteric fracture of the femur. Fixation using the Zickel nail. J Bone Joint Surg Am，1987，69（7）：1032-1040.

[6] Bedi A，Toan Le T.Subtrochanteric femur fractures. OrthopClin North Am，2004，35（4）：473-483.

[7] Puhaindran M E，Farooki A，Steensma M R，et al. Atypical Subtrochanteric Femoral Fractures in Patients with Skeletal Malignant Involvement Treated with Intravenous Bisphosphonates. Journal of Bone & Joint Surgery American Volume，2011，93（13）：1235.

[8] Thompson R N，Phillips J，Mccauley S，et al. Atypical femoral fractures and bisphosphonate treatment：experience in two large United Kingdom teaching hospitals. Journal of Bone & Joint Surgery British Volume，2012，94（3）：385.

[9] Lundy D. Subtrochanteric femoral fractures. The Journal of the American Academy of Orthopaedic Surgeons，2007，15（11）：663-671.

[10] Kasha S，Yalamanchili R. Management of subtrochanteric fractures by nail osteosynthesis：a review of tips and tricks. International orthopaedics，2020，44（4）：645-653.

[11] Dhammi I，Singh A，Mishra P，et al. Primary nonunion of intertrochanteric fractures of femur：An analysis of results of valgization and bone grafting. Indian Journal of Orthopaedics，45，6（2011-11-4），2011，45（6）：514-519.

[12] Falkensammer M L，Benninger E，Meier C. Reduction Techniques for Trochanteric- and Subtrochanteric Fractures of the Femur：a Practical Guide. Actachirurgiaeorthopaedicae et traumatologiaeCechoslovaca，2016，83（5）：300-310.

[13] Rosen H. Treatment of nonunions：general principles. Operative Orthopaedics，1988.

[14] Jackson C，Tanios M，Ebraheim N. Management of Subtrochanteric Proximal Femur Fractures：A Review of Recent Literature. AdvOrthop，2018，2018：1326701.

[15] Park-Wyllie，Laura Y. Bisphosphonate Use and the Risk of Subtrochanteric or Femoral Shaft Fractures in Older Women. Jama，2011，305（8）：783-789.

[16] Odvina C V，Zerwekh J E，Rao D S，et al. Severely Suppressed Bone Turnover：A Potential Complication of Alendronate Therapy. J. clin.endocrinol.metab，2005（3）：1294-1301.

[17] Teo B J，Koh J S，Goh S K，et al. Post-operative outcomes of atypical femoral subtrochanteric fracture in patients on bisphosphonate therapy. Bone Joint J，2014，96-b（5）：658-664.

[18] Capeci C M，Tejwani N C. Bilateral low-energy simultaneous or sequential femoral fractures in patients on long-term alendronate therapy. J Bone Joint Surg Am，2009，91（11）：2556-2561.

[19] Vasikaran S D. Association of low-energy femoral fractures with prolonged bisphosphonate use：a case-control study. OsteoporosInt，2009，20（8）：1457-1458.

[20] Thompson R N，Phillips J R，Mccauley S H，et al. Atypical femoral fractures and bisphosphonate treatment：experience in two large United Kingdom teaching hospitals. J Bone Joint Surg Br，2012，94（3）：385-390.

[21] Dell R M，Adams A L，Greene D F，et al. Incidence of atypical nontraumaticdiaphyseal fractures of the femur. J Bone Miner Res，2012，27（12）：2544-2550.

[22] Abrahamsen B，Einhorn T A. Beyond a reasonable doubt? Bisphosphonates and atypical femur fractures. Bone，2012，50（5）：1196-1200.

[23] Koch J C. The law of bone architecture. J.am.anat，1917，21.

[24] Fielding J W，Cochran G V，Zickel R E. Biomechanical characteristics and surgical management of subtrochanteric fractures. Orthopedic Clinics of North America，1974，5（3）：629.

[25] Loizou C L，Mcnamara I，Ahmed K，et al. Classification of subtrochanteric femoral fractures. Injury，2010，41（7）：739-745.

[26] Taylor R. Classification of subtrochanteric fractures. Skeletal Trauma，1998，2：1891-1897.

[27] Seinsheimer F. Subtrochanteric fractures of the femur. J Bone Joint Surg Am 60A：300-306. The Journal of Bone and Joint Surgery，1978，60（3）：300-306.

[28] Vincent J L. Advanced Trauma Life Support（ATLS），2012.

[29] Johansen K，Lynch K，Paun M，et al. Non-

invasive Vascular Tests Reliably Exclude Occult Arterial Trauma in Injured Extremities. The Journal of Trauma：Injury, Infection, and Critical Care, 1991, 31 (4)：515-522.

[30] Velasco R U, Comfort T H. Analysis of treatment problems in subtraochanteric fractures of the femur. J Trauma, 1978, 18 (7)：513-523.

[31] Robert E. Zickel M.D. Associate Clinical Professor A O S. Subtrochanteric Femoral Fractures. Orthopedic Clinics of North America, 1980, 11 (3)：555-568.

[32] Saini P, Kumar R, Shekhawat V, et al. Biological fixation of comminuted subtrochanteric fractures with proximal femur locking compression plate. Injury, 2013, 44 (2)：226-231.

[33] Liu Y W, Zheng Y X, Shen Z L, et al. [Bridging fixation with locking plate for the treatment of subtrochanteric femoral fractures of Seinsheimer type V]. ZhongguoGu Shang, 2016, 29 (1)：68-72.

[34] Philip J, Kregor, William T, et al. Unstable pertrochanteric femoral fractures. Journal of orthopaedic trauma, 2014.

[35] Martirosian, Armen, Joglekar, et al. Contemporary Management of Subtrochanteric Fractures. The Orthopedic Clinics of North America, 2015, 46 (1)：21-26.

[36] Oh C W, Kim J J, Byun Y S, et al. Minimally invasive plate osteosynthesis of subtrochanteric femur fractures with a locking plate：A prospective series of 20 fractures. Archives of Orthopaedic and Trauma Surgery, 2009, 129 (12)：1659-1665.

[37] Ouyang Y, Wang Y, Fan C, et al. Using the contralateral reverse less invasive plating system for subtrochanteric femur fractures in elderly patients. Med PrincPract, 2012, 21 (4)：334-339.

[38] Zhao Y, Ma Y, Zou D, et al. Biomechanical comparison of three minimally invasive fixations for unilateral pubic rami fractures. BmcMusculoskeletDisord, 2020, 21 (1)：594.

[39] Jang C Y, Bang S H, Kim W H, et al. Effect of fracture levels on the strength of bone-implant constructs in subtrochanteric fracture models fixed using short cephalomedullary nails：A finite element analysis. Injury, 2019, 50 (11)：1883-1888.

[40] Tucker S M, Wee H, Fox E, et al. Parametric Finite Element Analysis of Intramedullary Nail Fixation of Proximal Femur Fractures. J Orthop Res, 2019, 37 (11)：2358-2366.

[41] Johnson K D, Tencer A F, Sherman M C. Biomechanical factors affecting fracture stability and femoral bursting in closed intramedullary nailing of femoral shaft fractures, with illustrative case presentations. Journal of Orthopaedic Trauma, 1987, 14 (1)：1-11.

[42] Kraemer W J, Hearn T C, Powell J N, et al. Fixation of segmental subtrochanteric fractures. A biomechanical study. ClinOrthopRelat Res, 1996, 332：71-79.

[43] Wang J, Ma X L, Ma J X, et al. Biomechanical Analysis of Four Types of Internal Fixation in Subtrochanteric Fracture Models. Orthopaedic Surgery, 2014, 6 (2)：128-136.

[44] Brumback R J, Toal T R, Murphy-Zane M S, et al. Immediate weight-bearing after treatment of a comminuted fracture of the femoral shaft with a statically locked intramedullary nail. Journal of Bone & Joint Surgery American Volume, 1999, 81 (11)：1538-1544.

[45] Xie H, Xie L, Wang J, et al. Intramedullary versus extramedullary fixation for the treatment of subtrochanteric fracture：A systematic review and meta-analysis. Int J Surg, 2019, 63：43-57.

[46] Bishop J A, Rodriguez E K. Closed Intramedullary Nailing of the Femur in the Lateral Decubitus Position. Journal of Trauma, 2010, 68 (1)：231-235.

[47] Wolinsky P, Tejwani N, Richmond J H, et al. Controversies in Intramedullary Nailing of Femoral Shaft Fractures. Instructional Course Lectures, 2002, 51 (9)：291-303.

[48] Wolinsky P R, Mccarty E C, Yu S, et al. Length of operative procedures：reamed femoral intramedullary nailing performed with and without a fracture table. Journal of Orthopaedic Trauma, 1998, 12 (7)：485-495.

[49] Haidukewych G J. Intertrochanteric fractures：ten tips to improve results. Journal of Bone & Joint Surgery

American Volume, 2009, 91 (3): 712-719.

[50] Schatzker J, Tile M. The Rationale of Operative Fracture Care. Springer Berlin Heidelberg.

[51] Ostrum R F, Marcantonio A, Marburger R. A critical analysis of the eccentric starting point for trochanteric intramedullary femoral nailing. journal of orthopaedic trauma, 2008, 19 (10): 681.

[52] Streubel P N, Wong A, Ricci W M, et al. Is There a Standard Trochanteric Entry Site for Nailing of Subtrochanteric Femur Fractures? Journal of orthopaedic trauma, 2011, 25 (4): 202-207.

[53] Yoon R S, Donegan D J, Liporace F A. Reducing Subtrochanteric Femur Fractures: Tips and Tricks, Do's and Don'ts. Journal of Orthopaedic Trauma, 2015, 29 Suppl4: S28.

[54] Shukla S, Johnston P, Ahmad M A, et al. Outcome of traumatic subtrochanteric femoral fractures fixed using cephalo-medullary nails. Injury-international Journal of the Care of the Injured, 2007, 38 (11): 1286-1293.

[55] Park S H, Kong G M, Ha B H, et al. Nonunion of subtrochanteric fractures: Comminution or Malreduction. Pak J Med Sci, 2016, 32 (3): 591-594.

[56] Wolinsky P R, Lucas J F. Reduction Techniques for Diaphyseal Femur Fractures. J Am AcadOrthopSurg, 2017, 25 (11): e251-e260.

[57] Kasha S, Yalamanchili R K. Management of subtrochanteric fractures by nail osteosynthesis: a review of tips and tricks. IntOrthop, 2020, 44 (4): 645-653.

[58] Riehl J T, Koval K J, Langford J R, et al. Intramedullary nailing of subtrochanteric fractures--does malreductionmatter? Bulletin of the Hospital for Joint Disease, 2014, 72 (2): 159.

[59] Kokkalis Z T, Mavrogenis A F, Ntourantonis D I, et al. Reduction techniques for difficult subtrochanteric fractures. Eur J OrthopSurgTraumatol, 2019, 29 (1): 197-204.

[60] Stedtfeld H W, Mittlmeier T, Landgraf P, et al. The logic and clinical applications of blocking screws. J Bone Joint Surg Am, 2004, 86-A Suppl 2: 17-25.

[61] Chang S M, Zhang Y Q, Du S C, et al. Anteromedial cortical support reduction in unstable pertrochanteric fractures: a comparison of intra-operative fluoroscopy and post-operative three dimensional computerised tomography reconstruction. IntOrthop, 2018, 42 (1): 183-189.

[62] Subtrochanteric fracture: The effect of cerclage wire on fracture reduction and outcome. Injury-international Journal of the Care of the Injured, 2015, 46 (10): 1992-1995.

[63] Kim J W, Park K C, Oh J K, et al. Percutaneous cerclage wiring followed by intramedullary nailing for subtrochanteric femoral fractures: a technical note with clinical results. Arch Orthop Trauma Surg, 2014, 134 (9): 1227-1235.

[64] Afsari A, Liporace F, Lindvall E, et al. Clamp-Assisted Reduction of High Subtrochanteric Fractures of the Femur. Journal of Bone & Joint Surgery American Volume, 2009, 91 (8): 1913.

[65] Beingessner D M, Scolaro J A, Orec R J, et al. Open reduction and intramedullary stabilisation of subtrochanteric femur fractures: A retrospective study of 56 cases. Injury, 2013, 44 (12): 1910-1915.

[66] Kang S, Mcandrew M P, Johnson K D. The reconstruction locked nail for complex fractures of the proximal femur. Journal of Orthopaedic Trauma, 1995, 9 (6): 453.

[67] Kinast C. Subtrochanteric fractures of the femur: results of treatment with the 95-degree condylar blade plate. Clinical Orthopaedics & Related Research, 1989, 238 (238): 122.

[68] Wiss D, Brien W. Subtrochanteric fractures of the femur. Results of treatment by interlocking nailing. ClinOrthopRelat Res, 1992, 283 (283): 231-236.

[69] Vaidya S V, Dholakia D B, Chatterjee A. The use of a dynamic condylar screw and biological reduction techniques for subtrochanteric femur fracture. Injury-international Journal of the Care of the Injured, 2003, 34 (2): 123-128.

[70] Starr A J, Hay M T, Reinert C M, et al. Cephalomedullary Nails in the Treatment of High-energy Proximal Femur Fractures in Young Patients: A Prospective, Randomized Comparison of Trochanteric Versus Piriformis Fossa Entry Portal.

Journal of Orthopaedic Trauma，2006，20.

[71] Ostrum R F，Levy M S. Penetration of the distal femoral anterior cortex during intramedullary nailing for subtrochanteric fractures. Journal of Orthopaedic Trauma，2006，19（9）：656.

[72] Prasarn M L，Ahn J，Helfet D L，et al. Bisphosphonate-associated femur fractures have high complication rates with operative fixation. ClinOrthopRelat Res，2012，470（8）：2295-2301.

[73] Broos P L，Reynders P，Vanderspeeten K. Mechanical complications associated with the use of the unreamed AO femoral intramedullary nail with spiral blade：first experiences with thirty-five consecutive cases. J Orthop Trauma，1998，12（3）：186-189.

[74] Gugenheim J J，Probe R A，Brinker M R. The effects of femoral shaft malrotation on lower extremity anatomy. J Orthop Trauma，2004，18（10）：658-664.

[75] Giannoudis P V，Ahmad M A，Mineo G V，et al. Subtrochanteric fracture non-unions with implant failure managed with the "Diamond" concept. Injury，2013，44 Suppl1：S76-81.

[76] Qvick L M，Ritter C A，Mutty C E，et al. Donor site morbidity with reamer-irrigator-aspirator（RIA）use for autogenous bone graft harvesting in a single centre 204 case series. Injury，2013，44（10）：1263-1269.

[77] Gösling T，Hufner T，Hankemeier S，et al. Femoral nail removal should be restricted in asymptomatic patients. ClinOrthopRelat Res，2004，（423）：222-226.

[78] Miller R，Renwick S E，Decoster T A，et al. Removal of intramedullary rods after femoral shaft fracture. J Orthop Trauma，1992，6（4）：460-463.

[79] Krettek C，Mommsen P.［Implant removal after intramedullary osteosyntheses. Literature review，technical details，and tips and tricks］. Unfallchirurg，2012，115（4）：299-314.

（汤　欣）

第六章

股骨颈骨折

股骨颈骨折大多发生在老年人群中，与骨质疏松导致的骨质量下降有关，尤其是老年女性。随着人的寿命延长，其发病率日渐增高，以 50～70 岁者为最多，因老年人骨质疏松，股骨颈脆弱，轻微跌倒即可发生骨折，此类骨折属于脆性骨折[1]。因该部位血运较差，骨折自愈能力差，若骨折处理不及时、不适当，都会导致骨折不愈合或并发股骨头缺血性坏死等并发症，严重地影响老年人的生活[2]。青壮年发生股骨颈骨折多为高能量损伤，如车祸伤、高处坠落伤等，且多为粉碎骨折，骨折移位较大，发生股骨头坏死和骨折不愈合的概率也大大增加[3]。因此，股骨颈骨折的处理无疑是对骨科医师的一个严峻挑战。

第一节　损伤机制与临床表现

一、损伤机制

（一）低能量损伤

大多数股骨颈骨折发生在老年女性患者，创伤多为低能量损伤[4]。造成老年人发生骨折有两个基本因素，首先，骨强度下降，多由于骨质疏松，使股骨颈生物力学结构削弱，使股骨颈脆弱；其次，因老年人髋周肌群退变，反应迟钝，不能有效地抵消髋部有害应力，加之髋部受到应力较大（体重 2～6 倍），局部应力复杂多变，因此不需要多大的暴力，就能导致骨折[5]。

最普遍的原因是由跌倒摔伤所致，整个身体的重力经大转子传导至股骨颈而引起断裂。另一个常见的发生原因是腿部外旋，股骨上端关节囊前面和髂股韧带张力增大，当股骨颈旋转时股骨头依然卡在髋臼内骨折就发生了[6]。这种机制伴随一定数量的股骨颈后侧粉碎性骨折，位置通常在股骨颈最脆弱的地方[7]。定量计算机断层扫描（CT）证实，骨质疏松时大量的骨质流失更易发生在股骨近端和上外侧，也就是股骨头及颈部，这样也就可以解释为何在创伤时这个部位更容易骨折[8]。

（二）高能量损伤

一般见于年轻的患者，男性多见。这种损伤相对比较少见，需要较大的能量才能造成这种骨折，暴力沿股骨干直接向上传导，常伴软组织损伤或合并其他部位骨折[9]。

（三）应力性损伤

股骨颈是应力性骨折的好发部位之一，通常是由于反复循环的应力造成的。由于反复工作负荷的压力，局部骨代谢变得不平衡，并且骨形成不能充分补偿增加的骨吸收。这会导致骨水肿和微骨折，这些可能会导致皮质破坏（平片上的透明线）。这种病理过程可导致完整（经皮质）甚至移位的骨折。肌肉疲劳可能有助于这一过程。如果肌肉功能因疲劳而受损，则其在控制运动和减少冲击时的保护作用会丧失，从而对骨骼产生更大的压力。应力性骨折多发生在年轻患者身上，男性患者与典型性地与反复的、沉重的体力活动相关，同样在同时患有神经性厌食、骨质疏松、闭经 3 种症状的女性中，应力性骨折也容易发生[10]。

二、临床表现

大多数患者都有明确的低能摔伤史。有2%～3%的病例并没有明确的外伤史，这部分患者可能是由于病理性骨折或应力性骨折的原因造成[11]。这里需强调一点：25%～30%的老年患者存在一定程度的认知障碍，通过询问病史并不能得到明确的受伤史和其他病史[12]。因为药物治疗并发症的后续表现是重要因素，所以了解详细的长期服药情况是很重要的。服用药物或是出现衰老的前驱症状可能会造成跌倒，而导致髋部骨折，应考虑到这一点。骨质疏松是这类骨折患者的一个特点，对他们骨质疏松的治疗可以在手术后尽快进行[13]。其他骨质疏松相关的治疗情况可能会影响到治疗方案的制订，应当考虑进去。在年轻患者中通过询问病史和查体，发现相当比率的患者存在药物的副作用和风险因素，使他们容易受伤。这些危险因素包括滥用酒精、非甾体类抗炎药、肾衰竭、类风湿关节炎、内分泌疾病等，这些疾病会造成体内骨质的流失、抑制骨内的钙沉积，从而造成年轻患者骨质疏松。

在非移位的骨折中，体格检查的结果可能很有限。可能没有明显的畸形，而只是发现髋部某部位活动时疼痛。在移位型的股骨颈骨折中典型的表现是受影响的腿变短且外旋，任何活动都会造成髋部疼痛。老年患者中相关的神经血管损伤十分罕见，但在年轻的高能损伤的患者中应该格外重视[14]。体格检查的结果对于囊外髋部骨折的鉴别意义不大，临床上两组髋部骨折是无法区分的。前髋关节脱位也会造成受影响的腿变短且外旋，但是这种损伤很少见，只发生在少数老年患者身上。对于那些长期卧床或坐轮椅、行动能力十分受限的患者而言，可能会导致髋部和膝关节活动屈曲活动受限，这不仅给手术中为患者摆体位、复位带来了困难，也增加了术后患者功能康复的难度。同时要注意应激性溃疡和感染的发生。

（一）症状

老年人跌倒后诉髋部疼痛，活动受限，严重者不敢站立和走路，应想到股骨颈骨折的可能。

（二）体征

1. 畸形　患肢多有轻度屈髋屈膝及外旋畸形。

2. 疼痛　髋部除有自发疼痛外，移动患肢时疼痛更为明显。在患肢足跟部或大转子部叩打时，髋部也感疼痛，在腹股沟韧带中点下方常有压痛。

3. 肿胀　股骨颈骨折多系囊内骨折，骨折后出血不多，又有关节外丰厚肌群的包围，因此，外观上局部不易看到肿胀。

4. 功能障碍　移位骨折患者在伤后就不能坐起或站立，但也有一些无移位的线状骨折或嵌插骨折病例，在伤后仍能走路或骑自行车。对这些患者要特别注意。不要因遗漏诊断使无移位稳定骨折变成移位的不稳定骨折。患肢短缩的原因为移位骨折，远端受肌群牵引而向上移位，因而患肢变短。

5. 患侧大转子升高

（1）大转子在髂 - 坐骨结节联线（Nelaton线）之上；

（2）大转子与髂前上棘间的水平距离缩短，短于健侧。

第二节　影像学检查

一、X线

X线片能区分大多数骨折，拍摄正位片和侧位片是必需的。对于大多数患者而言，仅正位片就足够诊断股骨颈骨折，但很多时候还是难以区分或做出明确的诊断，虽然侧位片可能因为疼痛而难以拍摄，但是它对于是否存在骨折、是否存在位移很有帮助。仅仅有2%的患者无法通过普通的X线片得到明确的诊断。图6-2-1所示的患者刚刚受伤时未发现左侧股骨颈骨折，2周后患者仍疼痛伴坐髋活动受限，再行X线片后确诊。

二、CT与MRI

CT检查是比较精确的检查方法，但却要患者暴露在更多的放射线下。当诊断还有疑问的时候，MRI可能是现代最有用的进一步的检查手段。在损伤的早期，它比CT扫描更精确且没有放射线（图6-2-2）。同时它可以发现是否是由髋部附近的软组织病变引起的疼痛而非骨折。

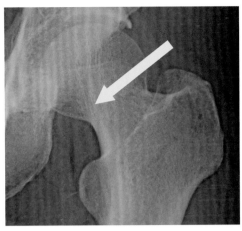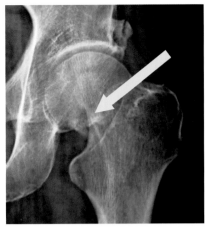

图 6-2-1　刚受伤的 X 片及受伤 2 周后的 X 片

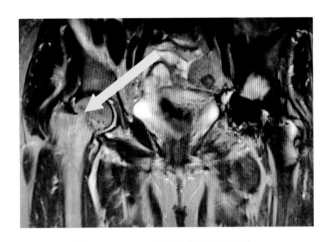

图 6-2-2　MRI 提示右侧股骨颈骨折

三、其他影像学检查

在手术前其他影像学检查有助于掌握患者的整体情况。胸片就是很有必要的，因为大部分患者年龄都较大，很可能会有心肺问题。桡骨远端和肱骨近端的骨折在这些患者中并不少见，如果这些部位有疑似骨折的表现，那么就应该拍 X 线片。有时候对于老年人来说，仅仅一个轻微的摔倒，都有可能造成颅内损伤。如果有颅骨损伤的证据或是摔倒和髋部骨折伴意识障碍时，我们就需要进行 CT 扫描，对颅内损伤定位。

目前股骨颈骨折和骨质疏松的关系广泛被大家重视，所以 DEXA（双能 X 线骨密度）检查往往是有意义的，但是对于年龄超过 70 岁的患者髋关节骨折时，针对骨折可能没有必要行骨密度检查，因为从定义上讲，这部分患者都是骨质疏松的，但对于后续系统性抗骨松治疗，还是很有帮助，应当考虑尽早治疗。

第三节　骨折分类

目前，股骨颈骨折有许多分型方法，这些分型在治疗选择和预后判断中起到很大的作用，本节对常用的和文献报道的分型进行介绍。

一、按骨折部位分型（图 6-3-1）

（一）头下型

骨折面完全在股骨头下，整个股骨颈皆在骨折远段。显然这类骨折对血运的损伤较严重。但骨折复位后，尚可保持一定的稳定性。临床多见。

（二）头颈型

骨折面的一部分在股骨头下，另一部分则经过股骨颈，故称头颈型。最常见的是骨折面的外上部通过股骨头下，而内下方带有部分股骨颈，有时如鸟嘴状。此型最常见。由于遭受剪应力而稳定性最差，骨折复位后的稳定性亦差。

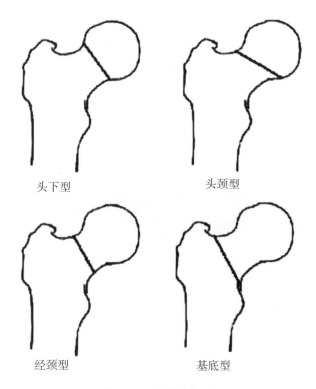

头下型　　　　　　　　头颈型

经颈型　　　　　　　　基底型

图 6-3-1　解剖学分型

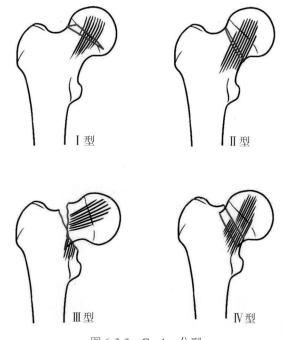

Ⅰ型　　　　　　　　Ⅱ型

Ⅲ型　　　　　　　　Ⅳ型

图 6-3-2　Garden 分型

（三）经颈型

全部骨折面均通过股骨颈，实际上，此型骨折甚为少见，特别在老年患者中更为罕见，甚至有人提出在老年患者中不存在这种类型，而 X 线片所显示的经颈骨折是一种假象，往往在重复摄片或复位后摄片时证实为头颈型。

（四）基底型

骨折位于股骨颈股骨近端的大小转子连线上。上述四型骨折中，股骨颈基底型并发骨折不愈合及股骨头缺血坏死的概率最低。

二、按骨折错位程度分型（图 6-3-2）

Garden 分型　Garden 分型提出于 1961 年。它将股骨颈骨折分为了 4 种，根据的是通过正位片上股骨头的骨小梁与髋臼骨小梁的关系而确定的位移程度。在髋部没有骨折时，股骨头的骨小梁与髋臼骨小梁的方向是相同的。

（一）Garden Ⅰ 型

为外展压缩头下型骨折，此型不完全骨折的横着的骨折线没有破坏内侧的皮质。股骨头的骨小梁与髋臼的骨小梁形成了一个角度。

（二）Garden Ⅱ 型

为无移位的完全性骨折。股骨颈因骨折断裂，但是股骨头的骨小梁与髋臼骨小梁的方向还是相同。

（三）Garden Ⅲ 型

为不完全移位性骨折，股骨头依旧与股骨颈连接着，但是股骨头是内旋伸展的，所以股骨头骨小梁与髋臼骨小梁成角，角度和 Garden Ⅰ 型的角度相反。

（四）Garden Ⅳ 型

为完全移位性骨折，股骨颈与股骨头失去连接并旋转，股骨头骨小梁与髋臼骨小梁的方向不再相同。

Garden 分型已经被广泛使用，可能是股骨颈骨折的文章中最常采用的分型系统。但不幸的是，像与其他的骨科的影像学分型一样，在医师相互之间的评判一致度上不是很理想。

三、按骨折线走行分型（图 6-3-3）

Pauwels 于 1935 年提出这一分型方法。主要依据是用骨折线的倾斜度来反映所遭受剪应力的大小。依骨折线与两侧髂嵴连线可分为：角度小于 30° 者为 Ⅰ 型，最稳定；角度在 30° ～ 50° 者为 Ⅱ 型，稳定性次之；角度大于 50° 者为 Ⅲ 型，最不稳定。

作者在实际工作中体会到，由于股骨头及股骨颈的移位和旋转，往往使骨折线的走行难以判断，而需

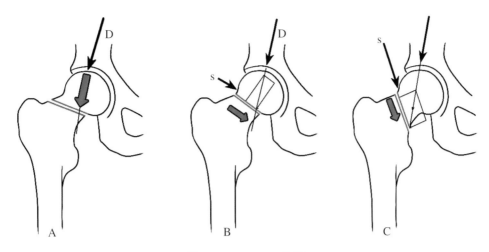

图 6-3-3　Pauwels 分型
A. Ⅰ型；B. Ⅱ型；C. Ⅲ型　s：剪切应力；D. 垂直应力

在复位后始可测量，故在应用上有一定限制。同时，远端骨折线的角度会受到拍摄时体位的影响。在临床工作中，拍摄标准的正位片至关重要。

四、按骨折段之间的关系分型

（一）外展型

两骨折段之间呈外展关系，股骨头处于相对内收位，骨折远端的外上部分嵌插入股骨头内，内侧骨皮质无错位，颈干角增大。X线侧位片显示股骨头无错位和旋转，又称嵌插型骨折，位置稳定，愈合率最高。

（二）中间型

由 X 线正位片来看，两骨折段亦呈外展嵌插关系，但 X 线侧位片则显示股骨头前屈，与股骨颈形成一个向后的角度，使两骨折段在前面出现分离。骨折位置不完全稳定，实为过渡到内收型的中间阶段。

（三）内收型

两骨折段完全错位，股骨头处于外展位，股骨颈段则上移并外旋，呈内收关系，故称为收到型骨折。愈合率最低。

五、其他分型

（一）AO/OTA 分型（图 6-3-4）

这种综合的长骨骨折的分类方法是以阿拉伯数字和英文字母表示骨的部位、骨折的部位和骨折的类型。股骨颈标记 31B，B1 型为头下型骨折伴轻度

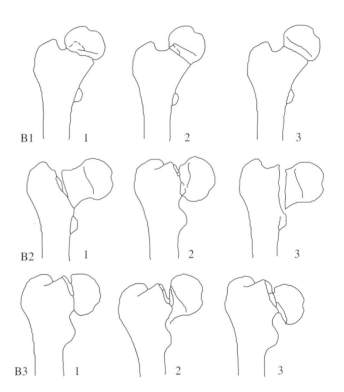

图 6-3-4　AO/OTA 分型

移位，B2 型为经颈型骨折，B3 型为头下型骨折并移位[15]。尽管这个系统提供了总体上区分骨折的分类方法，但是对于股骨颈骨折来说不够受欢迎，太过复杂而限制了其在临床上的作用。尽管它被证明是个很好用的研究分类方法，但是不太适用于临床，其具体分型的一致性非常低。外科医师能区分出主要的 3 类：头下非移位型、经颈型、头下移位型骨折，但是再向下区分的一致性就很低了。而且它对于选择治疗方案没什么用，也无法预测预后表现。因此，尽管它在理论上很吸引人，但实际上其在临床上和实验上都不太适用。

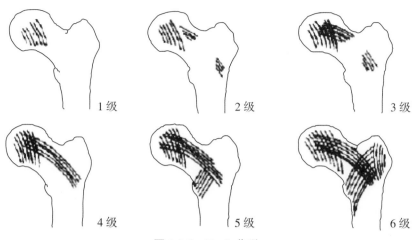

图 6-3-5　Singh 分型

（二）Singh 分型（图 6-3-5）

Singh 指数根据股骨近端骨小梁的分型情况来判断骨质疏松程度，分为 6 个独立的级。

6 级，股骨颈张力和压力骨小梁完整；

5 级，股骨颈次张力骨小梁消失、次压力骨小梁密度减低；

4 级，在 5 级的基础上出现次压力骨小梁消失、主张力骨小梁部分消失；

3 级，在 4 级的基础上出现主张力骨小梁密度减低和中断；

2 级，在 3 级的基础上出现主张力消失，主压力骨小梁密度减低和中断；

1 级，仅残存部分主压力骨小梁。

已经有几项研究评估了这种分类方法的有效性，发现它并不可靠。无论同一医师、还是不同医师间使用该方法评判的一致性很差。更重要的是它不像 DEXA 扫描与骨密度具有相关性。在现代临床应用中没有多大价值。

还有一些其他的基于骨折稳定性的分类方法尚没有被广泛接受。对于治疗结果的预测外科医师根据骨折位置在囊内还是囊外（股骨颈基底部），是否有移位就能做出较明确的判断。这些也正是决定治疗方案和预测并发症的要点。目前新的分型方法并没有显示出比那些简单的分类方法更优越。无论是传统的分类方法（Pauwels）还是目前仍然广泛使用的 Garden 分型，其可靠性都有限。

六、如何正确解读分型

Garden 分型适用于头下型的骨折分型，采用正位 X 线片进行分型，不仅依据骨折移位还依据骨小梁成角的方向来分型。Pauwels 分型是根据股骨颈骨折线与水平线形成的夹角来分型，夹角越大，剪切力越大，主要适用于中青年颈中型骨折的分型。

病例：患者女性，84 岁，摔倒致左髋部疼痛伴下肢外旋。X 线片检查股骨颈骨折（Garden Ⅳ 型），完善检查行人工半髋关节置换术（图 6-3-6）。

病例：患者男性，45 岁，致左髋部肿痛伴活动受限，X 线片检查股骨颈骨折（Pauwels Ⅲ 型），予以闭合复位多根钉内固定治疗（图 6-3-7）。

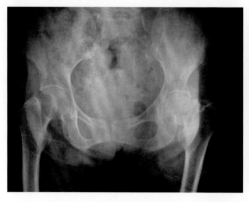 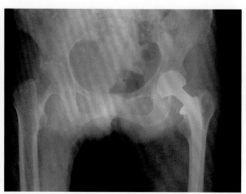

图 6-3-6　术前（左）后（右）X 线片

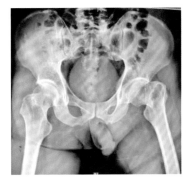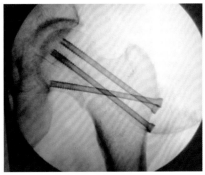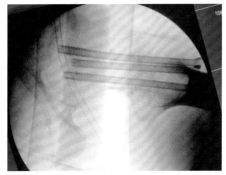

图 6-3-7　术前 X 线片（左）、术后 X 线片正（中）侧（右）位

第四节　保守治疗与手术治疗

根据损伤分型、年龄和患者自身要求制订治疗方案。股骨颈骨折为骨科亚急诊，为避免股骨头坏死、早期功能锻炼、减少卧床并发症发生，应尽早处理。治疗股骨颈骨折的方法多样，包括保守治疗、闭合或切开复位内固定、半髋或全髋关节置换等。但是，其治疗效果受患者的年龄、骨折类型、骨质情况、伴发疾病等多种因素影响，迄今为止在治疗方法的选择上尚无统一的意见，需要临床医生综合考虑患者的整体情况，采取适当的方法，否则很容易导致治疗失败或引起并发症，增加患者精神上和经济上的负担[16]。

一、保守治疗

（一）适应证与风险

对于无移位骨折或嵌插骨折可采取保守治疗。典型的嵌插骨折股骨头外翻和后屈，股骨颈的骨小梁和皮质插入股骨头较软的松质骨中，使骨折端具有较好的稳定性。除此之外，保守治疗也适用于身体情况差或合并有严重内科疾病无法耐受手术的患者，另外，如患者及家属主动选择拒绝手术的也应对其进行系统的保守治疗。

患者通过卧床休息直到疼痛缓解，而后适当地进行功能，临床效果比较满意。但是，保守治疗需要长期卧床，诸如褥疮、坠积性肺炎、下肢深静脉血栓（deep venous thrombosis，DVT）等卧床并发症的发生率较高；另外保守治疗过程中存在较高的骨折再移位的风险，文献统计 10% ～ 40% 的病例会发生骨折继发移位[17]。因此，保守治疗应谨慎为之并且保持定期随访，如发生继发移位，则应及时按照不稳定股骨颈骨折进行处理。

（二）方法

保守治疗一般多采用患肢皮肤（骨）牵引、髋支具或抗足外旋鞋制动 8 ～ 12 周，防止患肢外旋和内收，如未发生继发移位一般需 3 ～ 4 个月愈合。也有报道采用牵引、中药治疗取得了不错的效果。石膏外固定不适合成年患者，尤其老年人，现已很少应用，仅限于应用在较小的儿童。骨折愈合后仍应继续观察直至术后五年，便于早期发现股骨头缺血坏死。

二、手术治疗

（一）手术指征及临床意义

对于绝大部分股骨颈骨折患者，应首选手术治疗。对于无移位股骨颈骨折，早期内固定能明显降低继发移位的发生率，从而减少骨不愈合以及股骨头缺血性坏死的风险，同时也可以避免因长期卧床引起的并发症。因此，对于非移位性或嵌插型骨折，大部分学者建议早期行闭合复位内固定术[18]。研究表明，有 10% ～ 40% 股骨颈骨折行保守治疗的患者发生骨折二次移位，其原因可能为骨折外翻或后倾达 20°、负重时机过早、股骨颈前侧皮质缺损等等[19]。对于高龄且伴有内科疾病的不稳定股骨颈骨折患者，如采取保守治疗，则骨折二次移位发生率高达 80%[20]。因此，股骨颈骨折患者主张早期行手术治疗，可显著降低骨折二次移位的发生。

（二）手术方式及利弊

包括闭合复位内固定（CRIF）、切开复位内固定（ORIF）以及髋关节置换术。CRIF 虽然可以有效避免对旋股内侧动脉的损伤，但由于不能直视操作，可能遇到复位困难而需要反复操作，造成或加重局部血管损伤，复位不能达到要求，因此有增加内固定失败、骨不愈合以及股骨头缺血坏死发生的风险。ORIF复位时可以直视受伤情况，确保复位质量，但在切开显露过程中有可能损伤神经血管，暴力操作也会使伤口周围肿胀而增加受伤部位附近压力和血凝块数量从而增加股骨头缺血坏死风险。在植入物材料和手术方式的选择上需要通过综合考虑多种因素来确定。主要包括患者的年龄及骨量、骨折类型、患者受伤前活动量、内科合并症、患者依从性及对术后生活质量的要求等。

患者年龄是临床上重要的选择依据之一。一般将年龄小于 65 岁的股骨颈骨折患者定义为"年轻患者"，年龄大于 75 岁的患者定义为"老年患者"。而年龄在 65 ~ 75 岁的患者，应根据患者的生理状态决定其划分为"年轻"还是"老年"[21]。对于年轻患者，手术治疗应尽量保留股骨头，避免股骨头坏死，最终实现骨折端骨性愈合。首选闭合或切开复位内固定治疗，通过解剖复位、有效固定促进骨折愈合，减少股骨头坏死发生率，从而获取良好预后，恢复患侧髋关节功能。

骨折类型主要分为无移位型骨折和移位型骨折。对于 Garden 分型 I 型、II 型骨折无移位的股骨颈骨折，或者年龄小于 65 岁的 Garden 分型 III 型、IV 型移位型骨折，髋关节不存在骨性关节炎，股骨头坏死等病变，应尽量行保留股骨头的内固定治疗。除此之外，对于移位型骨折、患者年龄较大且合并重要脏器功能障碍不能耐受关节置换术的患者也应进行内固定治疗。

对于年龄较大的股骨颈骨折患者和严重关节炎患者，髋关节置换术为有效治疗措施，特别是对于有移位的股骨颈骨折老年患者，髋关节置换术更应作为首选治疗方法。髋关节置换术有助于患者早期下地活动，因此降低了因长期卧床导致的褥疮、坠积性肺炎等的发生风险。虽然髋关节置换术与内固定在死亡率上无显著性差异，但它却大大降低了二次手术的风险。

第五节　置换与固定

对于股骨颈骨折的手术治疗究竟是选择置换还是固定，目前一般认为，对年轻患者（65 岁以下，或者年龄在 65 ~ 75 岁但身体情况划为年轻）可行内固定治疗，对老年患者（75 岁以上，或者年龄在 65 ~ 75 岁但身体情况划为老年）可行全髋关节置换或半髋关节置换手术[22]。对于内固定和关节置换治疗股骨颈骨折的临床效果，各家意见也不一致。虽然内固定治疗后患者的死亡率有所降低，但再入院和再手术率会增高。因此，临床医师需要根据患者的具体情况来选择治疗方法。我们在临床实践中不能单纯根据患者年龄选择手术方式，需要综合考虑，为不同患者提供规范合理的个体化治疗。

一、内固定治疗

年轻患者或者骨骼条件较好的老年患者，首选内固定手术[23]。生理状态很差的高龄患者，也应选择内固定治疗。内固定物的选择有空心钉、角稳定系统、髓内钉以及内侧支撑钢板等。选择依据包括力学稳定性、生物学上血供的影响、病例报道的临床疗效、专家问卷调查以及医师经验与习惯等。美国创伤骨科协会（OTA）专家问卷调查（2014）显示，在内固定选择依据上，71%的人依据生物力学选择，7%考虑微创操作，7%基于更少的并发症，6%从方便操作选择，2%取决于经验，还有7%依据其他[24]。

（一）空心钉

空心钉治疗股骨颈骨折的主要影响因素包括构型、分布和角度等。常见的构型包括倒三角和正三角结构。加拿大学者的生物力学研究，倒三角稳定性优于正三角。台湾学者的临床研究，对比倒三角和正三角，发现 202 例股骨颈骨折中，正三角螺钉排列骨折不愈合高达 23%，而倒三角仅为 9%。空心钉的分布的离散与汇聚对骨折愈合也产生明显影响[25]。有研究显示侧位片前后螺钉分布越分散，骨折不愈合率越低，因为 3 枚螺钉离散时对骨折端面状加压，而 3 枚螺钉汇聚时骨折趋于点状加压，同时汇聚分布稳定性差，不能有效对抗扭转和剪切。空心钉的角度也是影响骨折愈合的重要因素。3 枚空心螺钉通常平行角度置入以获得断端滑动加压的作用。但是对于垂直剪切型股骨颈骨折的患者，用 3 枚平行空心螺钉固定股骨颈骨折后，有 20% ~ 48%的不良结果。双平面、双支撑点固定的强斜低位空心钉固定（F型固定技术）初始轴向稳定性更好，应力试验中骨折块间的相对位移更小，使用2枚不同方向的距支撑螺钉，具有更好的力学稳定性[26]。

（二）钉板系统

DHS、DHS+防旋钉、锁定接骨板、髓内钉等都可应用于股骨颈骨折治疗[27]。DHS是角稳定固定系统的代表。目前针对髓内钉、空心钉和DHS的生物力学稳定性的研究并无一致结果。对垂直剪切型骨折髓内钉系统轴向稳定性更好；对不稳定的基底型股骨颈骨折，空心钉稳定性最差；而头下型或经颈型股骨颈骨折，空心钉与DHS之间无显著差异。动力锁定钢板（Targon FN）的设计吸收了拉力螺钉和DHS的优点，希望可以提供较好的旋转稳定性，并预防螺钉切出及股骨头塌陷。但是，一项针对老年股骨颈骨折内固定患者的研究结果表明，Targon FN系统与多根钉组术后一年翻修率并无显著差异，使用Targon FN系统并不能降低股骨颈囊内骨折术后内固定失败的风险。

（三）内侧支撑钢板

内侧支撑钢板作用原理为"Buttress"钢板，具有抗滑作用[28]。类似于胫骨平台及踝关节骨折中抗滑钢板的应用。Mir H等提出理论假设，将接骨板放在内侧，可以中和剪切力，近端的螺钉加压可以使得股骨颈近端骨折块的尖端"钳夹"固定，垂直剪切型骨折断端承受极大的剪切力，内侧支撑钢板将剪切力转化为骨折端的加压力，从而可以减少垂直型股骨颈骨折术后内固定失效。但内侧支撑钢板对股骨头血供的影响令人担心。

（四）新型内固定装置

鉴于股骨颈骨折的特殊性，旨在减少与内固定并发症相关的再手术率的新型内固定装置不断被研发。近期，专为股骨颈骨折而设计的股骨颈动力交叉钉系统（femoral neck system，FNS）逐步开始了临床应用[28]。FNS的设计在最大限度上减少外侧突起的同时，增加了成角稳定性和旋转稳定性，设计紧凑，具有更小的占位面积，使用一件植入物即可同时提供成角稳定性和旋转稳定性，可降低与内固定并发症相关的再手术率。目前FNS已经开始应用于临床，其设计优势尚需要大样本的临床病例来验证。随着新型内固定装置的不断出现，相对于不稳定型股骨颈骨折来

说，内固定手术将会有更多新的选择。

二、髋关节置换

对于老年不稳定型股骨颈骨折（Garden Ⅲ型、Ⅳ型）、无法接受长期卧床、对再次手术耐受性较差的或极高龄患者（年龄超过80岁），一般建议行关节置换手术治疗。应用髋关节假体置换术治疗股骨颈骨折可以缩短卧床时间，术后早期行功能锻炼，早期恢复患肢功能。对于年轻患者选择髋关节置换治疗一定要慎重，因为这是一种破坏性手术，相关并发症也较多，此类患者应尽量采用内固定治疗。

（一）全髋关节置换与人工股骨头置换的选择

髋关节置换分为全髋关节置换和半髋关节置换。全髋关节置换（total hip arthroplasty，THA）适用于预期寿命长、受伤前活动量大或者术后功能要求高，同时合并髋臼骨关节炎、发育不良或其他本来就需要关节置换手术的老年股骨颈骨折患者；而对活动要求较低的高龄患者、身体情况欠佳的高龄患者，更适合行半髋关节置换（hemi hip arthroplasty，HHA）治疗。

髋关节置换手术技术日趋成熟，但是采用何种关节置换始终意见不一。有学者认为全髋关节置换组具有更好的早期临床结果，并且并发症较少。同时，全髋关节置换能够降低再手术率，而且拥有更好的功能，但是全髋关节置换也意味着高脱位率及更多的一般并发症。也有学者认为，半髋置换能够引起严重的晚期并发症，需要进行再次手术，因此推崇全髋置换。但是对于活动量较小，身体一般情况较差的老年人来说，以上并发症发生的概率较低，半髋置换能够满足日常需求，而且能够缩短手术时间、降低手术费用，因此不必强求全髋置换。

（二）生物型与骨水泥型假体材料的选择

人工髋关节置换假体分为水泥型和生物型两种，研究表明年龄相对较低、全身状况较好的患者建议选择生物型假体，对于严重骨质疏松的患者建议选择骨水泥型假体。对于在半髋关节置换中是否使用骨水泥方面，目前临床上尚存争议。非骨水泥型假体具有手术时间短、操作简便、费用低的优点，而且可以规避骨水泥过敏的风险，目前在临床上得到广泛的应用。骨水泥型假体则具有固定更加牢靠，不需要骨整合就能获得假体稳定性，利于患者早期负重锻炼的优点，但其可能会面对更高的术中不良事件的风险。老

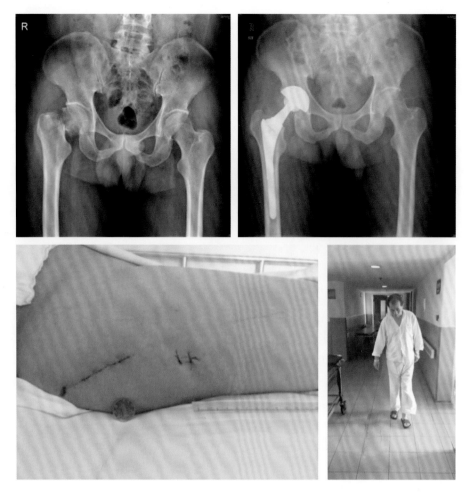

图 6-5-1　微创关节置换手术，患者术后 24 小时，恢复正常行走

年股骨颈骨折患者多伴有不同程度的骨质疏松，对于此类患者，骨水泥型假体的可能更利于患者的早期恢复和活动，但是伴有心血管疾病的患者，则优先考虑非骨水泥假体。另外，在单极、双极人工股骨头选择方面，由于在髋臼磨损方面以及稳定性方面的优势，双极人工股骨头已逐渐成为主流选择。

（三）微创手术入路与传统手术入路的选择

DAA（直接前方入路）入路是一种改良的 Smith-Peterson 入路，是目前较为微创的处理髋关节病变的手术入路。该入路是在肌肉的间隙直接进入关节，并不会破坏髋关节周围重要的软组织，伴随肌肉肌腱分布的神经不会被破坏。手术微创，出血少，术后疼痛轻，术后早期下地活动，患者满意度高。

Superpath 入路与传统后侧入路向比较，锉股骨髓腔时无须股骨头术中脱位，采用和打入髓内钉一样的解剖标志打入锉刀。可在直视术野下通过经皮穿刺辅助导向器锉髋臼。在软组织分离过程中不切断任何肌肉和肌腱，保留关节囊的完整性，从而为患者术后

快速康复提供良好的肌张力，有报道称患者术后几小时可下地，当天可出院。术后无特殊活动限制，大大提高患者术后生活质量和满意度（图 6-5-1）。

参考文献

[1] 中华医学会骨科学分会创伤骨科学组，中国医师协会骨科医师分会创伤专家工作委员会. 成人股骨颈骨折诊治指南. 中华创伤骨科杂志，2018，20（11）：921. DOI：10.3760/cma.j.issn.1671-7600.2018.11.001.

[2] Zhang X，Tong DK，Ji F，Duan XZ，Liu PZ，Qin S，Xu KH，Di-Li XT. Predictive nomogram for postoperative delirium in elderly patients with a hip fracture. Injury，2019 Feb，50（2）：392-397. doi：10.1016/j.injury.2018.10.034. Epub 2018 Oct 30. PMID：30396771.

[3] 徐凯航，纪方. 青壮年股骨颈骨折的治疗进展. 中华创伤骨科杂志，2020，22（6）：549-552. DOI：

10.3760/cma.j.cn115530-20200202-00043.

[4] Sugiyama Toshihiro, Taguchi Toshihiko, Cortical stability of the femoral neck and hip fracture risk. Lancet, 2005, 366: 1525-1526.

[5] Wang S H, Yang J J, Shen H C, et al. Using a modified Pauwels method to predict the outcome of femoral neck fracture in relatively young patients. Injury, 2015, 46 (10): 1969-1974. DOI: 10.1016/j.injury. 2015.06.016.

[6] Ghayoumi P, Kandemir U, Morshed S. Evidence based update: Open versus closed reduction. Injury, 2015, 46 (3): 467-473. DOI: 10.1016/j.injury. 2014.10.011.

[7] Li S, Chang S M, Jin Y M, et al. A mathematical simulation of the tip-apex distance and the calcar-referenced tip-apex distance for intertrochanteric fractures reduced with lag screws. Injury, 2016: S0020138316300742. DOI: 10.1016/j.injury. 2016. 03.029.

[8] D.S. Chan, Femoral Neck Fractures in Young Patients: State of the Art. Orthop Trauma, 2019, null: S7-S11. DOI: 10.1097/BOT.0000000000001366.

[9] Baig Shakoor A, Baig M N, Osteonecrosis of the Femoral Head: Etiology, Investigations, and Management. Cureus, 2018, 10: e3171. DOI: 10.7759/cureus.3171.

[10] Zlotorowicz M, Czubak-Wrzosek M, Wrzosek P et al. The origin of the medial femoral circumflex artery, lateral femoral circumflex artery and obturator artery. Surg Radiol Anat, 2018, 40: 515-520. DOI: 10.1007/s00276-018-2012-6.

[11] Beck M, Siebenrock K A, Affolter B, et al. Increased Intraarticular Pressure Reduces Blood Flow to the Femoral Head. Clinical Orthopaedics and Related Research, 2004, 424 (424): 149-152. DOI: 10.1097/01.blo.0000128296.28666.35.

[12] Lichstein P M, Kleimeyer J P, Githens M, et al. Does the Watson-Jones or Modified Smith-Petersen Approach Provide Superior Exposure for Femoral Neck Fracture Fixation? Clinical Orthopaedics and Related Research, 2018: 1. DOI: 10.1097/01.blo.0000533627.07650.bb.

[13] Panteli M, Rodham P, Giannoudis P V. Biomechanical rationale for implant choices in femoral neck fracture fixation in the non-elderly. Injury, 2015, 46 (3): 445-452. DOI: 10.1016/j.injury.2014.12.031.

[14] Haidukewych George J, Rothwell Walter S, Jacofsky David J et al. Operative treatment of femoral neck fractures in patients between the ages of fifteen and fifty years. J Bone Joint Surg Am, 2004, 86: 1711-1716. DOI: 10.2106/00004623-200408000-00015.

[15] Meinberg EG, Agel J, Roberts CS, Karam MD, Kellam JF. Fracture and Dislocation Classification Compendium-2018. J Orthop Trauma, 2018 Jan, 32 Suppl 1: S1-S170. doi: 10.1097/BOT. 0000000000001063. PMID: 29256945.

[16] Berkes M B, Little M T M, Lazaro L E, et al. Catastrophic Failure After Open Reduction Internal Fixation of Femoral Neck Fractures With a Novel Locking Plate Implant. Journal of Orthopaedic Trauma, 2012, 26 (10): e170-e176. DOI: 10.1097/bot. 0b013e31823b4cd1.

[17] Lazaro L E, CE Klinger, Sculco P K, et al. The terminal branches of the medial femoral circumflex artery: the arterial supply of the femoral head. Bone & Joint Journal, 2015, 97-B (9): 1204.

[18] Hassan, Mir, Cory, et al. Application of a medial buttress plate may prevent many treatment failures seen after fixation of vertical femoral neck fractures in young adults. Medical Hypotheses, 2015: 429-433. DOI: 10.1016/j.mehy.2015.01.029.

[19] Linbo Z, Lisheng W, Dongming X, et al. Anteromedial femoral neck plate with cannulated screws for the treatment of irreducible displaced femoral neck fracture in young patients: a preliminary study. European Journal of Trauma and Emergency Surgery, 2018. DOI: 10.1007/s00068-018-0972-1.

[20] Ly TV, Swiontkowski MF. Treatment of femoral neck fractures in young adults. Instr Course Lect. 2009, 58: 69-81. PMID: 19385521.

[21] Raaymakers EL. Fractures of the femoral neck: a review and personal statement. Acta Chir Orthop Traumatol Cech, 2006, 73 (1): 45-59. PMID: 16613748.

[22] Todkar M. The complications of displaced intracapsular fractures of the hip. J Bone Joint Surg Br,

2005 Nov，87（11）：1584；author reply 1584. doi：10.1302/0301-620X.87B11.17089. PMID：16260685.

[23] Kyle RF. Fractures of the femoral neck. Instr Course Lect，2009，58：61-8. PMID：19385520.

[24] Bhandari M，Devereaux P J，Tornetta P I，et al. Operative Management of Displaced Femoral Neck Fractures in Elderly Patients：An International Survey. JBJS，2005，87（9）：2122-2130.

[25] Linde F，Andersen E，Hvass I，Madsen F，Pallesen R. Avascular femoral head necrosis following fracture fixation. Injury，1986 May，17（3）：159-163. doi：10.1016/0020-1383（86）90322-0. PMID：3818052.

[26] Siavashi B，Aalirezaei A，Moosavi M，Golbakhsh MR，Savadkoohi D，Zehtab MJ. A comparative study between multiple cannulated screws and dynamic hip screw for fixation of femoral neck fracture in adults. Int Orthop，2015 Oct，39（10）：

2069-2071. doi：10.1007/s00264-015-2881-9. Epub 2015 Jul 8. PMID：26152248.

[27] Ye Y，Ke C，Kewei T，et al. Medial buttress plate augmentation of cannulated screw fixation in vertically unstable femoral neck fractures：Surgical technique and Preliminary results. Injury，2017：S00201383317305302. DOI：10.1016/j.injury.2017.08.017.

[28] Schopper C，Zderic I，Menze J，Müller D，Rocci M，Knobe M，Shoda E，Richards G，Gueorguiev B，Stoffel K. Higher stability and more predictive fixation with the Femoral Neck System versus Hansson Pins in femoral neck fractures Pauwels II. J Orthop Translat，2020 Jul 22，24：88-95. doi：10.1016/j.jot.2020.06.002. PMID：32775200；PMCID：PMC7387742.

（纪方章浩）

第六节 复位标准与复位技术

一、概述

股骨颈骨折多见于老年患者，且女性多于男性。由于老年性骨质疏松，往往轻度外伤暴力（摔倒等）即可引起股骨颈骨折。相反，年轻患者一旦发生股骨颈骨折，绝大多数是受到中重度外伤暴力（车祸、高坠伤等），往往骨折断端移位明显，股骨头血运损害严重，骨折不愈合率和股骨头坏死率均高于老年患者。作为骨科医生，虽然这些患者本身及伤情因素我们无法决定，但术中良好的骨折复位与预后息息相关。因此需要制订相对简单并统一、易被临床接纳且能实际应用的复位标准。

二、复位标准

（一）Garden 指数（Garden Index）

股骨干内缘皮质与压力骨小梁束夹角，在正位片上为160°，在侧位片上为180°。可接受的复位标准为150°～180°。小于150°或者大于180°均视为复位不良，将增加股骨头缺血坏死的概率[1]（图6-6-1）。

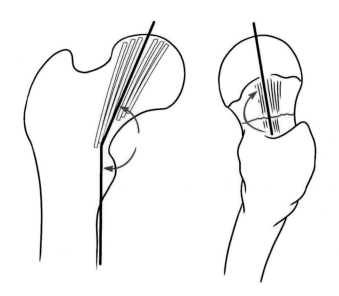

图 6-6-1 股骨干内缘皮质与压力骨小梁束夹角示意图

（二）Lowell 曲线[2]

正常的髋关节正位、侧位 X 线片上股骨头颈边缘均呈现为两条平滑的 S 形曲线（图6-6-2），如果曲线变为 C 形，不平滑或中断成角，则提示股骨颈骨折复位不良（图6-6-3）。

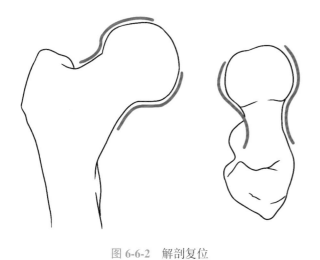

图 6-6-2 解剖复位

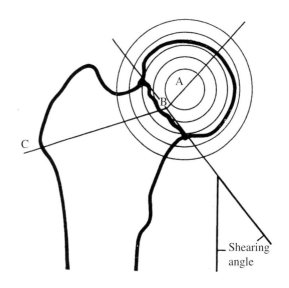

图 6-6-4 WIG 角

A 点：股骨头骨块的中心；B 点：股骨颈骨折线的中点；C 点：股骨大转子基底嵴

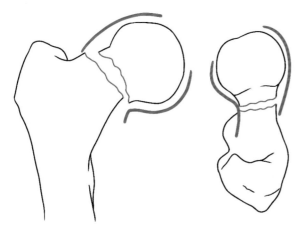

图 6-6-3 复位不良

理想复位应该在髋关节正位 X 线片上实现阳性支撑，且在侧位 X 线片上实现 180° 的骨折对线。

（三）Western Infirmary Glasgow（WIG）angle（图 6-6-4）

在髋关节正位片上测量 AB 与 BC 的夹角，正常 150°，用于评估复位后股骨头与颈部的对位情况。该角度有一定局限性，仅在正位片评估复位情况，缺乏侧位片评估，故临床应用较少[3]。

（四）阳性支撑 / 阴性支撑—股骨颈骨折非解剖复位

2013 年以色列骨科医生 Yechiel Gotfried 在股骨颈骨折非解剖复位中提出阳性与阴性支撑的概念[4]。在髋关节正位片上，Gotfried 将股骨颈头颈骨块内侧皮质位于远端股骨干内侧皮质的外侧，定义为阳性支撑（图 6-6-5）；将股骨颈头颈骨块内侧皮质位于远端股骨干内侧皮质的内侧，定义为阴性支撑（图 6-6-6）。

Gotfried 认为：阴性支撑与股骨颈骨折的复位失败高度相关，阴性支撑容易导致复位丢失，继而发生内翻，而阳性支撑恰恰相反。他们认为股骨颈骨折

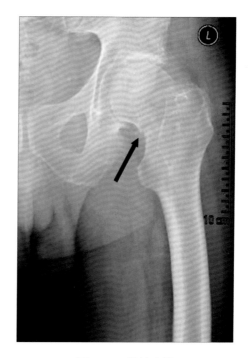

图 6-6-5 阳性支撑

三、复位技术

对于绝大部分股骨颈骨折患者，应当首选手术治疗，尤其是年轻患者（年龄 < 65 岁）或者骨骼条件较好、骨折类型较轻（Garden Ⅰ型和Ⅱ型）的老年患者，手术治疗目标是尽量保留股骨头、避免股骨头坏

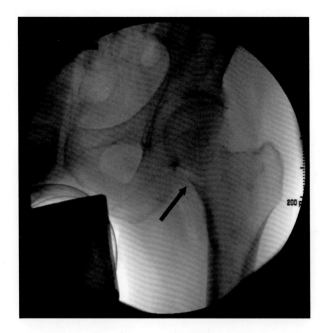

图 6-6-6 阴性支撑

施外侧横向牵引，一旦透视示骨折断端嵌插解除，可进行下一步。

第二步：复位（reduction）。在持续牵引下，内收内旋患肢，内收通常需要 45° 左右，内旋角度则因人而异。在侧位影像中，Garden 指数应达到 180°，如果小于 160°，应切开复位。

第三步：重建（reconstruction）。在内收内旋患肢的同时，逐步放松纵向及外侧横向牵引。在实施内固定时，患肢应保持无牵引状态，目的是在股骨颈骨折实现阳性支撑的情况下，颈干角至少到达 135°。在侧位影像上，Garden 指数应达到 180°。

死，并达到骨性愈合，首选闭合或切开复位内固定治疗。良好的复位是治疗股骨颈骨折成功的前提条件，也是判断预后的重要指标之一，是创伤骨科医生必须掌握的技术。复位技术又分为闭合复位和切开复位。

（一）闭合复位

股骨颈骨折术前常规首选闭合复位，闭合复位可以通过牵引床或者手法实现。

1. 牵引床闭合复位

患者在麻醉状态下，平卧于骨科下肢牵引床上，双足固定于内外旋的牵引踏板上，双下肢分开，患肢牵引，腱肢伸直外展或屈膝屈髋外展外旋位稍微对抗牵引。

C 臂机或者 G 臂机放置于双下肢间的空间内，标准前后位影像要求图像采集器与患者躯体的水平面相垂直；侧位影响要求图像采集器与股骨颈的纵轴同处一个平面，并与股骨颈纵轴垂直，即影像采集器与地面成 0° ~ 30°，同时与下肢轴线成 40°。

绝大多数股骨颈骨折通常呈内翻、短缩、向前成角畸形，远端由于足受重力作用而外旋。因此，先轴向牵引患肢，恢复股骨颈的长度，纠正内翻畸形；接着将患肢足部内旋，髌骨朝向正上方，并适当内收患肢，恢复股骨颈自然的前倾角及颈干角。

Gotfried 复位法[5]：外翻复位骨折的同时实现阳性支撑（图 6-6-7）

第一步：解除嵌插（disimpaction）。逐步增加患肢纵向牵引力量的同时，用一条毛巾包裹大腿近端实

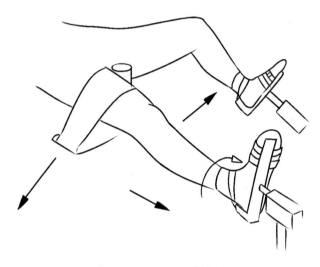

图 6-6-7 Gotfried 复位法

2. 手法闭合复位

如牵引复位效果不佳，亦可尝试手法复位

（1）Mc Elvenny 法：患者取平卧位，双下肢同时做纵向牵引，目的是使骨盆固定，将患肢外旋，并增加牵引力量，再将患肢内旋、内收，以达到复位目的，最终复位情况经 C 臂机透视确认。

（2）Leadbetter 法：患者平卧于地面，将患髋及膝屈曲 90°，沿患肢股骨轴线持续牵引 2 ~ 3 分钟，再将患肢内旋，并轻度屈曲，复位后，将患肢轻轻放下，经 C 臂机透视确认复位情况。

3. 微创经皮辅助复位

如上述方法仍达不到复位效果，通常表明股骨颈骨折断端可能刺入关节囊，或者头颈之间已发生旋转分离，又或者头颈断端之间嵌插牢固难以解锁。此时，仅凭牵引及旋转患肢无法获得复位。为了避免切开复位可使用微创经皮辅助复位技术。

（1）克氏针撬拨及 Joystick 技术[6]（图 6-6-8）

患者平卧于骨科牵引床上，C 臂机透视辅助下，

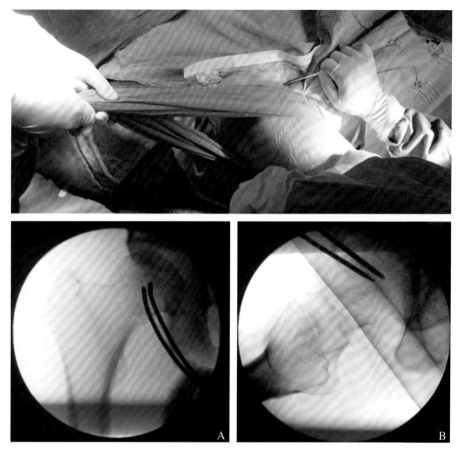

图 6-6-8　克氏针撬拨及 Joystick 技术

A．术中正位片；B．术中侧位片

于腹股沟韧带与股动脉交界处的外下方 1 ～ 2 cm 处，经皮垂直钻入 1 ～ 2 枚直径 2.5 ～ 3.0 mm 克氏针，直达股骨头中心，针尾均留在皮外，通过针尾撬拨或者控制股骨头骨块，采用近端对远端的方式辅助复位；同时，也可以经股骨大转子按照颈干角和前倾角角度，经皮钻入 1 ～ 2 枚直径 2.5 ～ 3.0 mm 克氏针，直达远折端的断端（不要超过骨折断端），针尾留皮外。术者双手握住两组针尾，在助手配合下，调节头、颈骨折断面，使其相互对合复位。

（2）近折端（头颈骨块）临时固定技术[7]（图6-6-9）

患者平卧于骨科牵引床上，C 臂机透视辅助下，于股骨大转子顶点上方 5 cm 处，经皮钻入 1 枚直径2.5 mm 克氏针，从股骨头的外上方进入，穿过股骨头并从其内下方穿出进入髋臼泪滴，将股骨头与髋臼临时固定为一体，限制近折端（头颈骨块）的活动，通过远端对近端的方式达到骨折复位。

（二）切开复位

如果闭合复位及微创经皮辅助复位均告失败，不

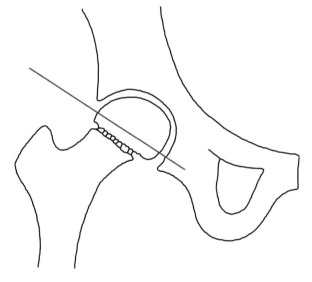

图 6-6-9　头颈骨块临时固定技术

建议再次反复尝试，容易导致股骨头血供进一步损伤，此时应该果断选择切开复位。目前对股骨头血供影响最小，且最常采用的是经 Watson-Jones 入路或者经改良 Smith-Petersen 入路（DAA 入路）切开复位。

1．Watson-Jones 手术入路（图 6-6-10）

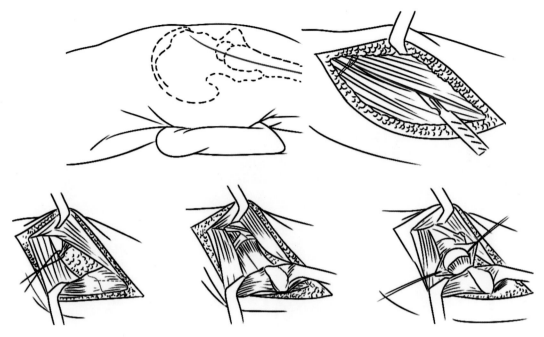

图 6-6-10　Watson-Jones 手术入路

　　起自髂前上棘外侧远端各 2 cm，做一弧形切口，通过大转子顶点外侧，沿股骨长轴向远端延伸。

　　逐层切开皮肤、皮下，沿阔筋膜张肌后界切开，将阔筋膜张肌向前方牵开，钝性分离臀中肌和阔筋膜张肌的间隙并向近端延伸至髋关节，间隙内的血管束可结扎或者电凝。向后方牵开臀中肌，显露并清除髋关节周围脂肪，将大腿外旋，显露髋关节囊的前方。必要时可以切开股直肌的折返头，以及沿转子线切开股外侧肌起点并向下翻转扩大显露。

　　T 形切开关节囊，即可显露股骨颈骨折处，可在髋关节前方放置 Haffman 拉钩牵开前侧结构以便于暴露操作。此时可通过克氏针或骨钩撬拨辅助复位，或者通过 Joytick 技术配合台下助手牵引床的调整复位。

　　骨折复位后，使用骨折复位钳或者克氏针进行临时的固定以维持复位，C 臂机透视确认骨折复位后再进行固定。

　　2. 改良 Smith-Petersen 手术入路（图 6-6-11）

　　以髂前上棘以远 2 cm、向外 3 cm 为起点，向远端腓骨头方向做一纵行切口，长 8 ~ 10 cm。

　　逐层切开皮肤、皮下组织，分辨阔筋膜张肌及缝匠肌间隙（Hueter 间隙），切开阔筋膜张肌肌膜并将其肌纤维向外侧牵开，肌膜连同缝匠肌向内侧牵开，显露其下方股直肌，钝性分离并将其一并向内侧牵开，显露并清除髋关节囊周围脂肪，分离并结扎旋股外侧动脉升支（此血管较恒定），显露髋关节囊的前方。

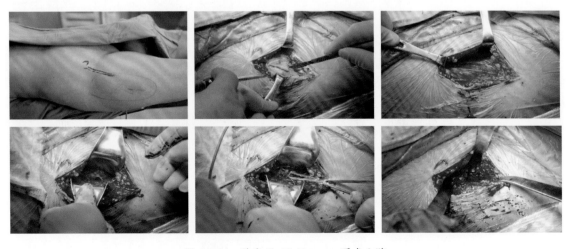

图 6-6-11　改良 Smith-Petersen 手术入路

T 形切开关节囊，即可显露股骨颈骨折处，复位方式同上。

参考文献

[1] Garden RS. The significance of good reduction in medial fractures of the femoral neck. [J]. Proc R Soc Med，1970 Nov，63（11 Part 1）：1122.

[2] Lowell JD. Results and complications of femoral neck fractures. [J]. Clin Orthop Relat Res，1980 Oct，（152）：162-172.

[3] Barnes R，Brown JT，Garden RS，Nicoll EA. Subcapital fractures of the femur. A prospective review. [J]. Bone Joint Surg Br，1976 Feb，58（1）：2-24.

[4] Gotfried Y，Kovalenko S，Fuchs D. Nonanatomical reduction of displaced subcapital femoral fractures （Gotfried reduction）. [J]. Orthop Trauma，2013，27（11）：e254-e259.

[5] Gotfried Y，Kovalenko S，Fuchs D. Nonanatomical reduction of displaced subcapital femoral fractures （Gotfried reduction）. [J]. Orthop Trauma，2013，27（11）：e254-e259.

[6] Su Y，Chen W，Zhang Q，Li B，Li Z，Guo M，Pan J，Zhang Y. An irreducible variant of femoral neck fracture：a minimally traumatic reduction technique. [J]. Injury，2011 Feb，42（2）：140-145.

[7] Mahajan RH，Kumar S，Mishra B. Technique for gentle accurate reproducible closed reduction of intracapsular fracture of neck of femur. [J]. Injury，2017 Mar，48（3）：789-790.

（纪　方　佟大可　汤　洋）

第七节　内固定选择

如果说良好的复位是治疗股骨颈骨折成功的前提条件，那坚强有效的内固定则是骨折愈合的必要条件。对于股骨颈骨折，现阶段临床应用的内固定种类较多，包括髓外（空心螺钉、动力髋螺钉、股骨近端锁定钢板、内侧支撑钢板及 FNS 等）和髓内装置（髓内钉），每种装置均有其各自生物力学特性及优缺点。但无论何种内固定，均须有足够的固定强度，在骨折愈合前不会出现疲劳断裂，并且能够承受部分人体负荷。内固定方案的选择需根据骨折类型、患者个体因素及手术医生因素综合决策。

一、空心加压螺钉

3 枚空心加压螺钉（cannulate compression screw，CCS）固定是近年来临床上最常用的股骨颈骨折的固定方式，其优势在于操作简单，固定可靠并可提供动态加压、方便微创植入、保存骨量、对股骨头血供干扰小等。3 枚空心加压螺钉可以经皮或者小切口植入，3 枚螺钉尽量平行，尽可能贴着股骨颈皮质分散分布，以实现最大固定强度和拉力。绝大多数学者推荐 3 枚空心加压螺钉呈倒三角分布，相对于正三角分布，其具有更好的生物力学固定强度，提供更强的拉力作用，以及降低了股骨转子下骨折的风险（图 6-7-1）。Pauwels Ⅰ型和Ⅱ型的股骨颈骨折均可以通过该方式进行固定。

这种经典的固定模式通过滑动加压原理促进骨折愈合，但对于伴有骨质疏松的股骨颈骨折来说，3 枚平行固定的空心加压螺钉无法提供足够把持力，骨折断端在滑动过程中无法形成有效的支撑，螺钉的进钉点相对靠近并且位于股骨粗隆外侧壁骨皮质薄弱区域，因此极易出现内固定失败、骨折断端严重短缩移位甚至螺钉穿出股骨头等风险。针对上述问题，Filipov 于 2011 年首次提出双平面 - 双支撑螺钉固定模式（biplane double supported screw fixation method，BDSF），亦称"F 型固定技术"，用于治疗老年性股骨颈骨折伴有关节置换禁忌证以及常规螺钉固定禁忌证的患者[1]（图 6-7-2）。

同样，这种经典的 3 枚空心加压螺钉倒三角分布的固定模式，对于骨折线比较水平的股骨颈骨折（Pauwels Ⅰ型和Ⅱ型）比较适合，而对骨折线比较垂直（如 Pauwels Ⅲ型）的股骨颈骨折容易失败，失败率达 10%～30%。其失败的原因除了归结于骨折本身垂直剪切力比较大之外，平行加压螺钉在拧紧过程很可能进一步加重了剪切，引起内侧塌陷及头颈骨块的内翻。因此有学者推荐使用 1 枚非平行螺钉（偏轴螺钉、与骨折线呈垂直方向固定）结合 2～3 枚常规

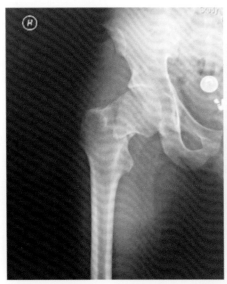
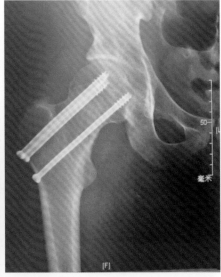

图 6-7-1　3 枚空心加压螺钉

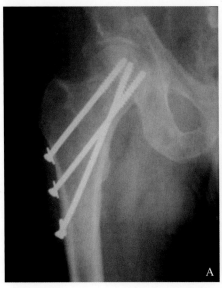
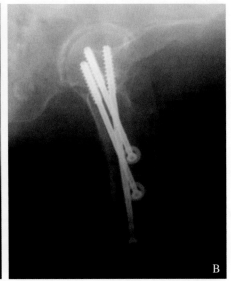

图 6-7-2　F 型固定技术

的平行空心加压螺钉的混合固定模式（图 6-7-3）。其目的通过该枚非平行螺钉垂直于骨折线固定，对骨折起到真正的加压增稳作用，并认为其对抗垂直剪切应力上优于平行空心加压螺钉。但这些结论仅在体外骨折模型上获得的生物力学支持，目前还缺乏大样本、多中心的临床对照试验及随访验证。

二、动力髋部螺钉（DHS）

DHS 是一种角度固定的滑动加压固定系统，其对股骨颈骨折固定的生物力学强度往往要高于 3 枚平行空心加压螺钉，其出色的角稳定性可以对抗内翻，同时又允许沿股骨颈轴向加压（图 6-7-4）。故其最佳适应证是基底型股骨颈骨折，此外还适用于 Pauwels Ⅲ 型骨折或骨质疏松性骨折。但 DHS 仅为单钉固定，抗扭转力量较弱，因此建议联合使用抗旋拉力螺钉。抗旋拉力螺钉应与 DHS 滑动螺钉平行，以实现更好的滑动加压，同时建议将 DHS 滑动螺钉置入股骨矩区域而不是颈正中。Booth 等在防腐股骨上对比了拉力螺钉在股骨颈不同部位时的固定效果，通过生物力学测试发现拉力螺钉固定在股骨矩的强度优于股骨颈中央部[2]。并且滑动髋螺钉（sliding hip screw，SHS）的尖顶距（tip apex distance，TAD）控制在 25 mm 以内，以防止螺钉切出。

2014 年针对年轻垂直剪切型（Pauwels Ⅲ 型）股骨颈骨折术前决策的 OTA 专家问卷调查显示：

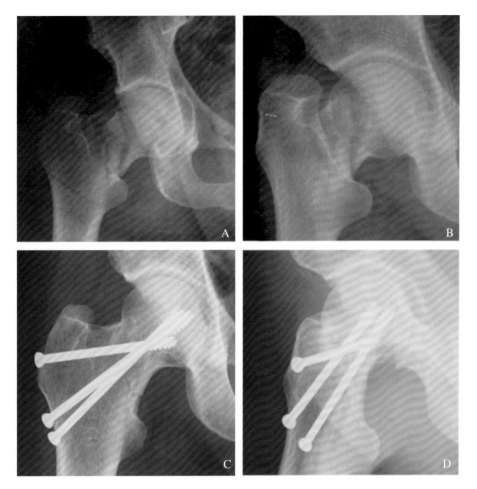

图 6-7-3　混合固定模式

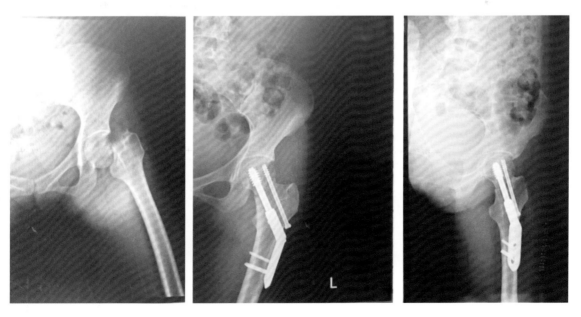

图 6-7-4　动力髋部螺钉

47.2%选择 DHS/DHS+ 防旋螺钉，28%选择平行空心螺钉＋偏轴螺钉，15.1%选择平行空心螺钉，4%选择 PFLP，4%髓内钉。而做出上述决策的理由如下：71%基于生物力学稳定性，7%基于微创操作，7%基于并发症少，6%基于技术简单，2%基于经验等[3]（图6-7-5）。

尽管目前阶段研究尚无统一定论，最佳治疗方案仍存在争议，但 DHS+ 防旋螺钉是目前治疗 Pauwels Ⅲ型股骨颈骨折的有效策略之一。

三、股骨近端锁定钢板（PFLP）

从理论上看，股骨近端锁定钢板可以提供足够的力学稳定性，并减少因过度滑动导致的股骨颈缩短，改善预后及功能，降低翻修率。尸体学研究表明，股骨颈骨折采用股骨近端锁定钢板固定后可以获得较好的力学强度[4]。但事与愿违，其在临床使用过程中失败率极高，可能和股骨锁定钢板的刚度较大，骨折断端失去了微动及滑动加压，从而改变了骨折的愈合模式有关。最终因骨折长期不愈合导致内固定物的断裂。基于目前的临床结果，股骨近端锁定板不应当作为治疗股骨颈骨折的一个常规选项。但对于股骨颈骨折合并股骨转子间或股骨干骨折，无法采用髓内钉进行治疗时可以考虑选择股骨近端锁定钢板。

四、股骨近端髓内钉

股骨近端髓内钉也可以用于治疗股骨颈骨折，其适应证为股骨颈基底型骨折以及合并股骨转子间或股骨干的股骨颈骨折，可以选择对头颈骨块固定强度高，并且能实现加压的股骨近端髓内钉。例如，曾经使用较多的股骨重建钉（reconstruction Nail，RN），其有 2 枚头钉固定头颈骨块，即可加压防旋，亦可起到抗内翻支架作用。然而在实际临床应用中，10%～20%出现了头钉的"Z 字效应"，最终导致内固定失败。而现如今临床广泛使用 Intertan 髓内钉恰到好处地解决了该问题，同样是头端双钉设计，InterTAN 髓内钉采用联合交锁钉组合，具有高度稳定性的同时还避免了传统重建钉产生的"Z 字效应"，防切出效果明显（图 6-7-6）。

五、内侧支撑钢板（medial buttress plate）

Pauwels Ⅲ型股骨颈骨折多发生于年轻人高能量损伤所致，因其垂直剪切应力较大，故容易发生固定失败、骨不连、畸形愈合及股骨头缺血坏死等并发症。上述传统的固定模式虽然各有优缺点，但都是通过间接支撑模式对抗垂直剪切应力，而解剖复位、稳定的内固定是提高 Pauwels Ⅲ型股骨颈骨折治疗效果关键，那是否可以在股骨颈下内侧提供直接支撑呢？因此，近几年有学者提出了内侧支撑/防滑钢板的新理念（图 6-7-7）。

内侧支撑钢板是指在股骨颈骨折解剖复位、平行拉力螺钉常规加压固定后，于股骨颈下内侧（6 点方向）放置一块 3 ~ 4 孔的 1/3 管型钢板或重建钢板（不预弯或欠预弯），在紧靠骨折尖下方打入一枚穿过双层皮质的防滑螺钉（buttress screw），远、近侧余下孔根据情况打入第 2 枚或更多螺钉。通过钢板的直接支撑作用将垂直剪切应力转变为骨折断端的压应力，预防头颈骨块的内翻塌陷[5]。

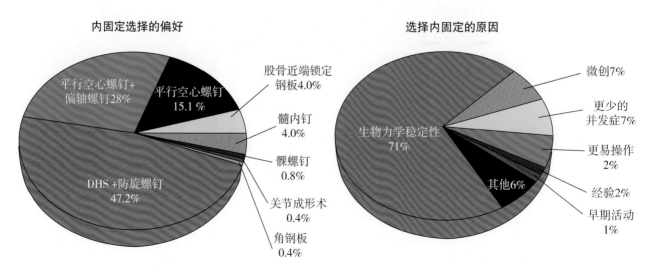

图 6-7-5　OTA 专家问卷调查结果

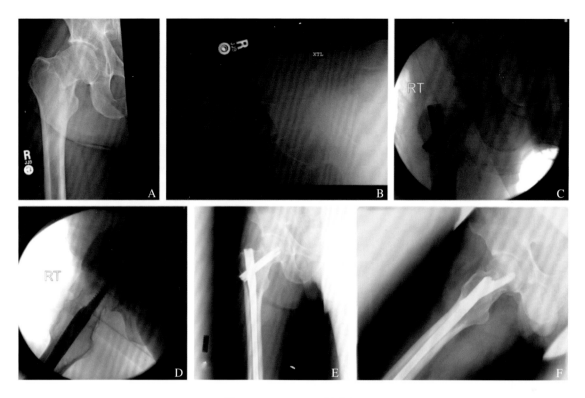

图 6-7-6 InterTAN 髓内钉

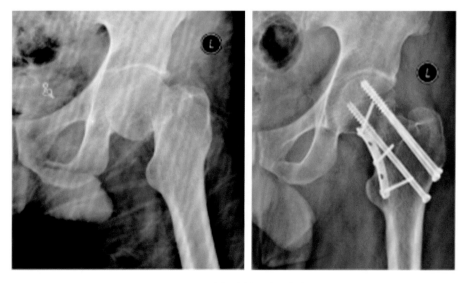

图 6-7-7 内侧支撑 / 防滑钢板

其手术入路一般选用 DAA 入路，通过患肢外旋及 Haffman 拉钩辅助下显露股骨颈下内侧，根据上述顺序完成复位及固定。

虽然内侧支撑钢板较其他固定方式存在一定的生物力学优势，但争议声却不断：内侧支撑钢板长度及强度问题，内侧支撑钢板撞击及局部软组织激惹问题，切开复位不可避免的局部血供破坏问题，Pauwels Ⅲ 型常见后内侧粉碎、股骨距不完整、是否需要植骨的问题，内固定失败后钢板遗留还是取出问题，等等。这是问题尚需进一步研究证实以及多中心、大样本的长期随访所明确。

六、股骨颈动力交叉钉系统（FNS）

FNS 于 2017 年 10 月首次上市，由 AO 内固定协会 LEEG（Lower Extremity Expert Group，下肢专家工作组）和强生 Depuy Synthes 公司合作研发。适应证为：股骨颈骨折（AO type31-B）。FNS 由 130°

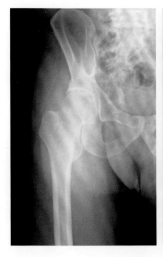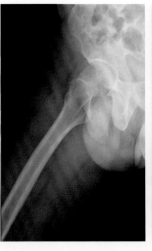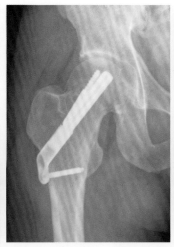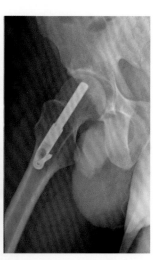

图 6-7-8 股骨颈动力交叉钉系统

接骨板（1～2孔）、动力棒、抗旋螺钉3部分组成。FNS 相较于 DHS 操作简单，切口更小，对骨质造成的创伤小，内固定占位小，具有微创植入的优势。从生物力学角度来看，其稳定性与 DHS+ 防旋钉相当，优于3枚空心加压螺钉[6]。同时 FNS 设计上允许动力棒在钉板套筒内滑动短缩 15mm 而不向外侧突出，降低了对软组织的激惹，从而减少术后大腿疼痛的发生率（图 6-7-8）。

参考文献

[1] Filipov O. Biplane double-supported screw fixation（F-technique）：a method of screw fixation at osteoporotic fractures of the femoral neck. Eur J Orthop Surg Traumatol，2011 Oct，21（7）：539-543.

[2] Booth KC，Donaldson TK，Dai QG. Femoral neck fracture fixation：a biomechanical study of two cannulated screw placement techniques. Orthopedics，1998 Nov，21（11）：1173-1176.

[3] Luttrell K，Beltran M，Collinge CA. Preoperative decision making in the treatment of high-angle "vertical" femoral neck fractures in young adult patients. An expert opinion survey of the Orthopaedic Trauma Association's（OTA）membership. Orthop Trauma，2014 Sep，28（9）：e221-225.

[4] Aminian A，Gao F，Fedoriw WW，Zhang LQ，Kalainov DM，Merk BR. Vertically oriented femoral neck fractures：mechanical analysis of four fixation techniques. Orthop Trauma，2007 Sep，21（8）：544-548.

[5] Mir H，Collinge C. Application of a medial buttress plate may prevent many treatment failures seen after fixation of vertical femoral neck fractures in young adults. Med Hypotheses，2015 May，84（5）：429-433.

[6] Stoffel K，Zderic I，Gras F，Sommer C，Eberli U，Mueller D，Oswald M，Gueorguiev B. Biomechanical Evaluation of the Femoral Neck System in Unstable Pauwels III Femoral Neck Fractures：A Comparison with the Dynamic Hip Screw and Cannulated Screws. Orthop Trauma，2017 Mar，31（3）：131-137.

（纪 方 佟大可 汤 洋）

第八节 内固定技术

股骨颈骨折多见于中老年患者的低能量损伤和年轻患者的高能量损伤。目前国内外主流的内固定方式：一是三枚空心加压螺钉，以倒三角平行分散分布居多，可以微创植入，但力学稳定性欠佳，术后不能早期下地负重，康复时间较长。后来衍生出诸如双平面、双支撑螺钉固定模式（BDSF）及改良交叉空心螺钉固定模式，用于治疗不同年龄不同类型的股骨颈骨折；二是经典的动力髋部螺钉系统（DHS），辅以防旋螺钉，其力学稳定性有所提升，但操作相对复杂，创伤较大且手术时间较长。那么，是否有一种内固定兼顾 DHS 的强度和三枚空心螺钉的微创呢？股骨颈动力交叉钉系统（femoral neck system，FNS）应运而生，FNS 由 AO 内固定协会 LEEG（Lower Extremity Expert Group，下肢专家工作组）和强生 Depuy Synthes 公司合作研发，于 2017 年 10 月正式上市使用。其具有操作简单，微创植入，良好的角稳定性及旋转稳定性以及术中术后加压等优点，目前国内临床逐渐开始广泛使用。

一、空心加压螺钉

（一）倒三角固定模式

3 枚倒三角平行分布的空心加压螺钉固定模式是近年来临床上最常用的股骨颈骨折的固定方式，其优势在于操作简单、固定可靠并可提供动态加压、方便微创植入、保存骨量、对股骨头血供干扰小等。Pauwels Ⅰ型和Ⅱ型、无明显骨质疏松的股骨颈骨折均可以通过该方式进行固定。

具体操作技术如下（图 6-8-1～图 6-8-6）：

病例 男性，42 岁，右股骨颈骨折。

麻醉满意后，患者平卧于骨科下肢牵引床上，双足固定于内外旋的牵引踏板上，双下肢分开，C 臂机或 G 臂机透视辅助下牵引床闭合复位满意后，术野常规消毒铺巾。

术中在透视辅助下，经皮电钻钻入 3 枚导针至股骨颈适当位置：第一根导针的进针位置位于小转子平面以上，透视正位像位于股骨颈下方，侧位像位于股骨颈中线，方向平行于股骨颈长轴，紧贴股骨距进针至软骨下骨 5 mm；可应用平行导向器置入第二、第三根导针，透视正位像位于股骨颈中线或偏上，侧位像分别位于股骨颈前方及后方，方向平行于第一根导针，同样进针至软骨下骨 5 mm。

测量深度，所得数值根据实际情况减去 0～5 mm，以便断端加压。空心钻预钻孔后，沿导针拧入适当长度空心加压螺钉，透视下确认空心螺钉螺纹全部通过骨折线，螺钉逐一均匀加压，透视确认，拔出导针，关闭切口。

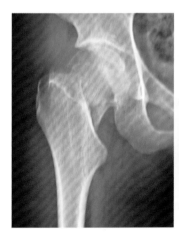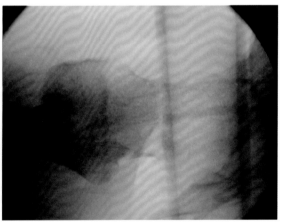

图 6-8-1 C 臂机或 G 臂机辅助下牵引床闭合复位

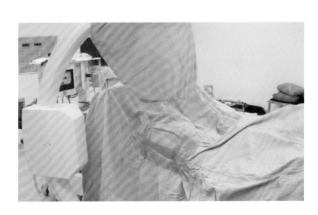

图 6-8-2 消毒、铺无菌巾单

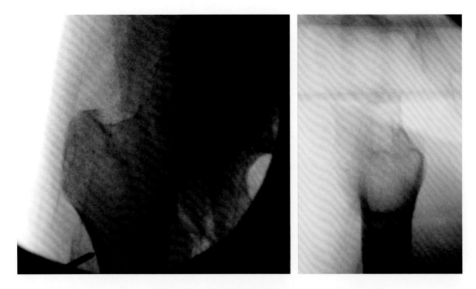

图 6-8-3　C 臂机或 G 臂机透视辅助下牵引床闭合复位满意

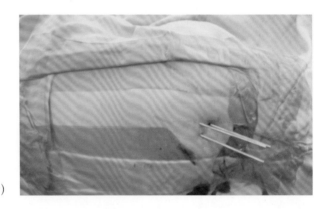

图 6-8-4　置入 3 枚导针（克氏针）

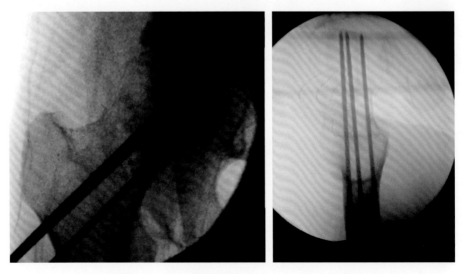

图 6-8-5　术中电透示导针位置及进针深度适宜

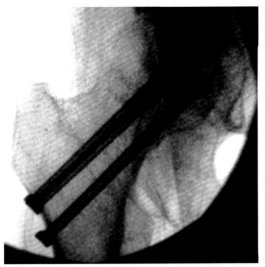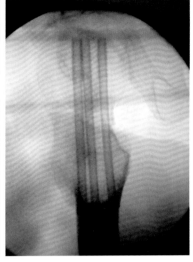

图 6-8-6 术中电透示螺钉长度适宜

病例 女性，58岁，左股骨颈骨折（操作流程同上，图 6-8-7）。

Zdero 等比较了 3 枚空心螺钉临近置钉和 3 枚空心螺钉倒三角平行置钉（下方，前方，后方骨皮质）治疗横行骨折线的力学强度，发现倒三角置钉的稳定性更好，对抗剪切力和轴向负荷的能力更好[1]。Zlowodski 等建议空心螺钉固定股骨颈骨折加用垫片可以预防外侧骨皮质穿透，增加螺钉拧入时的扭矩，减少固定物松动失败的风险[2]。

尽管倒三角固定模式被广大学者所接受，但股骨颈骨折螺钉固定的数目仍存在争议。Kauffman 等比较了股骨颈后方骨质粉碎和不粉碎病例空心螺钉固定后的生物力学特征，结果发现：在无后方骨质粉碎的横行和斜行股骨颈骨折中，3 枚螺钉固定的强度要优于 4 枚螺钉；而伴有后方粉碎的股骨颈骨折中，4 枚螺钉的固定强度更好，其轴向对抗负荷的能力更好，移位也更少[3]。Mizrahi 等的研究则认为：对有骨质疏松的股骨颈骨折患者，倒三角 3 枚空心螺钉固定方式较好，而对无骨质疏松的患者，4 枚四边形空心螺钉固定效果更佳[4]。

（二）双平面、双支撑螺钉固定模式（BDSF）

倒三角经典固定模式通过滑动加压原理促进骨折愈合，但对于伴有骨质疏松的股骨颈骨折来说，该固

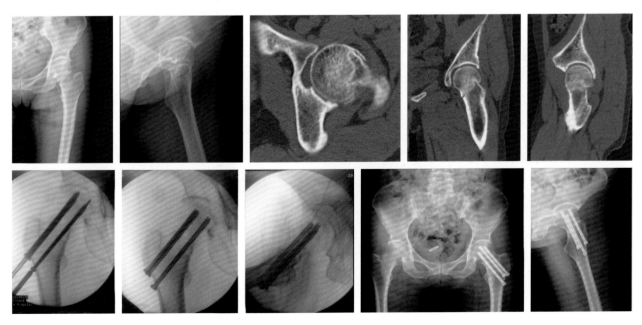

图 6-8-7 病例 2 股骨颈骨折空心加压螺钉固定

定模式提供的把持力有限，无法形成有效的支撑，极易出现内固定失败、骨折断端严重短缩移位甚至螺钉穿出股骨头等风险。针对上述问题，保加利亚骨科医生 Orlin Filipov 于 2011 年首次提出双平面 - 双支撑螺钉固定模式（biplane double supported screw fixation method，BDSF），亦称"F 型固定技术"，用于治疗老年性股骨颈骨折伴有关节置换禁忌证以及常规螺钉固定禁忌证的患者[5]。

其技术操作流程概述为：先置入上端 2 枚角度较小的空心加压螺钉，垂直骨折线实现术中加压，然后于小粗隆下方 1 ~ 2 cm 置入 1 枚低位长斜螺钉，与上方 2 枚螺钉交叉。该技术最大特点是下方 2 枚螺钉通过坚实的股骨干外侧皮质为股骨距提供了 2 个坚强的支撑点，3 枚螺钉分布于两个垂直斜面（远端螺钉位于背侧斜面，中间和近端螺钉位于腹侧斜面），并且这两个平面在股骨头的方向上相互分叉，具有良好的分布。BDSF 可以更好地将身体压应力沿螺钉传导至股骨干外侧皮质，避免螺钉出现应力集中，增强了固定的稳定性，并且螺钉可以在可控风险内滑动（图 6-8-8）。

紧接着，Filipov 等通过尸体股骨标本，从生物力学角度评估了双平面双支撑螺钉固定方式（BDSF）强度，并与传统的 3 枚平行空心螺钉固定（CFIX）进行比较。由于 BDSF 具有两个不同倾斜方向的股骨距支撑螺钉及双平面螺钉分布，可显著提高股骨颈骨折的稳定性。因此在不稳定的股骨颈骨折中，BDSF 的固定稳定性优于 CFIX[6]。Filipov 等回顾了运用 BDSF 治疗了 207 例 Garden Ⅲ - Ⅳ 型股骨颈骨

折患者的预后。结果显示：平均随访了（29.6±16.8）个月，骨折愈合率为 96.6%（男 97.6%，女 96.4%，$P = 0.99$）。骨不连发生率为 3.4%，其中包括固定失败（2.4%）、假性关节病（0.5%）和 AVN 骨不连（0.5%）。AVN 发生率为 12.1%（男 4.8%，女 13.9%，$P = 0.12$）。改良 Harris 髋关节评分为 86.2±18.9（范围 10 ~ 100），性别间无显著性差异，$P = 0.07$。老年患者入院时伴有合并症明显增多（$P = 0.001$），随访时活动能力显著降低（$P = 0.005$），穿袜子和鞋子困难明显增多（$P < 0.001$）[7]。我国学者夏希和刘智回顾性对比 BDSF 与 CFIX 治疗老年股骨颈骨折，发现髋关节 Harris 评分、再手术率及颈短缩率方面，BDSF 均明显优于 CFIX[8]（图 6-8-9）。

双平面、双支撑螺钉固定技术与传统经典倒三角固定技术相比，实操难度更大，对置钉精准性及螺钉分布要求更高，尤其是那枚低位长斜螺钉，要求其紧贴股骨颈内侧及后侧皮质。随着国内现阶段骨科手术导航机器人的蓬勃发展，为 BDSF 提供了便利，利用导航机器人辅助技术使得 BDSF 的操作更加精准高效，同时还能够减少手术创伤，缩短手术时间及降低医患透视辐射量等优势。

具体操作技术如下（图 6-8-10 ~ 图 6-8-12）：
病例　男性，53 岁。右股骨颈骨折（病例源于吉林大学中日联谊医院刘光耀教授）。

（三）改良交叉空心螺钉（偏轴螺钉）固定模式

这种经典的 3 枚空心加压螺钉倒三角分布的固定模式，对于骨折线比较垂直（Pauwels Ⅲ 型）的股骨

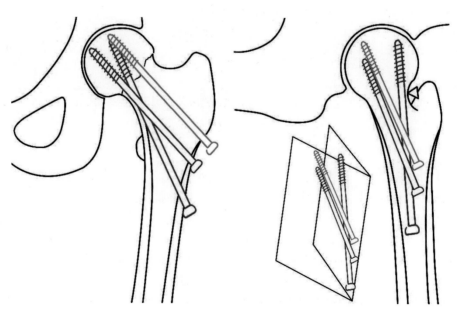

图 6-8-8　F 型固定技术示意图

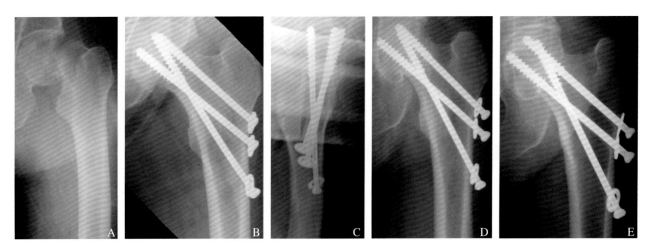

图 6-8-9 F型固定技术的应用

A. 术前正位片；B. 术后即刻正位片；C. 术后即刻侧位片；D, E. 空心钉退钉，股骨颈短缩

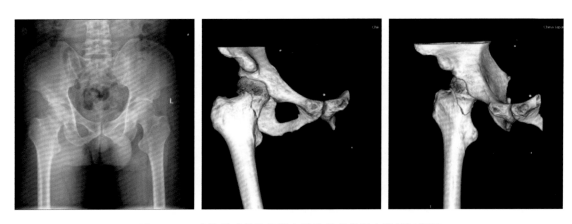

图 6-8-10 术前通过导航机器人辅助技术做相应的置钉规划

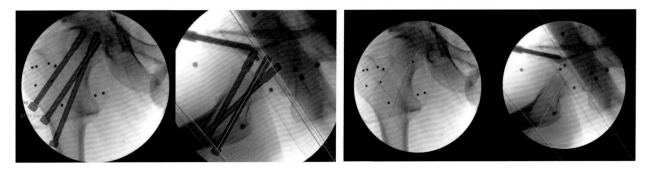

图 6-8-11 术中按照规划方案，导航下完成精准置钉

颈骨折容易失败，失败率达 10% ～ 30%。其失败的原因除了归结于骨折本身垂直剪切力比较大之外，平行加压螺钉在拧紧过程很可能进一步加重了剪切，引起内侧塌陷及头颈骨块的内翻[9]。因此有学者推荐使用 1 枚非平行螺钉（偏轴螺钉，与骨折线呈垂直方向固定）结合 2 ～ 3 枚常规的平行空心加压螺钉的混合固定模式。目的是通过该枚非平行螺钉垂直于骨折线固定，对骨折起到真正的加压增稳作用，并认为其对

抗垂直剪切应力上优于平行空心加压螺钉。

具体操作技术如下（图 6-8-13 ～图 6-8-15）：

病例 男性，31 岁，右股骨颈骨折。

麻醉满意后，患者平卧于骨科下肢牵引床上，双足固定于内外旋的牵引踏板上，双下肢分开，C 臂机或 G 臂机透视辅助下牵引床闭合复位满意后，术野常规消毒铺巾（如果牵引复位难以达到满意复位，可尝试经皮微创复位技术；如果所有闭合复位方法均告

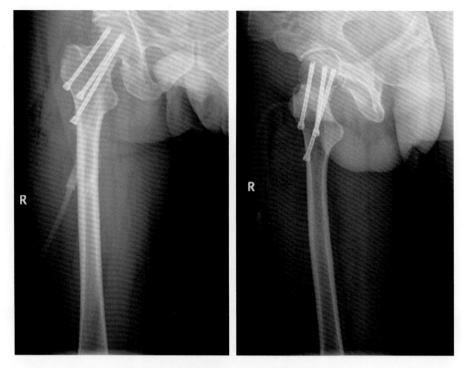

图 6-8-12 术后 X 线示螺钉位置及长度适宜

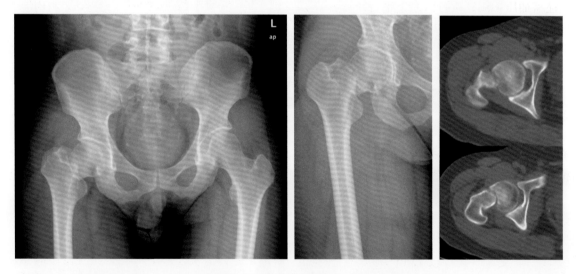

图 6-8-13 术前 X 线及 CT 平扫

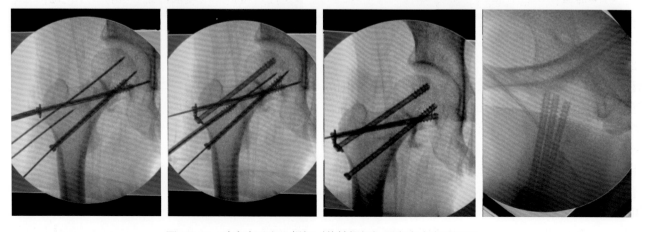

图 6-8-14 改良交叉空心螺钉（偏轴螺钉）固定术术中透视图

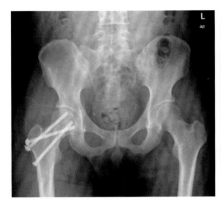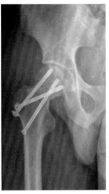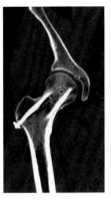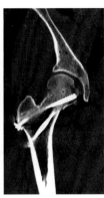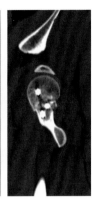

图 6-8-15　术后 X 线及 CT 平扫

失败，建议选择切开复位）。

术中 1 枚空心加压螺钉（偏轴螺钉）从股骨大粗隆外侧垂直于股骨颈骨折线置入，位于股骨颈中心；另外 2 ~ 3 枚空心加压螺钉沿股骨颈长轴方向依次平行置入，分别位于股骨颈前方及后方。螺钉顺序以先拧紧偏轴螺钉使骨折断端加压，由于大粗隆部骨皮质较薄，往往需加压垫圈，再拧入余下平行螺钉。

Hawks 等在尸体股骨上模拟 Pauwels Ⅲ 型股骨颈骨折，比较了两种空心螺钉固定模式的生物力学性能。第 1 种置钉方式：3 枚 7.3 mm 空心加压螺钉呈倒三角形方式置入；第 2 种置钉方式：2 枚 7.3 mm 空心螺钉在股骨颈上部置入，1 枚 4.5 mm 的拉力螺钉从大转子的外上方斜向内下垂直于股骨颈骨折线置入。研究发现第 2 种置钉模式改进了固定的机械性能，与倒三角形结构相比，固定强度增加 70%，骨折产生 3mm 位移所需的力增加 43%[10]。Guimarães 等使用改良交叉空心螺钉技术治疗了 20 例年轻（平均年龄 38.7 岁）Pauwels Ⅲ 型股骨颈骨折，术中闭合复位满意后下交叉置入 3 枚 7.0mm 空心螺钉固定（其中 1 枚从股骨大粗隆外侧垂直于股骨颈骨折线置入，位于股骨颈中心；另外 2 枚与股骨干呈 125° 平行置入，分别位于股骨颈前方及后方），术后平均随访 24 个月，其中 16 例骨折愈合，2 例股骨头缺血坏死，2 例骨不连。作者认为改良交叉空心螺钉技术能有效治疗年轻 Pauwels Ⅲ 型股骨颈骨折[11]。Johnson 等则通过人工股骨模型，比较了改良交叉空心螺钉、倒三角形空心螺钉和动力髋部螺钉（DHS）+ 防旋螺钉在治疗 Pauwels Ⅲ 型股骨颈骨折的静态和动态力学性能。发现 DHS + 防旋螺钉固定法的生物力学性能优于交叉空心钉固定法和平行空心钉固定法，且后两组生物力学性能无明显差异，因此建议尽可能使用 DHS + 防旋转螺钉治疗 Pauwels Ⅲ 型股骨颈骨折[12]。

对于 Pauwels Ⅲ 型股骨颈骨折，改良交叉空心螺钉（偏轴螺钉）固定技术是一种可选的治疗方式，但其有效性还有待进一步研究及临床验证。

二、动力髋部螺钉（DHS）

DHS 是一种角度固定的滑动加压固定系统，其具有出色的角稳定性可以对抗内翻，同时又允许沿股骨颈轴向加压。故其最佳适应证是基底型股骨颈骨折，此外还适用于 Pauwels Ⅲ 型骨折或骨质疏松性骨折。但 DHS 仅为单钉固定，抗扭转力量较弱，因此往往联合使用抗旋拉力螺钉治疗基底型和 Pauwels Ⅲ 型股骨颈骨折。

具体操作技术如下（图 6-8-16 ~ 图 6-8-21）：

病例　男性，32 岁，左股骨颈骨折（此病例源于上海浦东医院禹宝庆教授）。

麻醉满意后，患者平卧于骨科下肢牵引床上，双足固定于内外旋的牵引踏板上，双下肢分开，C 臂机或 G 臂机透视辅助下牵引床闭合复位满意后，术野常规消毒铺巾（如果牵引复位难以达到满意复位，可尝试经皮微创复位技术；如果所有闭合复位方法均告失败，建议选择切开复位）。

术前通过定位针透视标记切口位置：以小转子投影水平与股骨干中轴线投影水平的交点作为预置进针点，沿股骨干中轴线向远端延长 8 ~ 10 cm 做皮肤切口标记。逐层切开皮肤、皮下脂肪、阔筋膜及股外侧肌肌膜，沿肌纤维走行方向钝性分离股外侧肌，显露进针点。

DHS 导针的进针位置位于小转子平面以上，透视正位像位于股骨颈中下 1/3（靠近股骨距），侧位像位于股骨颈中线，方向平行于股骨颈长轴，紧贴股骨距进针至软骨下骨 5 mm；防旋空心拉力螺钉导针在

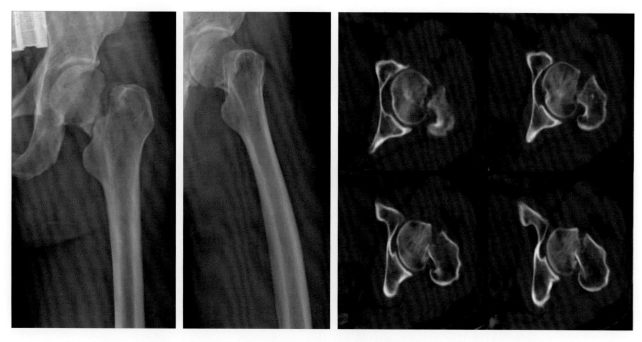

图 6-8-16　术前 X 线及 CT 平扫

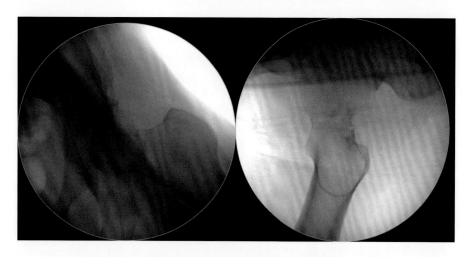

图 6-8-17　C 臂机或 G 臂机透视辅助下牵引床闭合复位满意

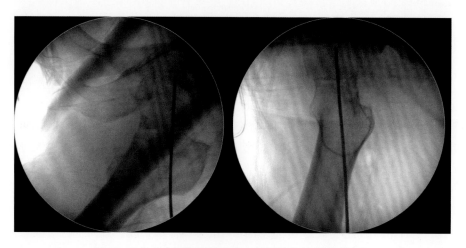

图 6-8-18　术中透视示置入第一根导针位置及深度适宜

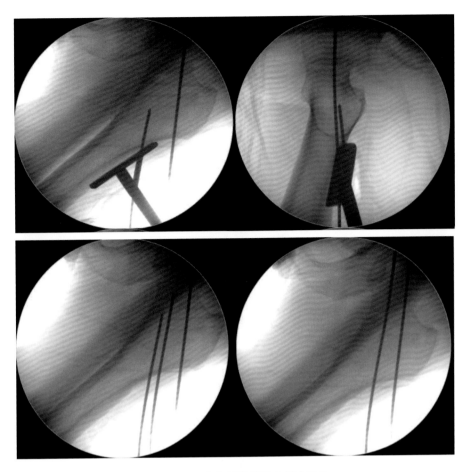

图 6-8-19　术中透视示置入其余导针

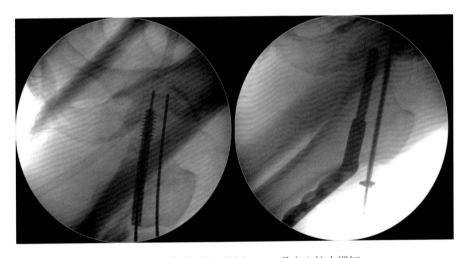

图 6-8-20　术中透视下置入 DHS 及空心拉力螺钉

其上方进针，透视正位像位于股骨颈中线上方，侧位像位于股骨颈中线，方向平行于第一根导针，同样进针至软骨下骨 5 mm。

测量深度，所得数值根据实际情况减去 0 ~ 5 mm，以便断端加压。先置入 DHS，放松牵引，适当加压，再置入防旋空心拉力螺钉，可以加上垫圈，防止钉尾拧入骨皮质。透视确认无误后逐层关闭切口。

Saglam 等的研究发现，在 Pauwels Ⅲ 型股骨颈骨折固定中，动力髋螺钉 + 防旋螺钉较 3 枚平行放置的空心螺钉有更好的力学稳定性 [13]。Deneka 等的研究则发现动力髋螺钉 + 防旋螺钉和倒三角置钉相比，在不稳定性股骨颈骨折中失败率更低 [14]。而 Kemker 等通过生物力学测试发现，动力髋螺钉 +2 枚 7.2 mm空心螺钉和 3 枚 7.2 mm 倒三角放置的空心螺钉固定

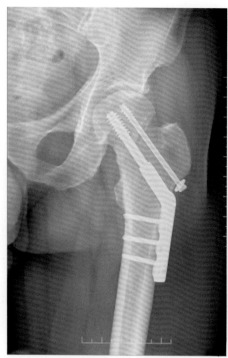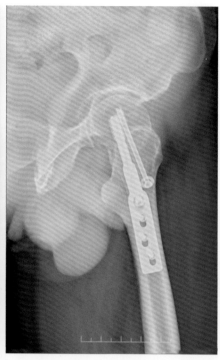

图 6-8-21　术后 X 线

Pauwels Ⅲ 型股骨颈骨折的力学稳定性相当，但临床上对于负荷区骨皮质粉碎的 Pauwels Ⅲ 型股骨颈骨折来说，动力髋螺钉 +2 枚 7.2 mm 空心螺钉可能是更合适的选择 [15]。

三、股骨颈动力交叉钉系统（FNS）

FNS 于 2017 年 10 月首次上市，由 AO 内固定协会 LEEG（Lower Extremity Expert Group，下肢专家工作组）和强生 Depuy Synthes 公司合作研发。适应证为：股骨颈骨折（AO type31-B）。

股骨颈动力交叉钉系统（FNS）由 130° 接骨板（1 ~ 2 孔）、动力棒、抗旋螺钉 3 部分组成。其具有良好的角稳定性及旋转稳定性，允许术中加压及术后滑动加压，一体化设计具有出色的抗剪切内翻应力，并且学习曲线短，操作简单，允许微创植入（图6-8-22）。

其实际操作流程如下（图 6-8-23）：

1．术前通过定位针透视标记切口位置：以小转子投影水平与股骨干中轴线投影水平的交点作为预置进针点，沿股骨干中轴线向远端延长 4 ~ 5 cm 做皮肤切口标记。

2．逐层切开，钝性游离股外侧肌，经 130° 导向器引导下置入导针，导向器需紧贴股骨干，利用导针

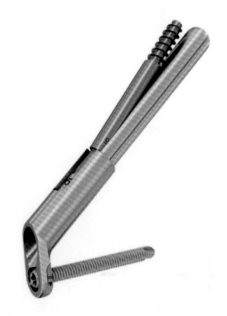

图 6-8-22　股骨颈动力交叉钉系统

调整导向器可以微调进针点及进针角度，确保导针在正侧位透视下均位于股骨颈及股骨头中线，深度至股骨头软骨下骨，同时置入一枚防旋导针。

3．测量深度，所得数值减去 5 mm 为实际动力棒使用尺寸。

4．沿导针扩孔钻扩孔后，通过插入手柄连接动力棒及接骨板，顺导针置入，确保动力棒距软骨下 5 mm。

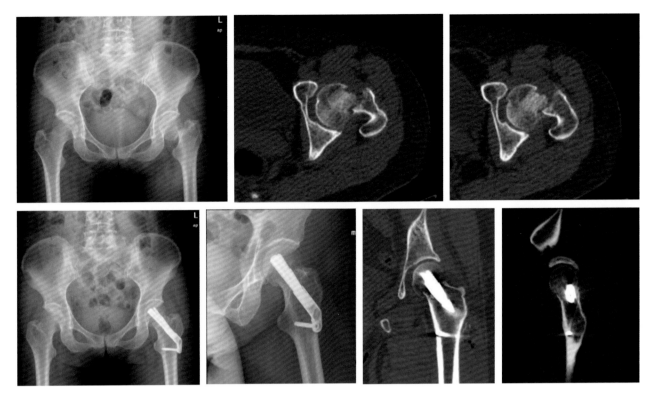

图 6-8-23 术前与术后 X 线及 CT 平扫

5. 通过指触及侧位透视确认接骨板平行于股骨干中轴线，依次置入锁钉和动力棒等长的防旋螺钉。

6. 如果此时骨折断端有分离，可在透视辅助下通过上述装置实现术中加压，加压前可松开牵引；如果断端无分离则无须上述操作。

7. 向下滑动取出连接手柄，逐层关闭切口。

从生物力学角度来看，其稳定性与 DHS+ 防旋螺钉相当，优于 3 枚空心加压螺钉[16]。Hu 等回顾性分析了两种不同的内固定方式治疗 60 岁以下股骨颈骨折的疗效，尽管 FNS 组手术时间及出血量多于 CCS 组，但 FNS 组股骨颈缩短程度明显低于 CCS 组（P = 0.036）。术后并发症方面，两组股骨头坏死和骨折不愈合的发生率无统计学差异。因此，FNS 具有优良的生物力学性能及整体结构稳定性[17]。Nibe 等回顾性分析比较了 65 岁以上股骨颈骨折患者行 FNS 内固定及其他植入物内固定，其认为对于老年股骨颈骨折患者，FNS 内固定可缩短手术时间，降低再手术率[18]。杨亚军等回顾性比较了 FNS 和空心加压螺钉治疗股骨颈骨折的近期疗效，FNS 可减少术中透视次数，可获得满意近期疗效[19]。

FNS 给我们提供了股骨颈骨折固定的一种新模式，尽管其生物力学优势突出，短期疗效满意，但有待进一步大样本的临床研究及随访结果验证。

参考文献

[1] Zdero R，Keast-Butler O，Schemitsch EH. A biomechanical comparison of two triple-screw methods for femoral neck fracture fixation in a synthetic bone model. Trauma，2010 Dec，69（6）：1537-1544.

[2] Zlowodzki MP，Wijdicks CA，Armitage BM，Cole PA. Value of washers in internal fixation of femoral neck fractures with cancellous screws：a biomechanical evaluation. Orthop Trauma，2015 Feb，29（2）：e69-72.

[3] Kauffman JI，Simon JA，Kummer FJ，Pearlman CJ，Zuckerman JD，Koval KJ. Internal fixation of femoral neck fractures with posterior comminution：a biomechanical study. Orthop Trauma，1999 Mar-Apr，13（3）：155-159.

[4] Mizrahi J，Hurlin RS，Taylor JK，Solomon L. Investigation of load transfer and optimum pin configuration in the internal fixation，by Muller screws，of fractured femoral necks. Med Biol Eng Comput，1980 May，18（3）：319-325.

[5] Filipov O. Biplane double-supported screw fixation（F-technique）：a method of screw fixation at

osteoporotic fractures of the femoral neck. Eur J Orthop Surg Traumatol, 2011 Oct, 21 (7): 539-543.

[6] Filipov O, Gueorguiev B. Unique stability of femoral neck fractures treated with the novel biplane double-supported screw fixation method: a biomechanical cadaver study. Injury, 2015 Feb, 46 (2): 218-226.

[7] Filipov O, Stoffel K, Gueorguiev B, Sommer C. Femoral neck fracture osteosynthesis by the biplane double-supported screw fixation method (BDSF) reduces the risk of fixation failure: clinical outcomes in 207 patients. Arch Orthop Trauma Surg, 2017 Jun, 137 (6): 779-788.

[8] Mir H, Collinge C. Application of a medial buttress plate may prevent many treatment failures seen after fixation of vertical femoral neck fractures in young adults. Med Hypotheses, 2015 May, 84 (5): 429-433.

[9] Hawks MA, Kim H, Strauss JE, Oliphant BW, Golden RD, Hsieh AH, Nascone JW, O'Toole RV. Does a trochanteric lag screw improve fixation of vertically oriented femoral neck fractures? A biomechanical analysis in cadaveric bone. Clin Biomech (Bristol, Avon), 2013 Oct, 28 (8): 886-891.

[10] Guimarães JAM, Rocha LR, Noronha Rocha TH, Bonfim DC, da Costa RS, Dos Santos Cavalcanti A, Roesler CR, Perini Machado JA, Aguiar DP, Duarte MEL. Vertical femoral neck fractures in young adults: a closed fixation strategy using a transverse cancellous lag screw. Injury, 2017 Oct, 48 Suppl 4: S10-S16.

[11] Johnson JP, Borenstein TR, Waryasz GR, Klinge SA, McClure PK, Chambers AB, Hayda RA, Born CT. Vertically Oriented Femoral Neck Fractures: A Biomechanical Comparison of 3 Fixation Constructs. Orthop Trauma, 2017 Jul, 31 (7): 363-368.

[12] Sağlam N, Küçükdurmaz F, Kivilcim H, Kurtulmuş T, Sen C, Akpinar F. Biomechanical comparison of antirotator compression hip screw and cannulated screw fixations in the femoral neck fractures. Acta Orthop Traumatol Turc, 2014, 48 (2): 196-201.

[13] Deneka DA, Simonian PT, Stankewich CJ, Eckert D, Chapman JR, Tencer AF. Biomechanical comparison of internal fixation techniques for the treatment of unstable basicervical femoral neck fractures. Orthop Trauma, 1997 Jul, 11 (5): 337-343.

[14] Kemker B, Magone K, Owen J, Atkinson P, Martin S, Atkinson T. A sliding hip screw augmented with 2 screws is biomechanically similar to an inverted triad of cannulated screws in repair of a Pauwels type-III fracture. Injury, 2017 Aug, 48 (8): 1743-1748.

[15] Stoffel K, Zderic I, Gras F, Sommer C, Eberli U, Mueller D, Oswald M, Gueorguiev B. Biomechanical Evaluation of the Femoral Neck System in Unstable Pauwels III Femoral Neck Fractures: A Comparison with the Dynamic Hip Screw and Cannulated Screws. Orthop Trauma, 2017 Mar, 31 (3): 131-137.

[16] Hu H, Cheng J, Feng M, Gao Z, Wu J, Lu S. Clinical outcome of femoral neck system versus cannulated compression screws for fixation of femoral neck fracture in younger patients. Orthop Surg Res, 2021 Jun 9, 16 (1): 370.

[17] Nibe Y, Matsumura T, Takahashi T, Kubo T, Matsumoto Y, Takeshita K. A comparison between the femoral neck system and other implants for elderly patients with femoral neck fracture: A preliminary report of a newly developed implant. Orthop Sci, 2021 Jun, 2: S0949-2658 (21) 00153-6.

[18] 杨亚军, 马涛, 张小钰, 等. 股骨颈动力交叉钉系统治疗股骨颈骨折近期疗效. 中国修复重建外科杂志, 2021, 35 (5): 539-543.

（纪 方 佟大可 汤 洋）

第九节　特殊类型股骨颈骨折的处理

一、股骨颈骨折合并股骨转子间骨折

（一）概述

这一概念最早是由 Raymond G.Tronzo 教授在1973 年提出的，当时他出版了一本书：《髋关节外科学》[1]。然而，他当时描述的是股骨转子间骨折固定后，同侧发生股骨颈骨折，这与我们今天要讨论的不一致。我们今天要讨论的是"同侧"股骨转子间骨折和股骨颈骨折。这一概念在 1989 年由 Howard S.An 博士发表的《骨科》病例报告中首次被报道[2]。后来，有人进一步细化了"股骨颈囊内骨折合并股骨粗隆间骨折"的概念，排除了部分股骨颈基底部骨折。

股骨颈骨折和粗隆间骨折常发生在老年患者身上，但当患者入院时，同时伴有同侧骨折是罕见的。这类损伤的研究难点在于病例有限。有报道称，占髋部骨折的发生率占不到 1%，约占股骨转子间骨折的3%，这一数据有待验证[3]。著者团队回顾了 1989～2019 年 31 年间的国外文献，检索到 14 例病例报告和 3 篇综述，共 17 例。许多案件因为没有报告而被忽视。

此类损伤因其发病率很低，很难总结出规律性结论。许多文献以病例报告的形式出现，许多创伤外科医生不认识这种损伤，更不用说提供合理的治疗方案。

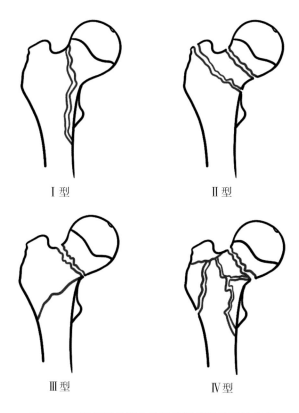

图 6-9-1　股骨颈骨折合并股骨转子间骨折的分型

Ⅰ 型：股骨颈和大转子是连续的
Ⅱ 型：股骨颈和大转子不连续，外侧壁损伤，内侧距完整
Ⅲ 型：股骨颈和大转子不连续，内侧距受损，外侧壁完整
Ⅳ 型：股骨颈和大转子不连续，内侧距和外侧壁均受损，包括股骨转子下骨折的累及

（二）分型

笔者团队搜集了来自 14 位外科医生的 19 处此种类型骨折，符合研究的纳入标准，通过统计总结，归纳如下：受伤时男性 10 例（52.6%），女性 9 例（47.4%），平均年龄 61.3 岁。高能量损伤是这类创伤的主要原因，包括交通伤和高处坠落，平均身高1.68m，体重 67.1kg。

在骨折形态描述中，有 12 例（63.2%）头下股骨颈骨折和 6 例 Pauwels Ⅲ 型骨折，而第 6 例未涉及。A2.3 是最常见的股骨转子间骨折分类（9/19），仅 1 例累及股骨转子下区。

笔者团队根据股骨颈与大转子间骨折线是否连续等因素对病例进行分类（图 6-9-1、图 6-9-2）。如果它是不连续的，它是不稳定的内部或外部或两侧。根据股骨颈骨折的类型分为两个亚型，头下型为亚型 1，剪切骨折线为亚型 2。

（三）手术方案与植入物选择

植入物的选择和放置是对骨折理解和手术计划的反应，当然，它也受到时代的限制。在文献回顾中，6 例患者接受了关节置换治疗，11 例患者接受了固定治疗。其中 DHS 治疗 8 例，DCS 治疗 1 例，钢板治疗 2 例。治疗效果不理想。报告中只有 4 例（25%）为"满意"。DHS 不适用于这种不稳定的股骨转子间骨折，但在此期间没有替代的植入物。

笔者认为，应针对骨折特点，合理选择内植物。内植物应能提供转子间骨折的稳定性，同时兼顾股骨颈骨折的稳定性。股骨转子间骨折为不稳定骨折，首选髓内钉系统；股骨颈骨折需抗旋转加压，头髓钉双

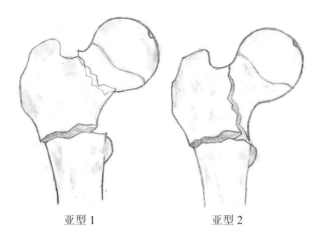

亚型1　　　　　　　亚型2

图 6-9-2　股骨颈骨折合并股骨转子间骨折的亚型分型
亚型1：头下型股骨颈骨折
亚型2：Pauwels Ⅲ型股骨颈骨折

钉加压系统具有优势，而锁定钢板和单拉力螺钉髓内钉系统不能满足要求。对于稳定的转子间骨折，采用DHS辅助大粗隆挡板及防旋螺钉也是不错的选择。对于Pauwels Ⅲ型股骨颈骨折，必须牢固固定。

手术方案，包括空心螺钉、髓内钉、DHS+空心螺钉、钢板、DHS+TSP、THA，其中髓内钉固定是主要的手术方法。

与其他髋部骨折一样，这种骨折类型复位是首要的。复位的要求，同时涵盖股骨颈和转子间的要求，包括骨折间隙、解剖角度等。对于此类骨折，笔者建议仰卧位牵引床复位，必要时采用切开复位。无论选用哪种固定方式，复位不良都是失败的主要因素（图6-9-3）。患者负重后感到疼痛，髋关节活动受限。X

线表现为骨不连、骨折移位、螺钉断裂。再次手术包括复位、髓内钉固定和辅助钢板固定。术后髋关节功能不太好，但患者能耐受。

钢板在此类骨折固定中的优势在于简便易行，但是，力学上的劣势往往造成固定失败。

如图6-9-4所示，最初的固定装置是钢板。在康复过程中，大转子骨折线愈合不良，钢板断裂。我们在再次手术中做了HA，术后髋关节功能不好（HHS 63）。

对于Ⅰ型骨折，解剖复位和加压固定尤为重要，DHS辅助空心螺钉是首选（图6-9-5，病例来源于上海市第九人民医院陶海荣教授）。

对于Ⅱ型，可以选择髓内钉和DHS。髓内钉固定的难点在于要求操作人员具有较高的操作技能。面对粉碎性侧壁，单纯DHS不能胜任，需要辅助TSP（图6-9-6，病例源于北部战区总医院周大鹏教授）。

对于Ⅲ型，髓内钉和钢板都是可选的。如果使用该板，则需要MIPPO操作和控制装载机会。无论选择哪一种，还原质量都是成功的关键（图6-9-6）。

对于年轻人Ⅳ型骨折髓内钉是首选；对于老年人，关节置换术是不应该忘记的。无论哪种选择，骨折复位都是最重要的。涉及股骨转子下区的需要长钉（图6-9-7，病例来源于上海六院芮碧宇教授）。钢板的优点是操作简单，但植入失败比髓内钉更常见。

对于亚型1（头下股骨颈骨折），术中及术后抗旋转非常重要。在某些情况下，外科医生使用K型线来防止股骨头部旋转（图6-9-8，病例来源于上海六院周祖彬教授）。对于亚型2（Pauwels Ⅲ型股骨颈骨折），由于力学要求很高，因此良好复位非常重要。

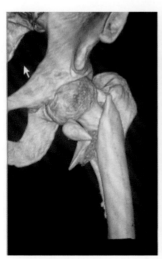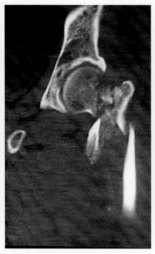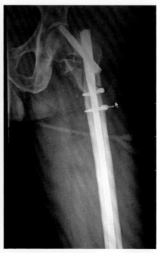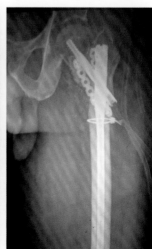

图 6-9-3　股骨颈骨折合并股骨转子间骨折复位不良与二次手术

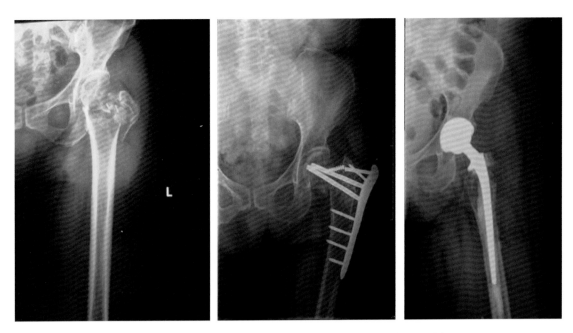

图 6-9-4 股骨颈骨折合并股骨转子间骨折钢板断裂与 HA 手术

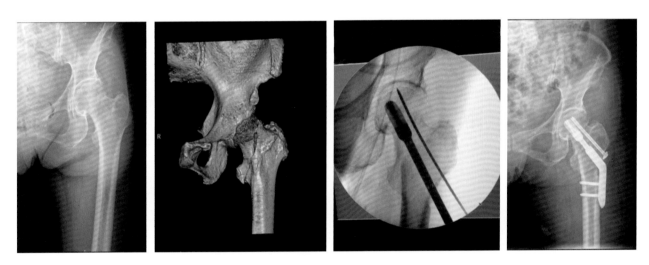

图 6-9-5 股骨颈骨折合并股骨转子间骨折 DHS 辅助空心螺钉

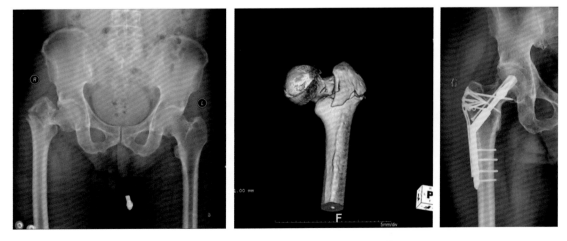

图 6-9-6 股骨颈骨折合并股骨转子间骨折 DHS 辅助 TSP

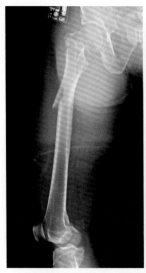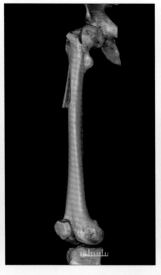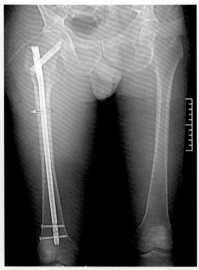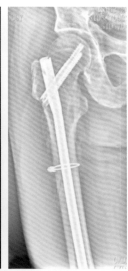

图 6-9-7　股骨颈骨折合并股骨转子间骨折髓内钉治疗

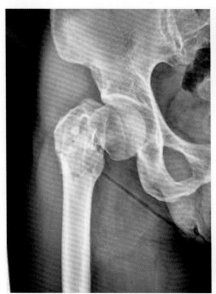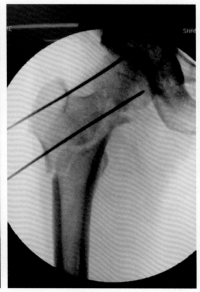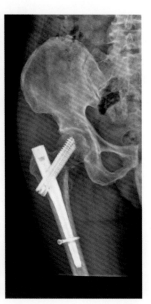

图 6-9-8　亚型 1 的治疗

（四）髋关节置换术治疗骨折的再评价

20 世纪 90 年代，许多医生采用人工关节置换术治疗股骨转子间骨折[4]。后来，由于临床上采用了许多新设计的股骨近端髓内钉，并取得了良好的效果，但两种手术方案之间仍存在争议，现逐渐达成共识，认为人工髋关节置换术不宜作为治疗新鲜的股骨转子间骨折首选治疗方法[5]。

但是，老年患者股骨颈移位同时伴有股骨转子间骨折是髋关节置换术的适应证。此方法可避免因术中复位以及固定困难造成的不良后果，也避免后期股骨头坏死引起的功能丧失及二次手术。然而，操作并不容易，需要有经验的关节外科医生才能施行（图 6-9-9，关节置换病例来源于上海九院陆雄伟教授）。

髋关节置换术很少用于年轻患者的初级治疗，但可作为内固定失败、骨不连或 AVN 的抢救性手术。

二、股骨颈骨折合并股骨干骨折

（一）概念与特征

股骨颈合并股骨干骨折是由 Dalaney 和 Street 于 1953 年首次报道的[6]。它们是骨科医生要处理的复杂且具有挑战性的问题。这种复合损伤的治疗方案仍有争议。尽管这些治疗方案取得了不同程度的成功，但

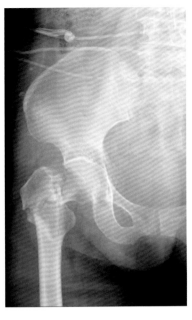
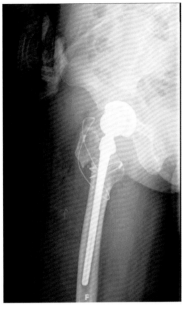
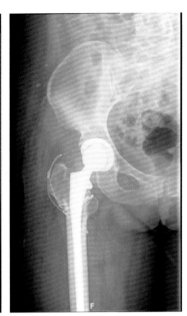

图 6-9-9　髋关节置换术

这种损伤类型的标准治疗方案尚未建立。

同侧股骨颈骨折伴随股骨干骨折约 9%，通常发生在高能量损伤，发生率有上升趋势[7]。解释这种上升趋势的原因包括对骨折模式的认识提高，复苏能力的改善导致这些患者存活率的提高，以及更多地使用仪表板位于膝盖水平的小型机动车，导致产生这种骨折模式的定向力。当髋关节处于屈曲外展位，膝关节处于屈曲位时，来自前方的攻击和身体的惯性会产生轴向力。如果股骨干骨折不能吸收所有的能量，剩余的力就会传递到股骨颈，导致股骨颈骨折。如果受伤时髋关节处于内收位，除股骨头骨折外，常发生髋关节后脱位。股骨颈骨折的患者约 2.5% 有同侧的股骨干骨折，多为股骨干中上段 1/3 骨折（占报告病例的 80% 以上），据统计在这种患者中有 34% 的股骨颈骨折被漏诊[8]。股骨颈骨折的及时诊断对于预后起到至关重要的作用，对伴随的股骨颈骨折的延迟诊断会造成灾难性的并发症，需要反复检查影像资料以避免这种情况的发生。年轻患者股骨颈骨折的缺血性坏死并发症预后很差[9]，因此对股骨颈、股骨干都有骨折的患者应以处理股骨颈为先，最理想的手术治疗应该将缺血性坏死率降到最低。

这类患者中大约有 50% 在初期很难发现[10]。原因在于，股骨颈骨折常为 Garden Ⅰ型或Ⅱ型，其症状易被股骨干骨折及其他损伤所掩盖，且髋部软组织、肌肉丰富，体征不明显，因此临床上容易被误诊或漏诊（图 6-9-10）。骨科医师应警惕这种合并伤的存在，并对其有充分的认识。即使术前的 X 线无股

骨颈骨折的表现，在行髓内钉固定股骨干骨折操作完成后应拍摄高质量的髋部 X 线片，避免遗漏。即使对骨盆进行了 CT 平扫，也有延迟诊断股骨颈骨折的病例报道。影像学检查不充分、颈部骨折的最小移位以及存在其他骨科或危及生命的损伤是颈部骨折漏诊的最常见原因。斜角或严重粉碎性骨干骨折也可能出现足部外旋，可能掩盖股骨颈骨折的临床表现。有学者建议使用标准方案，包括专用的精细 CT 扫描、髋关节内旋转平片以及术中和术后髋关节侧位片，这使得这些骨折的诊断延迟显著减少[11]。股骨干骨折合并同侧骨颈骨折的受伤机制在于患者患侧大腿至膝部由于受到近端轴向暴力的影响，导致膝部损伤、股骨干骨折，而髋臼阻挡导致股骨颈骨折。

（二）诊断

股骨颈骨折的及时诊断对于预后起到至关重要的作用，对伴随股骨颈骨折的延迟诊断会造成灾难性的并发症，需要反复检查影像资料以避免这种情况的发生。

股骨骨折的影像评估包括股骨的前、后位 X 线片及侧位 X 线片，还需要拍摄骨盆的前、后位 X 线片及患侧髋部的侧位 X 线片（图 6-9-11）。由于难以获得股骨骨折患者的患侧髋部高质量侧位 X 线片，可以在每一位由钝挫伤造成股骨骨折的患者身上使用骨盆 CT 扫描。骨盆 CT 扫描需要包括冠状面和矢状面的重建影像。

为避免漏诊合并的股骨颈骨折，股骨干骨折髓内

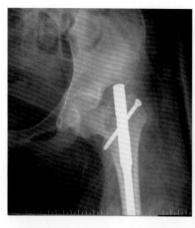
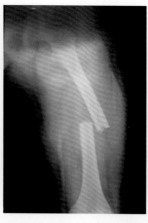
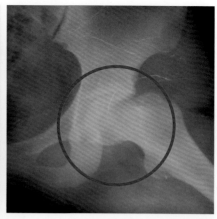

图 6-9-10　漏诊病例展示（青年女性，诊断为股骨干骨折，术后发现股骨颈骨折，再次查看术前 X 线，发现隐匿的股骨颈骨折线）

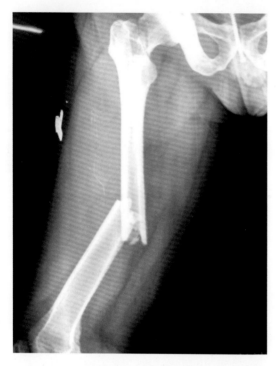

图 6-9-11　股骨颈骨折合并股骨干骨折 X 线片

钉手术，放置后需要进行实时的 X 线透视，以及于手术麻醉状态下的下肢内旋位骨盆前后位 X 线摄像。尽管进行了如上步骤，还是有可能漏掉一部分股骨颈骨折，因此，如果患者主诉髋部疼痛，则需要重复进行 X 线透视。

（三）治疗

同侧股骨颈合并股骨干骨折为不稳定型骨折，应采用手术内固定治疗。早期固定可以早期进行功能锻炼，减少牵引和卧床并发症，降低医疗费用。已有 60 多种方法被报道用于治疗这些合并骨折，但对其

最佳治疗方法尚无共识[12]。笔者认为骨折治疗的三个主要问题是：最佳手术时机、合理的治疗顺序和内固定的选择。

毫无疑问，早期诊断和治疗对这些患者是有益的。同侧股骨颈合并骨干骨折经早期治疗，预后一般良好。同侧股骨颈和股骨干骨折的骨坏死发生率（3%）低于孤立性股骨颈骨折（10%）[13]。这可能有以下原因：首先，创伤的能量在骨折处消散；其次，股骨颈骨折多为基底颈骨折和未移位颈骨折，对血供影响较小。

由于股骨颈骨折的缺血性坏死等并发症预后很差，因此对股骨颈、股骨干都有骨折的病人应优先处理股骨颈。复位和固定需要在骨折牵引床上完成，以便提供最高质量的侧位影像。治疗方案包括：

1. 股骨顺行髓内钉固定，空心钉置于髓内钉前固定颈部；

2. 重建型髓内钉（图 6-9-12）；

3. 各种钢板组合：包括动力髋螺钉（DHS）和长侧板配置，短侧板的髋螺钉用于颈部和单独的钢板用于轴，或松质骨螺钉用于股骨颈和钢板用于轴（图 6-9-12）；

4. 逆行髓内钉固定股骨干和空心钉固定颈部（图 6-9-12）。

每种方法都有其优缺点，对于这些复杂骨折的最佳治疗方法还没有达成共识[14]。

目前关于使用一个或两个分离装置来固定这种骨折类型存在争议。与单一头髓内固定相比，颈部骨折内固定后逆行髓内钉固定可以更准确地复位，并提高愈合率。有学者发现使用单独的股骨颈和股骨植入物比使用单一植入物方法导致更少的再次手术。然

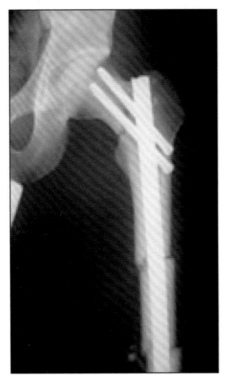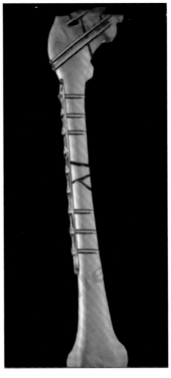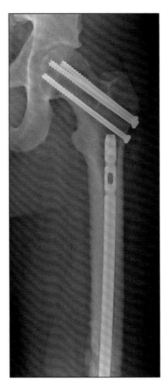

图 6-9-12　股骨颈合并股骨干骨折的内固定治疗方案（左图为重建型髓内钉，中图为钢板组合，右图为逆行髓内钉 + 空心螺钉）

而，前瞻性随机试验的缺乏和已发表病例系列数据的异质性继续限制了我们对这个问题得出明确结论的能力[15]。

1. 无移位的股骨颈骨折合并股骨干骨折

股骨颈骨折需要紧急复位，关节囊切开，多根螺钉插入固定。插入螺钉之前必须将骨折处复位之后方可进行，否则会引起移位。在处理完股骨颈骨折之后，才可以考虑股骨干骨折的具体内固定方式：

（1）股骨重建钉固定：置入 1 根临时的斯氏针固定股骨颈，行股骨干顺行髓内钉固定，最后通过主钉置入股骨头拉力螺钉，至少需要 2 枚拉力螺钉。对这种顺向重建钉进行治疗方便简洁，不过这在技术上很难实现，而且有发生并发症的潜在风险。固定股骨颈的螺钉可以放置在标准髓内钉入口的正前方，但是这种做法将会带来非常高的骨不连率（18%），以及随之而来的骨坏死。重建髓内钉治疗此类骨折的优点包括手术创伤小、出血少、手术时间短、单器械固定、骨折的生物固定和较好的美学效果。当近端和远端互锁时，髓内钉控制粉碎性骨折的长度和旋转。重建髓内钉也可避免与其他固定方法相关的问题，如逆行髓内钉或广泛解剖造成的膝关节疼痛和僵硬以及钢板固定的应力遮挡。据报道，这种手术在技术上要求很高，成功率在 69% ~ 100%。髓内钉的插入可能会导致未移位或轻微移位的股骨颈骨折进一步移位，

因此很难复位。重要的是，据报道，在获得骨折的旋转对齐以及实现近端交锁螺钉的正确定位方面存在困难。

（2）可用逆行髓内钉固定股骨干，然后按标准的方法（多根钉）固定股骨颈。在置入逆行髓内钉过程中应注意保护股骨颈。

如果股骨颈骨折在安置髓内钉后确诊、治疗选择要基于骨折的移位程度及所用的髓内钉系统。若此阶段还没有发现股骨颈的骨折，则很可能由于骨折无移位或微小移位。如果骨折无移位且髓内钉具有重建功能选择，则标准的近端交锁钉可以更换为 2 个头钉。通常需要向头端或尾端调整髓内钉以便安放 2 个近端头钉。如果必须进行这种调整，则需要使用 2 枚导针穿过股骨颈以防止骨折移位。如果骨折不能用髓内钉进行重建，则可以在其周围加用空心螺钉。

2. 有移位的股骨颈骨折合并股骨干骨折

逆行髓内钉或钢板固定股骨干骨折，然后闭合复位移位的股骨颈，用多枚拉力螺钉固定。如果闭合复位失败，则需要经 Smith-Petersen 或 Watson-Jones 入路进行切开复位，并且用空心螺钉或髋加压螺钉固定。手术可以在牵引床或骨科透视床上进行。

（四）康复与预后

患者可以在术后 24 小时，即可进行非负重功能

锻炼，部分负重的功能锻炼要在医生指导下开始，一般是术后 10 ～ 12 周，采取足尖跖地的方式行走。术后 1 ～ 3 年，容易发生股骨头坏死，5 年后，发生这种并发症风险降低。

三、股骨颈骨折合并髋臼骨折

髋臼骨折合并同侧股骨颈骨折多为高能量损伤，在临床上很少见，此种损伤复杂而严重，治疗不当易存留后遗症[17]。Judet 推测当暴力作用于屈曲的膝关节，而髋关节处于屈曲 90° 并外展 40° ～ 50° 时，会造成髋臼的横形骨折，暴力进一步作用则会造成股骨颈骨折[18]，严重影响患者的工作和生活（图 6-9-13）。但是由于病例数量较少，很难了建立规范化的治疗流程和了解股骨头坏死、异位骨化等并发症的发生率[19]。

这种损伤易合并多部位、多系统的损伤，伤情复杂而严重，死亡率极高，多数合并有创伤性、失血性休克。股骨颈骨折暴力能量很大，骨折大多完全分离，其血运的建立几乎无可能。

根据此类损伤的特点，临床上必须详细了解病情，进行仔细而全面的检查，及时做出正确的诊断。应优先处理危及生命的损伤及并发症，及时地进行骨折的妥善处理。我们认为髋臼手术最佳时间一般在 4 ～ 10 天（这与股骨颈骨折的最佳手术时机是冲突的，目前尚无两处骨折先后手术的定论，但是确实有医生术中经验，未复位的髋臼骨折会影响股骨颈骨折的闭合复位的效果），此时骨折较易复位，否则髋关节软组织挛缩，术中损伤大、出血多，难以复位与内固定，影响术后关节的稳定性及治疗效果。

有学者建议[20]，髋臼骨折合并同侧股骨颈骨折的患者，应先牵引床闭合复位空心钉固定股骨颈骨折，然后再处理髋臼骨折（图 6-9-14，病例由上海九院陶海荣教授提供）。但是，在某些病例中，髋臼骨折对于闭合复位股骨颈是有影响的。例如图 6-9-15（病例由上海九院龚伟华教授提供），患者同时存在股骨颈、髋臼和转子部骨折，术者在牵引床上无法获得满意的复位。只能固定转子部骨折，股骨颈骨折是在髋臼固定之后完成的。

这种复杂损伤的手术顺序，由于缺乏大宗病例的随访和统计，都只是医生的个例经验，很难达成共识。

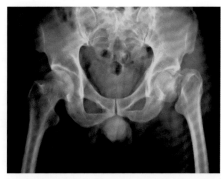
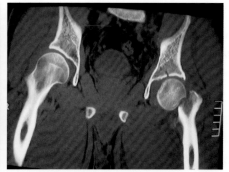

图 6-9-13　股骨颈骨折合并髋臼骨折

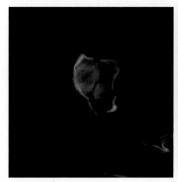
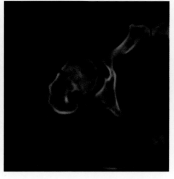
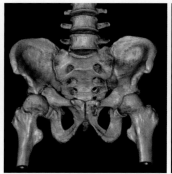
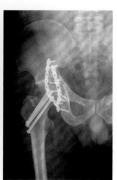

图 6-9-14　股骨颈骨折合并同侧髋臼骨折

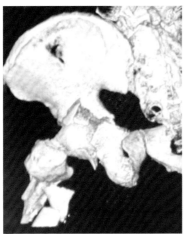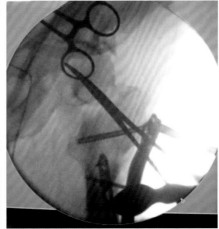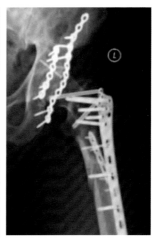

图 6-9-15 股骨颈骨折合并髋臼及转子部骨折

参考文献

[1] Raymond G. Tronzo. Surgery of the Hip Joint. New York, Library of Congress Cataloging in Publication Data, 1973: 526.

[2] An H S, Wojcieszek J M, Cooke R F, et al. Simultaneous ipsilateral intertrochanteric and subcapital fracture of the hip. A case report. Orthopedics, 1989, 12 (5): 721-723.

[3] Perry D C, Scott S J. Concomitant ipsilateral intracapsular and extracapsular femoral neck fracture: a case report. Journal of Medical Case Reports, 2008, 2 (1): 68-68.

[4] Nie B, Wu D, Yang Z, Liu Q. Comparison of intramedullary fixation and arthroplasty for the treatment of intertrochanteric hip fractures in the elderly: A meta-analysis. Medicine (Baltimore), 2017 Jul, 96 (27): e7446.

[5] Ju JB, Zhang PX, Jiang BG. Hip Replacement as Alternative to Intramedullary Nail in Elderly Patients with Unstable Intertrochanteric Fracture: A Systematic Review and Meta-Analysis. Orthop Surg, 2019 Oct, 11 (5): 745-754.

[6] Jones CB, Walker JB. Diagnosis and Management of Ipsilateral Femoral Neck and Shaft Fractures. Am Acad Orthop Surg, 2018 Nov 1, 26 (21): e448-e454.

[7] Hak DJ, Mauffrey C, Hake M, Hammerberg EM, Stahel PF. Ipsilateral femoral neck and shaft fractures: current diagnostic and treatment strategies. Orthopedics, 2015 Apr, 38 (4): 247-251.

[8] Rogers NB, Hartline BE, Achor TS, Kumaravel M, Gary JL, Choo AM, Routt ML Jr, Munz JW, Warner SJ. Improving the Diagnosis of Ipsilateral Femoral Neck and Shaft Fractures: A New Imaging Protocol. Bone Joint Surg Am, 2020 Feb 19, 102 (4): 309-314.

[9] Ozmanevra R, Demirkiran ND, Hapa O, Balci A, Havitcioglu H. Ipsilateral hip pain and femoral shaft fractures: is there any relationship? Ulus Travma Acil Cerrahi Derg, 2019 Sep, 25 (5): 514-519.

[10] Boulton CL, Pollak AN. Special topic: Ipsilateral femoral neck and shaft fractures-does evidence give us the answer? Injury, 2015 Mar, 46 (3): 478-483.

[11] Kang L, Liu H, Ding Z, Ding Y, Hu W, Wu J. Ipsilateral proximal and shaft femoral fractures treated with bridge-link type combined fixation system. rthop Surg Res, 2020 Sep 10, 15 (1): 399.

[12] Wu KT, Lin SJ, Chou YC, Cheng HH, Wen PC, Lin CH, Yeh WL. Ipsilateral femoral neck and shaft fractures fixation with proximal femoral nail antirotation II (PFNA II): technical note and cases series. Orthop Surg Res, 2020 Jan 20, 15 (1): 20.

[13] Spitler CA, Kiner D, Swafford R, Bruce J, Nowotarski P. Treatment of Ipsilateral Femoral Neck and Shaft Fractures With Cannulated Screws and Antegrade Reconstruction Nail. Orthop Trauma, 2020 May, 34 (5): e176-e180.

[14] Tornetta P 3rd，Kain MS，Creevy WR. Diagnosis of femoral neck fractures in patients with a femoral shaft fracture. Improvement with a standard protocol. Bone Joint Surg Am，2007 Jan，89（1）：39-43.

[15] Wiss DA，Sima W，Brien WW. Ipsilateral fractures of the femoral neck and shaft. Orthop Trauma，1992，6（2）：159-166.

[16] Gill SS，Nagi ON，Dhillon MS. Ipsilateral fractures of femoral neck and shaft. Orthop Trauma，1990，4（3）：293-298.

[17] Higgs RJ，Newman AS. Central acetabular fracture with ipsilateral displaced fracture of the femoral neck. Aust N Z J Surg，1993 Oct，63（10）：828-830.

[18] Hertlein H，Mittlmeier T，Schürmann M，Lob G.2-Pfeiler acetabulum fracture with central hip dislocation and ipsilateral femoral neck fracture in epileptic seizure. Chirurg，1991 May，62（5）：429-431.

[19] Mann CF，Rebollo MI. Femoral neck fracture complicating a missed acetabular fracture in an elderly patient. Injury，1998 Jan，29（1）：75-76.

[20] Zhang XD，Du GQ，Tang YF，Liu YW，Chen JY. Treatment of acetabulum fracture combined with ipsilateral lower extremity fracture. Zhongguo Gu Shang，2008 Aug，21（8）：624-625.

（纪　方　佟大可　汤　洋）

第十节　并发症及处理策略

一、股骨头缺血性坏死

（一）病因

缺血性坏死是由于局部缺血导致的急性骨坏死，是股骨颈骨折后的早期现象，可认为是一种显微病变（图 6-10-1）。晚期的节段性塌陷是软骨下骨及覆盖于梗死骨表面的关节软骨萎缩塌陷，会导致关节不匹配、疼痛，甚至关节退行性疾病。塌陷继发于骨梗死性病变，通常在骨折后 2 年内得到临床证实。并非所有的缺血性坏死都会出现晚期节段性塌陷，如果缺血性坏死只限于股骨头非负重部位，或者坏死的节段很小，则可实现血管重建并在正常髋关节应力破坏梗死区形成塌陷之前得到修复。缺血性坏死在移位型骨折中的发生率为 11%，并随着移位程度的增大而增加。完全与部分股骨头缺血性坏死的差别尚存在争议[1]。

股骨头缺血性坏死一直是股骨颈骨折的一大难题，长期以来是困扰创伤骨科界，近 20 多年来内固定器材和手术技术的改进，在很大程度上提高了治疗效果，愈合率提高、坏死率有所下降，但随着 MRI 的普及提高了早期诊断概率，但股骨头坏死的治疗并未获得根本性改观[2]。

晚期的节段性塌陷是逐步发展的过程，有报道最晚在股骨颈骨折 17 年后才出现，但是，80% 的节段性塌陷发生在骨折 2 年内，在股骨颈骨折中，节段性塌陷的发生率为 7%～27%；女性较男性高[3]。因为切开复位内固定后失败再次行手术的患者，其节段性塌陷的发生率明显升高。

骨折后是否发生股骨头缺血性坏死（avascular necrosis of the femoral head，ANFH）主要取决于血管损伤程度，尤其是后上支持带动脉，对股骨头血供至关重要。若骨折移位较多，该动脉损伤概率显著增加。股骨颈骨折后的 AVN 的发生率，不同作者报道的差异很大，移位型的股骨颈骨折发生坏死并塌陷的

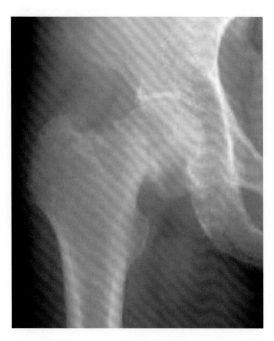

图 6-10-1　股骨颈骨折后股骨头坏死

概率为 16%～30%，而非移位型骨折为 8%～15%[4]。并非所有的缺血性坏死都会出现晚期节段性塌陷，如果缺血性坏死只限于股骨头非负重部位，或者坏死的节段很小，则可实现血管重建并在正常髋关节应力破坏梗死区形成塌陷之前得到修复。良好的复位和可靠的固定有助于减少 AVN 的发生率。

股骨颈骨折后股骨头的血供依赖于残留血管，以及在节段坏死区域塌陷前的血管重建。在移位严重的骨折中，股骨颈及关节囊韧带内的血管完全损伤，该情况下股骨头的存活依赖于股骨头小凹动脉，以及小凹动脉与髋外侧动脉的吻合交通支。髋外侧动脉的终末支及股骨头小凹动脉在小凹区相互吻合，在关节囊韧带内的动脉完全损伤时，以上的吻合交通支无法为股骨头提供足够的血供，主要有两方面的原因：其一，小凹动脉的变异较大，有些患者的小凹动脉非常细小且无法到达股骨头；其二，小凹动脉与股骨头残留血管的吻合交通支变异大且不完全。

增加股骨头内的金属内植物可能对它的活力有损害。内植物在股骨头的位置也会干扰它的血供。股骨头上方的螺钉会损伤股骨头最重要的血供来源，即髋外侧动脉。另外，对于股骨头血供主要依赖髋内侧动脉重建的患者，无意中穿透股骨头小凹会使股骨头部分坏死转变为完全坏死。

骨折后是否发生股骨头坏死（AVN）主要取决于血管损伤程度，尤其是后上支持带动脉，对股骨头血供至关重要。若骨折移位较多，该动脉损伤概率显著增加。此外，取决于血运重建情况、能否在股骨头塌陷之前恢复足够的血运。股性颈骨折后的 AVN 的发生率，不同作者报道的差异很大[5]。移位型的股骨颈骨折发生坏死并塌陷的概率为 16%～30%，而非移位型骨折为 8%～15%。影响骨折愈合的因素同样影响 AVN，如头下型、移位明显的骨折，过度外翻复位，延迟手术，以及股骨头内占据空间较多的内固定物，均可增加 AVN 发生率[6]。

青壮年患者发生 AVN 的比例高于老年人，能够解释的观点为，年轻人骨质量高，往往需要强大暴力方可造成股骨领骨折，同时伴随的血运破坏自然较严重。年轻患者的病情进展比老年人显著，后期多数往往需要手术治疗。

良好的复位和可靠的固定有助于减少 AVN 的发生率。近 20 年来内固定技术的改进，提高了骨折愈合率，也在一定程度上减少了股骨头坏死的发生率。日前尚没有充分证据表明骨折固定时附加各类带血管蒂、肌蒂的骨移植，能够减少 AVN 的发生率。

（二）临床表现

股骨颈骨折后股骨头缺血坏死伤后 1 年即可出现，2～3 年为出现高峰，5 年后下降。股骨头坏死的症状表现差异很大，轻微者可无痛，严重者则完全丧失关节功能，症状同坏死的范围、塌陷程度、累及髋臼软骨程度等，最根本的原因在于关节滑膜无菌性炎症反应程度。

早期症状包括疼痛、跛行、髋关节内旋外展受限等，多数缺血性坏死患者最终会表现为腹股沟、臀部及大腿近端疼痛。多数缺血性坏死患者最终会表现为腹股沟、臀部及大腿近端疼痛。这种疼痛可不影响功能，一般来说，对髋关节功能要求越高，症状表现越重。

（三）诊断与影像学评估

缺血性坏死的 X 线表现是股骨头密度增加（图 6-10-2）。骨密度增加可以是新生骨组织包围在坏死组织周围导致骨密度绝对增高，也可以是血管周围失用性骨质疏松导致骨密度相对增高，还可以是坏死的髓腔钙沉积所致。晚期节段性塌陷在 X 线片上可以看到软骨下骨扁平、骨折（图 6-10-3），关节软骨覆盖在梗死区上方，进而出现关节不匹配性关节炎。

X 线片表现与临床症状不完全成正比，临床经常遇到，虽然 X 线片显示有部分塌陷，但无症状或功能尚好者暂不需进一步手术治疗。越来越多的医师开始重视这一点，发生股骨头坏死并不意味着需要尽快手术[7]。

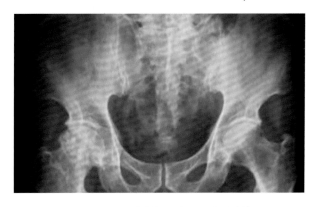

图 6-10-2 股骨头坏死表现：密度增加

缺血性坏死的风险与股骨颈骨折的原始影像的移位程度相关，骨质正常的患者易发生缺血性坏死，因为要产生骨折需要更大能量。因而合并的软组织损伤更多，尽管从影像上可部分估计这一并发症的风

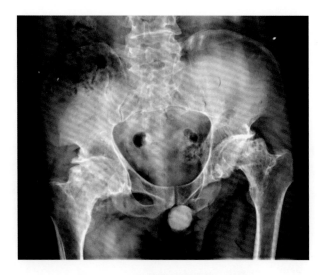

图 6-10-3　股骨头坏死表现：塌陷

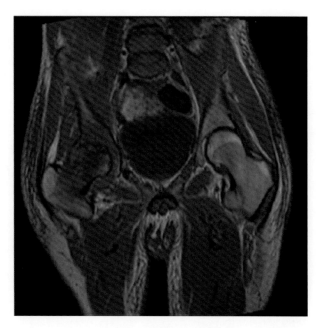

图 6-10-5　MRI 扫描表现

险，但更多信息需要从骨扫描中获得。损伤后 1 ～ 2 周通过定置骨扫描可估计缺血坏死或骨不连的风险，股骨头吸收率小于 90％其缺血坏死或骨不连的风险为 84％。

　　CT 扫描比 X 线片可早期清晰显示骨硬化区、骨小梁吸收、微骨折及软骨下塌陷（图 6-10-4），目前比较公认的可以早期诊断 AVN 的手段是 MRI 扫描，MRI 可早期显示缺血坏死征象并做出诊断（图 6-10-5）。

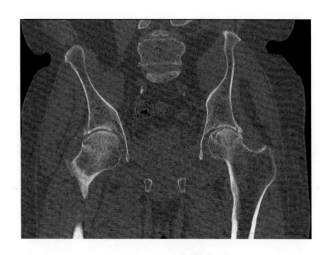

图 6-10-4　CT 扫描表现

　　诊断缺血性坏死最好的检查是 MRI，但对股骨颈骨折后立即出现的缺血性坏死的早期诊断缺乏准确性。有报道，增强的 MRI 检查，作为无创性影像检查技术，对评价急性股骨颈骨折后股骨头灌注十分有效[8]。虽然该研究能提供股骨头的灌注量方面的信息，但无法确定灌注量改变是否可逆以及是否有临床意义。如血管损伤时间长，MRI 及组织学切片都无法

将缺血的骨组织和正常骨组织区别开来。他们认为，最少要到骨折 2 周后，MRI 才能对创伤后骨坏死做出判断。而且，受术后股骨头部的金属内固定物的干扰，MRI 检查不可靠，增强骨扫描能诊断出 85％～ 90％的缺血性坏死，对于完全的股骨头缺血性坏死，它的敏感性升高，达 95％～ 100％。鉴别诊断缺血性坏死与骨折不愈合十分重要。

（四）分级

　　股骨头坏死分级目前采用较多的有改良 Ficat 分级[9]（表 6-10-1）和 ARCO（associntion research circulation osscous）分级法[10]（表 6-10-2）。

（五）治疗与预后

　　股骨颈骨折后的股骨头坏死，长期以来是困扰创伤骨科界的难题，近 20 多年来内固定技术的改进，很大程度上提高了治疗效果，愈合率提高、坏死率有所下降，但随着 MRI 的普及提高了早期诊断概率，

表 6-10-1　改良 Ficat 分级

分级	表现	X 线征象
I	无	尚无 X 线表现
ⅡA	尚未发现股骨头变扁平或死骨	弥散性疏松、硬化或囊性变
ⅡB	过渡期	头变扁，新月征
Ⅲ	塌陷	头变形、死骨，关节间隙正常
Ⅳ	骨关节病	头扁平、塌陷、关节间隙变窄

表 6-10-2　ARCO 分级

分级	特征
0	骨组织活检符合缺血坏死，其他检查均正常
1	骨扫描或 MRI 不正常
1A	头损害 < 15%（MRI 检查）
1B	头损害 15%～30%
1C	头损害 > 30%
2	X 线检查头呈斑点状、硬化透明区，无塌陷，白正常，骨扫描、MRI 异常
2A	头损害 ≤ 15%
2B	头损害 15%～30%
2C	头损害 ≥ 30%
3	新月征
3A	新月征 < 15%，塌陷 < 2 mm（X 线片测定）
3B	新月征 15%～30%，塌陷 2～4 mm
3C	新月征 > 30%，塌陷 4 mm

但股骨头坏死的治疗并未获得根本性改观。且有一些新的方法见诸报道，然而尚未有一种得到普遍认可的、能有效保留已发生坏死股骨头的治疗方法[11]。

　　股骨颈骨折后股骨头节段性塌陷大多发生于 1～5 年。国内有研究认为[12]，有两种不同类型的股骨头坏死，一种为负重区的节段性坏死，最终发生塌陷 - 临床骨坏死；另一种是股骨头多发性小灶坏死 - 静息型骨坏死，此种坏死多在 MRI 上有异常信号，X 线片上无改变或出现小的硬化灶，无或仅有轻微临床症状，最终不出现节段性塌陷。虽可在若干年后因股骨头生物力学的改变面继发关节软骨损害，演变为骨性关节炎，但早期无须手术治疗。防治股骨头负重区节段性塌陷是治疗的目的。

　　1. 保守治疗

　　股骨头缺血坏死的治疗方案，不能单凭影像学表现，应根据患者症状，体征和放射学证据综合评定后决定。有的患者虽 X 线表现明显，但症状、体征并不严重，此时手术治疗应慎重，应以减少活动量，对症等保守治疗为主。

　　2. 保留股骨头的治疗

　　保留股骨头手术主要有髓心减压打压植骨（图 6-10-6），支撑植骨（图 6-10-7），适用于 ARCO1、2A 期，其效果各家文献报道不一。再有以往曾被采用的经粗隆间股骨头、颈改向和旋转截骨术，适用于 ARCO 3A 期、3B 期。但技术要求高，影响效果因素较多，近年来应用有减少趋势[13]。

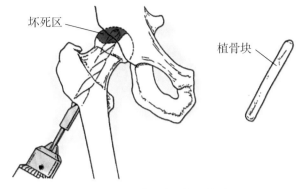

图 6-10-6　髓心减压打压植骨

坏死区

植骨块

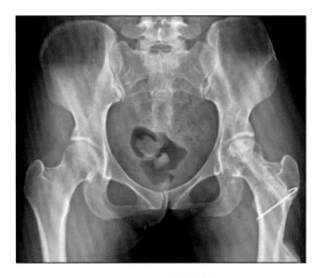

图 6-10-7　支撑植骨

　　有学者认为，骨折后关节内血肿可导致关节内压力增高、影响残留的股骨头血供，因而主张伤后 24 小时内做血肿穿刺，以降低关节内压，借以保护残留的股骨头内动脉血供和静脉回流。也有人主张对于移位型骨折，内固定时常规行前关节囊切开，以使清除血肿降低关节内压力[14-15]。

　　非移位的骨折关节囊内的压力较移位的骨折高，故对常规进行关节囊切开术存在争议。关节囊切开术可能在 Garden Ⅰ 型、Ⅱ 型骨折中效果最明显，关节囊可能未撕裂或完全撕裂。压塞可能是骨坏死发展的主要原因。我们通常对年轻的、无移位的股骨颈骨折患者实施关节囊切开术，偶尔对老年人也进行上述处理。尽管没有结论性的研究证明关节囊切开术能够减少骨坏死的发生[16]，但是，它是快速的、安全的、并且可能可以降低骨坏死的风险。

　　3. 髋关节置换

　　症状严重的中年以上的晚期患者，可选择半髋或全髋人工关节置换。

　　全髋关节置换（total hip arthroplasty，THA）已经

成为现代骨科领域最成功的手术之一。由于良好的手术效果使其适应证日趋拓展。在假体固定方面，非骨水泥固定已成为主流，特别是中老年患者，非骨水泥全髋关节置换术已成为中老年患者的规范全髋置换术式。

手术入路，可以选择外侧入路、前方入路和后方入路，现在有微创髋关节置换的方式，给患者提供了更多的选择微创髋关节置换，以切口小、不切断肌肉肌腱、恢复快、疼痛轻等特点，广受临床医生青睐[17]。

二、骨折不愈合、畸形愈合与陈旧性骨折

（一）概述

股骨颈骨折应该在 6 个月内愈合，如果没有愈合的迹象或在 3 ～ 6 个月时仍有疼痛，则应考虑出现骨折延迟愈合（3 个月）或骨折不愈合（6 个月）[18]。

在移位型股骨颈骨折中，文献报道，不愈合发生率达 20% ～ 30%；在无移位型骨折中则很少见[19]。为什么移位型股骨颈骨折不愈合发生率如此之高？即使解剖复位也无法使愈合率恢复正常。这是因为生成骨痂的生发层已被破坏，股骨颈只有通过骨内膜成骨达到愈合。这在前面已做了很全面的描述，骨痂会减少髋关节的活动范围及引起撞击症状。髋关节的活动范围决定于股骨头 - 颈的比值，股骨颈处过多的骨痂生长会破坏该比值。但是，骨痂生成少会降低骨折的愈合率，延长影像学及临床的愈合时间。因此，应争取在内固定失败前实现骨折愈合。

复位不良内固合定与骨折不愈合存在直接的相关。而且，复位的质量直接影响骨折愈合。Pauwels 第一个提出骨折线较垂直时，骨折端的切变应力增大，增加了骨折不愈合的危险。有报道，骨折不愈合的患者中，60% 骨折端存在明显的粉碎性骨折，尤以股骨颈后侧多见。而且，骨折愈合率随着患者年龄的升高及骨质疏松程度加重而降低[20]。

随着内固定技术的改进，股骨颈骨折内固定后愈合率大为提高。目前一般认为术后 6 ～ 12 个月仍不愈合者可以诊断为骨不连[21]。影响愈合的因素包括高能量损伤、复位的质量、内固定的牢固程度、骨折粉碎情况、垂直方向骨折等。其中，良好的复位是股骨颈骨折愈合的前提条件，骨折复位不良，股骨头旋转、内外翻都将导致残留的动脉扭曲，影响股骨头血供。需要指出的是，骨折不愈合与缺血性坏死是两个独立的并发症，因为缺血性坏死由股骨头的血供决定，而不愈合由愈合过程改变引起的。

（二）临床表现

临床检查最先提示骨不连。腹股沟及臀部疼痛，屈髋及负重时疼痛，均提示骨不连。与缺血性坏死相比骨不连症状出现早而且重。X 线片显示透亮区（图 6-10-8），CT 扫描可证实骨不连（图 6-10-9）。骨扫描可显示骨不连部位浓聚。高龄及骨折移位使骨不连风

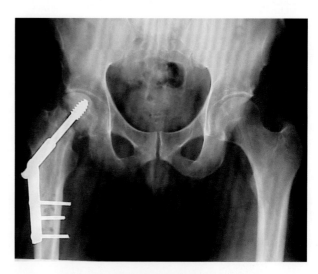

图 6-10-8　股骨颈骨折后骨不连 X 线表现

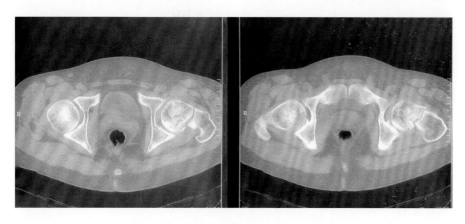

图 6-10-9　股骨颈骨折后骨不连 CT 表现

险增加。

如要鉴别不愈合与缺血性坏死，则应明确疼痛的来源。最具有诊断意义的是 MRI 检查，但是，由于股骨头受不锈钢或钛合金内植物的干扰，很难获得可靠的 MRI 图像。目前已有减少伪影的新型 CT 机及 MRI，但是，即使是钛合金内置物，也很难获得足够清晰的股骨头图像以诊断缺血性坏死。增强骨扫描对缺血性坏死具有 85%～90% 的敏感性，是鉴别缺血性坏死及骨折不愈合的好方法。明确是否存在缺血性坏死最好的检查就是骨扫描[22]。如果为阴性，则行 CT 扫描评价骨折情况。CT 扫描对诊断骨折不愈合十分有效。

股骨颈骨折不愈合的 Leighton 分型[23]（表 6-10-3），共分为 3 型，对治疗有一定程度的指导。

表 6-10-3　股骨颈骨折不愈合的 Leighton 分型

分型	原因	表现
1	固定不牢或未达解剖复位	与早期的内固定失败或复位不良相关，出现较早
2	固定失败出现骨折移位	与逐渐发生的内翻和骨折近端向下后方移位相关，出现较晚
3	纤维性骨折不愈合，无移位和内固定失败	伴活动性疼痛，活动耐受能力差，行走需要辅助工具

（三）治疗与预后

预防是最好的治疗。应避免选择保守治疗来处理即便是无移位的骨折，使用多根钉或滑动髋部螺钉及防旋转松质骨螺钉可提供足够的稳定。大多数移位骨折可愈合并获得足量骨。骨质疏松的患者不适合内固定。

对于股骨颈骨折不愈合，可考虑的治疗方法有：复位固定、外翻截骨固定增加骨折端的加压作用以及关节置换。与固定失败一样，其处理也应根据患者年龄、功能、身体状况及骨质量来决定。

对于年轻股骨颈骨折不愈合的患者，如果股骨头尚完整，股骨颈缺损不大，颈干角基本正常可考虑植骨或带蒂骨移植重新固定促进愈合；若股骨颈短缩合并内翻，可考虑截骨矫形，包括骨折部位或转子间区截骨及后侧 Meyer's 骨瓣植骨；若股骨头血运丧失、变形、坏死，则行人工关节置换。

Ⅰ 型与 Ⅱ 型手术方法：取出内固定物，骨折部位重新进行稳定固定。该类型常由于第一次治疗复位不良或早期内固定失败引起。多发生在术后早期。大部分患者表现为骨折部位无愈合迹象，股骨颈呈内翻畸形，骨折端于前后位成角。股骨头可能出现后下方脱位。遵循以下原则：第一，通过谨慎判断，采用前外侧入路或后侧入路切开取出内固定物；第二，通常需要切开复位才能使股骨头、颈重新获得对位对线。可采用后侧入路，行带血管蒂的股方肌骨瓣移植（Meyer 植骨）。该肌骨瓣能对后侧的粉碎性骨块起支持作用，同时提供血管化移植保证骨折愈合。该方法无法改变血管比例，但有助于骨折愈合。可用多枚空心拉力螺钉固定或滑动髋螺钉以及上方 1 枚防旋螺钉联合固定（图 6-10-10）。

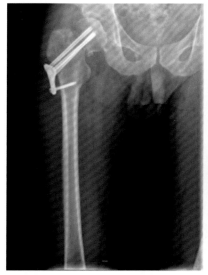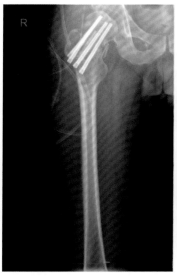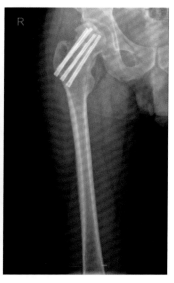

图 6-10-10　股骨颈骨折术后骨不连及手术治疗

青年男性，股骨颈骨折术后 13 个月，骨不连，二次手术更换内固定，复位植骨，术后 5 个月，骨折愈合（此病例来源于吉林大学第二附属医院吴丹凯教授）

对股骨颈骨折，Meyers等最早提倡切开复位内固定并行后侧肌骨瓣移植防止缺血性坏死。遗憾的是，其他学者采用该法并不能取得他报道的疗效。虽然该移植的作用尚未得到很好的证明，但它确实能增加股骨颈骨折的愈合率。据Waddell等报道，如果移植在骨折后6个月内进行，股骨颈骨折的愈合率达95%。

转子间截骨术：转子间截骨多在小转子水平进行，因为该部位血供良好，骨折愈合快。最早使用的是外侧入路，与滑动髋螺钉采用的入路相似。影像增强仪监视接骨板的位置，与术前描绘的一致。具体应根据需要使用合适的钢板，常用颈干角为100°～120°。术前严密的计划对确保截骨后肢体保留合适的长度十分重要。外翻截骨会轻度增加下肢长度。旋转对位十分重要，可通过标记或在股骨外侧皮质插入一枚斯氏针来控制。

在截骨前，角钢板的刀刃必须先按照术前计划好的角度插入股骨头。成功置入合适的位置后，于小转子水平进行转子下截骨。股骨近端截骨块需要进行额外修整以便远近端的截骨线相互贴服；切除近端额外的部分能调整肢体长度。在固定股骨外侧的螺钉前应小心检查旋转对位。外翻下肢，用持骨器钳夹使接骨板与股骨干贴服。用4孔的接骨板固定，应采用加压技术使截骨端获得最大限度的加压。

X线监视对实现接骨板置于良好的位置十分重要。股骨近端截下的楔形骨块可在修整后用于内侧缺损植骨（图6-10-11）。

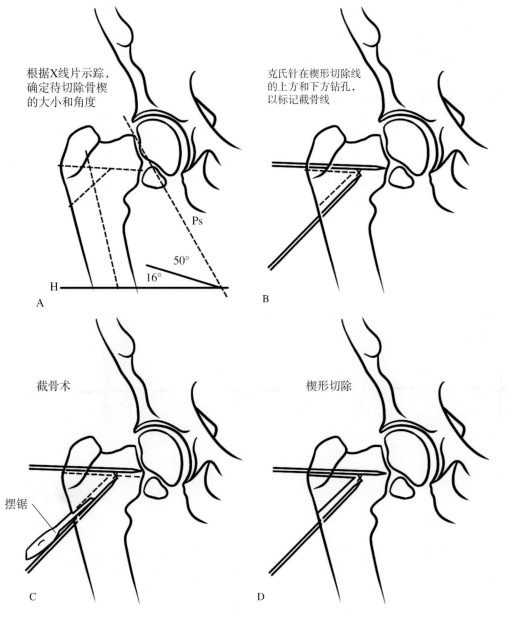

图6-10-11 转子间截骨术

Ⅲ型手术方法：骨折端形成非骨性的纤维连接。处理方法主要是刮除不愈合部分后行绝对稳定的固定，植骨或不植骨均可。常需要成角形装置如滑动髋螺钉或角钢板固定。对于该解剖区域，这是一种新观点，当然，该处理原则也适用于其他解剖区域的纤维性不愈合。

该治疗方法的重点是钻开或切开髓腔，以便纤维性不愈合部位的血管重建及膜内成骨。骨折两端的纤维性连接如果不切除，将无法形成骨性连接。对于其他部位，时间较长的骨折不愈合，清除骨折两端髓腔内的纤维组织使之相通十分重要，才能保证形成膜内成骨。在股骨颈，可通过从外侧皮质向股骨头钻数个孔（直径为4.5～8.0 mm）来实现。该步骤应在导针的引导下进行，用空心钻钻孔。Meyer的血管化移植可作为补充，刺激股骨颈后侧骨折的愈合。

上海市第六人民医院张长青团队，应用带血管蒂的腓骨移植，治疗股骨颈骨折骨不连，取得了很好的疗效[24]（图6-10-12）。

老年患者骨质疏松患者，或不稳定造成股骨头骨丢失的病例，可进行全髋置换，有报道显示，获得了优良的功能结果[25]。老年患者出现骨折不愈合应行关节置换。关节假体的选择应根据患者的年龄及骨的质量而定。对于合作、生活无须他人照顾且寿命正常者，全髋置换是最佳的选择。对于有精神性疾病、不合作或需要家人护理的患者，应选择半髋置换。

（四）陈旧性股骨颈骨折

一般认为股骨颈骨折≥3周称为陈旧性股骨颈骨折，也有报道≥3个月的股骨颈骨折为陈旧性骨折[26-27]。陈旧性股骨颈骨折，由于创伤后对血运造成破坏，股骨头长期处于缺血状态，导致股骨头骨质疏松，骨折不愈合及股骨头缺血坏死率较新鲜骨折高。有文献报道骨不连发生率可达38.6%[28]。

年轻人陈旧性股骨颈骨折的治疗原则为使用各种内固定进行复位固定，目的是尽量保留自体股骨头的功能。老年人陈旧性股骨颈骨折，手术治疗首选人工股骨头置换或全髋关节置换手术。

1. 青壮年陈旧性股骨颈骨折的治疗比较棘手，患者为青壮年，关节置换手术不被推崇。可以选择的方法包括，骨折闭合复位或切开复位内固定骨折、游离植骨，吻合血管的游离腓骨移植和旋髂深血管蒂髂骨瓣移植，切开复位空心钉内固定、股骨颈骨折端植自体松质骨并移植缝匠肌骨瓣（图6-10-13）。

2. 关节置换手术需要注意，严重骨质疏松、髋臼骨缺损和股骨头吸收等是最常见的骨质异常。股骨侧严重骨质疏松一般建议选择全涂层假体或者骨水泥假体，生物性假体可采用扭转稳定性测试判断假体植入后即刻稳定性，避免发生术中骨折。人工股骨头置换具有出血少、损伤小和并发症少等优点，但在治疗股骨颈骨折的患者中脱位率仍可达0.8%～16.7%，陈旧性股骨颈骨折患者的脱位率更高。CE角是人工

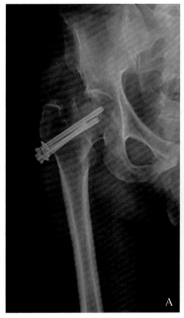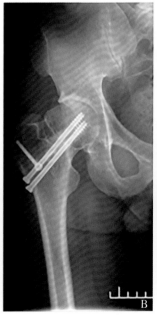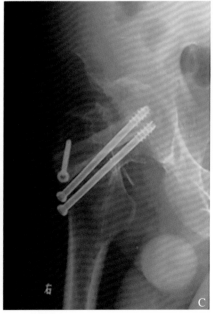

图6-10-12　上海市第六人民医院张长青团队带血管蒂的腓骨移植技术与临床病例
A. 36岁患者，固定失效；B. FVFG术后；C. 术后10年影像学

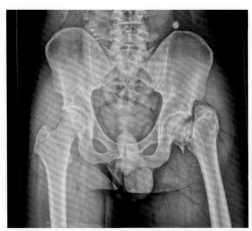
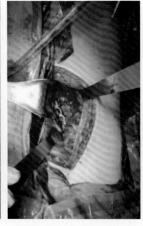
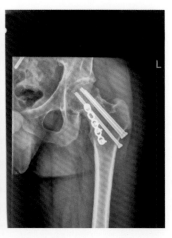

图 6-10-13　陈旧性股骨颈骨折及治疗

青年男性，伤后 3 周，行切开复位钢板螺钉内固定术，自体髂骨植骨，半年后愈合（此病例来源于上海市华山医院陈文钧教授）

股骨头置换术后脱位的独立危险因素。髋臼边缘缺损增加了人工股骨头置换术后发生脱位的风险。所以，在年龄相对较轻、髋臼骨缺损、CE 角异常、髋臼侧严重软骨损伤、联合前倾异常等情况下建议全髋关节置换手术。双动全髋或使用限制性内衬有利于增加全髋关节的稳定性[29]。

短缩移位增加关节显露和恢复下肢长度的困难，术中可能需要做充分的软组织松解；下肢短缩严重者可以增加股骨侧截骨量，利于人工关节的复位。屈曲痉挛体位者可以适当增加股骨假体前倾角或全髋关节的联合前倾角。

三、股骨颈骨折后短缩

平行空心螺钉（图 6-10-14）、动态或滑动髋螺钉等内植物，允许骨折块之间在负重过程中承受轴向载荷时沿着植入物滑动。这种滑动概念背后的生物学原理是加压促进骨折愈合。即便是交叉固定（图 6-10-

15），也会有滑动产生。有限滑动是股骨颈骨折愈合的基础，但是，过度的滑动（图 6-10-16），会导致固定失效[30]。

然而，这种固定原则可能导致股骨颈短缩，伴臀部外展肌的力臂的改变。因此，这种缩短会对人体髋关节功能是有负面影响的[31]。

有研究表明使用多根钉固定股骨颈缩短发生率高达 30%，而且缩短对患者髋关节功能有明显的负面影响。Stockton DJ 等研究表明[32]，超过三分之一的青年患者，股骨颈骨折愈合后短缩是大于 10 mm 的，可以称为严重短缩。Slobogean GP 等回顾后得出结论[33]，骨折移位程度和复位质量，是决定短缩的主要原因。

人体主要的髋外展肌是臀中肌和臀小肌。外展肌的作用是对抗由体重引起的中心垂直剪切力从而在单腿站立步态时起到稳定骨盆的作用。外展机制的故障会导致 Trendelenburg 跛行步态。臀中肌臀小肌止点在大转子；因此，股骨颈缩短导致外展肌力臂减小因

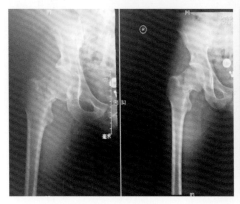
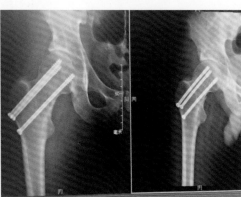
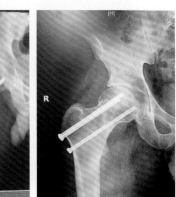

图 6-10-14　股骨颈骨折术后短缩（平行置钉）

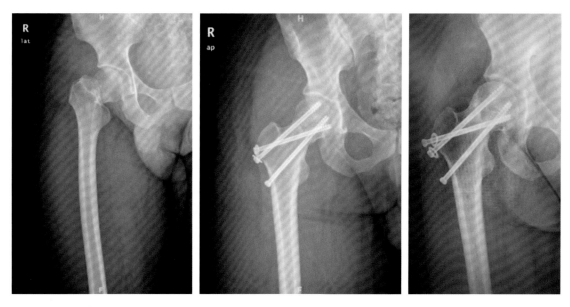

图 6-10-15　股骨颈骨折术后短缩（交叉置钉）

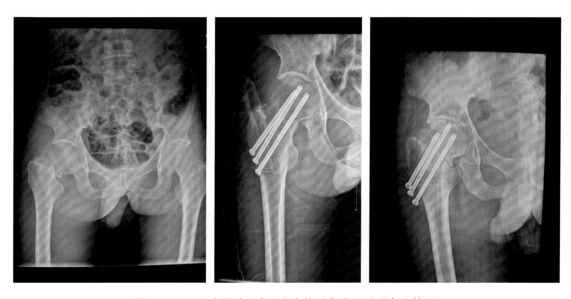

图 6-10-16　过度滑动，内固定失效（术后 12 个月复查情况）

此直接影响其功能。外展肌减少力臂增加了行走时外展肌的力量以及关节的反作用力。

　　髋关节完整外展力臂的重要性在全髋关节置换术（THA）中得到高度重视。关节外科医生总是会选择颈干角变小或颈部内移的植入物。目的在于通过增加外展力矩臂恢复"正常"生物力学。然而，尽管它在关节成形术中很重要，股骨颈缩短的负面作用在骨科创伤文献中基本上未被认识[34]。事实上，最常见的内固定技术股骨颈骨折滑动髋螺钉和多枚空心钉平行螺钉是基于滑动原理因此允许缩短。这些固定技术的缺点（即无限压缩）是增加股骨颈部缩短。

　　Crosby JM 等发现[35]，超过 15mm 的短缩，会带来局部疼痛，而且短缩越大，运动功能的损伤越大。尽管滑动在骨折愈合中是非常有利的，但是并没有证据表明负重后断端加压和术中的加压是骨折愈合所必需的。骨折治疗中，很多例子都说明，即便是没有负重后断端加压，仍然不影响骨折的愈合，比如静态固定下的胫骨或股骨髓内钉。

　　Zhang YL 等研究[36]，在短缩过程中，大部分出现股骨头后倾增加，这很可能会导致固定失效再次手术，这种后倾会导致髋关节撞击症的出现。Schaefer TK 等通过力学实验发现[37]，将后方半螺纹螺钉改为全螺纹螺钉，可以减少负重后的股骨颈短缩。Nanty L 等报道[38]，股骨颈短缩与 AVN 的发生是有关联的，原因可能为短缩后滋养股骨头的血管扭曲，从而失去血供。

参考文献

[1] Slobogean GP, Sprague SA, Scott T, Bhandari M. Complications following young femoral neck fractures. Injury, 2015 Mar, 46 (3)：484-491.

[2] Dai ZZ, Zhang ZQ, Ding J, Wu ZK, Yang X, Zhang ZM, Li H. Analysis of risk factors for complications after femoral neck fracture in pediatric patients. Orthop Surg Res, 2020 Feb 19, 15 (1)：58.

[3] Popelka O, Skála-Rosenbaum J, Bartoška R, Waldauf P, Krbec M, Džupa V. Fracture Type and Injury-to-Surgery Interval as Risk Factors for Avascular Necrosis of the Femoral Head after Internal Fixation of Intracapsular Femoral Neck Fracture. Acta Chir Orthop Traumatol Cech, 2015, 82 (4)：282-287.

[4] Koaban S, Alatassi R, Alharbi S, Alshehri M, Alghamdi K. The relationship between femoral neck fracture in adult and avascular necrosis and nonunion：A retrospective study. Ann Med Surg (Lond), 2019 Jan 26, 39：5-9.

[5] Wang W, Li Y, Guo Y, Li M, Mei H, Shao J, Xiong Z, Li J, Canavese F, Chen S；Chinese Multicenter Pediatric Orthopedic Study Group (CMPOS). Initial displacement as a risk factor for avascular necrosis of the femoral head in pediatric femoral neck fractures：a review of one hundred eight cases. Int Orthop, 2020 Jan, 44 (1)：129-139.

[6] Kayali C, Ağuş H, Arslantaş M, Turgut A. Complications of internally fixed femoral neck fractures. Ulus Travma Acil Cerrahi Derg, 2008 Jul, 14 (3)：226-230.

[7] Stoica Z, Dumitrescu D, Popescu M, Gheonea I, Gabor M, Bogdan N. Imaging of avascular necrosis of femoral head：familiar methods and newer trends. Curr Health Sci J, 2009 Jan, 35 (1)：23-28. Epub 2009 Mar 21.

[8] Park SJ, Ko BS, Moon KH, Lee M. Prediction Value of SPECT/CT in Avascular Necrosis of Femoral Head After Femur Neck Fracture. Geriatr Orthop Surg Rehabil, 2019 Sep 4, 10.

[9] Jawad MU, Haleem AA, Scully SP. In brief：Ficat classification：avascular necrosis of the femoral head. Clin Orthop Relat Res, 2012 Sep, 470 (9)：2636-2639.

[10] Stöve J, Riederle F, Kessler S, Puhl W, Günther KP. Reproducibility of radiological classification criteria of femur head necrosis. Z Orthop Ihre Grenzgeb, 2001 Mar-Apr, 139 (2)：163-167.

[11] Hoskinson S, Morison Z, Shahrokhi S, Schemitsch EH. Managing AVN following internal fixation：treatment options and clinical results. Injury, 2015 Mar, 46 (3)：497-506.

[12] Large TM, Adams MR, Loeffler BJ, Gardner MJ. Posttraumatic Avascular Necrosis After Proximal Femur, Proximal Humerus, Talar Neck, and Scaphoid Fractures. Am Acad Orthop Surg, 2019 Nov 1, 27 (21)：794-805.

[13] Reuter N, Romier A, Hambourg Z, Palmieri F, Fayet D, Pallot-Prades B, Collet P, Fessy MH, Farizon F, Barral FG, Thomas T. Cementoplasty in the treatment of avascular necrosis of the hip. Rheumatol, 2009 Feb, 36 (2)：385-389.

[14] McCarthy RE. Avascular necrosis of the femoral head in children. Instr Course Lect, 1988, 37：59-65.

[15] Steinberg ME. Management of avascular necrosis of the femoral head-an overview. Instr Course Lect, 1988, 37：41-50.

[16] Bachiller FG, Caballer AP, Portal LF. Avascular necrosis of the femoral head after femoral neck fracture. Clin Orthop Relat Res, 2002 Jun (399)：87-109

[17] Post ZD, Orozco F, Diaz-Ledezma C, Hozack WJ, Ong A. Direct anterior approach for total hip arthroplasty：indications, technique, and results. Am Acad Orthop Surg, 2014 Sep, 22 (9)：595-603

[18] Abdelazeem H, Abdelazeem A, Al-Dars A, Hegazy M, Abdellatif N. Triple attack technique for non-union of femoral neck fractures. Int Orthop, 2016 Apr, 40 (4)：807-812.

[19] HARRISON MH. Non-union of fractured neck of femur. Lancet, 1963 Jan 19, 1 (7273)：165-166.

[20] Shen M, Wang C, Chen H, Rui YF, Zhao S. An update on the Pauwels classification. Orthop Surg

Res，2016 Dec 12，11（1）：161.

［21］ MCELVENNY RT. The treatment of non-union of femoral neck fractures. Surg Clin North Am，1957 Feb，37（1）：251-268

［22］ Saito N，Miyasaka T，Toriumi H. Radiographic factors predicting non-union of displaced intracapsular femoral neck fracture. Arch Orthop Trauma Surg，1995，114（4）：183-187.

［23］ Leighton R. Classification and treatment of femoral neck nonunions in young patients，2008.

［24］ Yin J，Zhu H，Gao Y，Zhang C. Vascularized Fibular Grafting in Treatment of Femoral Neck Nonunion：A Prognostic Study Based on Long-Term Outcomes. Bone Joint Surg Am，2019 Jul 17，101（14）：1294-1300.

［25］ Lagergren J，MÖller M，Rogmark C. Displaced femoral neck fractures in patients 60-69 years old-treatment and patient reported outcomes in a register cohort. Injury，2020 Nov，51（11）：2652-2657.

［26］ Saul D，Riekenberg J，Ammon JC，Hoffmann DB，Sehmisch S. Hip Fractures：Therapy，Timing，and Complication Spectrum. Orthop Surg，2019 Dec，11（6）：994-1002.

［27］ Papakostidis C，Panagiotopoulos A，Piccioli A，Giannoudis PV. Timing of internal fixation of femoral neck fractures. A systematic review and meta-analysis of the final outcome. Injury，2015 Mar，46（3）：459-466.

［28］ Nayak C，Acharyya B，Jain M，Kamboj K. Valgus osteotomy in delayed presentation of femoral neck fractures using fixed angle simple dynamic hip screw and plate. Chin J Traumatol，2019 Feb，22（1）：29-33.

［29］ Varacallo M，Luo TD，Johanson NA. Total Hip Arthroplasty Techniques. 2021 Jul 9. In：StatPearls ［Internet］. Treasure Island（FL）：StatPearls Publishing，2021 Jan.

［30］ Yu X，Zhang DF，Song MS，Chen ZM，Yang K，Pang QJ. Finite element analysis of evaluating the change of the hip joint biomechanics following femoral neck shortening after cannulated screw fixation for osteoporotic femoral neck fracture. Zhonghua Yi Xue Za Zhi，2020 Sep 8，100（33）：2628-2632.

［31］ Felton J，Slobogean GP，Jackson SS，Della Rocca GJ，Liew S，Haverlag R，Jeray KJ，Sprague SA，O'Hara NN，Swiontkowski M，Bhandari M. Femoral Neck Shortening After Hip Fracture Fixation Is Associated With Inferior Hip Function：Results From the FAITH Trial. Orthop Trauma，2019 Oct，33（10）：487-496.

［32］ Stockton DJ，Dua K，O'Brien PJ，Pollak AN，Hoshino CM，Slobogean GP. Failure Patterns of Femoral Neck Fracture Fixation in Young Patients. Orthopedics，2019 Jul 1，42（4）：e376-e380.

［33］ Slobogean GP，Stockton DJ，Zeng BF，Wang D，Ma B，Pollak AN. Femoral neck shortening in adult patients under the age of 55 years is associated with worse functional outcomes：Analysis of the prospective multi-center study of hip fracture outcomes in China（SHOC）. Injury，2017 Aug，48（8）：1837-1842.

［34］ Nanty L，Canovas F，Rodriguez T，Faure P，Dagneaux L. Femoral neck shortening after internal fixation of Garden I fractures increases the risk of femoral head collapse. Orthop Traumatol Surg Res，2019 Sep，105（5）：999-1004.

［35］ Crosby JM，Parker MJ. Femoral neck collapse after internal fixation of an intracapsular hip fracture：Does it indicate a poor outcome？Injury，2016 Dec，47（12）：2760-2763.

［36］ Zhang YL，Zhang W，Zhang CQ. A new angle and its relationship with early fixation failure of femoral neck fractures treated with three cannulated compression screws. Orthop Traumatol Surg Res，2017 Apr，103（2）：229-234.

［37］ Schaefer TK，Spross C，Stoffel KK，Yates PJ. Biomechanical properties of a posterior fully threaded positioning screw for cannulated screw fixation of displaced neck of femur fractures. Injury，2015 Nov，46（11）：2130-2133.

［38］ Nanty L，Canovas F，Rodriguez T，Faure P，Dagneaux L. Femoral neck shortening after internal fixation of Garden I fractures increases the risk of femoral head collapse. Orthop Traumatol Surg Res，2019 Sep，105（5）：999-1004.

（纪　方　佟大可　汤　洋）

第十一节　股骨颈骨折治疗的热点与创新

据统计1990年全世界有166万例髋部骨折，随着人口老龄化及交通伤的日益增多，预计到2025年这一数字将突破260万[1]。股骨颈骨折是髋部骨折中最常见的骨折，约占髋部骨折的53%，占全身骨折的3.58%[2]。股骨颈骨折是一个并发症发生率较高的骨折，由于髋部自身的解剖学、生物力学、流行病学及血运的特点，使其内固定失败、骨不连等并发症的发病率高于其他部位骨折，还有其特有的股骨头缺血性坏死（avascular necrosis of the femoral head，ANFH）及与老年患者相关的一系列内科并发症。100多年来全球骨科医生应用多种治疗手段，从保守治疗到手术治疗，从各种各样的内固定到关节置换来治疗股骨颈骨折，但治疗效果和其他部位的骨折相比仍不太满意。

保守治疗的并发症率相当高，其中再移位率可高达55.7%，ANFH发生率达15%~36%，骨不连率达50%~60%，1年内病死率为13%~30%[3]，加上老年患者卧床后的一系列内科并发症，目前，国内外的共识是对于股骨颈骨折应当采取手术治疗[4-5]。

一、固定还是置换

对于股骨颈骨折的手术治疗选择，国内外学者已经基本达成共识：成年人无移位的股骨颈骨折患者采取内固定治疗，有移位的患者65岁以下选择内固定治疗，75岁以上选择关节置换，但65~75岁患者需根据其具体身体情况来选择治疗方式[4-5]。内固定和关节置换治疗股骨颈骨折的临床效果也各有优劣，内固定治疗创伤较小，患者术后病死率低，但再入院和再手术率高；关节置换虽然能从根本上解决ANFH和骨不连的问题，但手术创伤相对较大，还带来了关节磨损、深部感染、假体周围骨折等一系列的相关并发症。因此，骨科医师在治疗的过程中除了要从年龄方面考虑手术方式外，还需要综合考虑，为不同患者提供规范、合理的个体化治疗。

二、手术时机

对于手术时机的选择目前仍存在一定争议。有文献报道早期复位固定并不能降低ANFH和骨不连的

发生率[6]。另1篇Meta分析指出股骨颈骨折内固定时机与治疗的结果并无相关性，ANFH与手术时机无相关性，但骨不连率与延迟手术存在一定关联[7]，且由于延期手术会增加老年患者内科并发症的发生率和病死率，国内外多数学者认为股骨颈骨折在无手术禁忌证的前提下应该争取在48小时内行手术治疗[5,8-9]。

Slobogean等[10]对加拿大骨科协会、美国创伤协会及参加AOTRAUMA高级创伤课程的骨科医生进行了问卷调查，共540名医生完成了调查，其中25.8%的医生认为受伤后8小时内应该处理青年股骨颈骨折，而66.2%的医生认为在伤后8~24小时处理即可，还有8%的医生认为>24小时后处理也可以。43.6%的医生认为急诊复位和内固定对患者预后非常重要，44.1%的医生认为对其重要性持中立态度，还有15.3%的医生认为急诊复位和内固定并不影响患者的预后。

三、复位方式

对于股骨颈骨折的复位方式，多数文献报道股骨颈骨折闭合复位的成功率高达95%[11-12]。笔者所在医院切开复位率低于1%，仅有少数复杂的骨折才需要切开复位[13]。Upadhyay等[14]报道92例Garden Ⅲ型、Ⅳ型患者资料，其中44例采用切开复位，48例采用闭合复位，切开复位与闭合复位患者的骨不连率分别为7.0%、18.7%，ANFH发生率分别为18.2%、14.6%，感染率分别为9.1%、2.1%；认为切开复位与闭合复位的效果差不多。Ghayoumi等[15]综述对比了切开复位和闭合复位的效果，认为骨折复位质量是影响临床疗效的第一重要因素，在ANFH和骨不连方面切开复位与闭合复位并没有明显差别，但是切开复位有更高的感染发生率。

四、内固定方式的选择

目前存在的最大争议是内固定方式的选择。由于保守治疗效果差，骨科医师开始探索对股骨颈骨折的手术治疗。几十年来，全球的骨科医生使用了各种各样的手术治疗手段，研发了100多种内固定方式来解决股骨颈骨折不愈合及ANFH等并发症问题，从

1931 年首先开始使用内固定治疗股骨颈骨折至如今股骨颈动力交叉系统（femoral neck system，FNS）的广泛应用，其间由于内固定材料和内固定技术的进步，使得股骨颈骨折的骨不连率从 50%～60%降低至 5%～10%，取得了明显进步，肢体功能的恢复也取得了显著进步，但 ANFH 发生率仍没有明显降低[16]。

不管应用哪种内固定方式来治疗股骨颈骨折可能发生并发症，文献报道内固定相关的并发症发生率可高达 48%，其中 ANFH 发生率可达 9%～32%，骨不连率可达 4%～46%，内固定失效率可达 9%～38%，股骨颈短缩可达 30%～60%[17]。因此，究竟采用何种内固定方式治疗股骨颈骨折一直是骨科医生所关注的热点问题。

最近的文献统计表明，空心螺钉、动力髋螺钉（dynamic hip screws，DHS）、锁定钢板及髓内钉在治疗股骨颈骨折的临床效果方面无明显差别[18]。股骨颈骨折最经典的内固定方式是空心拉力螺钉固定，但是在空心拉力螺钉置入的分布、构形及角度等方面，仍存在一定争议。在构形方面，多数生物力学试验和临床研究显示在抗张力作用下"倒三角形"明显强于"正三角形"，前者较后者具有更好的内固定效果[19]。在螺钉分布方面，3 枚螺钉离散对骨折近端成面状加压，3 枚螺钉汇聚骨折趋于点状加压，因此汇聚分布稳定性差，不能有效对抗扭转和剪切力，侧位片上前后螺钉越分散，骨不连发生率越低[20]。尽管有生物力学研究报道交叉螺钉固定技术与传统倒三角形固定技术的生物力学稳定性无明显差异[21]，甚至还有研究显示前者强于后者[22]，但是大多数临床研究报道应用平行空心钉与交叉空心钉固定股骨颈骨折，在骨不连、ANFH 及髋关节功能恢复方面并无明显差异[23]。交叉空心螺钉固定可能会降低股骨颈短缩的发生率，但却明显增加了螺钉的切出率[24]。因此，使用平行空心螺钉还是交叉空心螺钉固定股骨颈骨折还需要进行更多、质量更高的临床对照研究来确定。

2011 年 Filipov[25] 提出了双平面、双支撑点固定的强斜位空心钉内固定术（即 F 固定技术）。生物力学研究发现 F 固定技术的轴向稳定性较平行空心螺钉更好，认为 F 固定技术具有更好的力学稳定性[26]。Filipov[25] 回顾性分析了采用 F 固定技术治疗的 88 例骨质疏松性股骨颈骨折患者资料，平均年龄为 76.9 岁，其中 Garden Ⅳ 型骨折患者占 85.2%，平均随访 8.06 个月，骨折愈合率达 98.86%，髋关节 Harris 评分平均为 84.26 分。2017 年 Filipov 等[27] 又对更多（207 例）患者资料进行回顾性分析，平均年龄为 76 岁，均为 Garden Ⅲ 型和Ⅳ型骨折，其中 GardenⅣ 型骨折占 93%，随访 29.6 个月，骨折愈合率达 96.6%；而骨不连率仅为 3.4%，ANFH 发生率为 12.1%。在如此高龄、严重移位的股骨颈骨折中，使用内固定治疗取得如此好的疗效前所未有，令人惊叹，但相关技术应用的报道均为同一作者，未见其他作者有类似的文献报道。

内侧支撑钢板技术近年来在国内热议，其最初报道于 2007 年，用于复杂的股骨颈骨折切开复位内固定[28]，后来有学者提出了一个假设的理论，即将支撑钢板放在股骨颈的内侧可以中和剪切力，远端的螺钉可以加压，使股骨颈近端骨折块的尖端被"钳夹"固定，将剪切力转化为骨折端的加压力，这样有可能减少垂直剪切型股骨颈骨折的内固定失效率[29]。生物力学实验显示内侧支撑板附加在 DHS 及空心螺钉的使用中均可以显著增加 83%抗内固定失效所需的应力[30]，但此后 10 年一直未见该方面相关的临床研究。2017 年 Ye 等[31] 回顾性分析采用内侧支撑钢板固定治疗的 26 例年龄＜60 岁的 Pauwels Ⅲ 型骨折患者资料，平均随访 13.6 个月，其中 3 例患者出现空心钉退钉、股骨颈短缩，1 例患者发生股外侧皮神经损伤，89%的患者获得骨性愈合，无 ANFH 发生。但是该文报道的病例数偏少，随访时间偏短，且从临床效果来看，与常用内固定方式相比，内侧支撑钢板固定并没有减少骨不连、退钉及短缩的发生，且增加了手术创伤和新的并发症（即股外侧皮神经损伤），这说明附加内侧支撑钢板固定治疗股骨颈骨折并没有达到其最初的目的，而且内侧支撑板应该放在股骨颈下方支持带动脉的偏前方，这样才不会破坏股骨头血供[32]，但这在手术操作中是相当困难的。因此，内侧支撑板目前还没有临床证据证实其优越性，由于其加大了手术创伤，增加了并发症，故对于绝大部分新鲜股骨颈骨折应该慎用，仅在治疗需要切开复位的粉碎或陈旧性股骨颈骨折时可考虑使用。

为了防止股骨颈骨折内固定术后退钉及股骨颈短缩的发生，有研究者设计了新型股骨颈锁定钢板，生物力学研究显示锁定钢板较 DHS 及空心螺钉有一定的生物力学优势，尤其是对于 Pauwels Ⅲ 型骨折，锁定钢板固定的生物力学性能更好[33]。然而临床研究报道使用锁定钢板固定治疗股骨颈骨折的结果却差强人意，在所治疗的 18 例患者中，有 7 例患者最后内固定出现失败或骨不连，失败率到达 36.8%[34]。其原因是锁定钢板过于坚强不允许骨折断端微动而导致断端不能紧密接触，造成所有的应力都集中在螺钉上，最后导致骨-螺钉界面应力过大导致螺钉疲劳性断裂。该研究最后指出锁定钢板固定治疗股骨颈骨折会产生灾难性后果，应该禁用于股骨颈骨折的治疗[34]。

股骨颈骨折另外一种常用的内固定方式是DHS。生物力学研究显示DHS的稳定性优于各种构型的空心螺钉[21]。笔者比较了DHS与空心螺钉固定治疗Pauwels Ⅲ型股骨颈骨折的疗效，发现DHS固定可以使患者早期负重，且在髋关节功能、ANFH和骨不连方面二者无明显差别[13]。前瞻性随机对照研究显示：DHS和空心钉固定股骨颈骨折的骨不连率、内固定失效率、股骨颈短缩率和死亡率及髋关节功能无明显差别，但是对于有吸烟史、股骨颈基底骨折、Pauwels Ⅲ型骨折及复位不佳的患者，DHS的治疗效果要优于空心螺钉[11]。

对于内固定方式的选择，Luttrell等[35]对美国创伤骨科医生进行了问卷调查，结果显示47.2%的医生选择DHS，28%的医生选择交叉空心螺钉固定，15.1%的医生选择平行空心螺钉固定，4%的医生选择锁定钢板固定，另外4%的医生选择髓内钉治疗，当问及选择的理由时71%的医生认为生物力学稳定性为首要因素。

因此，目前对于股骨颈骨折的内固定方式，主要还是集中在选择空心螺钉还是DHS。空心螺钉具有微创、抗旋转性能好、操作简单等优点，但其抗内翻强度差、容易退钉、短缩、存在软组织刺激、再手术率相对较高。DHS具有力学强度和抗内翻强度好的优点，但其手术创伤大、手术器械较多、内固定体积也大，同样也存在退钉、短缩等缺点。

是否有一种内固定物能够结合DHS和空心螺钉的优点？近期广泛使用的FNS可能会成为这两种内固定物的替代者。FNS由AOTK（国际内固定协会技术委员会）下肢组于2010年开始进行研发，其产品设计的理念是希望通过一个组合系统来固定股骨颈骨折，同时兼顾角稳定和抗旋转的作用，而且能进行微创操作[36]。

FNS更像一个紧凑的DHS，可以同时具有较强的抗旋转和抗内翻应力，并可以微创置入。FNS对置入物的尺寸进行了整合，体积更小，允许通过很小的切口简单地将其置入。在动力棒的设计方面，摒弃了螺纹的设计，因为有文献显示DHS主钉在置入时需要通过螺纹拧入，这样经常导致骨折旋转移位，而股骨头血供会因旋转移位而受到影响[37]。因此，无螺纹动力棒的设计可能会降低ANFH的发生率，此外无螺纹的设计还可能降低螺钉切出率[36]。

Stoffel等[36]的生物力学实验比较了FNS、空心螺钉、DHS及DHS螺旋刀片固定Pauwels Ⅲ型股骨颈骨折模型的力学性能，研究显示FNS支撑强度较3枚空心钉强2倍，相对的抗旋转稳定性较DHS提高了40%。FNS的手术器械也相对简单，只有3个操作工具，包括导向器、导针调节导向器及三联扩孔钻；置入工具也只有2种：置入手柄和钉棒套筒，简单的手术器械使手术操作更加简单化和微创化。

由于FNS的临床应用时间较短，国外2017年10月开始临床应用，而国内2019年9月才开始临床应用，其临床研究的报道极少，仅有少量的短期回顾性研究报道[38-39]。Xu[40]等对比分析了FNS（54例）、空心钉（51例）和DHS（52例）治疗新鲜股骨颈骨折的短期疗效，其研究显示在股骨颈短缩、复位质量、内固定失败率、Harris髋关节评分方面三种固定比较无统计学差异，但FNS术中透视次数少，手术时间短。与空心钉相比，FNS具有操作简单、负重早的优点；与DHS相比，微创手术是FNS的主要优势。

虽然FNS置入的手术技术相对简单，但是如果不能严格把握手术适应证，熟练掌握手术要点，也会导致手术效果不佳。笔者认为，对于FNS的手术技术需要掌握5个关键要点：①首先是良好复位，良好复位是骨折治疗的最基本、最关键的一步，任何骨折治疗效果的好坏均离不开良好复位；②术前需要精确定位切口，否则盲目切开会造成切口过大，达不到微创治疗的目的；③在置入导针时需要使用130°导向器，不能徒手操作，否则会使钢板不贴附股骨干，从而导致应力集中于固定螺钉，进而导致内固定失效；④动力棒要置于正、侧位的中央位置，距离软骨下5mm，以达到最佳的支撑强度；⑤要确定钢板位于股骨干的中央，避免固定螺钉对股骨干后侧或前侧皮质的切割，从而导致转子下骨折。手术适应证应该与股骨颈骨折内固定治疗的适应证一样，即所有无移位的成年股骨颈骨折患者和65岁以下存在移位的成年股骨颈骨折患者。

综上所述，股骨颈骨折的治疗应该首选手术治疗，手术应争取在48小时内完成，对于无移位的骨折及65岁以下存在移位的患者首选内固定治疗，75岁以上存在移位的骨折患者首选人工关节置换，而对于65~75岁存在移位的骨折患者，则应根据患者的个体情况来选择内固定还是关节置换。目前主要的内固定方式以DHS和空心螺钉为主，主要采用闭合复位，而使用平行空心螺钉还是交叉空心螺钉固定临床效果更好目前还没有达成共识，需要高质量、高证据等级的临床研究来验证。FNS 是近年来出现的一种股骨颈骨折创新内固定方式，国内外的临床应用结果已初步证实其近期临床效果优良，有望取代 DHS 和空心螺钉成为治疗股骨颈骨折的新型内固定物。

参考文献

[1] Gullberg B, Johnell O, Kanis J A. World-wide projections for hip fracture. OsteoporosInt, 1997, 7 (5)：407-13.

[2] 张雅文，侯国进，周方，等. Pauwels Ⅲ 型股骨颈骨折闭合复位内固定术后缺血性股骨头坏死的多因素分析. 中国微创外科杂志，2020，20 (12)：1057-1062.

[3] Taha M E, Audigé L, Siegel G, et al. Factors predicting secondary displacement after non-operative treatment of undisplaced femoral neck fractures. Archives of Orthopaedic & Trauma Surgery, 2015, 135 (2)：243-249.

[4] Charpter 54, Intracapsular Hip Fractures, Skeletal trauma. Bruce D. Browner, Jesse B.Jupiter, Christian Krettek, Paul A. Anderson. —Fifth edition, 2015.

[5] 中华医学会骨科学分会创伤骨科学组，中国医师协会骨科医师分会创伤专家工作委员会. 成人股骨颈骨折诊治指南. 中华创伤骨科杂志，2018，20 (11)：921-928.

[6] D.S.Damanya, MartynJ.Parkerb, Adrian Chojnowskic. Complications after intracapsular hip fractures in young adults：A meta-analysis of 18 published studies involving 564 fractures, Injury, 2005, 36 (1)：131-141.

[7] Costas Papakostidis, Andreas Panagiotopoulos, Andrea Piccioli, et al. Timing of internal fixation of femoral neck fractures. A systematic review and meta-analysis of the final outcome. Injury, 2015, 46 (3)：459-466.

[8] Ftouh S, Morga A, Swift C, Guideline Development Group. Management of hjp fracture in adults：summary of NICE guidance. BMJ, 2011, 342：d3304. DOI：10. 1 136/bmj. d3304.

[9] Miller BJ, Caghan JJ, Cmm P, et al. Changing trends in the treatment of femoral neck fractures：a review of the American board of orthopaedic surgery database. J Bone Joint Surg, 2014, 96 (17)：e149. DOI：10. 2106/JBJS. M. Ol 122.

[10] GP Slobogean, SA Sprague, T Scott, M Mckee, et al. Management of young femoral neck fractures：Is there a consensus？Injury, 2014, 36 (3)：DOI：10.1016/j.injury.2014.11.028.

[11] Fixation using Alternative Implants for the Treatment of Hip fractures（FAITH）Investigators* Fracture fixation in the operative management of hip fractures（FAITH）：an international, multicentre, randomized controlled trial. Lancet, 2017, 389：1519-1527.

[12] 李智勇，张奇，陈伟，等. 难复位性股骨颈骨折的概念提出与治疗. 中华创伤骨科杂志，2011，13 (11)：1020-1023.

[13] 刘智芳，周方，田耘，等. 动力髋螺钉与空心加压螺钉治疗新鲜股骨颈骨折的比较. 中国微创外科杂志，2018，18 (9)：774-778.DOI：CNKI：SUN：ZWWK.0.2018-09-002.

[14] A Upadhyay, P Jain, P Mishra, et al. Delayed internal fixation of fractures of the neck of the femur in young adults. J Bone Joint Surg, 2004, 86 (7)：1035-1040, I：10.1302/0301-620X.86B7.15047.

[15] P Ghayoumi, U Kandemir, S Morshed. Evidence based update：Open versus closed reduction. Injury, 2015, 46：(3) 467-473.

[16] 刘冰川，孙川，邢永，等. 中青年股骨颈骨折内固定术后发生缺血性股骨头坏死的相关因素. 北京大学学报（医学版），2020，52 (2)：290-297. DOI：10.19723/j.issn.1671-167X.2020.02.016.

[17] Parker MJ, Raghavan R, Gurusamy K Incidence of fracture-healing complications after femoral neck fractures. ClinOrthopRelat Res, 2007, 458：175-179.

[18] Min Shen, Chen Wang, Hui Chen, et al. An update on the Pauwels classification. Journal of Orthopaedic Surgery and Research（2016）11：161. DOI 10.1186/s13018-016-0498-3.

[19] Zdero R, Keast-Butler O, Schemitsch EH. A biomechanical comparison of two triple-screw methods for femoral neck fracture fixation in a synthetic bone model. J Trauma, 2010, 69：1537-1544.

[20] K Gurusamy, MJ Parker, TK Rowlands. The

complications of displaced intracapsular fractures of the hip.The effect of screw positioning and angulation on fracture healing. The Bone & Joint Journal Br, 2005, 87 (5): 632-634. DOI: 10.1302/0301-620X.87B5.15237.

[21] Joey P. Johnson, M.D, Todd R. Borenstein, M.D, Gregory R. Waryasz, M.D, et al. Vertically oriented femoral neck fractures: A biomechanical comparison of three fixation constructs. J OrthopTrauma, 2017, 31 (7): 363-368. doi: 10.1097/BOT.0000000000000836.

[22] Michael A. Hawks, Hyunchul Kim, Joseph E, et al. Does a trochanteric lag screw improve fixation of vertically oriented femoral neck fractures ? A biomechanical analysis in cadaveric bone.Clinical Biomechanics, 2013 (28): 886-891.

[23] EJ Lim, BS Kim, CH Kim. Parallel and non-parallel cannulated screw fixation complications infemoral neck fractures: A systematic review and meta-analysis. Orthopaedics& Traumatology Surgery & Research 2021, 7 DOI: 10.1016/j.otsr.2021.103005.

[24] Wu Y, Leu TH, Chuang TY, et al. Screw trajectory affects screwcut-out risk after fixation for nondisplaced femoral neck fracture in elderly patients. J OrthopSurg, 2019, 27 (2): 1-7. DOI: 10.1177/2309499019840252.

[25] Filipov O. Biplane double-supported screw fixation (F-technique): a method of screw fixation at osteoporotic fractures of the femoral neck. Eur J OrthopSurgTraumatol, 2011 Oct, 21 (7): 539-543.

[26] Filipov O, Gueorguiev B. Unique stability of femoral neck fractures treated with the novel biplane double-supported screw fixation method: a biomechanical cadaver study. Injury, 2015 Feb, 46 (2): 218-226.

[27] Filipov O, Stoffel K, Gueorguiev B, Sommer C. Femoral neck fracture osteosynthesis by the biplane double-supported screw fixation method (BDSF) reduces the risk of fixation failure: clinical outcomes in 207 patients. Arch Orthop Trauma Surg, 2017 Jun, 137 (6): 779-788.

[28] Robert B. Molnar, M. L. Routt, Jr. Open Reduction of Intracapsular Hip Fractures Using a Modified Smith-Petersen Surgical Exposure. J Orthop Trauma 2007, 21 (7): 490-494.

[29] Mir H, Collinge C. Application of a medial buttress plate may prevent many treatment failures seen after fxation of vertical femoral neck fractures in young adults. Med Hypotheses, 2015, 84 (5): 429-433.

[30] Kunapuli SC, Schramski MJ, Lee AS, et al. Biomechanical analysis of augmented plate fxation for the treatment of vertical shear femoral neck fractures. J Orthop Trauma, 2015, 29 (3): 144-150.

[31] Ye Yea, Ke Chena, KeweiTiana, et al. Medial buttress plate augmentation of cannulated screw fixation invertically unstable femoral neck fractures: Surgical technique and preliminary results. Injury, 2017, 48: 2189-2193. http: //dx.doi.org/10.1016/j.injury.2017.08.017.

[32] Putnam, Sara M., Collinge, Cory A., M. Gardner, et al. Vascular Anatomy of the Medial Femoral Neck and Implications for Surface Plate Fixation. J Orthop Trauma, 2019, 33 (3): 111-115, doi: 10.1097/BOT.0000000000001377.

[33] Peter J. Nowotarski, Bain Ervin, Brian Weatherby, et al. Biomechanical analysis of a novel femoral neck locking plate for treatment of vertical shear Pauwel's type C femoral neck fractures. Injury 432011 (6): 802-6, DOI: 10.1016/j.injury.2011.09.012.

[34] Berkes, Marschall B., Little, Milton T. M., Lazaro, Lionel E. et al. Catastrophic Failure After Open Reduction Internal Fixation of Femoral Neck Fractures With a Novel Locking Plate Implant. J Orthop Trauma, 2012, 26 (10): 170-176, doi: 10.1097/BOT.0b013e31823b4cd1.

[35] Luttrell K, Beltran M, Collinge CA. Preoperative decision making in the treatment of high-angle "vertical" femoral neck fracture in young adult patients. An expert opinion survey of Orthopaedic Trauma Association's (OTA) membership.JOrthop Trauma, 2014 Sep, 28 (9): e221-225.

[36] Stoffel K, Zderic I, Gras F, et al. Biomechanical evaluation of the femoral neck system in unstable Pauwels III femoral neck fractures: a comparison with the dynamic hip screw and cannulated screws. J Orthop Trauma, 2017, 31 (3): 131-7. https: //doi.org/10.1097/BOT.0000000000000739.

[37] Medda, Suman, Snoap, Tyler, Carroll, Eben A. Treatment of Young Femoral Neck Fractures. J Orthop

Trauma, Journal of Orthopaedic Trauma: 2019, 33 (1): S1-S6 doi: 10.1097/BOT.0000000000001369.

[38] Fujiki Takaaki, Tamura Tomoo, Fukuoka Tatsuo, et al. Clinical Experience of Treatment for Femoral Neck Fracture Using Femoral Neck System J Chugoku-Shikoku OrthAssoc, 2020, 32 (1) 27-31.

[39] Waku Watanabe, Takeshi Oguchi, Tatsuya Hara, et al. Usage Experience with a Femoral Neck System for Femoral Neck Fracture The Central Japan Journal of Orthopaedic Surgery & Traumatology, 2020, 63 (1): 141-142.

[40] Xiangyu Xu, Jixing Fan, Fang Zhou, et al. Comparison of femoral neck system to multiple cancellous screws and dynamic hip screws in the treatment of femoral neck fractures. Injury, 2022 Mar.

（周　方）

第七章　股骨头骨折

第一节　损伤机制与临床表现

一、解剖学特点

股骨头：股骨头呈球形，完全为软骨所覆盖，中部较厚，边缘较薄。正常股骨头软骨为淡蓝色，呈半透明状；股骨头顶部稍下方有一个小窝，称为股骨头凹，该部无软骨覆盖，为圆韧带附着处，韧带内有细小动脉血管供应股骨头的少量血液。髋关节由股骨头和髋臼组成。髋臼周缘有纤维软骨构成的髋臼唇，可容纳股骨头的 2/3 面积。关节囊紧张而坚韧，股骨颈前面全部在囊内，而后面仅内 2/3 在囊内，故股骨颈骨折有囊内、囊外及混合性骨折之分。囊内骨折可出现血肿，囊外骨折，则关节囊不受影响。关节囊内有股骨头韧带，连于髋臼与股骨头之间。关节囊外韧带最大的是前方的髂股韧带，此外还有前下位的耻股韧带和后上位的坐股韧带。关节囊的后下方缺乏韧带，故股骨头易向后下方脱位。

股骨头近似半球形，朝向前上内方与髋臼构成关节（更精确地说，股骨头不是一个真正球形的一部分，而是像楔形，部分表面呈卵圆形）其表面光滑，中央部的后下方有一粗糙的小凹陷。股骨头的轴线通常情况下与股骨颈轴线相平行，但偶尔也可以有一定程度的后倾。股骨头表面的关节软骨厚度在前侧的负重区约为 4 mm，其向关节中纬线逐渐变薄，在中纬线处约为 3 mm。大、小转子位于股骨颈的后侧及股骨干中冠状面轻度偏前侧。股骨头主要为松质骨（海绵骨）结构，而不是强度较高的致密骨（皮质骨）结构。对股骨头内部松质骨的形态结构研究发现，股骨头内部由大量拱形结构的骨小梁组成致密立体网状结构。这些骨小梁的拱形结构其拱顶总是朝向股骨头表面，相互交叉，大拱内有小拱，形态各异，形成一种

多拱的复杂网状结构。该结构能最有效地吸收和化解冲击载荷、吸收震荡。

股骨头、颈的血管与神经：成年股骨头、颈的血液供应（图 7-1-1）有 3 个来源：①股骨头圆韧带动脉，经髋臼切迹横韧带下进入圆韧带，供应股骨头卵圆窝区的血供，占股骨头的 1/5；②股骨滋养动脉，由股骨干中部滋养孔进入髓腔，上行与基底部血管吻合，只供应股骨头的少量血运；③旋股内、外侧动脉的分支是股骨颈的主要血供。都来自股深动脉，至股骨颈基底部关节囊滑膜反折处，分成 3 组血管进入股骨头。髋关节主要的支配神经是闭孔神经，同时也接受股神经、臀上神经及坐骨神经分支的支配。髋关节与膝关节的感觉神经同源，也会出现牵涉痛。其从各动脉在关节囊上的分布来看，这些动脉对关节囊血供所起作用的重要性依次为：旋股内侧动脉，旋股外侧动脉，臀上动脉，臀下动脉，闭孔动脉以及髂腰动脉，并认为由上述动脉汇聚而成的关节囊血管网和股骨颈基底动脉环是髋关节的主要动脉来源。

二、损伤机制

股骨头骨折通常与创伤性髋关节脱位有关。据报道约占髋关节脱位的 5%～15%[1]。Kelly 和 Lipscomb[2] 报告了每年每百万人中发生 2 例。高速机动车辆和工业进步导致了股骨头骨折的发生率增加，但它仍然是一种罕见的损伤[3]。股骨头骨折最常见的原因是高能交通事故[4]。Pipkin[5] 报告的发生率约 92.0%（23/25），Kelly 和 Yarbrough[6] 报告的发生率为 92.6%（25/27）。车辆撞击形成的仪表盘损伤是股骨头骨折最常见的损伤类型，Chiron 等[7] 以仪表盘损伤为例，将股骨头骨

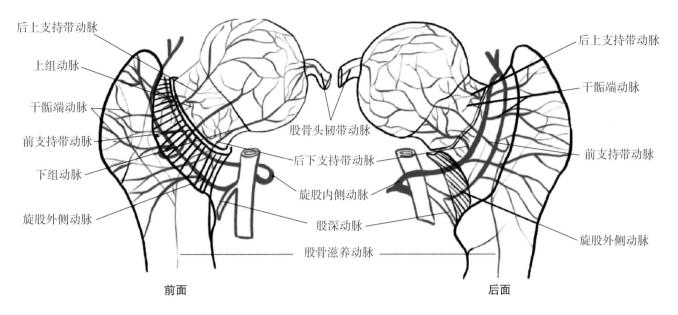

后上支持带动脉

上组动脉

干骺端动脉

前支持带动脉

下组动脉

旋股外侧动脉

股骨头韧带动脉

后下支持带动脉

旋股内侧动脉

股深动脉

股骨滋养动脉

前面

后上支持带动脉

干骺端动脉

前支持带动脉

旋股外侧动脉

后面

图 7-1-1　股骨头前方及后方血供图

折归纳为三种损伤机制，髋关节的位置和不同性质的外力作用决定了骨折块的大小与合并损伤：

1. 髋关节屈曲90°强力内收。这种作用力在股骨轴向上与髋臼后壁平行，可能会造成单纯的髋关节后脱位、髋关节后脱位合并股骨头或后壁骨折；

2. 髋关节屈曲一中立位内收，外力在股骨轴向上与髋臼后壁垂直，常常造成后脱位伴后壁骨折，进而给股骨头内侧半造成剪切力；

3. 髋关节中间内收位。剪切力贯穿股骨头上下部分或者位于中央凹上方，内收越多，骨折块则越小，骨块常为 1/4 或 1/3 股骨头大小。

股骨头骨折常见于高能量损伤，股骨头骨折与髋关节脱位密切相关，受伤时肢体的位置决定了髋关节脱位的方向（包括前脱位或后脱位），同时伴有或不伴有股骨头骨折。在肢体内收、屈曲和内旋状态下容易发生后脱位，增加屈曲，内收和内旋，使髋臼与股骨头吻合相对较少，故导致单纯脱位而不发生骨折。股骨颈前倾角的大小与关节脱位的风险也有一定的相关性。髋关节前脱位较髋关节后脱位少见，髋关节外展外旋可导致前脱位。如屈髋导致闭孔内脱位，然而伸髋则造成耻骨上脱位，股骨头压缩骨折常合并髋关节前脱位，且预后较差。

三、骨折愈合的病理过程

股骨头骨折的愈合具有松质骨的愈合特点。与长骨骨折愈合不同，松质骨骨小梁相对细小，骨小梁间隙较大，因此血液供应较为丰富，成骨细胞可以通过

局部渗透作用获得营养。

股骨头骨折后，如果没有明显移位，局部没有包绕骨折周围的血肿形成，与长骨骨折愈合比较，血肿机化、软骨内成骨、膜内成骨的作用较弱，缺乏骨痂形成或局部骨痂产生较少，骨折断面有少量血块，邻近松质骨成骨细胞直接扩散而发生机化、钙化、塑形等一系列病理改变。由于松质骨血供丰富，发生骨坏死程度轻，甚至没有骨坏死发生。仅通过骨小梁直接作用骨愈合发生较快，较管状骨骨质愈合快。另外，股骨头骨折属于关节内骨折，松质骨丰富，无外骨膜，不会出现外骨痂。此点与髌骨不同，髌骨松质骨有骨外膜，但成骨能力差，膜内化骨弱，外骨痂形成少。还有的松质骨有骨外膜，但仅为单层结缔组织，没有骨成分，不会产生外骨痂。由于松质骨缺乏骨痂，骨折部位的骨小梁间接愈合不牢固，应力或剪切力作用容易发生骨折端压缩或再移位。因此，股骨头骨折后不宜过早负重活动（图 7-1-2 ～图 7-1-5）。

四、临床表现

股骨头骨折多由严重的车祸伤导致，坠落伤等暴力性损伤同样存在。因此，要先明确是否存在其他系统的合并损伤，如胸腹联合伤、颅脑外伤等，更易危及患者生命[3]。临床上对股骨头骨折的诊断通常依据病史、体格检查和影像学检查。典型的病史多为车祸伤或坠落伤，体格检查可发现髋关节疼痛、功能障碍，患者无法站立及负重行走，髋关节屈曲、外展、

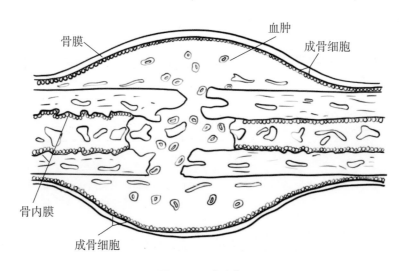

图 7-1-2 炎症期

创伤后因骨膜、骨内膜及周围血管损伤而迅速形成血肿骨折端骨坏死。白细胞、巨噬细胞、肥大细胞及成纤维细胞聚集，栓塞并开始去除坏死的骨

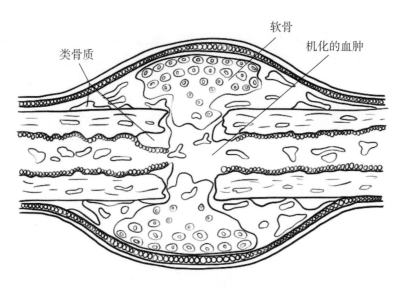

图 7-1-3 软骨痂形成期

血肿机化为胶原纤维及血管成分。新生血管长入。但 PO$_2$ 低，pH 为酸性。骨前体细胞.前骨细胞、骨膜新生组织层的成骨细胞及骨内膜增生，间充质起源的成骨细胞及成软骨细胞同时出现在骨折端，软骨痂形成，包括类骨质，软骨及胶原

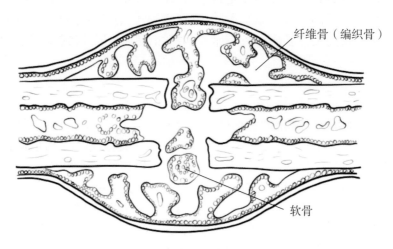

图 7-1-4 硬骨痂形成期

外侧的骨小梁及软骨、骨膜，髓内的软骨痂开始矿化，随后转化为纤维骨（硬骨痂）

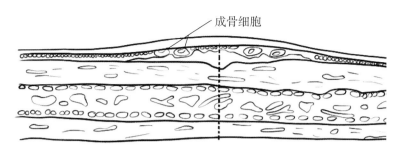

成骨细胞

图 7-1-5 骨塑形期

成骨细胞及破骨细胞的活性转化使得纤维骨转化为含有真正 Harversian 系统的板层骨。正常骨的外形已恢复，甚至成角畸形也可部分或全部纠正。PO_2 恢复正常

外旋时疼痛加重，如伴有后脱位时，髋关节固定为屈曲、内收、内旋位，下肢短缩。尤其需要注意的是，股骨头骨折合并髋关节后脱位时，坐骨神经损伤并不少见，急诊需要评估坐骨神经损伤情况，该指标为急诊手术的重要参考依据。

股骨头骨折临床表现：患侧髋部肿胀、疼痛剧烈，患髋因疼痛功能严重受限。该骨折多有髋关节损伤，因此多数情况出现髋关节后脱位的体征，下肢屈曲、内收、外旋畸形，弹性固定，肢体短缩：①有明显外伤史，通常暴力极大，例如乘车时一腿搭在另一腿上，膝关节顶住前座椅背，突然刹车时，膝部受撞击而产生脱位，或高空操作触电后摔下；②有明显的疼痛，髋关节不能活动；③患肢缩短，髋关节呈屈曲、内收、内旋畸形；④可于臀部触及脱出的股骨

头，大转子上移明显；⑤部分病例有坐骨神经损伤表现，神经损伤原因为股骨头压迫，持续受压使神经出现不可逆病理变化[8]。

髋关节前脱位较少见，股骨头骨折同样可能出现髋关节前脱位体征：①有明显的外伤史。伤后局部疼痛，患肢呈外展、外旋和屈曲畸形位弹性固定；②通常患肢缩短，如为低位脱位，患肢可比健肢长。腹股沟部肿胀，抑或可触及脱位的股骨头；③被动活动时可引起肌肉痉挛和剧烈疼痛。

无髋关节脱位的股骨头骨折患者患侧髋部肿胀、疼痛剧烈，患髋因疼痛功能严重受限。该骨折多有髋关节损伤，因此可出现髋关节后脱位的体征，下肢屈曲、内收、内旋畸形，弹性固定，肢体短缩或出现髋关节前脱位的体征。

第二节 影像学检查

股骨头骨折为关节内骨折，早期诊断及复位对提高疗效具有重要意义。股骨头骨折常为高能量损伤所致，结合患者受伤病史，局部的体征及辅助检查常常易诊断。X 线作为诊断髋关节脱位及骨折常用的方法，对判断髋关节的整体形态具有重要意义，但髋部周围组织丰厚，X 平片常常存在伪影干扰及骨折块影像相互重叠等缺点，容易出现误诊或漏诊（图 7-2-1）。在考虑股骨头骨折时，结合骨盆正位、关节侧位、闭孔斜位（患者仰卧于摄影床上，患侧腰背部抬高，髋及股部弯曲以支撑固定身体，近台面健侧腿伸直，使身体冠状面与床面成 45° 角，中心线对准患侧闭孔中心垂直射入探测器的摄影体位）及髂骨斜位片（被检者仰卧于摄影床上，健侧腰背部抬高，髋及股部弯曲以支撑固定身体，近台面患侧腿伸直，使身体冠状面与床面成 45° 角，检测器

横放，上缘超出髂嵴 2 cm，下缘包括耻骨联合下3 cm，中心线对准患侧髂骨翼中心垂直射入探测器的摄影体位）观察髋臼后壁及骨折块，必要时可加以骨盆前倾侧位以观察髋臼和坐骨切迹，从而提高诊断成功率。

CT 扫描及三维重建能清楚显示骨折的部位及移位方向，对判断骨折块大小、数量及位置具有重要价值，应作为股骨头骨折的常规检查（图 7-2-2，图7-2-3）。二者相结合，可以从整体和局部对骨折进行观察，判断能显著提高其准确度，减少误诊、漏诊的风险。近年来，也有学者利用 MRI 来了解股骨头表面的压缩骨折及软骨的损伤，同时可以通过观察闭孔外肌的损伤程度来判断其内通过的旋股内侧动脉受损的风险[9]。对于摄 X 线片及行 CT 扫描检查阴性，但病史、症状及体征非常典型的患者，建议行患髋

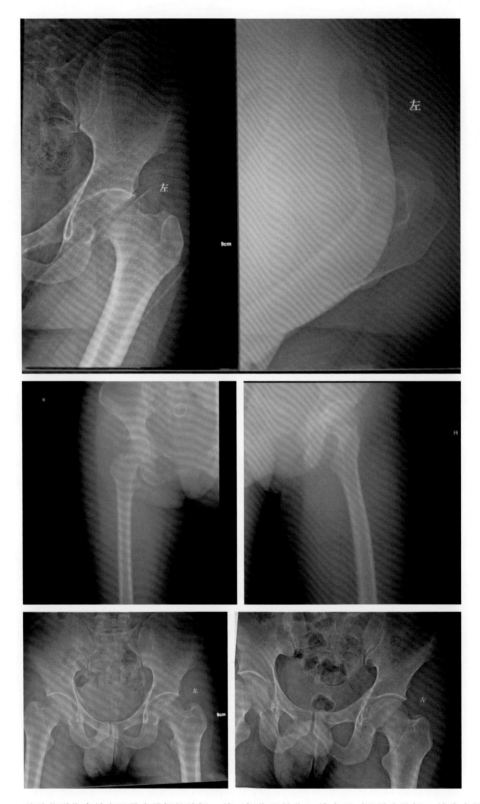

图 7-2-1　髋关节脱位合并有股骨头骨折的髋部 X 线正侧位及骨盆 X 线表现（股骨头骨折 X 线常容易漏诊）

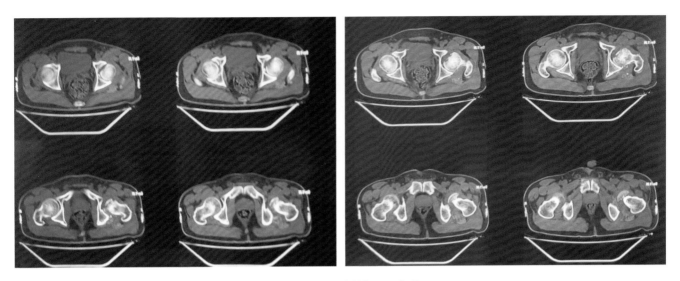

图 7-2-2　股骨头骨折 CT 表现

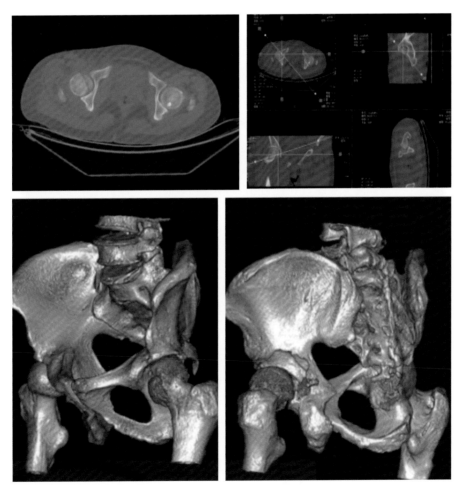

图 7-2-3　右侧股骨头骨折的 CT 表现

MRI，以明确是否有股骨头软骨或盂唇损伤，如关节内积血、髂股韧带出血等常常提示存在髋关节囊内损

伤。术后随访复查建议行髋关节 MRI，明确是否并发股骨头坏死（图 7-2-4）。

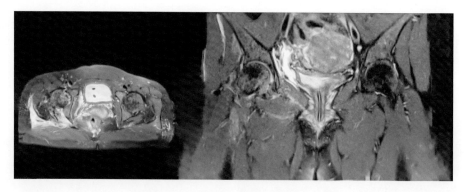

图 7-2-4   股骨头骨折，MRI 表现

第三节   骨折分类

股骨头骨折分型的种类较多，主要有 Pipkin 分型、Brumback 分型、Thompson-Epstein 分型、Stewart-Milford 分型、Chiron 分型、AO/OTA 分型。AO/OTA 分型方法将股骨头骨折编码为 31.C（完全的关节内骨折），再依据骨折个性将其分为：C1（劈裂骨折）、C2（股骨头塌陷压缩）、C3（合并有股骨颈骨折）等亚型。在 AO/OTA 分型中，股骨头骨折属于 31-C 型关节内骨折，其分为 3 组：31-C1 关节内股骨头骨折；31-C2 关节内股骨头压缩骨折；31-C3 关节内股骨头合并股骨颈骨折。具体又分为 9 亚组，在此分型中，只有 31-C3 型具体讨论了股骨头合并股骨颈骨折的不同亚组，因其按骨折部位分型的先天局限而未能将临床常见的合并损伤如髋关节脱位、髋臼骨折等情况包括，而且分型略显复杂，不能有效指导临床治疗而较少使用。临床上通常采用的分类方法为 Pipkin 分型及 Brumback 分型。然而，即使是联合采用这些分型方法，也难以包含所有的股骨头骨折类型。

一、Pipkin 分型及 Yonn 分型

目前国内外应用广泛的仍是 1957 年 Pipkin[10] 提出的 Pipkin 分型，它结合髋关节局部的解剖特点及受伤机制 . 将髋臼尧股骨头尧股骨颈作为一个整体。考虑三者在受伤过程中相互作用而被大多数人所接受，Pipkin 根据骨折线与股骨头中央凹的关系，以及有无股骨颈骨折和髋臼骨折，创建了股骨头骨折的分型方法（表 7-3-1，图 7-3-1）：Ⅰ 型，骨折块位于中央凹的下方，此时骨块的血供来自内下方支持带血管；Ⅱ 型，骨折线位于中央凹的上方，此时骨折块的血供

还来自圆韧带血管；Ⅲ 型，任意类型的股骨头骨折合并有股骨颈骨折，这类骨折需要急诊手术，最为少见；Ⅳ 型，合并有髋臼骨折的股骨头骨折，髋臼骨折的类型多为后壁、横形或 T 型骨折，Ⅳ 型骨折合并的髋臼损伤类型对于选择手术切口具有重要的意义。Pipkin 分型的不足之处是未考虑股骨头压缩骨折，这在 Brumback 分型和 AO/OTA 分型中却有所体现。Yoon 等将 Pipkin 分型进行改良，将经典的 Pipkin 分型更改为：Yoon Ⅰ 型骨折，中央凹以下非常小的骨折；Yoon Ⅱ 型骨折，中央凹以下较大的骨折；Yoon Ⅲ 型，中央凹以上的骨折；Yoon Ⅳ 型，股骨头粉碎性骨折。但其应用目前尚不普遍。

二、Brumback 分型

Brumback 分型较 Pipkin 分型略复杂，它以髋关节脱位为基础分型，其最大的特点是考虑了髋关节脱位的方向和股骨头压缩骨折（表 7-3-2，图 7-3-2）[11]。Brumback 分型：Ⅰ 型，合并髋关节后脱位，骨折位于股骨头内下方，包括 2 个亚型，Ⅰ A 指髋臼没有骨折或仅累及髋臼缘，不影响髋关节复位后的稳定性，Ⅰ B 指伴有显著的髋臼骨折或髋关节不稳定；Ⅱ 型，同样合并髋关节后脱位，骨折线达到股骨头内上方，亚型分类的方法与 Brumback Ⅰ 型相同；Ⅲ 型，髋关节脱位伴有股骨颈骨折，ⅢA 型无股骨头骨折，ⅢB 型同时存在股骨颈和股骨头骨折；Ⅳ 型，髋关节前脱位伴有股骨头骨折，ⅣA 型指股骨头骨折压缩成凹口，ⅣB 型指股骨头软骨内剪力骨折；Ⅴ 型，股骨头骨折伴有髋关节中心性脱位。大量已发表文献错误使

表 7-3-1　Pipkin 分型

Ⅰ型　股骨头骨折线位于股骨头圆韧带下方

Ⅱ型　股骨头骨折线位于股骨头圆韧带上方

Ⅲ型　Ⅰ型或Ⅱ型骨折合并股骨颈骨折

Ⅳ型　Ⅰ型或Ⅱ型骨折合并髋臼骨折

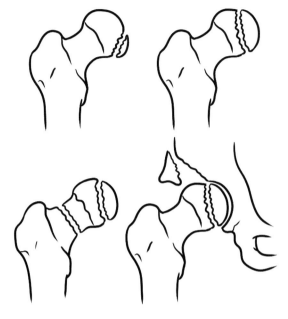

图 7-3-1　Pipkin 分型图示

用 Brumback 分型，将不伴脱位的股骨头骨折也使用
该分型方法，是其没有考虑该分型是基于髋关节脱位
的。由于该分型较复杂，且不适用于无脱位的股骨头
骨折，因而临床应用不及 Pipkin 分型广泛。

表 7-3-2　Brumback 分型

Ⅰ型股骨头骨折伴髋关节后脱位，骨折累及股骨头内下方

　　ⅠA 型伴或不伴轻度髋臼缘骨折，髋关节复位后，关节稳定

　　ⅠB 型明显髋臼骨折，复位后关节不稳定

Ⅱ型股骨头骨折伴髂关节后脱位，骨折累及股骨头内上方

　　ⅡA 型伴或不伴轻度髋臼缘骨折，髋关节复位后，关节稳定

　　ⅡB 型明显髋臼骨折，复位后关节不稳定

Ⅲ型股骨颈骨折合并髋关节脱位

　　ⅢA 型不伴股骨头骨折

　　ⅢB 型伴有股骨头骨折

Ⅳ型股骨头骨折合并髋关节前脱位

　　ⅣA 型合并股骨头上外侧面压缩骨折

　　ⅣB 型合并股骨头圆韧带撕脱骨折

Ⅴ型股骨头骨折合并髋关节中心性脱位

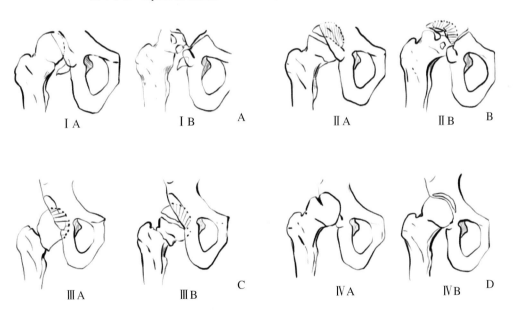

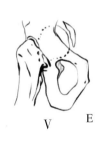

图 7-3-2　Brumback 分型图示

三、Thompson-Epstein 分型及 Stewart-Milford 分型

　　Ⅰ、Ⅱ型为髋关节后脱位伴有一不明显或一大块
的髓臼后壁骨折块，Ⅲ型、Ⅳ型为髋关节后脱位伴发
髋臼后壁粉碎性或髋臼底部骨折，Ⅴ型为髋关节后脱
位伴发股骨头骨折。Ⅰ型：伴有或不伴有小的髋臼骨

折；Ⅱ型：伴有大的单块髋臼后缘骨折；Ⅲ型：伴
有髋臼缘的粉碎性骨折（有或无大的骨折块）；Ⅳ型：
伴有髋臼缘和底的骨折；Ⅴ型：伴有股骨头的骨折。
Stewart-Milford 分型主要考虑复位后关节的稳定性，
同时参考并发骨折的情况：Ⅰ型为单纯后脱位不伴骨
折；Ⅱ型为后脱位伴一或多块骨折片，但髋臼窝尚

好，复位后稳定；Ⅲ型为后脱位伴髋臼后缘骨折，引起复位后的髋关节明显不稳定；Ⅳ型为后脱位伴股骨头或股骨颈骨折（图 7-3-3）。

Brumhack AO 分型只强调股骨头圆韧带周围的骨折，未涉及其他部位如股骨颈、髋臼等的损伤，未意识到损伤发生机制中股骨头、股骨颈及髋臼之间存在相互作用关系[12]。Thompson-Epstein 分型只是笼统地

将股骨头脱位伴发骨折分为一型；Stewart-Milford 分型强调髋关节的稳定性和股骨头的状况，对股骨头骨折脱位的认识却不全面。基于以上分型均存在局限性，不能满足临床需要，Pipkin 等结合损伤的发生机制及股骨头局部解剖，将股骨颈、股骨头和髋臼作为一个整体考虑，较全面系统地对创伤性髋关节后脱位伴发股骨头骨折进行分型，即 Pipkin 分型。

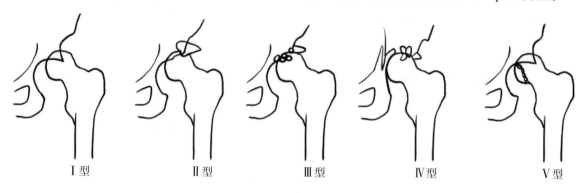

图 7-3-3　Thompson-Epstein 分型图示

第四节　手术入路的选择

绝大部分股骨头骨折都需手术治疗，保守治疗一般只适用于无移位或移位＜ 2 mm 的股骨头骨折，且髋关节稳定性良好，髋关节间隙内无软骨游离体、盂唇卡压，头臼匹配关系良好，这部分骨折多为 Pipkin Ⅰ型，少部分为 Pipkin Ⅱ型。

Pipkin Ⅱ型骨折由于圆韧带连接于骨折块上，常常会造成显著的骨折移位。手术保留自体髋关节仍是目前治疗青壮年股骨头骨折的基本原则。此外，即使是有保守治疗指征的股骨头骨折，也可通过手术为骨折愈合创造条件，避免因长期髋部固定导致髋关节僵硬、深静脉血栓等发生的风险[13]。

目前国内外学者对股骨头骨折手术入路的选择仍有争议。一些学者认为，后侧入路是较好的入路，因为大多数股骨头骨折脱位是后脱位，后侧入路可以保护未受损伤的前方关节囊，同时修复后方关节囊，故手术入路应根据脱位方向来选择，尽量保护关节囊；另一些学者则认为后入路不利暴露，需扩大手术野，会增加关节囊的损伤，应选择前入路。髋关节前侧入路，存在破坏残存的股骨头血供可能，此入路最大缺点是难于直视复位固定骨折。相关研究表明后侧 Kocher-Langenbeck 入路造成的股骨头缺血性坏死是前侧 Smith-Peterson 入路的 3.2 倍，建议应用前方入路。Smith-Peterson 切口在手术时间、失血量、术

中显露及操作方便性上较后方入路更有优势，二者在髋关节功能恢复上无差异，尽管前方入路明显增加异位骨化，但仍建议选择前方入路。有报道，在临床中采用改良 Hardinge 切口（侧卧位髋关节直外侧切口）治疗股骨头骨折 12 例，优良率为 75%，临床疗效满意[14]。该入路优点是在切口下方选择关节囊破裂一侧进入，保留未受损侧关节囊血运，术中对股骨头剩余的软组织应尽可能保留，最大限度保留股骨头血供，可有效避免股骨头缺血坏死的发生率[15]。此入路对伴或不伴髋关节脱位，或部分伴髋臼骨折的股骨头骨折均可获得满意的术野暴露，加之术中可直视下复位固定骨折块，骨折固定确实可靠，为临床治疗此类骨折提供了一个良好的手术入路选择。

对入路的选择是股骨头骨折内固定手术的重点。从经典的 Kocher-Langenbeck（K-L）入路、Smith-Peterson（S.P）入路，到改良的 Heuter 入路、髋关节内侧入路，以及几乎万能的 Ganz 入路，每一种手术入路都有其优缺点和适应证[16-17]。

一、Kocher-Langenbeck（K-L）入路

K-L 入路是治疗股骨头骨折的经典入路，适用于闭合复位失败的股骨头骨折切开复位、合并髋臼骨

折（后壁、横形和大部分"T"形骨折）的股骨头骨折等，伴有坐骨神经损害症状进行性加重时，也可行K-L入路进行坐骨神经探查。经典的K-L入路起自与髂后上棘，弧形经过大转子顶点后行于大腿外侧。该入路需在梨状肌和短外旋肌群的止点外切断其联合腱，切断前需缝合定位以利于重建（图7-4-1）。

K-L入路时，需注意后方的重要结构，包括坐骨神经、臀上血管神经束和旋股内侧动脉，这些结构的损伤会引起严重的后果。术前仔细阅读X线片（骨盆正位、髂骨斜位和闭孔斜位X线片）、CT及三维CT重建，判断骨折类型是否合并有髋臼骨折，根据骨折类型及自己经验选择恰当的手术入路（图7-4-2）。手术切口决定了骨折处暴露是否充分，对复

位质量及术后康复至关重要。能用一种切口的尽量不用联合切口，对复杂的股骨头骨折合并有髋臼骨折采用单一切口或联合切口难以做决定时，先选暴露较好的主要切口，术中根据需要再确定是否用联合切口，主要目的是减小手术创伤[18]。而K-L入路在显露髋臼方面具有优势，便于对髋臼后壁进行处置，术中还可以对坐骨神经进行探查。缺陷是不能充分显露前方骨折块，为了解剖复位经常带来巨大的血供影响，增加了股骨头缺血坏死概率。

适应证：①存在股骨头后方骨折块，存在复位困难的骨折块；②合并髋臼后柱或后壁骨折的切开复位内固定术；③合并横断骨折的经臼顶型和臼顶以下型髋臼骨折；④股骨头骨折合并复杂的骨折类型中后柱

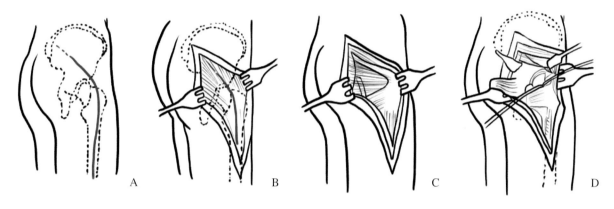

图 7-4-1　K-L 入路图

A．首先确认髂后上棘、股骨大转子和股骨干，切口起自髂后上棘 5 cm，弧形越过大转子，沿股骨干延伸；B．分开髂胫束和臀大肌，注意大转子以上部分可用手指或组织剪分离；C．暴露外展外旋肌群的联合腱和梨状肌，将其切断之前，需作缝合定位，注意保护切口内的坐骨神经；D．将外展外旋肌群联合腱切断后，即可显露髋关节囊后侧，切开关节囊，显露股骨头

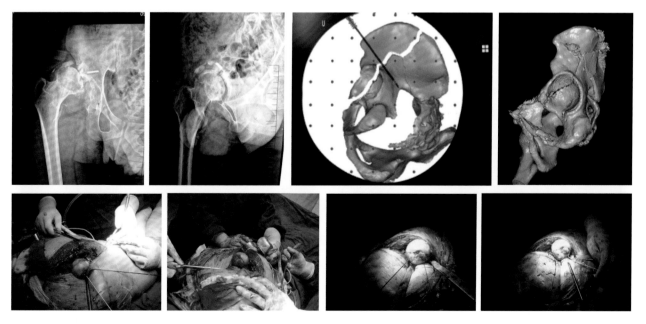

图 7-4-2　右侧髋关节后脱位，髋臼骨折合并有股骨头骨折

合并的髋臼骨折术前予以三维重建，术中机器人引导下空心钉固定髂骨骨折；K-L 入路复位固定股骨头骨折，同时处理髋臼骨折

或后壁的骨折需要直视下复位的髋臼骨折。

优缺点：优势在于可以处理合并的髋臼骨折，对于股骨头后方骨折块显露较好，异位骨化概率相对较小。缺点：存在旋股内侧动脉损伤、臀上神经损伤风险，存在股方肌损伤风险。入路在骨折显露时必须注意避免解剖股方肌，以免损伤旋股内侧动脉的上升支导致股骨头缺血性坏死，如果骨折线在坐骨大切迹之上，切断梨状肌和短外旋肌肌腱不能获得良好显露，应行大转子截骨，如果试图通过强力牵拉臀中肌来达到显露更加充分的目的，可能会撕裂臀上动脉，造成难以处理的大出血，或牵拉损伤臀上神经，造成髋外展肌的永久性瘫痪，这时应果断地行大转子截骨手术。

二、Smith-Peterson（S-P）入路

S-P 入路为将患侧臀部垫高，切口起始与髂嵴平行，至髂前上棘水平后，在髌骨外侧缘连线上延伸。切开阔筋膜张肌表面的筋膜，显露缝匠肌和阔筋膜张肌间隙后，注意与缝匠肌伴行的股外侧皮神经。向深部分离至股直肌直头和反折头，将其切断后拉向肢体远端。拉开髂膜肌显露前方关节囊，T 形切开关节囊，避免损伤盂唇（图 7-4-3）。S-P 入路适应于 Pipkin Ⅰ型和Ⅱ型骨折的切开复位内固定手术，入路中常常需要将旋股外侧动脉结扎，该血管不参与股骨头血供，故不会造成医源性股骨头坏死。前方入路虽然对股骨头创伤后残存血供没有进一步破坏，但异位骨化概率很高。前路对后骺动脉的影响并不大，所以提倡选择前路。前方入路需要注意的是显露和保护好股外侧皮神经，并且勿损伤股直肌肌支及旋股外侧动脉升支[19]。既往研究表明应结合股骨头脱位的方向选择手术入路，尽量避免对关节囊的损伤。对于Ⅰ型和Ⅱ型 Pipkin 骨折可采用前侧入路，暴露充分，便于复位和

固定；对于Ⅲ型和Ⅳ型 Pipkin 骨折伴发髋臼和股骨颈骨折的患者，采用后侧入路有利于同时复位和固定髋臼后壁骨折，而不破坏前方血供，在一定程度上有利于股骨头血供的恢复（图 7-4-4，图 7-4-5）。

适应证：Smith-Peterson 前侧髂股骨手术入路，该入路可以安全显露髋关节和髂骨。入路经由缝匠肌（股神经支配）和阔筋膜张肌（臀上神经支配）之间的神经间平面穿过关节外肌层。适用范围：几乎所有的髋关节手术都可采用此入路来完成，可以用于显露髋关节和髂骨、股骨头的前方结构。对于股骨头骨折前方骨折显露优于后外侧入路。

优缺点：优点是显露髋关节同时可以显露骨盆，缺点是如果不广泛剥离肌肉，对于髋臼的显露不如其他入路。对于股骨头骨折后方骨折块处理较差，异位骨化概率相对较高。①具有操作简单、股骨头的骨折部位常位于前内方，前方入路可以很好的暴露、固定前方的骨折块；②股骨头坏死概率相对后侧入路概率小。后侧入路造成的股骨头缺血性坏死的概率是前侧入路的 3.2 倍。缺点是该入路切开前方关节囊，破坏了髋关节后脱位时仅存的前方结构，异位骨化概率高运用前侧入路更容易出现异位骨化。

三、Heuter 入路

Heuter 入路最初由德国医师 Heuter 于 19 世纪应用于髋关节结核引流，后于 1947 年 Robert 开始应用该入路进行全髋关节置换。经典的 Heuter 入路经阔筋膜张肌和缝匠肌间隙，对阔筋膜张肌、股直肌和梨状肌的止点进行部分游离后显露深层，而改良的 Heuter 入路无须对肌肉止点进行处理，与 S-P 入路相比，具有一定的优越性，其手术适应证与 S-P 入路相同，但其显露股骨头的视野差于 S-P 入路[20]。Heuter 入路即为下肢轻度内旋、髋关节略屈曲，手术切口起于髂前

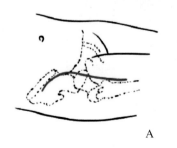
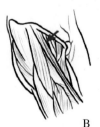
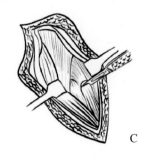
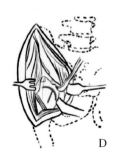

A   B   C   D

图 7-4-3   S-P Smith-Peterson（S-P）入路示意图

A. 切口起自髂嵴中部，沿髂嵴外唇、经髂前上棘，转向髌骨外缘方向；B. 沿阔筋膜张肌内侧缘，分离其与缝匠肌间隙；C. 于髂前下棘和髋臼上缘股直肌直头和反折头下 1 cm 切断，将股直肌拉向远侧，显露下方的髋关节囊前侧；D. "T" 形切开关节囊，显露股骨头，术野内的旋股外侧血管升支可予以结扎

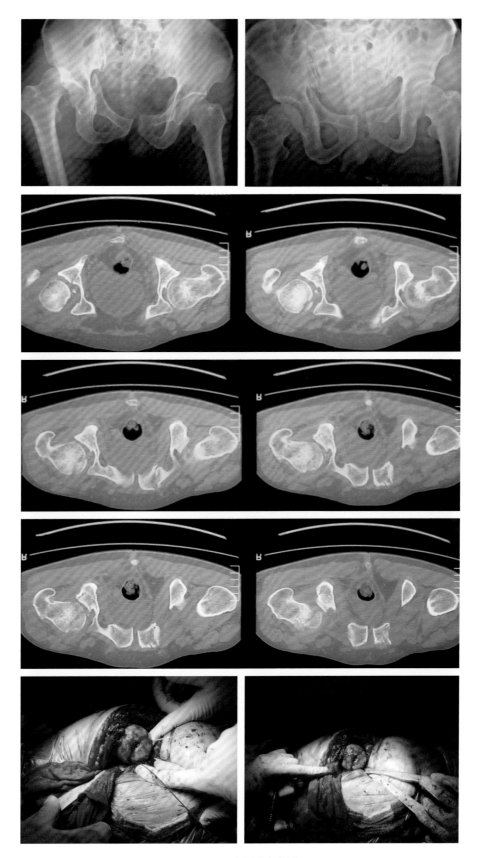

图 7-4-4　右侧髋部损伤

男性患者，27 岁，交通伤致右侧髋部损伤：急诊复位前 X 线图片示 Pipkin Ⅱ 型股骨头骨折合并有髋关节脱位；急诊 Allis 法复位髋关节；复位后复查 CT 提示：股骨头骨折；采用 S-P 入路复位固定股骨头骨折

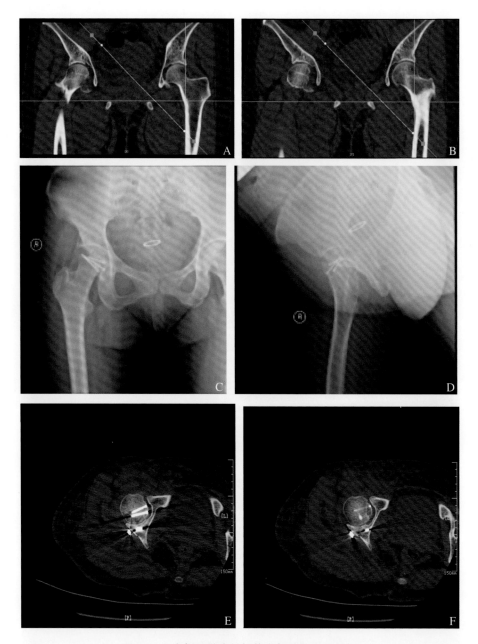

图 7-4-5　右侧股骨头骨折伴右侧髋臼后壁骨折

女性患者，49 岁，"车祸致右髋部疼痛伴活动受限 4 小时"。A．右侧股骨头骨折（Pipkin Ⅳ型）；B．右侧髋臼后壁骨折；（62OTA-AO A1.3）；C，D．右髋关节半脱位；术后复查：X线右侧髋关节可见多发金属内固定影在位，对位对线可，未见确切松脱、移位及断裂征象，股骨头骨折线模糊；E，F．CT：右侧髋臼后份、股骨头见金属内固定器影，内固定在位，未见明显移位及断裂征象，周围见散在小骨片影，髋关节在位，周围软组织肿胀

上棘外下方约 2 cm。切开阔筋膜张肌表层的深筋膜，将阔筋膜张肌的肌腹自内侧腱膜上分离、拉开，以显露深层。钝性分离至股骨颈后，放置 Hoffmann 拉钩于股骨颈上外侧，骨膜拉钩钝性拉开髋关节囊上方的髂腰肌和股直肌后，Hoffmann 拉钩移至髋关节囊内，显露股骨颈。术野内常可见旋股外侧动脉，需要结扎处理。此时可显露关节囊和股直肌的起点。切开关节囊，对关节囊的前缘和外侧缘作标记，以便后续修复，注意保护下方的关节软骨。外旋、屈曲髋关节将

关节脱位，即可暴露股骨头骨折，改良 Heuter 入路采取前侧入路（即 S-P 入路髂前上棘以远的部分），可以非常方便直视下观察股骨头前内侧骨折块，而不像后侧入路需要极度内旋才可以显露骨折块。另外该入路显露术野较快（显露时间 5 ~ 10 分钟），无须对过多肌肉止点进行松解或游离，术者可以将更多的精力留在骨折内固定上。改良 Heuter 由于是前侧入路，不会存在破坏旋股内侧动脉（medial femoral circumflex artery，MFCA）的风险（图 7-4-6，图 7-4-7）。

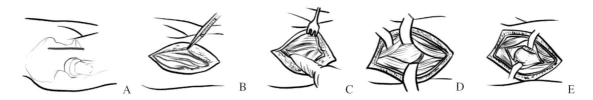

图 7-4-6 改良的 Heuter 入路

A．标记髂前上棘和股骨大转子；B．于阔筋膜张肌肌腹表面切开筋膜；C．在筋膜鞘内钝性分离，将阔筋膜张肌拉向外侧，此时可触及股骨颈，注：阔筋膜张肌内侧面；股直肌；D．显露股骨头及股骨颈，手术野可见旋股外侧血管；E．切开关节囊，将两把拉钩置于股骨颈两侧。即可显露股骨颈和股骨头

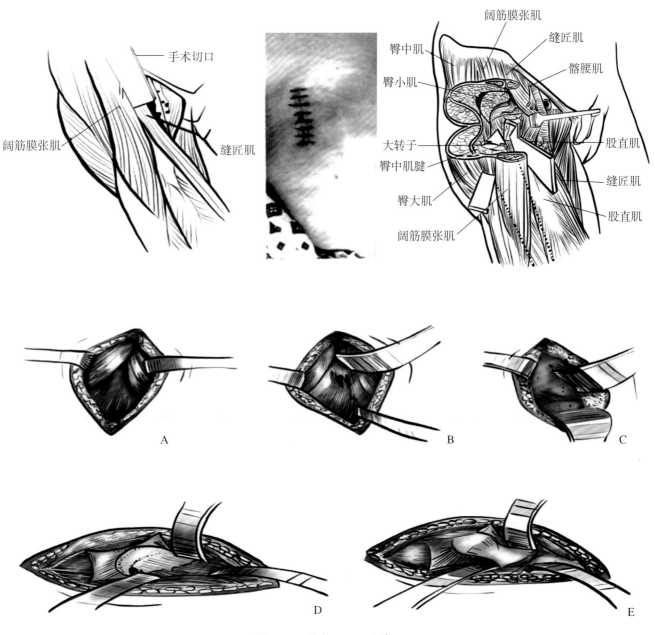

图 7-4-7 改良 Heuter 入路

A．沿阔筋膜张肌和缝匠肌间隙分离；B．显露股直肌；C．显露前方关节囊；D．切开关节囊显露股骨颈和股骨头；E．向前方脱位髋关节

适应证：其手术适应证与 S-P 入路相同，几乎所有的髋关节手术都可采用此入路来完成，可以用于显露髋关节和髂骨、股骨头的前方结构。对于股骨头骨折前方骨折显露优于后外侧入路。

优缺点：经典的 Heuter 入路经阔筋膜张肌和缝匠肌间隙，对阔筋膜张肌、股直肌和梨状肌的止点进行部分游离后显露深层，而改良的 Heuter 入路无须对肌肉止点进行处理。其手术适应证与 S-P 入路相同，但其显露股骨头的视野差于 S-P 入路。

四、Ganz 入路

Ganz 入路指经大转子截骨（即"二腹肌"截骨：大转子截骨后，近端为臀中肌，远端为股外侧肌，故又将大转子截骨称为"二腹肌"截骨）、关节囊切开行髋关节前脱位，暴露术野，其是建立在对旋股内侧动脉（medial femoral circumflex artery，MFCA）精细解剖的基础之上，术中截断大转子，切开关节囊，将髋关节向前脱位，以此显露股骨头和髋臼是安全的。MFCA 的深支是股骨头血供最重要的来源，在行髋部或骨盆后侧入路时，若切开分离短外旋肌群，易造成医源性损伤。MFCA 深支在关节囊外走行恒定，在股方肌的上缘发出粗隆支，分布于大粗隆的外侧面。这一分支标志闭孔外肌肌腱的水平，MFCA 深支向后穿经该腱性结构。深支继续向上走行，穿过前方的下孖肌、闭孔内肌和上孖肌的联合腱，在上孖肌的水平穿入关节囊。在关节囊内，沿股骨颈后上方分成 2 ~ 4 支滑膜下支持带血管。研究发现，在任何方向的髋关节脱位，即使行关节囊切开、游离其他所有软组织附着，闭孔外肌也可以保护 MFCA 深支[21]。对 MFCA 及周围结构精细解剖的掌握，有利于避免手术中对其损伤进而导致股骨头坏死的发生。手术时，患者取健侧侧卧位，行 K-L 入路切开阔筋膜，或者通过 Gibson 入路也可获得相似的术野显露。患肢内旋，分辨臀中肌的后缘，在大转子的后上缘作一切口，向远端延伸，止于股外侧肌脊的后缘。然后用摆锯沿此线作大转子截骨，厚度约 15 mill（图 7-4-8，A）。在截骨面上极，截骨应紧贴臀中肌最后侧止点的前缘，以保护 MFCA 深支。沿后缘游离股外侧肌至臀大肌腱中份，随后将大转子截骨连同外侧肌附着翻至前侧（图 7-4-8，B）。将下肢屈曲、轻度内旋，股外侧肌和中间肌即在上段股骨的外侧和前方凸出。此时，小心地将臀中肌后缘拉向前上方，即可显露梨状肌腱。于松弛的梨状肌和关节囊上切断臀小肌下缘。MFCA 与臀下动脉恒定的吻合支走行于梨状肌和肌腱的远侧得以保留。同时需注意坐骨神经[22]。将包括臀小肌的整个组织瓣，拉向前上方，显露上方关节囊。此时，可看见整个髋关节囊的前方、上方以及后上方。"Z"字形打开关节囊时，首先沿股骨颈长轴，在前外侧切开，这样可以避免损伤 MFCA 深支，再作关节囊前下方切开（图 7-4-8，C）。关节囊切开必须始终保持在小转子的前方，以免损伤 MFCA 主干。在髋臼侧，股骨颈长轴的切口延伸至髋臼缘，平行于盂唇锐性向后，达梨状肌腱。注意不要损伤盂唇。此时即可行髋关节脱位，显露整个股骨头和髋臼周缘结构（图 7-4-8，D）。

由于 Ganz 入路可以显露股骨头的全貌，对于盂唇损伤、部分类型的髋臼骨折也可获得满意的显露，并可通过此入路进行内固定操作，因而有学者称其为

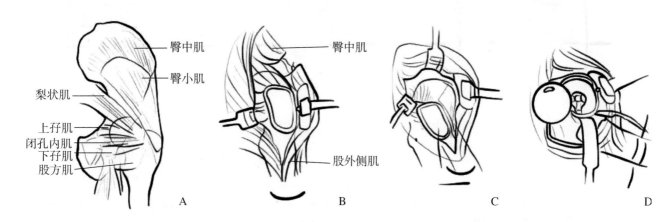

图 7-4-8　Ganz 入路图示

A. 显示大转子的截骨部位，注意 MFCA 的走行，保留闭孔内肌的完整；B. 大转子截骨后，将骨片及臀中肌和股外侧肌翻向前侧；C. "Z"字形切开髋关节囊时，首先沿股骨颈长轴，再依次向前下、沿髋臼缘切开。注意范围勿超过小转子，避免损伤 MFCA；D. 彻底切开关节囊后，切断股骨头圆韧带，屈曲、内收、外旋髋关节。即可显露股骨头全貌。对于 Pipkin Ⅱ 型骨折，圆韧带与骨折块相连，打开关节囊即可脱位髋关节

万能的股骨头骨折入路（图7-4-9）。对于既往部分需要进行联合入路的股骨头骨折，也可采用Ganz大转子截骨方法，这也是近年来关于股骨头骨折治疗研究的热点[22]。该入路被认为是目前治疗各种类型股骨头骨折的可靠方法。该入路可以全方位观察股骨头骨折

情况并进行充分的骨折复位及坚强固定，同时也可以处理横型、T形后壁或后柱髋臼骨折，后期出现股骨头坏死和创伤性关节炎的风险较传统方法更低。

适应证：由于Ganz入路可以显露股骨头的全貌，对于盂唇损伤、部分类型的髋臼骨折也可获得满意的

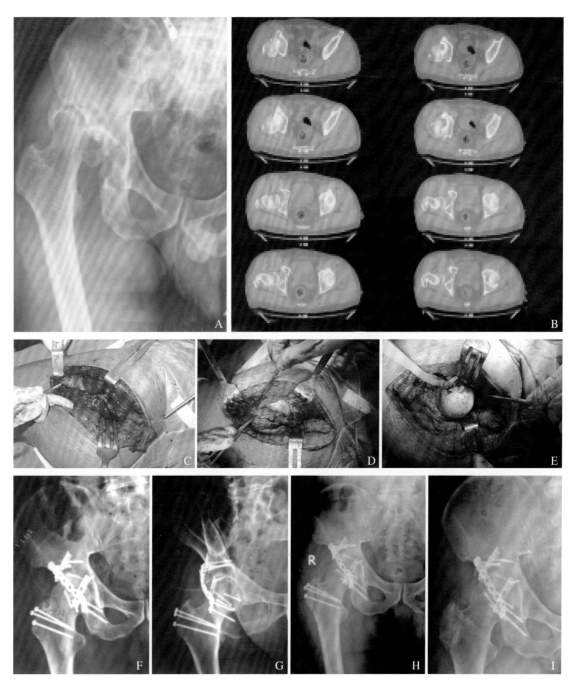

图7-4-9 大转子截骨入路治疗股骨头骨折

男性患者，64岁，交通伤致右髋关节脱位，伴股骨头及髋臼骨折，股骨头骨折为Pipkin Ⅰ型，髋臼骨折为后壁骨折，术前X线片（A）；CT平扫示后壁骨折涉及髋臼顶部，骨块小（B）；当地急诊闭合复位后来我院，于伤后8天手术，采用大转子截骨入路外科脱位技术：沿臀中肌后缘做大转子矢状面截骨，截骨块连接臀中肌止点及股外侧肌起点，注意勿伤及梨状肌腱（C.丝线缝合标记即梨状肌腱）；向前牵拉翻转二腹截骨块，确认后上关节囊撕裂口，"Z"字形沿前方股骨颈基底切开前方关节囊（D）；屈髋外旋脱位股骨头，完全暴露股骨头骨折（E）；直视下复位固定股骨头骨折后再处理髋臼骨折，术后X线片示股骨头骨折和髋臼骨折均获解剖复位（F，G）；术后8周当地复查显示大转子骨折间隙较术后明显增宽（H）；当地再次手术行可吸收螺钉内固定，首次手术后20周X线片示髋关节骨性结构无明显异常（I），关节功能评定为优

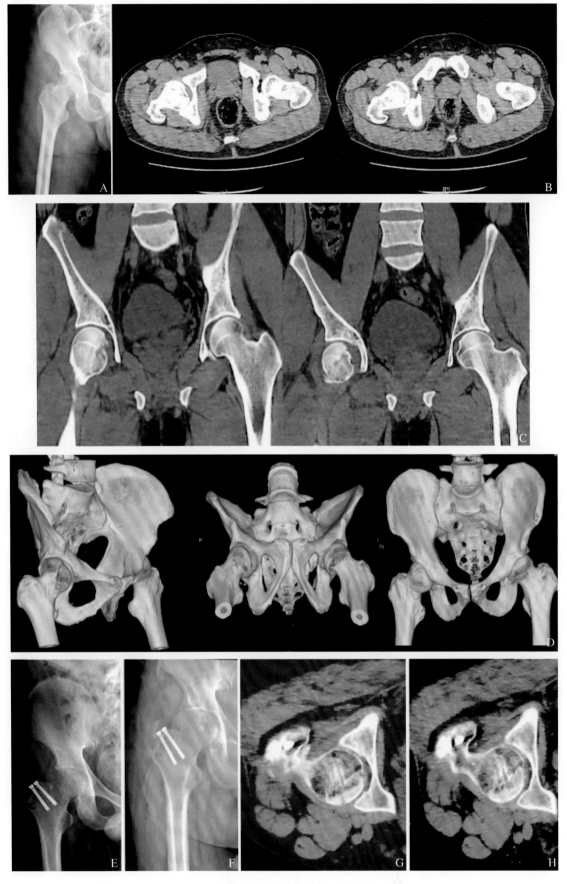

图 7-4-9　大转子截骨入路治疗股骨头骨折（续）

显露，并可通过此入路进行内固定操作，因而有学者称其为万能的股骨头骨折入路。

优缺点：优势：由于 Ganz 入路可以显露股骨头的全貌，对于盂唇损伤、部分类型的髋臼骨折也可获得满意的显露，并可通过此入路进行内固定操作。缺点：①旋股内侧动脉医源性损伤和大转子截骨并发症也有报道；②需要彻底切开关节囊；③大转子区仍为二次骨折，后期可能出现骨折不愈合、异位骨化等风险。

五、前内侧开窗入路

李开南教授提出的前内侧开窗入路股骨头骨折原位复位固定术：采取伸髋外展位，即沿股动脉走行内侧做长 6 ~ 9 cm（头上 1 ~ 2 cm + 股骨头 4 ~ 5 cm + 头下 1 ~ 2 cm）切口。切开皮肤及皮下组织达深筋膜层，切开深筋膜，触及股动脉搏动，于股动脉内侧缘暴露长收肌及耻骨肌。注意保护浅层的大隐静脉及其分支，并将其保护于外侧。探查长收肌与耻骨肌间隙，该间隙为耻骨肌内侧缘，向上向深层钝性分离，寻找到耻骨肌外侧缘后将耻骨肌及短收肌、长收肌一并牵向内侧，结扎肌间走行血管，必要时结扎阴部外浅血管。注意保护股动脉及股静脉于外侧，显露小转子，分离小转子上方髂肌及腰大肌，并将其牵至外上方。注意保护股深动脉及旋股内侧动脉横支并将其牵至下方[23]。该显露窗口内上界为耻骨体（髋臼前下部），外上界为髂肌及腰大肌，外侧界为股直肌、股血管鞘，下界为股深动脉及其旋股内侧动脉横支，内下界为耻骨肌、短收肌及长收肌，窗口内显露见耻股韧带及髂股韧带。"T"形打开关节囊，将耻股韧带牵至上方，显露股骨头前内下及前外下象限（图 7-4-10）[41]。

根据 Malizos 等提出根据矢状面、冠状面、横断面切割将股骨头划分为 8 个象限。通过术中改变体位来改变股骨头的显露象限。正常体位：显露小部分前外下、小部分前内下象限。外展外旋体位显露大部分前外下、部分前内下象限。外展外旋后伸：显露前外上、前外下、前内上、前内下部分象限。外展内旋位：显露大部分前外上、小部分前内上部分象限。外展内旋后伸：显露大部分前外上、前外下、前内上部分象限。外展外旋体位：显露大部分前外下、部分前内下象限（图 7-4-11）。

股骨头骨折原位复位固定技术介绍：清除关节腔内淤血，改变体位显露股骨头各个象限，探查各象限骨折及移位情况。通过改变体位可以显露前方的 4 个象限（前外上、前外下、前内上、前内下）：外展外旋体位：显露大部分前外下、部分前内下象限。外展外旋后伸：显露前外上、前外下、前内上、前内下部分象限。外展内旋位：显露大部分前外上、小部分前内上部分象限。外展内旋后伸：显露大部分前外上、前外下、前内上部分象限。外展内旋后伸：显露大部分前外上、前外下、前内上部分象限。不离断与骨折块相连的圆韧带，保留骨折块血供，在窗口内通过巾钳复位骨折块。置入 1 枚克氏针临时固定，再置入 1 枚克氏针于骨折块，通过调整克氏针以复位骨折块。C 型臂 X 线机透视骨折块原位复位情况，确认位置满意后，以空心钉埋头钉固定。再次 C 型臂 X 线机透视确认螺钉长度、骨折复位是否满意。复位固定时患肢取截石位，埋头钉固定后，改变患肢体位，活动髋关节、外展、内收、内旋、外旋、后伸，确认无髋关节脱位及活动受限可能。反复冲洗创口，彻底止血，缝合"T"形切开的关节囊（非严密缝合）。于切口内置入引流管（可以不要引流管），逐层关闭切口[40]（图 7-4-12，图 7-4-13）。

适应证：手术适应证：① Pipkin Ⅰ型、Ⅱ型股骨头骨折；②合并髋臼前内侧缘撕脱骨折或盂唇损伤；

禁忌证主要为股骨头粉碎性骨折关节间隙内存在大量游离骨折块和股骨头后上下象限骨折或合并髋臼后壁骨折。

因该入路只能在关节囊的前内侧切开，无法直视整个股骨头，且术中脱出股骨头存在一定难度，故当存在这两种情况时需选择更适合的手术入路。综上所述，前内侧入路手术切口小，沿肌间隙进入，无须结扎血管或切断肌肉，术后恢复快，可早期功能锻炼，但应严格掌握手术适应证。

优缺点：前内侧入路对于股骨头粉碎性骨折关节间隙内存在大量游离骨折块和股骨头后上下象限骨折或合并髋臼后壁骨折的患者，处理相对困难。该入路优势在于创伤小，沿肌间隙进入，无须结扎血管或切断肌肉，出血少，手术操作解剖清晰简便，切口暴露容易，切口无须放置引流管，因此，病人术后恢复快，术后患肢运动不受限制，可以早期下地，住院时间短。由于对股骨头的血供几乎无干扰，股骨头坏死及异位骨化概率相对较小。

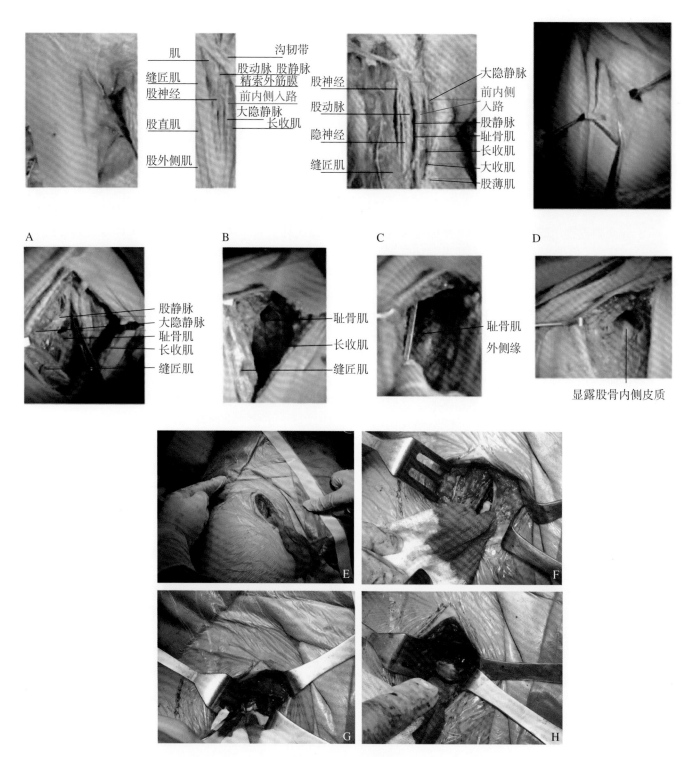

图 7-4-10　术中解剖图

股骨头骨折前内侧开窗入路原位复位固定采取屈髋外展位（截石位），即沿股动脉走行长 6～9 cm（头上 1～2 cm + 股骨头 4～5 cm + 头下 1～2 cm）切口，分离股动脉鞘，妥善保护股动、静脉及神经，屈髋外旋外展显露股骨头，拉力螺钉固定，呈三角形固定，钻孔注意深度适宜。通过术中改变体位来改变股骨头的显露象限

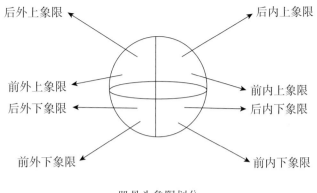

股骨头象限划分

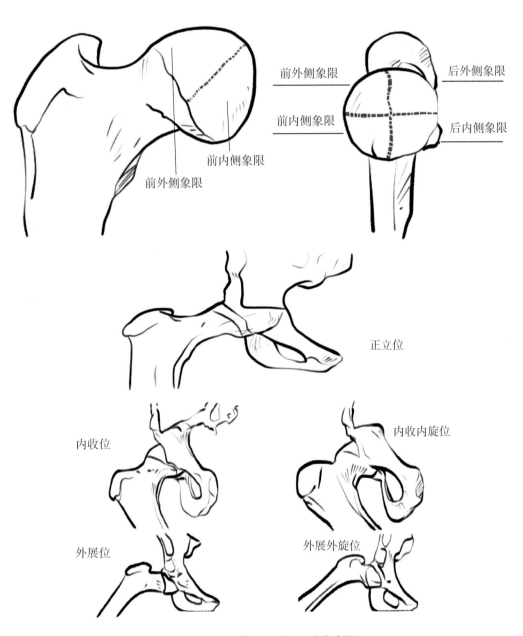

图 7-4-11 改变体位显露股骨头各象限

正立位：显露小部分前外下、小部分前内下象限。外展外旋体位显露大部分前外下、部分前内下象限。外展外旋后伸：显露前外上、前外下、前内上、前内下部分象限。外展内旋位：显露大部分前外上、小部分前内上部分象限。外展内旋后伸：显露大部分前外上、前外下、前内上部分象限。外展外旋体位：显露大部分前外下、部分前内下象限

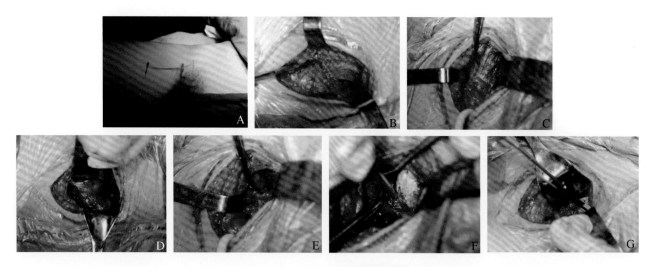

图 7-4-12　前内侧开窗入路手术

A．体表定位；B．股血管内侧缘暴露长收肌及耻骨肌；C．股血管鞘；D．向上向深层钝性分离，将内收肌群牵向内侧；E．将旋股内侧动脉横支保护于窗口下方；F．充分暴露股骨头；G．空心钉埋头固定

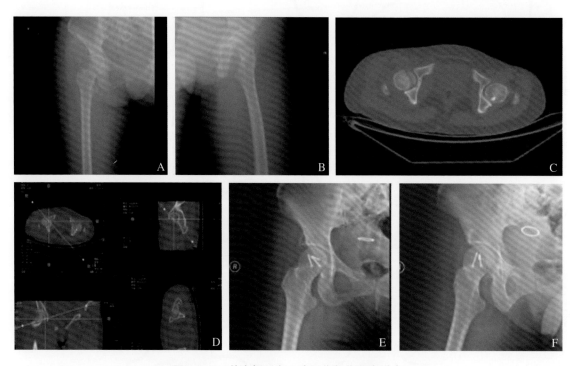

图 7-4-13　前内侧开窗入路原位复位固定手术

女性患者，38 岁，车祸伤 Pipkin Ⅰ型，行前内侧开窗入路原位复位固定手术。治疗术前右髋部正侧位片提示右股骨头骨折（A，B），术前 CT 及重建提示骨折块位于前内下象限，骨折块发生移位（C，D）；术后右髋部正侧位 X 线提示三枚埋头钉固定在位，骨折块复位（E，F）

六、直接前入路

　　直接前入路通过微创肌间隙入路操作，手术创伤小，目前常用于髋关节置换术。手术方法（图 7-4-14）：术中采取直接前入路，患者全身麻醉后取仰卧位，垫高臀部。常规消毒后沿髂前下棘向髂骨外侧缘方向做切口，切开皮肤及皮下组织直至深筋膜。切开深筋膜显露手术视野，沿缝匠肌及阔筋膜张肌之间的 Heuter 间隙小心分离，避免损伤股外侧皮神经，将缝匠肌牵向内侧，阔筋膜张肌牵向外侧。髋呈屈曲位时沿股直肌内侧缘仔细钝性分离，必要时剥离股直肌直头或切断股直肌，牵开肌肉以显露前方关节囊，切断并结扎髋关节囊远端约 5 cm 处的旋股外侧动脉升支。根据术前影像学资料，术中可以旋转髋关节，

采用蛙式位旋转复位，不需要脱位髋关节，尽量减少血供的破坏。沿股骨颈方向切开关节囊，暴露骨折端，克氏针临时固定后用 Herbert 钉固定骨折，螺钉

方向尽量避免承重区。透视满意后大量冲洗，减少碎骨片和积血残留，降低创伤后关节炎和异位骨化的发生率（图 7-4-15）。

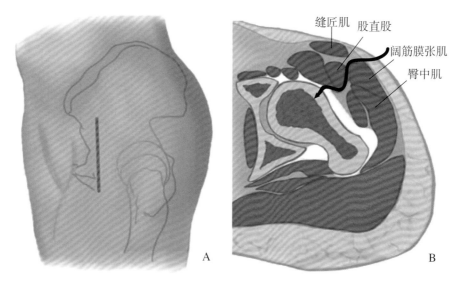

图 7-4-14 DAA 入路

A. 自髂前上棘外下方约 2 cm 沿阔筋膜张肌走行方向做一纵切口；B. 于阔筋膜张肌与缝匠肌、股直肌之间进入，切开关节囊，即可显露股骨头、颈

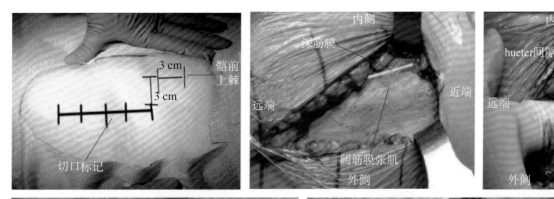
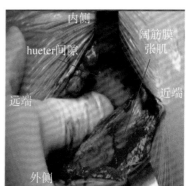
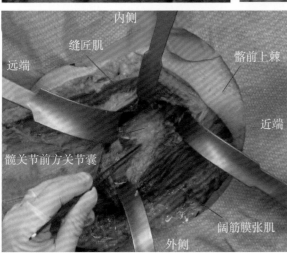
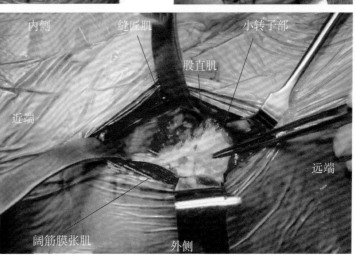

图 7-4-15 微创直接前侧入路（DAA）治疗 Pipkin Ⅱ型股骨头骨折

患侧髋部垫高 15°～20°，切口自髂嵴前 1/3 处向前延伸至髂前上棘，到达髂前上棘后向前外侧延长约 7cm。逐层切开皮肤及皮下组织，自髂嵴处切断臀中肌和阔筋膜张肌的止点。将股外侧皮神经游离并向内牵开，将缝匠肌起点在髂前上棘处切断。阔筋膜张肌往前外侧牵开，在髂前下棘处离断股直肌，显露出前、内、外侧关节囊。将内侧肌群往内侧牵拉，沿股骨内侧剥离，即可暴露股骨头。旋股内侧动脉位于股骨颈内侧位置，在暴露时需对其进行保护

该入路的要点在于[24]：①手术切口起自髂前下棘水平向髂骨外侧缘方向，切开阔筋膜张肌表面筋膜后沿 Heuter 间隙和股直肌内侧缘分离，避免游离股外侧皮神经；②沿股直肌内侧缘分离时髋关节应保持屈曲位，且因为有髂腰肌隔开股血管神经束，故发生血管、神经损伤的概率较小；③术中可以旋转髋关节，采用蛙式位复位，尽量减少血供的破坏；④沿股骨颈方向切开关节囊，暴露骨折端，克氏针临时固定后，用 Hcrbert 钉固定骨折，螺钉方向尽量避免承重区；⑤大量冲洗，减少碎骨片和积血残留，降低创伤后关节炎和异位骨化的发生率；⑥髋关节无后脱位时，不缝合关节囊，降低囊内压，以预防股骨头缺血性坏死的发生。

适应证：① DAA 入路从肌肉的间隙进入关节，不需要切断与撕开任何肌肉，伴随肌肉肌腱分布的神经也不会被破坏，创伤小，术后疼痛感轻；②由于肌肉损伤轻，术后不需要过多的体位限制，只要身体状况许可，麻醉清醒后患者就可以做任何活动，行走、上厕所、下床、下蹲、跷二郎腿、穿袜都不用有任何顾虑；③对于不合并有髋臼骨折且股骨头骨折前方骨折块显露较好。

优缺点：该入路的优势在于经直接前入路治疗 Pipkin Ⅱ型股骨头骨折手术切口小，通过肌间隙入路，不加重血供的损伤，术后恢复较快。可以不用显露股外侧皮神经，避免了神经损伤；无须剥离骨盆上肌肉，降低了异位骨化的发生率。DAA 入路的缺点是手术切口小，暴露视野局限，术中肌肉软组织张力高，骨折复位固定操作困难，过度牵拉可以造成神经血管损伤，因此技术要求更高，有相对较长的学习曲线。

第五节　内固定与关节置换的选择

一、内固定物的选择

目前治疗股骨头骨折的内固定物包括可吸收螺钉及金属螺钉两大类[25]。可吸收螺钉具备良好的组织相容性，无须二次手术，不妨碍术后 CT 及 MRI 检查等优点。缺点是对抗剪切能力较差，容易出现现断钉。除此之外，可吸收螺钉随时间延长逐渐强度减弱，而股骨头愈合所需时间较长，螺钉作用时间短于骨折愈合时间等弊端。传统的金属螺钉具备较强的拉力作用，可以有效加压骨折断端，强度满足骨折愈合需要。但因为股骨头骨折为关节内骨折，手术时需要将钉尾埋入股骨头，一方面由于骨折块较小增加了手术难度，另一方面为了埋入而加大了股骨头损伤。无头加压螺钉为近几年研发产品，具备型号多样、加压效果好，可完全置入骨内，无须埋头等优点。适用于各种关节内骨折。采用无头加压螺钉固定骨折，可以有效避免可吸收螺钉强度差、抗扭转力弱、固定时效小于骨折愈合时间等缺点。采用绝对加压固定，降低了骨折不愈合率，并且可以早期活动及负重，减少卧床时间。由于 Pipkin Ⅰ型、Ⅱ型骨折均为较小骨片，采用传统金属螺钉直径过大，骨折固定不确实，加之需要埋头，因此很容易加重损伤，使本来较小骨片再次破裂，增加手术难度。无头加压螺钉直径、长度选择空间宽松，钉主体通过骨折块后即产生加压作用，

增加骨折断端接触面积，促进骨折愈合，同时固定牢固。骨折复位佳，减少骨折断面渗血，降低术后异位骨化可能性。与此同时无须埋头，术后螺钉整体完全置于股骨头内，因独特设计使之不易松动或拔出，因此无须取出。

早期的股骨头骨折块解剖复位后，多选择克氏针固定，容易发生退针、针道感染等并发症，随后开始出现金属螺钉，螺钉属于绝对稳定固定技术，可以为骨折块提供绝对的稳定，AO 推荐应用 3.5 mm 或 2.7 mm 小的骨片钉或带垫圈的 3.0 mm 的空心钉固定，螺钉的头部需埋在软骨下。Stannard 等使用 3.0 mm 带垫圈空心钉，术后螺钉、垫圈分离，发生退钉改变，疗效差[26]。而且金属螺钉固定存在应力遮挡、延迟愈合、金属过敏，感染等并发症风险，需二次手术取出。随着生物材料的兴起，20 世纪 70 年代高分子可吸收螺钉逐渐应用于骨科领域，因其良好的生物相容性：随时间推移，固定物被吸收与骨组织填充同时进行，将应力传递给骨，减少应力遮挡效应和发生骨质疏松的危险，无须二次手术取出，不影响术后影像学复查，便于了解骨折复位及愈合情况等优点，逐渐应用于股骨头骨折治疗。但仍存在术后伤口迟发无菌性炎症反应，伤口肿胀等并发症。

股骨头骨折是完全的关节内骨折，解剖复位是术后满意功能最重要的条件。可采用的内植物包括普

通空心螺钉、Herbert 螺钉和可吸收螺钉（图 7-5-1）。临床治疗股骨头骨折时，也常使用普通螺钉。首先，尚无有力的证据证实何种内固定材料具有更优良的治疗结果；最后，选择何种螺钉取决于骨折特点，如粉碎的股骨头骨折在复位后使用全螺纹空心螺钉更有利于维持复位，不宜使用 Herbert 螺钉或半螺纹空心钉固定；再次，股骨头骨折的预后与复位质量密切相关，应将术中复位及维持骨折位置作为最重要的因素[27]。不论使用何种内固定材料，不建议从股骨头负重区进钉，螺钉埋入深度不应小于软骨下 2 mm。应用同种异体股骨头重建粉碎的股骨头骨折，目前仍属于个案报道，治疗效果需要进一步的观察评价。既往研究对于 Pipkin Ⅱ 型股骨头骨折的患者，在接受自体骨软骨马赛克成形技术固定 13 年后，Harris 评分为 100 分[28]。尽管术后 8 年的影像学检查提示有髋关节退行性改变，但这不影响他日常工作和长距离跑步。Gavaskar 与 Tummala 对 22 例 Pipkin Ⅱ 型、6 例 Pipkin Ⅰ 型股骨头骨折进行前瞻性研究，对 26 例通过 Ganz 大转子截骨入路行内固定，2 例行骨块切除，采用 2.4 mm 无头螺钉固定股骨头骨折，盂唇损伤采用 3 mm 缝线铆钉固定，大转子截骨用 3.5 mm 皮质

骨螺钉固定。28 例中 26 例获得随访，随访时间平均36 个月，所有截骨部位均获得愈合，无股骨头坏死，Merle d'Aubigne 功能评分 16.5 分，Oxford 评分平均42.65 分。

内固定的选择主要取决于骨折块的大小、粉碎程度以及骨块相对于负重区域的位置等。在术中对股骨头骨折进行解剖复位之后，可先采用克氏针进行临时固定，然后予以加压螺钉进一步固定。内固定的选择有多种，比如埋头加压螺钉（φ 3.5 mm 或 φ 2.7 mm）、自动加压螺钉、可吸收螺钉等。近年来生物材料的发展促进了可吸收材料在内固定领域的应用，本临床研究纳入患者所采用的可吸收螺钉主要材料为聚乳酸，其机械性能稳定，拉伸强度为 40 ~ 50 MPa，弯曲强度为 80 ~ 90 MPa，比较适用于骨折块粉碎程度较低的 Pipkin Ⅰ 型、Ⅱ 型骨折，在置入 48 小时内会发生膨胀效应，可进一步巩固固定效果，而且相对于金属螺钉，可吸收螺钉可自行降解，降解时间为 3 ~ 12 个月，避免了退钉等并发症，无须二次手术取出[29]。且可吸收螺钉的弹性模量与自然骨组织相当，可有效地避免应力切割作用而导致的螺钉切出；再者可吸收螺钉不影响 MRI 检查，为术后通过 MRI 检查

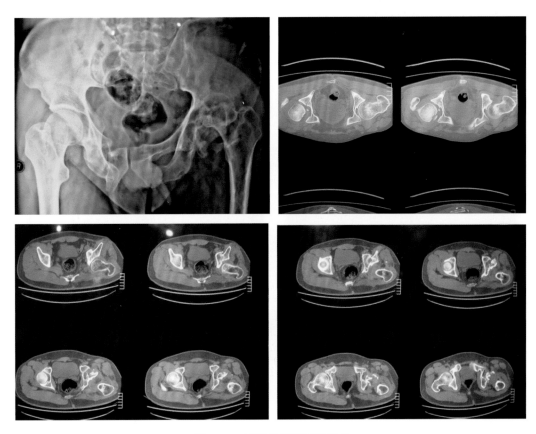

图 7-5-1　可吸收螺钉固定手术

男性患者，24 岁，交通伤致左髋关节后脱位伴股骨头骨折（Pipkin Ⅱ 型），股骨头骨折手法复位前骨盆正位 X 线片；手法复位成功后，CT 平扫

长期随访判定股骨头坏死与否提供了方便。螺钉钻孔直径为 2.0 mm，有文献报道这样可有效保护股骨头的血运。可吸收螺钉在股骨头骨折中的应用虽有诸多优点，但需注意其强度相对金属螺钉较差，固定时宜用导向器，并进行充分攻丝，攻丝后要冲洗掉骨碎屑，防止固定过程中发生断钉。

二、关节置换的选择

通过临床观察和实验，人工骨水泥股骨头置换治疗高龄粉碎性股骨头骨折疗效满意，但为了取得最好的疗效，人工股骨头置换用股骨头骨折应谨遵以下几个原则：

1. 严格的适应证：年龄 > 75 岁或者预计存活 < 10 年（但年龄只是个相对的参考指标），明显的骨质疏松，股骨头骨折不合并有复杂髋臼粉碎性骨折髋臼不完整，存在骨折缺损的患者。股骨头骨折粉碎性骨折，复位固定困难，且不合并有复杂股骨近端骨折，并合并有股骨近端极不稳定骨折。患者患肢肌力在Ⅳ级以上，无精神障碍。

2. 术中的关键点及难点：若合并有股骨近端骨折的股骨头骨折患者，应先复位骨折、固定股骨近端骨折，再行股骨颈截骨，特别是股骨矩力求恢复其完整性和稳定性，术中应使用克氏针钢丝等固定，维持股骨近端稳定性。对于合并有髋臼骨折的患者，术中应用先行复位固定髋臼，维持髋臼完整性。这是术后早期下床的关键点，也是患者自觉症状好的关键因素。

3. 由于老年人膝关节病导致畸形变常见，以股骨内外髁连线作为前倾角的参照线相对准确。

4. 若使用骨水泥假体，骨水泥注入时间注意以正常的关节置换延缓 30 s，同时匀速、恒力挤压骨水泥，避免用敲击的方式，防过稀的骨水泥进入血循环造成栓塞。

5. 术后应尽早下床，术后第 3 天就让患者开始部分负重活动，可显著减少此类手术治疗的并发症。

6. 虽然人工全髋关节置换后功能优于半髋关节置换，但全髋关节手术创伤更大，容易引起脱位；对于体弱的老年患者原则上是以最小的创伤、尽快恢复功能为目的，所以多选用半髋关节置换；对于髋臼软骨面破坏严重、受伤前有明显的髋痛症状者，建议应用全髋关节置换，其次选用骨水泥柄还是生物柄，由于骨水泥柄较生物柄有更好的初始稳定性和低松动率，利于患者早期下床活动，所以应以选用骨水泥假体为主。总之，只有适应证选择适当，假体选择合理，手术操作到位，老年粉碎性股骨头骨折的疗效才能满意。

一期全髋关节置换术在治疗在 Pipkin Ⅱ 型骨折骨折中的应用及疗效，当符合全髋关节置换术的手术指征时，一期行全髋关节置换，不但降低了并发症的发生率，而且减轻了患者的痛苦。髋关节功能恢复良好，避免了股骨头坏死、骨折不愈合及创伤性关节炎等相关并发症的发生[30]。对于 Pipkin Ⅲ 型骨折年轻患者治疗存在较大争议。一方面 Pipkin Ⅲ 型骨折内固定治疗疗效差，术后股骨头坏死、创伤性关节炎发生率均较高，患者功能优良率仅为 50%[31]。另一方面对于 Pipkin Ⅲ 型骨折，一期全髋关节置换的指征应根据患者生理年龄而不是实际年龄，年龄大者一期全髋关节置换术后可以早期下地活动，避免长期卧床并发症；青壮年患者生存期较长，一期全髋关节置换手术，面临假体松动、多次翻修[32]，因此仍以切开复位固定股骨头、股骨颈，积极保髋（图 7-5-2）。

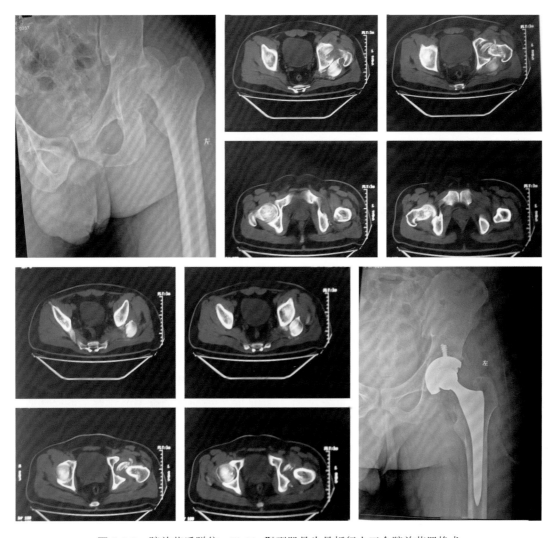

图 7-5-2　髋关节后脱位，Pipkin Ⅳ型股骨头骨折行人工全髋关节置换术

第六节　复杂骨折的处理

Pipkin 骨折属于关节内骨折，早期进行骨折解剖复位及坚强固定对减少股骨头坏死及创伤性关节炎的发生已被大多数人所接受[33]。股骨头骨折合并髋关节脱位，因强大暴力容易损伤股骨头血供而造成股骨头缺血性坏死。旋股后侧动脉在受伤过程中仅是受压、扭转、痉挛或栓塞，不一定会断裂，所以早期解除血管危象恢复股骨头血供显得刻不容缓。股骨头骨折伴髋关节脱位患者应尽早闭合复位，患肢牵引，争取早期手术处理股骨头骨折，以减少髋关节后期并发症的发生。但此类患者往往合并其他脏器的损伤，需待病情稳定后才能处理股骨头骨折，很难在 24 小时内完成手术。有学者对伤后 24 小时内进行股骨头骨折手术和 24 小时后手术的患者进行统计学分析，发现其后期髋关节功能无明显差异。对外伤性髋关节骨折脱

位病例进行回顾性分析，发现受伤到治疗的时间是影响远期疗效的最重要因素，所以大多数学者建议在患者病情允许下尽早进行手术治疗。

髋关节后脱位合并股骨头陈旧性骨折多因早期髋关节复位后，股骨头骨折漏诊和未及时治疗而形成陈旧性骨折。由于骨折端血运破坏时间较长，甚至骨折块已硬化或吸收，使得在治疗上较为困难，一般保守治疗、骨折块清除或常规骨折切开复位内固定手术治疗都很难取得满意的效果[34]。对于陈旧性骨折可应用股方肌肌蒂骨瓣移植方法进行修复治疗。由于经髋关节后侧入路手术治疗 Pipkin Ⅱ骨折在一定程度上有利于保护股骨头的血供，而采用股方肌肌蒂骨瓣移植术既能保护股骨头血供，又能在髋关节后侧入路中完成操作，是一种较为理想的治疗方法（图 7-6-1）。

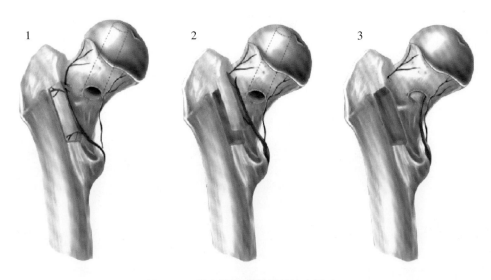

图 7-6-1　股方肌肌蒂骨瓣移植术图示

1. 粗隆间嵴附着部用小骨刀画出切取骨块的范围；2. 弯骨刀完整取下骨块；3. 骨瓣嵌入骨槽

　　股方肌骨瓣的制备：沿股方肌在粗隆间嵴附着部用小骨刀画出切取骨块的范围，一般骨块长度为两端超出股方肌附丽部上、下缘各 1 cm，总长度约 6 cm，宽度为 1.5 cm，厚度为 1 cm。为防止取骨时骨块碎裂，先用细钻头沿取骨线在其远侧皮质骨钻数洞，用锋利骨刀刺穿骨洞连接处，最后用弯骨刀完整取下骨块。向内游离肌蒂应紧贴闭孔外肌和关节囊，将肌肉、深筋膜和其他组织一并掀起。切忌硬性撕裂和锐性剥离，以免损伤旋股内侧动脉升支。在分离股方肌下缘时，切勿损伤旋股内侧动脉干及其升支的起始段。分离股方肌上缘时，需小心保护臀下动脉外旋肌支。将肌骨瓣翻向内侧，连同坐骨神经妥善加以保护。病变的处理及肌骨瓣移植：T 形切开髋关节囊。对股骨头行骨折复位，待复位满意后用一枚克氏针临时固定，沿股骨颈纵轴做一与骨瓣形状相仿的骨槽，骨槽内端用小圆凿潜行挖入股骨头内 1 ~ 1.5 cm。将骨瓣嵌入骨槽内，根据情况对骨折行多根骨圆针或其他方式内固定，再用一根螺丝钉将骨瓣外端固定于股骨颈。如骨折部仍有缺损，应采用开骨槽取下的正常松质骨将其填实。

　　股方肌血供为多源性，血管彼此吻合，围绕股方肌形成完整的血管网。切取的肌蒂骨瓣渗血较好时，不仅可促进骨愈合，而且对重建骨坏死区的血供，挽救已经缺血的股骨头起一定的作用。利用股方肌肌蒂骨瓣移植术治疗股骨头骨折具有以下特点[35]：①有充足的血供和足够的肌蒂长度；②手术简单，后外侧切口对股骨头血供影响小，骨瓣切取和骨折复位内固定可在同一切口内完成；③有助于增加内固定的稳定

性。Ganz 大转子截骨术治疗 Pipkin Ⅳ 型骨折，K-L 后侧入路切开深筋膜后，将患肢内旋以暴露臀中肌后缘，再于股骨矢状面沿臀中肌后缘至股外侧肌后缘做斜行截骨，截骨上缘平梨状肌肌腱水平，下缘在旋股内侧动脉入关节囊水平，厚度约 1.5 cm，将截骨块去除，并将股外侧肌、梨状肌及臀中肌向周围牵开后，可较好地暴露髋关节囊，并便于进行髋关节囊内手术操作。由于 Pipkin Ⅳ 型股骨头骨折合并有髋臼骨折的存在，应用大转子截骨术可以更好地暴露手术视野，方便对髋臼后壁的骨折进行复位内固定（图 7-6-2）。

一、股骨头骨折合并髋臼严重粉碎骨折

　　股骨头骨折合并髋臼严重粉碎骨折是一种较为少见的损伤。治疗比较棘手，以往的治疗方式包括非手术治疗、切开复位内固定（open reduction and internal fixation，ORIF）及全髋关节置换术（total hiparthroplasty，THA），但伤后易发生创伤性关节炎、股骨头缺血坏死、骨化肌炎等并发症，严重影响预后。髋臼骨折合并同侧股骨头骨折的特点，本型骨折约占股骨头骨折的 29%，占髋臼骨折的 11%。髋臼骨折中后壁骨折最常见，股骨头骨折中 AO 分型 C1 型最多，其次为 C2 型。本型骨折的致伤机制主要为强大的暴力经股骨传导至股骨头，股骨头猛烈撞击髋臼，导致股骨头和髋臼骨折，股骨近端同时外旋、外展容易导致髋关节脱位，多为后脱位。髋关节脱位可伴有圆韧带损伤或为撕脱骨折。

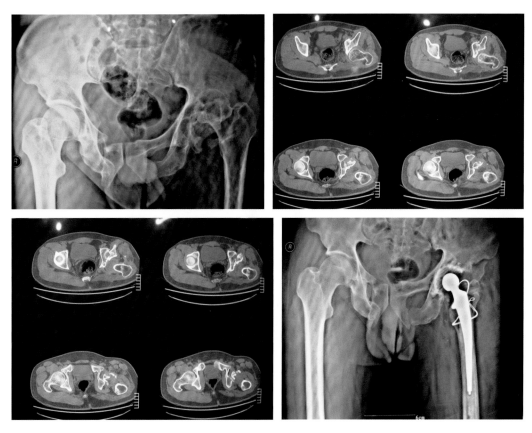

图 7-6-2 陈旧性股骨头骨折伴脱位行人工全髋关节手术治疗

治疗方法的选择髋臼骨折合并同侧股骨头骨折属关节内骨折，手术目标是髋关节面解剖复位，并坚强固定，以利骨折愈合。本型骨折的手术方式基本分为 3 大类：关节内游离体取出、ORIF、THA。髋臼骨折合并同侧股骨头骨折行 ORIF 治疗，可单独固定髋臼、股骨头或同时固定髋臼及股骨头。股骨头解剖复位对于髋关节功能恢复具有较为重要的意义，应尽力复位并固定股骨头骨折。功能恢复不良的患者，可能系骨折线跨越负重区，增加了髋臼中央应力，加速髋臼损伤所致。故应尽力复位固定骨折块，对缺损较大难以有效复位的患者，可尝试半髋关节置换术或THA，以期提高疗效。髋臼手术的创伤可增加股骨头坏死和异位骨化的发生率，而髋臼的解剖复位对患者功能恢复又至关重要，故手术需权衡利弊。若髋臼后缘骨折无明显移位，可不固定髋臼；注意术前应行细致的影像学检查，当存在较大缺损（＞40%）或明显移位（＞2 mm）时，须行髋臼 ORIF 治疗，否则可能因髋臼复位不良导致关节早期磨损，严重影响患者预后。导致预后不佳的原因是髋臼和股骨头同时出现较严重损伤，术后并发症发生率高，甚至出现股骨头坏死和创伤性关节炎，严重影响髋关节功能恢复。

这部分患者也是临床治疗的难点。I 期行 THA 手术或可作为一种选择。但髋臼骨折常导致假体安置困难，此外，患者为中青年，患者日后活动量大，如果行关节置换术治疗，翻修率较高。故 I 期 THA 通常不作为首选治疗方式。ORIF 治疗可延长自体髋臼使用时间，推迟假体置换。重建骨折髋臼也为假体安装提供了有利条件。

二、股骨头骨折合并股骨颈骨折

Pipkin Ⅲ 型股骨头骨折为股骨头伴有股骨颈骨折，为髋部严重创伤。青壮年患者股骨头骨折的治疗方法的选择具有一定的争议性，目前主要采用股骨头切开复位内固定来保留髋关节的完整性。但对于粉碎性 Pipkin Ⅲ 型股骨头骨折，采用切开复位内固定效果并不理想。切开复位内固定的缺点：①股骨头坏死率高、骨折愈合困难。粉碎性 Pipkin Ⅲ 型股骨头骨折为严重暴力损伤导致，而股骨头血供单一，主要来自股骨颈，基于这一解剖特点使得股骨头骨折块血供在多数情况下被完全破坏，股骨头坏死的概率极高。无论手术与否，Pipkin Ⅲ 型股骨头骨折都将出现不同程度股骨头坍塌、坏死；②显露难、复位难。股骨头骨折要求骨折端复位至解剖对位，但因骨折端粉碎及解剖的特殊性，显露及复位都存在困难，骨折端很难获得理想位置；③固定难。股骨头骨折主要使用螺钉固定，螺钉为点状固定，固定力有所不足。并且骨折端粉碎，螺钉经常不能达到准确固定、有效固定及坚强固定等目的；④康复难，股骨头骨折行内固定后需长时间卧床及行下肢牵引。而高能量暴力的损伤机制导致 Pipkin Ⅲ 型股骨头骨折不少都有合并伤，一旦长时间卧床，容易发生各种并发症。因此目前不少学者采用一期髋关节置换术治疗 Pipkin Ⅲ 型股骨头骨折，且获得了理想的效果。

陶瓷对陶瓷假体的优点，由于中青年患者生存期及活动量远大于老年人，对髋关节假体的使用寿命要求较高。目前认为假体摩擦界面导致的磨损微粒和骨溶解是导致假体松动重要因素，而假体无菌性松动是影响人工髋关节使用寿命的主要问题，因此假体寿命很大程度上取决于摩擦界面。摩擦系数低、磨损颗粒少、组织炎性反应小、允许充分的液膜润滑等优点是一个理想的摩擦界面应当具有的优点。陶瓷对陶瓷假体则具有以下优点：①摩擦系数低及高硬度，表面很难划伤，可明显减少研磨磨损。目前研究表明陶瓷假体的临床年磨损远低于聚乙烯对金属假体。②良好的亲水性，有利于形成较完整的润滑膜，保持陶瓷界面低摩擦系数，减少黏着性磨损。③陶瓷为惰性生物材料，生物学特性稳定，致炎作用显著降低。基于以上优点，陶瓷对陶瓷界面适合应用于要求较高的青壮年患者。

虽然切开复位内固定治疗 Pipkin Ⅲ 型股骨头骨折存在诸多争议，但仍是主要的治疗方案之一。陶瓷对陶瓷髋关节假体存在使用寿命及假体价格较昂贵等问题，因此治疗上应综合考虑患者的治疗意愿，确保患者知情同意。理想的陶瓷髋臼置放角度应适当减少外展角，增加前倾角，理想的角度为外展40°、前倾20°～25°。适当减少外展角有利于假体的应力传导，可以减少陶瓷内衬的磨损。因陶瓷内衬没有高边设计，适当增加前倾角可以保证髋关节的后方稳定性，降低后脱位的风险。目前已证实股骨头脱位所需的髋关节活动度与股骨头假体的直径相关，大直径股骨头假体可以有效降低术后脱位率。而股骨头直径越小，术后发生早期脱位的可能性则越大。股骨头直径≥ 30 mm 时可明显降低术后股骨头脱位发生率，建议采用 30 mm 以上人工股骨头来防止髋关节脱位。高能量暴力损伤在多数情况下会破坏髋关节软组织平衡，其脱位的发生率较高，术中应重视对软组织的保护及重建，术后早期指导功能锻炼及功能锻炼等处理，可以实现髋关节软组织平衡的早期恢复，防止髋关节脱位。

针对股骨头严重粉碎伴骨缺损目前暂时缺乏相关国内外研究，可予以人工髋关节置换术。

第七节　并发症及处理

股骨头骨折是完全的关节内骨折，多须手术治疗，保留自体股骨头的内固定手术长期结果仍不甚满意。这不仅与手术方式和质量有关，与暴力性外伤也有密切关系。股骨头骨折内固定术后常见的并发症包括髋关节创伤性关节炎、股骨头坏死、畸形愈合和异位骨化等。Pipkin 骨折多因车祸、高处坠落所致，常伴发头颅、胸腹脏器及四肢等部位的损伤，晚期并发症多见于创伤性关节炎、股骨头缺血性坏死、坐骨神经损伤、异位骨化等，与髋关节骨折的晚期并发症基本一致[36]。研究显示，创伤性关节炎的发生率为 0 ～ 72%，坐骨神经损伤及异位骨化的发生率分别为 7%～ 27%和 2%～ 54%

一、股骨头缺血坏死

有6%～ 16%的髋关节后脱位合并股骨头骨折。髋关节骨折脱位的延期复位与股骨头坏死的发生率有直接关系。股骨头坏死多发生于伤后 6 小时内没有进行髋关节复位的患者。因此，对于这类患者应尽早进行髋关节的闭合手法复位，减少股骨头缺血性坏死的发生。髋关节后脱位复位成功后再行髋关节 CT 检查，进一步判定骨折复位后髋关节内有无骨块或软骨卡压。目前，研究争论的焦点是手术入路的选择。髋关节后脱位已经严重地破坏了股骨头的血供，前方入路可能进一步破坏股骨头残存的血供。同时，髋臼骨折碎块或者髋关节后方软组织卡压也会影响髋关节的复位。因此可选择采用更为微创的手术入路，避免损伤股骨头血供：例如 DAA 入路，前内侧开窗入路等。

Pipkin Ⅲ 型、Ⅳ 型骨折较为复杂，其预后较差。髋关节远期功能与受伤时股骨头骨折的部位和骨折块大小有关，Pipkin Ⅰ 型预后最好，其次是 Pipkin Ⅱ 型、Ⅳ 型，预后最差是 Pipkin Ⅲ 型。Pipkin Ⅲ 型股骨头骨折预示着股骨头坏死，创伤性关节炎的发生率高，预后极差[37]。通常都需行全髋置换术，但对于年老患者，关节置换仍然存在后期二次翻修、无菌性松动等系列关节置换并发症，大多数学者支持早期切开解剖复位，坚强固定，尽早重建股骨头血供，而关节置换只能作为后期出现并发症时的补救措施。出现以下情况时，可以考虑一期髋关节置换手术[30]：①股骨头粉碎性骨折或伴有同侧股骨颈骨折、髋臼骨折；②陈旧性股骨头骨折脱位，骨折块难以复位或股骨头软骨面损伤较重时；③由于创伤导致的股骨头骨折已具备人工全髋关节置换指征的患者；④切开复位和内固定手术后骨折复位效果较差的老年患者。对于年轻陈旧性股骨头骨折患者，采用股方肌肌蒂骨瓣移植方法进行修复治疗，争取较好的效果。

改良 S-P 入路存在较多并发症，主要包括创伤性骨关节炎、股骨头缺血性坏死和异位骨化，其中股骨头缺血性坏死和创伤性关节炎是股骨头骨折常见的并发症，可导致髋关节功能受限或永久性残疾。同时也有研究表明，改良 S-P 入路也是导致股骨头缺血坏死的危险因素之一。

为减少术后并发症的发生，改良 S-P 入路的手术操作要点如下[38]：①股外侧皮神经在缝匠肌筋膜走行，为保护股外侧皮神经，将其牵向内侧，沿缝匠肌和阔筋膜张肌两者间隙，偏缝匠肌一侧切开深筋膜；②对于附着于股骨头圆韧带的撕脱骨折块，尽量保留圆韧带，避免进一步破坏骨折块的血液供应；③股骨头远端分离时保护旋股外侧血管，避免引起出血；④术中应尽量避免牵开器放置位置不当或牵拉力量过大等情况，减少进一步加重损伤的风险；⑤术中通过减少肌肉切开，避免或减少术后异位骨化的发生。

二、异位骨化的诊断及治疗

异位骨化是股骨头骨折、髋臼骨折手术治疗后的常见并发症，其发病机制尚不完全清楚，主要是由骨骼肌肉创伤、髋关节术后或者神经系统损伤所导致。异位骨化主要由关节囊的挫伤、撕裂以及内收肌抵止点撕脱骨折等造成，但同时与股骨头骨折手术入路选择和术中操作密切相关，其发生率为 6%～64%，其

中前方入路和外侧入路较后侧入路发生率更高。

临床表现　股骨头骨折、髋臼骨折术后早期异位骨化（术后＜ 4 周）出现症状时，由于伴有疼痛、肿胀、红斑和关节活动度下降，可被误认为髋部的伤口感染、蜂窝织炎、髋关节感染或血栓性静脉炎等。股骨头骨折、髋臼术后 4 周后，异位骨化患者的关节活动度、疼痛和肿胀程度继续下降。然而，临床上多数异位骨化无症状，需要通过影像学检查发现。

影像学检查　骨盆 X 线平片、骨扫描和髋部 CT 扫描都是有用的诊断工具，通常在髋部手术 3～6 周后的放射学检查中可以看到髋部发生的异位骨化。其中骨盆平片是诊断髋臼周围异位骨化最常用的影像学方法，可发现早期术后无症状的髋部异位骨化（＜ 4 周）。在异位骨化早期骨扫描可显示出钙物质摄取增加，晚期摄取减少。髋部 CT 尤其是三维 CT 可提供更详细的异位骨图像，可为切除异位骨提供合适的手术方式。

实验室检验　在异位骨化患者中，血清中钙和磷的水平在整个疾病过程中都是正常的，但有研究发现碱性磷酸酶值在异位骨化早期（4 周左右）升高。有大鼠动物模型表明，基质金属蛋白酶可能是异位骨化形成的早期生物标志物（即在 X 线片上可检测到骨化之前），然而基质金属蛋白酶与异位骨化形成或成熟之间的相关性尚未在人类中得到确定。在晚期（即异位骨化发病后 9～12 周），运动范围可能继续下降，甚至导致髋关节强直，此时髋部疼痛、肿胀消失。此外，血清碱性磷酸酶水平恢复正常，X 线平片显示骨成熟，骨扫描矿物质摄取减少。

采用髋关节前内侧入路原位复位固定治疗，术中无须结扎或切断血管及肌肉，沿肌间隙进入，不会造成明显软组织损伤和出血。对于 Pipkin Ⅰ 型、Ⅱ 型骨折，采用髋关节前方入路较后方骨折暴露更充分、出血更少，但髋关节前方入路发生异位骨化的概率明显高于后方入路。对于合并有复杂髋臼骨折，且异位骨化概率高的患者，髋关节后外侧手术入路更为安全、暴露充分，尤其适用于急诊髋关节脱位闭合手法复位失败的股骨头骨折患者，或同时合并髋臼后壁骨折需要同期骨折固定的患者。

从理论上来说，当高危患者实行有效预防模式后，异位骨化是可以预防的。手术技术、非类固醇抗炎药和放疗均可降低髋臼骨折术后异位骨化的发生率，但预防方式的选择应遵循个体化的原则。扩大髂股入路术后发生异位骨化的风险最高，故预防髋臼骨折异位骨化需在手术中避免采用扩大型髂股入路及联

合入路，在术中避免或尽量减少从髂骨外板处剥离臀肌，从而减少对髋部周围肌肉等软组织的损伤，对术中已经缺血坏死的肌肉组织要彻底清创。同时在解剖复位的基础上，尽量减少手术切口的长度及对周围软组织的损伤剥离。

药物预防：目前 I 临床上使用最广泛且对预防髋臼骨折术后异位骨化效果较为肯定的非类固醇类药物主要是吲哚美辛，其作用机制主要是通过抑制环氧化酶，抑制生理和炎性前列腺素的形成，减少局部炎性反应和阻止间充质细胞向成骨细胞转化，达到预防异位骨化的作用。非类固醇抗炎药如吲哚美辛，应于术后 24 小时内开始，剂量为 75 mg/d（75 mg 缓释胶囊口服，1 次 /d，或 25 mg 片剂口服，3 次 /d），疗程分为短期（1 周）和长期（4 ~ 6 周），其不良反应主要包括患者不耐受、胃肠道出血等，甚至导致骨折不愈合。对于依从性良好的高危患者，吲哚美辛可降低股骨头骨折、髋臼骨折后髋关节异位骨化发生率。但常规预防的临床益处在很大程度上仍是未知的，并且有明显的负面影响，如胃肠不适、出血、肾衰竭。建议在使用非类固醇抗炎药期间，将非类固醇抗炎药与胃保护药联合使用，以减轻胃肠道不良反应。最近研究表明：选择性环氧化酶 2 抑制剂对异位骨化的疗效，可能和非选择性非类固醇抗炎药一样有效，不良反应更小，应用帕瑞昔布和塞来昔布有助于预防髋臼骨折术后异位骨化。凝血酶止血基质也能够有效降低髋臼骨折术后异位骨化的风险。

放射治疗是利用放射线预防异位骨化的一种局部治疗方法，其作用机制是通过杀灭局部的单核细胞、巨噬细胞阻止骨形态发生蛋白的生成，并灭活多能间充质细胞，阻断其对骨形态发生蛋白产生应答，从而达到抑制异位骨化发生的效果。

三、创伤性关节炎的诊断与治疗

创伤性骨关节炎是股骨头骨折术后的主要并发症之一，文献报道发生率为 8% ~ 75%[39]，对于股骨头软骨面严重剥脱损伤患者需注意发生创伤性骨关节炎的可能性。早期手术有助于提高骨折复位质量，减少创伤性骨关节炎的发生。

提高复位质量：许多学者认为确保髋臼骨折有良好预后和免于创伤性关节炎最关键的是骨折良好的复位。复位质量的评价一般按 Matta 评定标准[9]，根据股骨头骨折手术后骨折残留移位的大小：解剖复位，≤ 1 mm；复位可，1 ~ 3mm；复位差，> 3 mm。

提高复位质量的主要要点如下：①确保负重区的解剖复位（距髋臼顶 25° ~ 30° 范围的髋臼关节面为髋臼负重区）。人体大多数情况处于直立或坐立状态，主要靠此区域传递体重负荷。因此此区域的骨折手术必须达到解剖复位，恢复头臼对应关系；②详细阅片，了解骨折移位的机制，采取合适的手术方法。详细阅读患者 CT 和 X 线片，对骨折进行分型，推测受伤及骨折移位的机制，如上下移位、翻转移位、旋转移位。手术中采取合适的手术入路和相应的复位手段进行复位。选择合适的复位工具和方法，如骨盆复位钳、Schanz 螺钉、顶棒、Farabeuf 钳等。

尽量晚负重：髋臼骨折使浅表层和中间层的髋臼软骨脆性变大，弹性变差，应力下容易发生软骨破裂脱落，软骨对负荷的耐受性下降，因此要注意保护。晚负重可以使软骨有充分时间达到最大限度地适应和代偿。

减轻体重：肥胖患者关节负荷更大，增加了创伤性关节炎发生的可能性。控制体重的最佳方式是减少饮食，因为患者往往靠减少运动来减轻关节负荷，但活动减少反而更容易变胖。另外，可以进行上肢的锻炼以消耗体内蓄积的脂类。

减轻术后劳动强度：因髋关节特殊的结构和杠杆作用，日常活动时髋关节的最大接触应力是体重的 4 ~ 5 倍。因此，髋臼骨折后高强度体力劳动对髋关节软骨面的破坏可能比其他关节更显著，更容易发生创伤性关节炎。减轻术后劳动强度至关重要。对于髋臼、股骨头骨折内固定手术后如何恢复日常活动，建议逐渐增加体力负荷，因为逐渐增加的负荷能加强软骨的适应性。负荷可导致关节退变，但是间断的低剪切应力可以促进软骨胶原的合成。平常体力储备大的患者对骨折的承受力增强，平常有氧锻炼多的患者，股骨头骨折、髋臼骨折手术后恢复效果更好。对于平常锻炼少的患者，在骨折手术后只能循序渐进的功能锻炼以增加关节软骨的适应能力。

保守治疗：对于髋臼边缘出现骨赘，髋臼密度增高，关节间隙轻度狭窄，行走时疼痛，休息后缓解，关节功能障碍较轻者，可以采取保守治疗。通过保守治疗可延缓创伤性关节炎的进展。具体方法如下。

非药物治疗：非药物治疗包括体重控制，扶拐，适当的体育锻炼及局部理疗。体重控制的方法是减少摄食，特别是减少糖和脂肪的摄入。扶拐是一种有效的治疗手段，可减轻患侧关节的负荷，同时低强度的髋关节负荷有助于关节功能恢复。适度的体育锻炼比如肌力锻炼，关节活动范围锻炼能减少创伤骨折带来的局部血运障碍，减轻局部僵硬和疼痛。逐渐加强的锻炼能刺激成骨细胞增殖，减少骨质疏松的发生，也可提高软骨对应力的耐受能力。但禁止跑跳搬运重物等活动。理疗能促进局部血液循环，有助于提高骨密度和减轻关节炎炎症。

药物治疗：症状稍重者可服用 NSAIDs 类药，镇痛剂或硫酸氨基葡萄糖等。单纯止痛药，如对乙酰氨基酚是目前多数学者推荐的一线治疗药物。研究表明硫酸氨基葡萄糖对软骨有保护作用，可显著延缓关节炎的病理进展。

手术治疗：疼痛症状严重、特别是出现静息痛、关节功能障碍加重、X 线片上明显的关节间隙变窄是 THA 的手术指征。非体力劳动者、非肥胖患者和老年患者更适合施行 THA。手术禁忌证包括：活动性感染、一般情况差及心肺功能差的患者。有报道认为股骨头骨折、髋臼骨折术后创伤性关节炎实行人工全髋置换手术的效果比其他情况差，比如股骨颈骨折与股骨头坏死，主要原因可能是骨盆畸形、骨质疏松、瘢痕增生。因此，克服手术潜在的不利因素，是争取提高疗效的关键。

感染：手术前要排查潜在的感染。髋臼骨折并发创伤性关节炎患者行 THA，若血常规、血沉、C-反应蛋白等检查指标异常则择期手术。若确诊感染，可行手术清创加内固定取出，细菌培养。细菌培养阳性患者后使用敏感抗生素 6 周以上，才能考虑行关节置换手术。对于血沉和 C 反应蛋白异常、髋关节穿刺培养阳性的髋臼内固定术后创伤性关节炎患者，均采用一期清创、抗生素骨水泥间隔物置入，二期行 THA 的方法治疗。

手术入路：尽量采用以前的手术入路，但有学者认为采用原先入路前要考虑是否需要取出内固定物、有无异位骨化及坐骨神经损伤、软组织挛缩程度及髋臼骨缺损情况等。根据具体情况必要时可考虑采用其他入路。手术入路分为前外侧入路和后外侧入路，采用前外侧入路可以不显露后侧坐骨神经，减少坐骨神经损伤的可能性，但这种优点要以无髋臼后侧壁骨不连、打磨髋臼时无后侧螺钉漏出作为前提。后侧入路可能因坐骨神经包绕在瘢痕组织中而有损伤的可能，但是如果坐骨神经需要探查宜选后入路。具体选择哪种入路，手术前要详细规划。

内固定是否取出：对于髋臼骨折发生创伤性关节炎准备行 THA 时，内固定尚未取出的患者，是否取出内固定存在争议。内固定不取出会引起电解、腐蚀改变，可能引起坐骨神经刺激症状，还可能导致关节假体松动。由于机化组织及异位骨化包绕，取出内固定容易导致血管神经损伤。因此，若内固定影响 THA 髋臼假体安置则取出内固定。术中要将影响臼杯打磨和臼杯放置的螺钉取出。如果螺钉对安置假体有影响但是取出困难者，可采用自体骨颗粒压紧覆盖，但要保护髋臼骨性结构的完整。

骨缺损：骨缺损的原因是骨溶解骨吸收和骨畸形愈合。术中要充分显露髋臼，清除髋臼内坏死和机化的组织直到全部是正常渗血的骨质，以确认骨缺损的状况。对于骨缺损较少者，可不植骨，直接安装假体。多数学者主张采用生物性假体固定，以减轻松动发生率，实现长期稳定，一般要求宿主骨与髋臼杯表面接触 > 50%，且髋臼缘缺损 < 1/3。缺损程度大者采用颗粒性植骨、结构性植骨或两者联合的方式。假体可采用髋臼加强环等进行重建。对于无严重骨缺损的病例，股骨头和股骨颈的松质骨是植骨的好材料。

异位骨化：如果异位骨化不严重不建议切除，以免损伤坐骨神经。如果妨碍关节假体放置或影响关节活动，则切除异位骨化。关节外的异位骨化，不建议处理。手术后可行放射治疗和口服吲哚美辛。

神经损伤：行 THA 手术前患者若有较重的神经损伤症状，手术中需要探查坐骨神经，了解有没有螺钉压迫，坐骨大孔狭窄，如有则进行松解和相应处理。手术中可以采取伸髋屈膝位以减少坐骨神经张力，也可使用坐骨神经电生理监测。手术后要严密观察，出现神经损伤症状加重、怀疑神经有压迫者，急诊行手术探查。

综上所述，股骨头骨折合并髋臼骨折手术患者要早期手术，术前详细研究骨折移位情况，采取恰当的手术入路充分显露，力争解剖复位，手术后要注意保护关节，减少负重，减轻关节负荷，保证手术效果。发生创伤性关节炎后仍然要保护关节，减少负重，必要时辅助药物治疗。人工全髋关节置换是最严重患者的治疗方法，要注意手术入路的选择，决定是否取出内固定，注意骨缺损的处理，以达到良好的效果。

参考文献

[1] Park Kyeong-Hyeon, Kim Ji-Wan, Oh Chang-Wug et al. A treatment strategy to avoid iatrogenic Pipkin type III femoral head fracture-dislocations. Arch Orthop Trauma Surg, 2016, 136: 1107-1113.

[2] Kelly PJ, Lipscomb PR. Primary vitallium-mold arthroplasty for posterior dislocation of the hip with

fracture of the femoral head. J Bone Joint Surg Am, 1958, 40-A (3): 675-680.

[3] Oransky M, Martinelli N, Sanzarello I, et al. Fractures of the femoral head: a long-term follow-up study. Musculoskelet Surg, 2012, 96 (2): 95-99.

[4] Jacob J R, Rao J P, Ciccarelli C . Traumatic dislocation and fracture dislocation of the hip. A long-term follow-up study. Clin Orthop, 2003, 214 (214): 249.

[5] Pipkin G. Treatment of grade IV fracture-dislocation of the hip. J Bone Joint Surg Am, 1957, 39-A (5): 1027-1042.

[6] Kelly RP, Yarbrough SH. Posterior fracture dislocation of the femoral head with retained medial head fragment. J Trauma, 1971, 11 (2): 97-108.

[7] Chiron P, Lafontan V, Reina N. Fracture-dislocations of the femoral head. Orthopaedics & Traumatology Surgery & Research, 2013, 99 (1).

[8] Henle P, Kloen P, Siebenrock K A . Femoral head injuries: Which treatment strategy can be recommended? Injury-international Journal of the Care of the Injured, 2007, 38 (4): 478-488.

[9] Kim J W, Yoo J J, Min B W, et al. Subchondral Fracture of the Femoral Head in Healthy Adults. Clinical Orthopaedics and Related Research, 2007, 464 (464): 196-204.

[10] Pipkin G. Treatment ofgrade IV fracture-dislocation ofthe hip. J Bone Joint Surg (Am), 1957, 39, A (5): 1027-1042.

[11] Droll K P, Broekhuyse H, O'Brien P. Fracture of the femoral head. J Am Acad Orthop Surg, 2007, 15 (12): 716-727.

[12] Orthopaedic Trauma Association Committee for Coding and Classification.Fracture and dislocation compendium. J Orthop Tmuma, 1996, 10 (1 Suppl): 31-35.

[13] Ganz R, Gill TJ, Gautier E, et al.Surgical dislocation of the adult hip.A technique with full access to the femoral head and acetabulum without the risk of avascular necrosis. J Bone Joint SurgBr, 2001, 83 (8): 1119-1124.

[14] Kurtz WJ, Vrabec GA.Fixation of femoral head fractures usingthe modified Heuter direct anterior approach. J Orthop Trauma, 2009, 23 (9): 675-680.

[15] Mostafa MF, E1·Adl W, E1—Sayed M.Operative treatment of displaced Pipkin type I and II femoral head fractures. Arch Orthop Trauma Surg, 2014, 134 (5): 637-644.

[16] Song HK, Cho JH, Lee YS, et al.New surgical algorithm for femoral head split fractures with anatomical study. J Orthop Sci, 2012, 17 (6): 710-716.

[17] Uzel AP, Laflamme GY, Rouvillain JL.Irreducible Pipkin II femoral head fractures: Is transgluteal approach the best strategy? Orthop Traumatol Surg Res, 2010, 96 (6): 695-701.

[18] Chen Z, Zhai W, Ding Z, et al. Operative versus nonoperative management of Pipkin type—II fractures associated with posterior hip dislocation. Orthopedics, 2011, 34 (5): e12-e17.

[19] Oransky M, Martinelli N, Sanzarello I, et al. Fractures of the femoral head: a long·term follow—up study. Musculoskelet Surg, 2012, 96 (2): 95-99.

[20] Yoon TR, Chung JY, Jung ST, et al. Malunion of femoral head fractures treated by partial ostectomy: three case reports. J 0rthop Trauma, 2003, 17 (6): 447-450.

[21] Lin S, Tian Q, Liu Y, et al. Mid—and long—term clinical effects of troehanterie flip osteotomy for treatment of Pipkin I and II femoral head fractures. J South Med Univ, 2013, 33 (9): 1260-1264.

[22] Kurtz WJ, Vrabec GA. Fixation of femoral head fractures using the modified Heuter direct anterior approach. J Orthop Trauma, 2009, 23 (9): 675-680.

[23] Mostafa MF, E1·Adl W, E1—Sayed M. Operative treatment of displaced Pipkin type I and II femoral head fractures. Arch Orthop Trauma Surg, 2014, 134 (5): 637-644.

[24] Gagala J, Tarczyfiska M, Gawda K. Fixation of femoral head fractures with autologous osteochondral transfer (mosaicplasty). JOnhop Trauma, 2014, 28 (9): e226-e230.

[25] Nousiainen MT, Sen MK, Mintz DN, et al. The use osteochondral allograft in the treatment of a severe femoral head fracture. J Orthop Trauma, 2010, 24 (2):

120-124.

[26] Zelken JA. First-person long term follow up using autologous no saicplasty for osteochondral lesion accompanying femoral head fracture. J Onhop Trauma, 2016, 30 (2): 70-74.

[27] Gavaskar AS, Tummala NC. Ganz surgical dislocation of the hip is a safe technique for operative treatment of Pipkin fractures. Resuhs of a prospective trial. J Orthop Trauma, 2015, 29 (12): 544-548.

[28] Asghar FA, Karunakar MA. Femoral head fractures: diagnosis, management, and complications. Orthopedic Clinics of Nonh America, 2004, 35 (4): 463-472.

[29] Chen ZW, Zhai WL, Ding ZQ, et al. Operative versus nonoperative management of Pipkin type-ll fractures associated with posteriorhip dislocation. Orthopedics, 2011, 34 (5): 350. DOI: 10.3928701477447-20110317-09.

[30] Leslie MP, Jamali A, Wolinsky P.Treatment of femoral head fractures. Tech Orthop, 2010, 25 (3): 155-159.

[31] Feldt KS, Ryden MB, Miles S. Treatment of pain in cognitively impaired compared with cognitively intact older patients with hip-fracture. JAm Geriatr Soc, 1998, 46 (9): 1079-1085.

[32] Sahin V, Karakas ES, Aksu S, et al. Traumatic dislocation and fracture-dislocation of the hip: a long-term follow-up study. J Trauma, 2003, 54 (3): 520-529.

[33] Hougaard K, Thomsen PB. Traumatic posterior fracture-dislocation of the hip with fracture of the femoral head or neck, or both. J Bone Joint Surg Am, 1988, 70 (2): 233-239.

[34] Iwasaki K, Yamamoto T, Motomura G, et al. Prognostic factors associated with a subchondral insufficiency fracture of the femoralhead. Br J Radiol, 2012, 85 (1011): 214-218.

[35] Bastian JD, Buchler L, Meyer DC, et al. Surgical hip dislocation for osteochondral transplantation as a salvage procedure for a femoral head impaction fracture. J Orthop Trauma, 2010, 24 (12): e113-118.

[36] Ganz R, Gill TJ, Gautier E, et al.Surgical dislocation of the adult hip a technique with full access to the femoral head and acetabulum without the risk of avascular necrosis. J Bone Joint Surg Br,2001,83(8): 1119-1124.

[37] Matta JM, Mehne DK, Roffi R. Fractures of the acetabulum. Early results of a prospective study. Clin Orthop, 1986, 205 (205): 241-250.

[38] Mowery C, Gershuni DH. Fracture dislocation of the femoral head treated by open reduction and internal fixation. J Trauma, 1986, 26 (11): 1041-1044.

[39] Schonweiss T, Wagner S, Mayr E, et al. Late results after fracture of the femoral head. Der Unfallchirurg, 1999, 102 (10): 776-783.

[40] Wang Zheng-Hao, Li Kai-Nan, Zhao Ping, et al. In Situ Reduction and Fixation of the Anterior Medial Fenestration Approach for Femoral Head Fracture. Orthop Surg, 2019, 11: 1163-1172.

[41] 徐锴, 李开南. 股骨转子间骨折手术入路的研究进展. 中国骨与关节杂志, 2019, 000 (8): 621-625.

（李开南 王郑浩）

第八章 髋部骨折围手术期管理

第一节 髋部骨折的加速康复

一、加速康复外科的概念

加速康复外科（enhanced recovery after surgery, ERAS）的定义是以循证医学证据为基础，外科、麻醉、护理、营养等多学科协作，通过优化围手术期处理的临床路径，以减少手术患者的生理及心理的创伤应激，减少术后并发症，缩短住院时间，患者得以加速康复。ERAS 是现代医学一项新的理念和治疗模式，其核心是强调以服务患者为中心，以循证医学的证据为基础，多学科的合作与参与，以实现临床路径及流程的全面优化，实现了社会、医院、患者及医疗人员多赢的局面，产生了重要的社会及经济效益。

ERAS 概念由丹麦外科医生 Kehlet 教授于 1997 年提出，起初应用于胃肠外科并取得了突破性的进展。2000 年在瑞典成立 ERAS 学会，2005 年欧洲营养和代谢委员会制订一系列围手术期整体管理方案，为 ERAS 应用于外科奠定了基础。ERAS 最初应用于普外科，尤其是结肠道外科，目前已逐渐应用于其他外科领域，如泌尿外科、胸外科、妇科等学科，并且制定了相应的临床指南。我国将 ERAS 应用于临床的时间较晚，2007 年黎介寿团队首先在结直肠手术中应用 ERAS，2012 年，华西医院关节外科在髋、膝关节置换术后应用 ERAS；2016 年，原国家卫生计生委公益性行业科研专项《关节置换术安全性与效果评价》项目组发布《中国髋、膝关节置换术加速康复——围术期管理策略专家共识》。自发布以来，通过对专家共识的推广，骨科 ERAS 已在全国逐渐开展。

二、术前管理

对于考虑有髋部骨折的患者，要尽早明确髋部骨折的诊断，要求伤后 2 小时内明确诊断收入院治疗。要实行髋部骨折的 ERAS，需要先重视患者术前教育；选择恰当麻醉、止痛及外科技术，以降低患者手术应激反应及疼痛不适；重视术后康复，如尽早下床活动、肠内营养等。

2011 年，英国国家健康与临床研究所建议，对于老年髋部骨折患者应于入院当天或者第二天手术，这样既可降低一年死亡率还能减少术后并发症。研究发现，入院 24 小时后手术会增加院内死亡风险，超过 48 小时手术其死亡率会进一步升高。推荐开通入院绿色通道并于 24 小时内予以手术治疗，手术治疗最晚不超过 48 小时。而影响手术早期进行的主要原因就是老年患者多伴有高血压、冠心病、脑梗死等慢性疾病，围手术期由于创伤以及手术带来的应激会加重慢性疾病，而导致不良事件发生。因此，将心内科、呼吸科、内分泌科专家组成的内科团队以及专业康复医师组成的康复团队融入骨科治疗系统，组成多团队合作单元，建立多科共管共治诊治模式，将有利于髋部骨折快速康复临床路径的开展。

多科共管共治诊治模式如下：在救护车上接诊医师初步判定患者为髋部骨折，将患者信息传入多科共管共治诊治平台，建立静脉液路、进行心电图检查并给予镇痛药物。入院后急诊护士立即与急救护士进行规范化交接，包括询问患者是否有严重的内科疾病并收集患者关键的社会信息。交接完成后对患者进行疼痛评分，对评分较高者进行镇痛治疗，此后优先进行 X 线片检查。影像结果传入多科共管共治诊治平台后骨科医师自行前来会诊，骨科医师确认髋部骨折后，将患者推入手术等待区，检验及其他检查结果传入多科共管共治诊治平台后麻醉师及内科医师自行前去会诊评估病情，评估是否可以进行手术治疗，对于长期应用华法林等抗凝药物的患者可以给予凝血酶原复合物等予以逆转，以保证手术安全进行，确认可行后麻醉师给予髂筋膜阻滞麻醉后送入手术室，手术完成后返回骨科病房；若存在严重内科疾病则将患者转移至重症监护病房。多科共管共治诊治平台是一个病人诊治综合信息平台，通过信息共享和适时反馈来实现高效及时的多科共管共治诊治工作。

术前牵引：术前牵引不能减轻疼痛或减少麻醉药物用量，且会造成牵引处疼痛，因此，不主张常规进行术前牵引，应当视病情需要酌情考虑是否采取术前牵引。术前预防压疮：尽量应用防压疮垫并进行规范的防压疮护理。术前吸氧：所有患者应在入院至术后48小时评估血氧状态，必要时给予吸氧。预防深静脉血栓形成：物理预防（足底泵，梯度加压弹力袜），低分子肝素住院后开始应用常规剂量至手术前12小时停用。镇痛：可降低术后谵妄及心肌缺血事件风险。镇痛纳入护理工作。术前和术后每6小时口服对乙酰氨基酚。三合一股神经阻滞（股神经、股外侧皮神经、闭孔神经）。

患者术前常存在焦虑和不安等情绪，这会影响患者的康复进程。研究发现，术前焦虑与术后意识障碍、术后疼痛、术后药物用量增加以及住院时间延长有关。焦虑不仅是一种不舒服的心理状态，它还与疼痛及其应对有关，接受术前教育可以减少术前焦虑，从而减少术后疼痛。此外，术前教育还可以提高患者对手术的认知水平并缓解其焦虑和恐惧情绪，帮助其保持镇静、积极面对手术。术前教育是一种通过教育使患者及家属积极地参与到手术以及术后康复过程中的教育方式，其通常包括疼痛教育、术前准备、手术过程、突发情况及处理、术后康复、手术预期以及住院时长等内容。当涉及手术过程时，应尽量减少关于解剖、病理解剖等方面的刺激性言语，因为这可能会加重患者的焦虑和恐惧心理，从而增加术后疼痛。就教育方式而言，由术者一对一的提供视频结合宣教手册的教育方式被认为是最有效的教育途径，不仅可提供个体化问题的咨询，还能通过视频使患者及其家属直观的了解手术环境，这都将有利于缓解焦虑，而结合宣教手册还能防止受教内容的遗忘。

目前，我国已步入老龄化阶段，其中相当一部分人文化水平较低，术前教育时应多采用通俗易懂的语言进行讲解，最好有一定文化程度的家属陪同，当老年人不能理解术者所交代的内容时，由家属进行解释。宣传手册上的内容要同时对患者及有文化的家属进行宣教，家属理解后于术前反复向患者讲解，防止其遗忘。

对于经过术前教育但焦虑、恐惧等情绪仍不能缓解，致术前当晚失眠者，可予艾司唑仑口服1 mg（常用此药者可给予2 mg）。由于老年患者多伴有高血压、冠心病以及脑梗死等慢性疾病，因此失眠不仅会作为重要的应激源增加心脑血管不良事件的发生率，还可导致麻醉前因血压过高而被迫终止手术，均不利于患者的早期康复。

临床实施ERAS时，可从以下几方面进行：①术前向患者详细解释手术计划，以获得患者配合；②术前不再整夜禁食，可在麻醉前4小时禁食碳水化合物，2小时禁饮清水，以缓解术前口渴、饥饿、烦躁，同时利于术后降低胰岛素抵抗发生风险；③术前进行适当营养支持，但避免长时间使用；④术后不再等肠道通气后再进食，可在术后嘱患者少量进食，若未发生腹胀、恶心、呕吐等不良反应，则可逐渐增加饮食量，尽早停止静脉输液；⑤减少侵入性操作，以降低患者疼痛感，提高舒适度；⑥采用恰当麻醉方式及止痛方法，利于抑制交感神经系统发生应激反应；⑦尽可能采用微创技术进行手术，降低创伤应激反应，注意围手术期血液管理，降低术中失血量及输血率；⑧术前采用镇静止痛药物，如非阿片类药物；⑨术后可使用缓泻剂、促进胃肠道蠕动药物，促进胃肠功能恢复；⑩注重术后康复，嘱患者在条件允许的情况下尽早下床活动，进行功能锻炼。

三、术中管理

尽管导尿管的置入可延长患者自主排尿的时间，但考虑到老年患者多伴有泌尿系统疾病，故建议术前置入导尿管。而术前在侧卧位下导尿管可减少术前搬动，从而减少应激。手术以减少创伤为术者首要考虑的，因此微创手术为首选，术中小切口技术可以降低软组织损伤、减少术中出血，还可以减轻术后疼痛，加快术后康复。术中出血应尽量控制在400 ml以内，手术时间控制在1.5小时内最好。术后常规放置预防性引流管不仅会增加患者不适感以及切口感染率，而且会延长患者开始功能锻炼的时间，不利于术后早期康复，尽量不要放置伤口引流管，若术中出血量较大、组织损伤较重可留置引流管，但尽量在24小时内拔除。老年患者免疫力和抵抗力大幅度下降，感觉神经敏感度降低，皮肤失去弹性，自我保护能力下降，当皮肤组织受到压迫后很容易引发压疮，而压疮可延迟患者功能锻炼的时间，增加住院时间。

由于手术室温度通常较低，消毒前需患者除去衣物，再加上酒精消毒的挥发作用，以及术中失血、快速补液、低温液体冲洗术野、麻醉抑制体温调节中枢等，都将使术中患者体温下降。术中体温过低不仅使患者处于应激状态，增加切口感染发生率（体温每下降 1～3℃，切口感染发生率将增加 2～3 倍），以及心脑血管不良事件的发生率，还可降低凝血酶活性，导致术中以及术后出血量增加。此外，低体温还会降低老年患者机体的免疫力，增加院内感染风险的发生，延缓老年患者早期功能锻炼以及出院时间。因此，维持患者术中体温非常重要，可以通过调节手术室温度并使用输液加热装置等措施以及减少不必要的补液，尽可能将体温稳定于 36～37℃。术中液体管理标准是 0.9% 氯化钠溶液 5 ml/(kg·h) 以及胶体液（羟乙基淀粉）7.5 ml/(kg·h)，若给予过多的液体尤其是钠制品过多，不仅会降低患者体温及增大心脏负荷，还会延长术后肠麻痹时间，不利于患者术后的早期康复。故对于因麻醉药物而出现的低血压，应首选缩血管药物而非大量补液。

血液管理是影响住院时长的可控因素之一，全髋关节置换平均失血量约为 1500 ml，术后血红蛋白下降约 0.3 g/L，多数医师会选择输入同种异体血进行纠正。而同种异体输血可造成术后感染，延迟伤口愈合，延长住院时间。氨甲环酸是目前止血研究的焦点，围术期应用氨甲环酸可显著降低术后失血量及输血率，且不增加静脉血栓的风险。具体用法为切皮前及松止血带前均予 15 mg/kg 静脉滴注，术后额外给予 10 mg/kg 静脉滴注。术中应用氨甲环酸及血液回收，于术中、术后行血液回输，并采用控制性低血压麻醉，均可减少术中出血量以及避免或减少同种异体输血量。必须强调，术中血液回输是最安全的可以替代同种异体输血的措施并且不增加住院时长。此外，术中可用下肢弹力绷带促进下肢静脉回流，以防止下肢深静脉血栓的形成。

四、术后管理

术后麻醉复苏送回病房后即关闭导尿管，让患者进行膀胱功能训练，当患者有尿意时，嘱家属及时告知责任护士开放导尿管。目前，临床上尚无具体的拔出导尿管的时间标准，如无特殊情况建议导尿管在术后 24 小时内拔除。术后 12 小时开始，无血栓形成者给予预防量低分子量肝素（低分子量肝素钠 4250 IU/次，1 次/d），若有血栓形成者，则给予治疗剂量（低分子量肝素钠 4250 IU/次，2 次/天）进行下肢深静脉血栓的防治。术后正确体位摆放：术后患肢摆放于伸直位，可用枕头垫于腿下，以抬高患肢预防肿胀；避免髋内翻动作（交叉腿等），平卧时双腿之间垫枕头，使双腿不能并拢，不得向患侧翻身，向健侧翻身时应保护患腿，使其在整个运动过程中保持患髋稍外展，侧卧后双腿之间垫高枕头，使患髋保持稍外展位。

术后镇痛：充分镇痛可有效降低患者出现心血管系统、呼吸系统、消化系统疾病和精神问题等各种并发症的风险，也有益于患者早期康复锻炼。吸氧：低氧血症的患者需吸氧，术后 6～24 小时常规吸氧，有低氧血症者持续吸氧。维持水和电解质平衡与严格的容量管理：要监测并及时纠正可能存在的水和电解质紊乱，尤其对于老年患者。保证重要器官灌注的同时要避免补液过度引起的心力衰竭。补液时要注意总量控制和速度控制。术后输血：血红蛋白 ≥ 80 g/L，应少量多次输血，有条件者可输新鲜全血以增加抵抗力。导尿：避免长期留置导尿管，建议尽可能术前术后不用导尿管。营养支持：应用蛋白和其他能量营养液能改善患者一般情况，尽量应用肠内营养。调整精神状态：减少睡眠障碍和术后谵妄，对于术后谵妄的患者需注意其血氧饱和度、血压、营养状况等，及时会诊处理，早期给予药物治疗。

早期及时正确处理好内科各系统疾病，控制感染、做好心脑血管疾病的预防，调整肠道功能可改善便秘、消化不良等症状。

术后早期进食及活动对患者康复有积极意义。麻醉技术的发展使术后肠麻痹的发生率明显降低，术后 6 小时进食较为安全，开始可先饮水，如无不适可进食少量流质。术后第一天以高热量、高蛋白、高纤维素食物为主，为早期下床提供能量基础及提高患者免疫力，但要禁油腻、辛辣及豆制品。早期进食不仅可刺激迷走神经，有利于胃肠道消化功能恢复，还可避免应激性溃疡的发生。

髋关节手术创伤较大，且老年人各项机能下降，若术后长期卧床易导致骨质疏松、压疮、呼吸道感染、下肢深静脉血栓和泌尿系感染等并发症。术后康复效果不佳与康复开展时间晚有关。因此，术后早期下床锻炼是康复的重中之重，其不仅能避免并发症的发生还可促进膀胱功能的恢复。具体康复过程可按肌肉功能、关节屈伸、床边站立、外力协助行走等过程循序渐进开展。术后康复总体原则：术后 6 小时内开始康复锻炼，快速康复，助行器辅助能加快术后恢复，缩短住院时间；可将上肢的有氧训练增加到患者的康复计划内，增加患者对氧的适应和利用；负重练习可以增强平衡能力。医生指导下的院外康复锻炼更有助于提高身体功能和生活质量。强化关节活动度，强化肌力，改善关节稳定性，逐步尝试患肢负重，改善步态。

术后 6 小时行主动踝泵训练和股四头肌等长收缩以及关节屈伸锻炼，促进患肢血液循环，增强患肢肌力，而持续被动锻炼对患者功能恢复无作用，如患者未感到不适，可于术后当天将床头摇至 90° 进行坐位练习。术后第二天在康复医师指导下坐于床边进行腿部肌肉的力量训练，如无不适在康复医师协助下进行助行器站立及行走训练，之后每天在康复医师的指导下下床锻炼，直至出院。其间内科医师应每天访视患者，对内科疾病进行积极治疗，为下床锻炼提供坚实的基础。具备以下条件可予出院：①能够独立穿衣服；②具备上下床及从椅子上坐下及起立的能力；③在家属或助行器的辅助下行走 70 m 以上；④口服止疼药的情况下，活动疼痛评分 < 5 分；⑤接受出院并具备出院的基本知识。我国学者对出院标准的意见不一，但一致认为出院后需继续应用抗凝药预防静脉血栓，无血栓者每天 1 支（低分子肝素钠 4250 IU）皮下注射，应用至少术后 35 天；有血栓者每天 2 支皮下注射，2 周后复查下肢深静脉彩超，血栓消失后改为每天 1 支，应用至血栓风险消失。出院后有疼痛者应继续口服镇痛药，睡眠障碍者服用镇静催眠药。

举例：股骨颈骨折术后康复计划

康复治疗目标：①屈髋 > 90°；外展 > 30°；②肌力达 4+ 级；③稳定的无辅助下步行 20 ~ 30 min；④上 2 ~ 3 层楼梯；⑤正常坐姿及步态。

股骨颈骨折术后康复计划：分早期、初期和中期三个期进行康复

早期——炎症反应期：（0 ~ 1 周）

麻醉消退后开始活动足趾及踝关节，如可能，即开始踝关节屈曲活动：踝泵运动。股四头肌及腘绳肌等长收缩练习 > 300 次 / 日，股四头肌等长练习——即大腿肌肉绷紧及放松。应在不增加疼痛的前提下尽可能多做。腘绳肌等长练习——腘绳肌，就是大腿后侧的肌群。主要功能是屈膝和后伸髋关节。术后 3 天：开始持续被动运动（continuous passive motion，CPM）练习，2 次 / 日，30 分钟 / 次，练习后即刻冰敷 30 分钟；角度在无或微痛情况下逐渐增大；整个运动过程中保持髋稍外展位。术后 1 周内：避免内收、内旋、屈髋 < 90°，无负重，注意膝关节活动度，踝泵预防血栓。

初期：（2 ~ 4 周）

目的：加强活动度及肌力练习。注意：髋关节屈曲角度未达到 90° 前，绝对禁止正常姿势坐起，只能半坐位。无负重下床活动，如下肢需抬高防止患肢肿胀，防止关节囊挛缩。开始直腿抬高（straight leg raise，SLR）练习，开始主动关节屈伸练习（在无或微痛及骨折稳定的前提下），主动髋屈伸练习：坐位，足不离开床面。缓慢、用力，最大限度屈髋屈膝，保持 10 秒后缓慢伸直。10 ~ 20 次 / 组，1 ~ 2 组 / 日。加大 CPM 练习角度，如骨折愈合良好，力求在 4 周左右膝关节屈曲达 90°，髋关节屈曲角度接近 90°。开始下地扶拐行走，如无痛，患肢可部分负重（小于 1/4 体重），防跌倒摔伤。

中期：（5 周 ~ 3 个月）

早期骨痂形成，稳定骨折可耐受部分负重，屈髋达到 90°，各方向 SLR，避免内收过中线。术后 8 ~ 12 周：骨折线消失，原始骨骺线形成，可忍受负重，渐进抗阻训练，12 周后可等速力量训练，屈髋应达到日常生活的需要。术后 12 ~ 16 周：应可忍受负重，脱离附具可自由转移物体，注意因肌力不够导致的不良步态。

第二节　麻醉方式的选择

随着人口老龄化的加剧，老年髋部骨折手术患者将越来越多，但老年患者器官功能减退、代偿能力减弱，常合并高血压、冠心病等多种基础疾病，围术期出现死亡和并发症的风险较高，迫切需要改善患者的术后转归。麻醉方式是影响患者预后的主要因素之一，麻醉方式的合理选择是实现 ERAS 理念的重要环节之一。

一、麻醉术前评估

术前评估建议参考《中国老年患者围术期麻醉管理指导意见（2020）》系统全面进行。重点评估重要脏器系统功能如心功能及心脏疾病、肺功能及呼吸系统疾病、脑功能及神经系统疾病和精神疾病、肝与肾功能、凝血功能与血小板计数以及是否使用抗凝或抑制血小板聚集的药物，同时要注意对骨骼肌肉疾病（骨关节和脊柱）、皮肤状况、牙齿和听力检查，了解手术麻醉史及服药史等情况。注意是否存在深静脉血栓风险，如果条件具备，建议术前常规行深静脉血栓筛查。

高龄危重患者，建议按老年人综合评估原则，由多学科团队根据表 8-2-1 进行全面系统评估。约 25% 患者存在不同程度认知功能损害，需重视相关术前评估。建议对所有患者进行营养状态评估，营养不良（体质指数 < 18.5 kg/m²）可显著增加术后伤口感染等并发症的发生率，合理的营养治疗能有效减少术后并发症。建议借助相关量表预测围术期风险。Nottingham 髋部骨折评分（表 8-2-2）可预测术后 30 天死亡率（表 8-2-3）。疾病累积评分与患者远期死亡率密切相关。

表 8-2-1 老年髋部骨折患者术前评估内容 [16]

主要项目	内容	检查方法
医学评估	并存疾病/严重程度	–
	心血管	生命体征、长程心电图
	呼吸	脉搏氧饱和度，肺功能
	血液系统	血常规检查
	肾	肾功能、电解质、肾小球滤过率
	营养状况	体重、体重指数、白蛋白（肝功能）
	肌肉骨骼系统	实施神经阻滞的可能入路
	麻醉相关问题	麻醉史、气道评估、牙齿状况
	饮酒史	酒精依赖自评（CAGE）量表
	疼痛情况	视觉模拟评分（VAS）量表
	病理表现	影像学检查
药物史	既往用药	国家外科质量改进计划（NSQIP）量表评估

续表

主要项目	内容	检查方法
	抗血栓治疗	出凝血功能检查
	药物过敏史	–
认知功能评估	认知能力	有无记忆力减退
	判断能力	简明心理测验
	交流能力	视力、听力和言语能力
	术后谵妄风险	–
机体功能状态评估	步态和平衡能力	日常 6 m 行走
	活动能力	日常行走是否需要辅助
日常功能辅助评估	视力	眼镜
	听力	助听器
	活动能力	是否需要拐杖、轮椅
	义齿	–
危险因素评分评估	病理性	Nottingham 髋部骨折评分
	脆弱	NSQIP 评估

注："–"示无相关内容

表 8-2-2 Nottingham 髋部骨折评分

指标	分值（分）
年龄 66～84 岁	3
年龄 ≥ 85 岁	4
男性	1
入院（血红蛋白，Hb）≤ 100 g/L	1
入院简化精神（智能）评分（MMSE）≤ 6 分	1
入院前依赖他人看护	1
1 种以上并存疾病	1
过去 20 年内恶性肿瘤史	1

表 8-2-3 根据 Nottingham 髋部骨折评分预测 30 天死亡率

分值（分）	预测 30 天死亡率
0	0
1	1%
2	2%
3	4%
4	6%
5	10%
6	15%

分值（分）	预测 30 天死亡率
7	23%
8	22%
9	45%
10	57%

其中酒精依赖自评量表包括以下条目：①你是否曾经想到过应该减少酒量？②你是否因周围人批评你的饮酒问题而烦恼？③你是否因饮酒而自责或悔恨？④你是否有过晨饮以稳定情绪或缓解不适？以上每个条目 1 分，总分 > 2 分考虑酒精依赖。

二、麻醉术前检查

应重视常规体格检查与实验室检查，重点关注反应心肺功能的检查项目。血小板计数 ≤ 80×10⁹/L 或国际标准化比值（INR）≥ 1.4 时禁忌实施椎管内麻醉；血小板计数 < 50×10⁹/L 时建议术前输注血小板后手术。高钾血症提示可能存在横纹肌溶解。如患者倒地时间长，建议检查肌酸激酶（CK）了解有无肌溶解，并注意观察有无肌红蛋白尿。血肌酸激酶超过正常值 5 倍提示横纹肌溶解，可导致肾衰竭和预后不良，建议该类患者术前监测血肌酸激酶和尿肌红蛋白水平 12 ~ 36 小时，严重升高者建议行肾替代治疗。约 17% 患者入院时并存低钠血症，可能由感染或利尿药所致。建议行动脉血气检查，可提供有关氧合和内环境的重要信息。

建议术前常规行 12 导联心电图检查和胸部 X 线检查。一般的冠状动脉粥样硬化性心脏病患者无须常规行冠状动脉造影，除非急性冠状动脉综合征。有下列情况建议行心脏超声检查：活动后气促需评估左心室功能者；心脏听诊杂音，结合病史（劳力性心绞痛、不明原因或近期晕厥史、脉搏波形升支平缓、第二心音缺失、无高血压史而心电图提示左室肥厚）怀疑主动脉瓣狭窄者，慢性房颤者。无须对所有患者行心脏彩超检查，更要避免因等待常规心脏超声延误手术时机。对于明显心力衰竭或严重心律失常患者，要立即请相关科室会诊并控制症状。

三、麻醉术前并存疾病的处理

术前并存疾病和并发症多的患者术后并发症的发生率高，应尽早明确诊断。出现如下情况可酌情推迟手术时间，建议内科治疗改善后应积极手术：① Hb < 80 g/L；②血钠浓度 < 120 mmol/L，或 > 150 mmol/L；③血钾浓度 < 2.8 mmol/L，或 > 6.0 mmol/L；④可纠治的出凝血异常；⑤可纠治的心律失常，心室率 > 120 次 / 分。对于新发房颤患者需排查左心房血栓（UCG）、低钾血症、低镁血症、容量不足、感染、疼痛和低温等，并及时针对病因治疗；如复律失败或存在复律禁忌，可应用药物将心室率控制至 < 100 次 / 分后尽早手术。

由于骨折出血、容量治疗引起血液稀释、营养状况不良和慢性疾病，术前 40% 患者存在贫血。如未及时纠正，严重贫血可导致心、脑等重要器官氧供不足，并可严重影响预后。建议术前 Hb < 80 ~ 90 g/L 时应考虑输血，缺血性心脏病患者术前 Hb < 100 g/L 可考虑输血。对于复杂的髋部翻修手术要备好自体血回收设备。

氧疗可明显降低围术期谵妄发生率。建议所有患者均监测脉搏血氧饱和度（SpO₂）。而且无论老年髋部骨折后状态如何，建议伤后 12 小时内均应吸氧，12 小时后根据血氧状态决定是否继续吸氧，目标是维持 SpO₂ 水平在 92% ~ 98%。对于并存慢性呼吸系统疾病或 Ⅱ 型呼吸衰竭患者，维持 SpO₂ 在 88% ~ 92% 即可。

术前肺部感染需要积极使用抗生素、氧疗和物理治疗，但在区域阻滞麻醉下尽快手术是根治并发肺部感染的有力措施，并鼓励患者术后早期活动，加强镇痛治疗与术后理疗。

老年髋部骨折患者易发生压疮，建议使用防压疮垫并进行规范的防压疮护理。

糖尿病患者多见，建议根据糖尿病相关指南管理。除非有酮症酸中毒或脱水，无须因血糖升高而延期手术，但有效的糖尿病治疗可降低术后死亡率。

慢性肾衰竭患者肾性骨病或肾性贫血常见。建议调整透析计划，尽早手术治疗。

四、麻醉前深静脉血栓形成 / 栓塞预防

建议术前对深静脉血栓和肺栓塞风险进行评估，术前常规行下肢加压超声 DVT 筛查。采用 DVT 基本预防措施，包括抬高患肢、适度补液、避免脱水、控制血糖及血脂等。物理预防方法包括足底静脉泵、间歇充气加压装置、梯度压力弹力袜等，患者入院后尽早在整个围术期穿戴弹力袜。急性下肢深静脉血栓的患者，不建议常规使用弹力袜预防血栓后综合征。术

前药物预防主要包括采用低分子量肝素和普通肝素皮下注射；给药分为治疗剂量和预防剂量。建议治疗剂量用于既往有静脉血栓栓塞病史或动脉血栓病史患者预防，预防剂量用于预防术后深静脉血栓形成。建议预防剂量低分子量肝素使用至术前12小时停用；术前24小时需停用治疗剂量低分子肝素，术前4～6小时停用静脉输注的治疗剂量普通肝素。

在进行椎管内置管操作（如手术、穿刺等）前、后的短时间内，避免使用抗血栓药物，并注意抗血栓药物停药及拔管时间。早期手术、早期下床活动、使用区域阻滞麻醉、保暖和预防脱水，也有利于预防深静脉血栓。严重肾损害患者不建议使用低分子量肝素。

五、麻醉术前药物的管理

入院后要立即明确患者日常用药，并做出适当调整计划。抗高血压药、抗心律失常药、他汀类、苯二氮类药物多无须停药，对手术无影响。长期服用苯二氮类药物者突然停药易导致术后谵妄，要注意积极预防。

对于术前长期使用华法林抗凝的患者，一般需停用5天（5个清除半衰期）以上凝血功能才能恢复，血栓栓塞高危者停药期间建议肝素桥接抗凝。为确保24～48小时内及时手术，建议主动纠正由于华法林抗凝导致的凝血功能异常。对于国际标准化比值＞1.5的患者，单纯使用维生素K（1～3 mg）难以迅速矫正凝血时间延长，建议使用凝血酶原复合物（20 IU/kg）迅速纠正国际标准化比值至＜1.5，之后实施手术比较安全。不建议首选新鲜冰血浆拮抗华法林作用。

约1/3患者术前长期口服阿司匹林。对心脑血管栓塞性事件高危者如冠状动脉支架、不稳定心绞痛患者或近期脑卒中患者，建议不中断阿司匹林；长期服用氯吡格雷患者的手术时机目前尚有争议，对于需尽早手术者，建议补充适量血小板，并在血小板功能监测指导下尽早手术，以防止血小板功能异常致术中失血过多。新型口服抗凝药物，如直接使用凝血酶抑制剂（达比加群）和Xa因子抑制剂（阿哌沙班、利伐沙班），由于其抗凝作用较强，且尚无有效拮抗剂，建议对于长期口服上述药物的患者需延迟手术，具体停药时间要根据患者具体情况，权衡个体化出血与血栓栓塞风险，建议出血风险高时术前停药时间4～6个半衰期，血栓栓塞风险高时术前停药时间2～3个

半衰期。服用达比加群、阿哌沙班和利伐沙班抗凝，肌酐清除率＞50 ml/min患者，建议术前停用3天；肌酐清除率30～50 ml/min患者，术前停用4～5天。

六、手术间管理

由于老年髋部骨折患者并存疾病和合并症较多，麻醉风险大且管理复杂，建议安排经验丰富的高年资医师或建立专门的临床小组，特别是能很好掌握区域阻滞技术的医师实施。建议手术室温度控制在20～23 ℃，湿度控制在50%～60%。联合充气温毯和液体加温措施积极保温，既能符合感染控制要求，也有利于减少围术期低体温的发生。

七、麻醉方法

在高龄患者，由于预期寿命有限，仅以死亡率判断手术转归存在局限性，应根据对术后并发症、机体功能状态和健康相关生活质量的综合影响判断并选择合理麻醉管理方式。麻醉方案选择上，建议根据患者情况及麻醉主治医师经验和术者要求，选择个体化麻醉方案，要避免因强求某种类型麻醉方式而延期手术。

建议无禁忌时优先考虑椎管内麻醉，并在患者摆位前，实施患侧局麻药髂筋膜阻滞（解剖定位，或超声引导均可）。推荐首选轻比重单侧腰麻（患侧向上），建议使用0.2%小剂量轻比重丁哌卡因液（≤5.0～7.5 mg），推注30～40 s，患侧向上体位保持10～15分钟，然后启动其他操作。其次可选连续硬膜外麻醉和镇痛，硬膜外麻醉局麻药液试验剂量应不超过3 ml，并在测定麻醉平面后决定追加剂量，以避免麻醉平面过广，为防止硬膜外麻醉相关低血压发生，可在局麻药液中加入麻黄素（1 mg/ml），并准备相应α_1肾上腺素能受体激动剂。存在椎管内麻醉禁忌或椎管内麻醉困难时，可选择外周神经阻滞技术，常用腰丛阻滞、骶丛阻滞和髂筋膜阻滞技术等。外周神经阻滞更多是作为一种镇痛手段，或全身麻醉的辅助手段。外周神经阻滞要达到手术麻醉效果，需熟练掌握多种神经阻滞联合技术，阻滞T_{12}～S_2脊神经发出的神经（12肋下神经、股外侧皮神经、股神经、闭孔神经、坐骨神经和臀上、下神经的阻滞），如$T_{12}L_1$椎旁＋腰丛＋骶丛阻滞，但操作难度大，要注意控制局麻药总量，避免中毒反应。

实施椎管内麻醉或者外周神经阻滞时，如果需

要辅助镇静时可持续输注低剂量右美托咪啶 [0.1 ～ 0.3 μg/(kg·h)]，近期证据表明其发挥辅助镇静的同时，具有预防术后谵妄发生的效应。

由于很多患者在使用抗凝药或抗血小板药物（如氯吡格雷、普拉格雷、替卡格雷或噻氯匹定等），禁忌实施椎管内麻醉或腰骶丛神经阻滞，该类患者建议选择喉罩或气管插管全身麻醉。无喉罩禁忌者可优先考虑使用喉罩，气管插管全身麻醉可作为最后选择。全麻期间注意实施保护性肺通气策略，尽量避免使用大剂量肌松剂，可考虑给予非肝肾代谢的肌松药，有条件的医院可考虑行肌松监测。

八、麻醉术中监测

常规监测包括心电图、无创血压、SpO$_2$、呼气末二氧化碳（ETCO$_2$）和体温监测。对合并严重心脑肺并存疾病或一般情况差的患者，建议常规监测有创动脉血压。

建议利用新型微创或无创连续血流动力学监测技术监测心排出量，根据目标导向容量管理原则精确管理，维持理想血流动力学状态；老年患者脏器的血流灌注对血压有显著依赖性，建议预防性或治疗性给予α1 肾上腺素能受体激动剂 [如去甲肾上腺素 0.05 ～ 0.10μg/(kg·min)] 维持血压不低于术前基线血压 10%。血流动力学优化应涵盖术前、术中及术后 3 个时期。

建议有条件单位术中镇静或全麻常规监测麻醉深度，保障个体化用药和控制理想的麻醉深度。脆弱脑功能患者建议行无创脑氧饱和度监测（rSO$_2$），维持 rSO$_2$ 绝对值不低于 50%，或者不低于入室后基线数值的 20%；术中如果出现 rSO$_2$ 低于正常值，可考虑提升血压或纠正低的血红蛋白水平。如果缺乏相应监测脆弱脑功能氧供需平衡的条件，建议围术期给予α1 肾上腺素能受体激动剂将患者血压维持在术前基线血压水平。全麻患者监测血气并调整通气参数维持 PaCO$_2$ 在 35 ～ 45 mmHg（1 mmHg = 0.133 kPa），维持 Hb 不低于 90 g/L。

九、麻醉术后管理

（一）一般处理

术后建议转监护条件好的麻醉恢复室观察，重症患者建议直接转 ICU 治疗。术后建议氧疗至少 24 小时，有低氧血症者持续吸氧。建议术后尽早恢复口服补液，维持容量平衡。避免长期留置导尿管，争取尽早拔出导尿管，否则会增加尿路感染风险。老年患者易发生吞咽困难而导致吸入性肺炎，应加强护理。便秘较为常见，可导致不适，延迟康复，诱发并发症，建议及时处理。髋部骨折患者中 60% 存在不同程度营养不良，建议所有患者均应进行营养状态评估，必要时给予能量补充，以促进患者康复，减少并发症，降低病死率。术后贫血发生率约为 50%，贫血增加输血率、延长住院时间、增加术后感染发生率及后期死亡率。术后输血指征与术前相同。

（二）麻醉术后镇痛

首选神经阻滞镇痛技术，效果较好的方法包括髂筋膜阻滞、股神经阻滞、腰丛阻滞以及以上技术的联合。目前认为闭孔神经联合股外侧皮神经阻滞是术后镇痛最有效的阻滞方案。次选硬膜外镇痛，可明显缓解髋部手术后静息和运动痛评分，且对术后活动能力并无明显影响。外周神经阻滞镇痛效果接近硬膜外镇痛。切口局部浸润用于髋部手术后镇痛效果不佳。

由于非甾体类抗炎药（nonsteroidal anti-inflammatory drugs，NSAIDs）在老年患者中不良反应增加，包括消化道出血和肾毒性，建议谨慎使用。对乙酰氨基酚相对安全，建议作为预防性镇痛和多模式镇痛的选择。建议谨慎应用阿片类药物；如果使用，应加强术后呼吸功能监测以防止呼吸抑制导致严重并发症。

十、麻醉术后谵妄

约 30% 患者发生术后谵妄。易感因素包括：老年、术前认知功能障碍、抑郁、精神药物史、水电解质紊乱、视听觉障碍等；促发因素中包括：疼痛、尿潴留、多种药物使用（麻醉过深、抗胆碱药物、镇静/镇痛药物）、药物/酒精戒断等。谵妄可影响康复，导致预后不良，甚至发生恶性循环（谵妄→活动受限及药物治疗→术后并发症→谵妄加重）。术前老年科会诊协助围术期管理能降低患者术后谵妄的发生率和严重程度。术后应每天对患者进行筛查。多模式早期干预措施包括：吸氧、纠正容量不足、加强营养、监测生理指标、充分止痛、筛查病因、避免多重用药等，通过上述措施可使谵妄发生率由 34% 降至 22%。

第三节　镇　痛

疼痛不仅会影响患者的术后功能康复，增加术后并发症的发生，延长住院时长。而且术后疼痛是公认的促进术后谵妄发生、发展的危险因素。术后谵妄的发生、发展不利于老年患者围手术期管理和术后康复的进行，还有可能导致术后认知功能障碍或阿尔茨海默病。

一、一般措施

1．体位干预　老年髋部骨折术后良好的体位及翻身方法可以很好地避免不必要的疼痛。术后抬高患肢使患肢高于心脏水平，可促进下肢静脉淋巴血液循环、有效减轻疼痛。手术结束后应注意无痛搬运，防止患者受到二次刺激。

2．冷疗　冷疗可以降低局部末梢神经敏感度，皮肤冷觉感受器引发血管收缩使血管的通透性改变，减轻水肿，有效缓解肿胀情况。冷疗可以通过降低神经痛觉信号传递，抑制神经末梢兴奋性，提高痛觉阈值，抑制术后炎性反应、减少局部组织出血，可迅速、有效减轻疼痛。因此对于肿胀、疼痛较严重的患者可以采取局部冷疗镇痛。

3．转移患者注意力　鼓励患者说出自己疼痛的感受，采取听音乐、深呼吸等方式转移患者对疼痛的注意力。

4．疼痛知识宣教　入院时加强疼痛相关宣教，让患者主动配合疼痛相关的治疗和护理，辅助减轻患者的痛感。

5．减少疼痛刺激　在进行各项护理操作时，应做到动作轻柔，精准到位，避免对患者增加额外的疼痛刺激。

二、多模式镇痛

多模式镇痛是消除或减轻术后疼痛的最有效方法，而且不良反应较少。多模式镇痛最早出现在20世纪90年代，其机制是在不同时段通过联合不同作用机制的镇痛药物，作用于疼痛传导通路，阻断不同疼痛机制靶位，从而减少外周和（或）中枢敏化，获得最佳疗效的镇痛方法。多模式镇痛可以降低单药物

的用量，减少药物不良反应，同时还能提高对药物的耐受性、加快药物起效时间并延长镇痛时间，达到更好的镇痛效果，是手术镇痛的发展方向。多模式镇痛概念主要包括超前镇痛、术中镇痛、术后镇痛三个模块。

1．超前镇痛　是指在机体受到手术伤害性刺激之前采取相应措施，从而达到术后无痛或减轻疼痛及减少镇痛药用量的方法。伤害性刺激可引起外周敏化和中枢敏化：组织损伤一方面通过外周机制使伤害感受器阈值降低产生周围性致敏，另一方面通过使中枢感受区扩大或使脊髓背角神经元兴奋性增高或者神经纤维接受刺激引起背角神经元反应增强而致中枢致敏，其可导致术后疼痛的扩散和延长。超前镇痛旨在阻止外周损伤冲动向中枢传递，预防兴奋型氨基酸受体激活及中枢神经系统重塑，减弱或阻滞中枢敏化，抑制交感低级中枢的传出神经，而达到保护性镇痛。

选择性环氧合酶（cyclooxygenase，COX）-2抑制剂可以抑制花生四烯酸转变为前列腺素，阻滞外周疼痛感受器向中枢的传输，提高中枢神经的疼痛阈值。在骨科手术中，手术损伤会激活外周伤害感受器，使得体内COX-2表达增加，容易导致中枢神经系统非自然重构而出现外周痛觉超敏。以塞来昔布为代表的选择性COX-2抑制剂，对凝血、血小板功能以及胃肠功能影响较小，且不增加心血管意外的发生率，有中枢镇痛和周围镇痛的双重作用。术前使用可提前对脊髓进行痛觉钝化，形成中枢痛觉抑制，降低手术对机体伤害性疼痛的敏感性。

2．术中镇痛　外周神经阻滞对全身影响小，麻醉风险及并发症相对较少。而髋部手术以老年患者居多，且多伴有慢性疾病，故首选椎管内麻醉。其不仅能达到满意的麻醉效果而不影响患者的意识，还有利于保护心肺功能、减少肠麻痹，促进术后早期进食及功能锻炼。此外，与其他麻醉相比，低比重椎管内麻醉恢复较快，有利于早期功能锻炼，故髋部手术推荐低比重椎管内麻醉。髂筋膜阻滞可以大大减轻切皮时的疼痛反应，对术中血流动力学平稳维持及术后疼痛控制效果确切，其与椎管内麻醉的联合越来越受到麻醉医师的关注。在术毕关闭切口前，在切口术区由深至浅给予"鸡尾酒式"镇痛药物注射，可以阻断损伤部位的神经轴突递质交换，减少损伤疼痛信号的传

递，从而达到术后即刻镇痛，并减少阿片类药物的使用，同时有利于术后止血及患肢早期功能锻炼。罗哌卡因、酮咯酸以及肾上腺素组成的"鸡尾酒疗法"止痛效果较好，而酮咯酸是止痛的主要成分，肾上腺素可减少局麻药的毒性反应，减慢其吸收和延长麻醉时效。我国围术期管理专家共识推荐术中切口周围注射镇痛，可选择罗哌卡因 200 mg+80 ml 0.9%氯化钠溶液或罗哌卡因 200 mg 加芬太尼、肾上腺素，术中关节囊及皮下细针多点注射。

3. 术后镇痛 不仅能为早期功能锻炼提供坚实的基础，亦可影响术后谵妄的转归。研究表明，术后镇痛可以缓解术后谵妄的程度，而对已经发生术后谵妄的患者仅给予镇静治疗，尤其是苯二氮䓬类药物，镇痛效果通常适得其反。镇痛泵是术后镇痛的常规选择，其主要成分为阿片类药物，该药易引起出汗、尿潴留、呼吸抑制、恶心、呕吐等不良反应，长期应用还可增加持续疼痛的风险。阿片类药物在休息时可有效缓解静态疼痛，但在运动时可能无法充分缓解动态疼痛，而这在患者恢复期间是必不可少的。当镇痛泵中阿片类药物剂量较小时起不到镇痛的效果，反之可引起诸多不良反应。另外，由于人体对阿片类药物的敏感程度存在个体差异，因此阿片类药物镇痛剂量很难掌控。故术后可以在镇痛泵的基础上使用以塞来

昔布为代表的选择性 COX-2 抑制剂药物，不仅可以减少手术切口炎症因子的表达，还可以使患者的疼痛阈值稳定在较高水平，从而达到满意的镇痛效果。此外，糖皮质激素不仅可以改善术后疼痛，还可以促进术后康复，而单剂量应用不会引起严重的并发症尤其是切口感染等的发生。因此，将糖皮质激素和选择性 COX-2 抑制剂类药物与阿片类镇痛药结合用于术后镇痛，可减少阿片类药物的用量及不良反应。

术后冰敷亦可降低术区周围组织温度，使血管收缩，进而减少炎症因子释放，抑制炎症反应，既能减轻组织水肿，还可降低神经传导速度以及神经末梢的敏感性，均有利于疼痛缓解及患肢早期功能锻炼。但术后冰敷易导致皮肤冻疮，因此建议连续冰敷 2 小时后应停止 20 分钟，以防冻疮的发生。

然而每位患者的不同特征都会影响其疼痛感知，即使多模式镇痛也不适用于所有髋部骨折患者。因此，适当的镇痛方案应对这些患者应进行详细的个体评估，在评估后应针对患者的特点，选择个体化的疼痛缓解措施，最大限度地促进患者舒适，促进疼痛评估的准确性、镇痛措施的科学性和有效性，降低老年髋部骨折患者围术期并发症的发生，促进患者快速康复。

第四节 抗凝及血液管理

骨科大手术一方面由于手术本身的创伤、术后卧床及制动患肢等原因，往往具有较高的血栓形成风险，研究表明，不进行任何形式的血栓预防，术后静脉血栓栓塞（venous thromboembolism，VTE）包括深静脉血栓（deep venous thrombosis，DVT）和肺栓塞（pulmonary embolism，PE）发生的危险性高达 40%～60%。根据现行的国内外骨科大手术血栓预防指南，目前血栓预防措施主要包括基本预防、物理预防和药物预防三种。目前药物依然是血栓预防的主要方法。2011 年美国骨科医师学会（American Academy ofOrthopaedic Surgeons，AAOS）及 2012 年美国胸科医师学会（American College of Chest Physicians，ACCP）均发布指南推荐行骨科大手术的患者接受 10 ～ 14 天的抗血栓药物治疗。另一方面，手术会影响包括血管、血小板、凝血因子等在内的凝血系统，导致围手术期出血风险增高，而一些抗凝药物在降低血栓形成

风险的同时也增加了出血风险。手术前需详细了解患者的出血史及家族血栓史，并认真记录既往用药史，如患者长期服用阿司匹林等抗血小板药物或长期进行抗凝治疗，要考虑暂停药物或是更换成其他药物，如患者长期服用维生素 K 拮抗剂，要考虑进行桥抗凝治疗等。

建议术前对深静脉血栓（DVT）和肺栓塞风险进行评估，有技术条件的医院强烈建议术前常规行下肢加压超声 DVT 筛查。骨科大手术近 50%患者存在DVT，其中 20%出现有症状的肺栓塞。积极预防可明显降低 DVT 和肺栓塞发生率。参照《围术期深静脉血栓 / 肺动脉血栓栓塞症的诊断、预防与治疗专家共识（2014）》，评估 DVT 风险。诊断流程为：①根据病史及危险因素分析评估，进行 DVT 形成危险分级和 Wells 评分（表 8-4-1）；② Wells 评分＜ 2 分的患者，检测 D- 二聚体，如正常，可排除 DVT；如异

常，进行加压超声探查及各项相关检查；③Wells 评分≥2 分的患者，直接进行加压超声探查及各项相关检查。老年髋部骨折患者 Wells 评分多>2 分，需要积极筛查和预防 DVT。

表 8-4-1 Wells 评分表

临床表现及病史	评分（分）
既往深静脉血栓形成	1
下肢瘫痪或近期下肢石膏制动	1
卧床超过 3 天，或 12 周内接受过大手术	1
沿深静脉走行有局部压痛	1
下肢肿胀	1
两侧胫骨结节下 10 cm 处周径之差>3 cm	1
患侧小腿指陷性水肿	1
进展期癌症	1
可做出非深静脉血栓形成的其他诊断	-2

建议采用 DVT 基本预防措施，包括抬高患肢、适度补液、避免脱水、控制血糖及血脂等。物理预防方法包括足底静脉泵、间歇充气加压装置、梯度压力弹力袜等，患者入院后尽早在整个围术期穿戴弹力袜。急性下肢深静脉血栓的患者，不建议常规使用弹力袜预防血栓后综合征。

术前药物预防主要包括采用低分子量肝素和普通肝素皮下注射；其使用方便，较安全，可根据体重调整剂量，严重出血并发症出现较少，一般无须常规监测凝血功能变化；给药分为治疗剂量 [如皮下注射依诺肝素 1 mg/kg，1 天 2 次，或 1.5 mg/kg，每天 1 次；皮下注射肝素 100 IU/kg，1 天 2 次，或 200 IU/kg，每天 1 次；皮下注射肝素 175 IU/kg，每天 1 次；静脉注射普通肝素至活化部分凝血活酶时间（APTT）延长 1.5～2.0 倍] 和预防剂量（如皮下注射依诺肝素 30 mg，1 天 2 次，或 40 mg，每天 1 次；皮下注射低分子量肝素肝素 5 000 IU，每天 1 次，静脉注射普通肝素 5 000～7 500 IU，1 天 2 次）。建议治疗剂量用于既往有静脉血栓栓塞病史或动脉血栓病史患者预防，预防剂量用于预防术后深静脉血栓形成。建议预防剂量低分子量肝素使用至术前 12 小时停用；术前 24 小时需停用治疗剂量低分子肝素，术前 4～6 小时停用静脉输注的治疗剂量普通肝素。

止血药物的应用方面，一定要针对患者自身的特点及肝肾功等检查结果合理选用止血药物，以期达到最好的临床收益，必要时输注血小板及血浆成分如新鲜冰冻血浆和冷沉淀。在实际操作中需合理地选用抗凝与止血药物，取得二者间的平衡，达到既能降低血栓形成风险，又能减少围手术期出血的目的，从而实现最好的临床预期治疗目标。

术后患者应常规抗凝，常用方法包括：①低分子量肝素：术后防治 DVT 和肺栓塞的首选药物。预防剂量于术后 12 小时后（对于延迟拔除硬膜外腔导管的患者，应在拔管 2～4 小时后）恢复使用；治疗剂量于术后 24 小时恢复使用，出血风险高者术后 48～72 小时再恢复使用。②Xa 因子抑制剂：用于肝素诱发的血小板减少症，其治疗剂量较稳定，无须常规监测。与低分子量肝素相比，Xa 因子抑制剂能显著减少静脉血栓的发生，且不增加出血风险。主要用于术后抗凝。间接 Xa 因子抑制剂（磺达肝癸钠）安全性与依诺肝素相似，术后 6～24 小时后（对于延迟拔除硬膜外腔导管的患者，应在拔管 2～4 小时后）应用；直接 Xa 因子抑制剂（利伐沙班）：可以口服，与药物及食物相互作用少，应用方便；术后 6～10 小时后（对于延迟拔除硬膜外腔导管的患者，应在拔管 6～10 小时后）应用。③维生素 K 拮抗剂：价格低廉，可用于下肢深静脉血栓形成的长期预防。其主要缺点为治疗剂量个体差异大，易受药物及食物影响。术后 12～24 小时恢复华法林抗凝，术后使用时应监测国际标准化比值，目标为 2.5，范围控制在 2.0～3.0。建议术后抗凝治疗维持时间为 10～14 天，最好维持至 35 天。

当出血风险降低后，建议应用药物替代机械性血栓预防措施，或与机械性血栓预防措施联合应用。对于拒绝注射的患者，建议使用利伐沙班，利伐沙班给药前无须胃肠外抗凝。对于药物和器械抗血栓预防均有禁忌证的患者，不建议使用下腔静脉过滤器作为初级预防。高危患者（近端深静脉血栓形成或肺栓塞），建议延长抗凝至术后 3 个月或更久，其间不要轻易更换抗凝药物，并要注意随访；非肿瘤患者长期抗凝效果依次为利伐沙班>维生素 K 拮抗剂>低分子量肝素；肿瘤患者长期抗凝效果低分子量肝素>维生素 K 拮抗剂和利伐沙班。对于下肢远端多条静脉血栓、近端深静脉血栓无法进行抗凝溶栓治疗，且近期确实需要接受手术的患者，建议术前使用临时性下腔静脉滤器（过滤网），以减少并发症发生，但应尽早取出，以减少术后 DVT 风险。严重肾损害患者不适合使用低分子量肝素和磺达肝癸钠。

第五节　抗骨质疏松治疗

髋部骨折往往与高发病率、死亡率以及沉重的经济负担相联系，也是再次骨折的一个主要危险因素。因此加强老年髋部骨折患者的抗骨质疏松治疗及预防再次骨折成为提高该类人群生活质量的必要和关键，其中均衡的营养、补充钙和维生素 D 是基础，及早进行抗骨质疏松药物治疗是关键，而消除骨质疏松的继发原因、治疗并存疾病、适当的锻炼及防止跌倒则是重要的补充。总之，加强老年骨质疏松的多学科综合管理能够获得很好的临床效果。

在髋部骨折患者中支持抗骨质疏松最令人信服的证据是唑来膦酸（双膦酸盐）治疗，使用后可减少老年患者骨折的风险。抗骨质疏松治疗是否对骨折愈合产生影响是骨科医生最为关注的重点之一，特别是关于抑制骨的双膦酸盐类药物。雷洛昔芬与雌激素对骨折愈合没有明显影响。

目前尚没有任何临床证据显示双膦酸盐治疗中存在骨折愈合受损的风险。尽管在动物模型的研究结果不能外推人类，抗骨质疏松药物治疗骨折愈合几乎没有什么负面影响。因此专家们建议二级预防应该于脆性骨折后尽快实施。

髋部骨折是所有骨折中并发症率及死亡率最高的骨折之一，其一年死亡率高达 15%～25%。而髋部骨折后开始抗骨质疏松药物治疗能够减少死亡率。在一项平均 1.9 年的随访中，积极治疗组死亡率降低 28%。其他抗骨质疏松的药物试验都没有发现有明显死亡率的差异，一个大于 40 000 例、关于五剂（阿仑膦酸，膦酸，雷奈酸锶，唑来膦酸，狄诺塞麦）的十个随机对照研究试验系统分析的结果表明，治疗骨质疏松症能够使相关死亡率有一个 10% 的显著减少。这种减少是在老年人以及脆弱的患者的研究中观察到的。可见治疗骨质疏松症使生存获益且没有明显的副作用，我们要积极提倡在髋部骨折患者中早期进行抗骨质疏松治疗。

老年髋部骨折作为最常见的骨质疏松性骨折，术后抗骨质疏松药物治疗仍存在很大不足，临床工作中需提高对骨质疏松及抗骨质疏松药物治疗的认识度。在临床治疗老年髋部骨折患者时，临床医师要根据患者情况综合评定，制订个体化、系统化的术后抗骨质疏松药物治疗方案，还应保证治疗的长期有效化以提高诊治的效果。

第六节　功能评分

髋关节功能评分主要用于：①评估患者手术前髋关节情况，决定治疗方案；②评估患者术后髋关节状态及手术结局；③在患者的定期、全面随访时，可指导患者术后康复，及时发现和治疗髋关节隐患；④研究者进行长期随访和研究时收集和分析数据时发现，手术前后对髋关节功能评估时，医生和患者的侧重点不同。医生主要根据临床症状、体征以及相应的影像学检查进行评估，而患者则主要根据自我感觉进行评估。

目前髋关节功能评估方法众多，主要分为以医生为中心和以患者为中心的疗效评价体系。前者主要包括：Harris 髋关节功能评分、Charnley 评分、Mayo 评分和我国的"北京方案"和"北戴河标准"等。后者可分为 3 个类别，包括：①特定疾病评估问卷，如西安大略和麦克马斯特大学（WOMAC）骨关节炎指

数、老年髋部骨折功能恢复量表等；②特定干预调查问卷，如牛津髋关节量表（OHS）；③通用调查问卷，如 SF-36。

一、髋关节功能评分

20 世纪五六十年代，Shepherd 与 Larson 先后提出早期的髋关节疾病疗效评估方案，其主要针对髋部骨折、髋关节炎、髋关节脱位等疾病。此后，Harris 发现了其不足之处：Shepherd 方案缺乏完整的功能评价，且不适用于同一疾病不同患者间及同一患者不同时期的相互对比；Larson 方案适用于关节置换疗效的评价，但在其他髋关节疾病评估时缺乏敏感性。1969 年，Harris 提出了髋关节功能评估方法（Harris hip score，HHS）。HHS 综合 Shepherd 方案和 Larson

方案的优点，但更简易、实用，其内容包括疼痛（44分）、功能（47分）、关节活动度（5分）、畸形（4分）4个方面的评估，总分为100分。HHS强调疼痛和功能的重要性，广泛应用于人工髋关节置换、髋部疾病保守治疗及其他手术术后的疗效评价中。尽管HHS应用广泛，但也有其不足。该评估方法是对疼痛、功能、畸形、关节活动4项指标的综合计分，评价结果为总分制，不能直观反映髋关节在疼痛、功能和关节活动度方面的改善情况。分项评定在术后康复指导、及时发现髋关节隐患方面尤为重要，而总分制对临床工作会产生误导。另外，该评分在关节活动度方面的计分方式相对复杂，患者记录的功能状态与实际测量的活动能力并不一致，部分评估结果有较大偏差。因此，国外学者对HHS的体格检查项目进行改良，建立了以患者为中心的HHS。此外，HHS的部分度量标准在不同国家和地区的适用性较差。

姓名：_____ 性别：_____ 年龄：_____ 床号：_____ 住院号：_____ 电话：_____

诊断：_____

通讯地址：_____

项目	得分	项目	得分
Ⅰ. 疼痛		功能活动	
无 （44）		（1）上楼梯	
轻微 （40）		正常 （4）	
轻度，偶服止痛药 （30）		正常，需扶楼梯 （2）	
轻度，常服止痛药 （20）		勉强上楼 （1）	
重度，活动受限 （10）		不能上楼 （0）	
不能活动 （0）		（2）穿袜子，系鞋带	
Ⅱ. 功能		容易 （4）	
步态		困难 （2）	
（1）跛行		不能 （0）	
无 （11）		（3）坐椅子	
轻度 （8）		任何角度坐椅子，大于	
中度 （5）		1个小时 （5）	
重度 （0）		高椅子坐半个小时以上 （3）	
不能行走 （0）		坐椅子不能超过半小时 （0）	
（2）行走时辅助		上公共交通 （1）	
不用 （11）		不能上公共交通 （0）	
长距离用一个手杖 （7）		**Ⅲ. 畸形 （4）**	
全部时间用一个手杖 （5）		具备下述四条：	
拐杖 （4）		固定内收畸形 < 10º	
2个手杖 （2）		固定内旋畸形 < 10º	
2个拐杖 （0）		肢体短缩 <	
不能行走 （0）		固定屈曲畸形 < 30º	
（3）行走距离		**Ⅳ. 活动度（屈＋展＋收＋内旋＋外旋）**	
不受限 （11）		210º ～ 300º （5）	
1公里以上 （8）		160º ～ 209º （4）	
500米左右 （5）		100º ～ 159º （3）	
室内活动 （2）		60º ～ 99º （2）	
卧床或坐椅 （0）		30º ～ 59º （1）	
		0º ～ 29º （0）	

共得分：_____ 测定者：_____ 测定时间：_____

二、Charnley 评分

对侧髋关节的条件和同时存在的其他疾病可能影响全髋关节置换术后的功能恢复。Charnley 等基于这一观点，于 1927 年提出 Charnley 评分标准并得到广泛认可（图 8-6-1）。该评分包括疼痛、行走能力和活动度 3 项，每项 6 分，根据行走能力对患者进行分层，主要用于髋关节置换术后疗效的评估，得分越低者症状越重。Charnley 评分有较好的信度和效度，在欧洲最为常用。Charnley 评分简单方便，等级评分易于记忆和使用，按行走能力分级对单双侧患者评估具有重要的指导意义。但 Charnley 评分的项目无轻重差异，可能无法准确客观地反映患者的康复情况。

三、Mayo 评分

1985 年，Mayo 评分被提出，其主要用于评估髋关节置换术的治疗结果。临床评价指标包括疼痛 40 分、功能 20 分、运动和肌力 20 分，共 80 分；影像学评价指标主要观察骨、骨水泥、假体各界面间 X 线透亮区的大小，占 20 分。Mayo 评分重视影像学指

标，这使得评价更加全面、准确。同时，Mayo 评分注重患者完成日常生活的能力，无须测量关节活动范围，不需要专用的检查工具，可由医生或者患者独立完成，这使远程随访（信件调查）替代门诊随访成为可能。但是，Mayo 评分对患者依从性要求较高。

四、我国髋关节功能评分方法

1982 年提出的"北京方案"（表 8-6-1）以关节疼痛、功能和活动度为主要评估项目，每项分为 6 级，每级记 1 分，6 级最好，1 级最差，疗效总评定由很差至优良分为 6 级。"北京方案"主要应用于股骨头缺血性坏死和髋关节置换疗效的评估。戴尅戎等将"北京方案"与 HHS、Charnley 评分进行比较，提出，评估前将患者按 Charnley 评分的分类是有意义的。"北京方案"在评估有伴发疾病的患者时可靠性较差，较难精确反映髋关节的真实功能情况，这可能与评分方法相关，需要调整。

1993 年提出的"北戴河标准"对"北京方案"进行了适当修改。该标准包括疼痛、生活能力、关节活动度和行走距离 4 项指标，采用 6 级计分法，总分

Charnley 髋关节功能评分标准

Charnley 标准尤其在欧洲较为常用，它所考评的内容主要有疼痛、运动和行走功能三项，每项 6 分。Charnley 将患者分为三类：A 类，患者仅单侧髋关节受累，无其他影响患者行走能力的伴发疾病；B 类，双侧髋关节均受累；C 类，患者有其他影响行走能力的疾病，如类风湿关节炎、偏瘫、衰老及严重的心肺疾病。Charnley 认为 A 类或进行双髋关节置换术的 B 类患者适于进行三项指标的全面考评，而仅行单侧髋置换术的 B 类患者和所有 C 类患者，只适合疼痛和活动范围的评估，对其行走能力的评定应综合考虑，这些患者由于其他疾病的影响，术后行走功能会受到限制，不能据此说明人工髋关节置换术效果的好坏。

人工全髋关节置换疗效评定 Charnley 标准

分级	疼痛	功能	活动度
1	自发性严重疼痛	卧床不起或需轮椅	0°～30°
2	试图起步时即感严重疼痛，拒绝一切活动	常需单拐或双拐行走，时间距离均有限	30°～60°
3	疼痛能耐受，可有限活动有夜间痛或检查时疼痛	常需单拐，有明显跛行，长距离行走时跛行显著	60°～100°
4	痛仅在某些活动时出现，休息后减轻	单杖可长距离行走，无杖受限，中度跛行	100°～160°
5	疼痛轻微或间歇性，起步时疼痛，活动后减轻	无杖行走，轻度跛行	160°～210°
6	无痛	步态正常	＞120°

注：①活动度为内收、外展、屈曲、后伸、内旋、外旋 6 个方向活动角度的总和；②6 级为优；5 级为良。3 级或 4 级为可，1 级或 2 级为差

（摘自：蒋协远，三大伟. 骨科临床疗效评价标准. 北京：人民卫生出版社，2005：134-135.）

图 8-6-1　Charnley 评分

表 8-6-1　我国髋关节置换效果评定标准（1982）——北京方案

疼痛			关节功能					
分级	程度	服止痛剂	行走距离步态	手杖	坐蹲	上下台阶或上下楼	生活自立，包括穿鞋袜、剪趾甲	关节活动度*
6	无痛	不用	长距离行走不跛	不用	坐蹲自如	自如	完全独立	211° 以上
5	活动后偶有轻微疼痛	不用	长距离行走稍跛	不用	可以蹲下坐的很好	不扶扶手	困难可以克服	161°～210°
4	活动后疼痛稍重	偶服缓和止痛剂	室内行走良好室外短距离	单手杖	不能蹲下可以坐直	要靠扶手	除剪趾甲外自己有办法进行	101°～160°
3	限制活动但可忍受	常服缓和止痛剂	单拐或双手杖	行走明显受限	不能蹲下坐椅子边上	上下国难	除剪趾甲外自己可以勉强作	61°～100°
2	稍活动感疼痛严重	偶服强烈止痛剂	室内行走明显受限	双拐	不能坐下椅子边上坐不久	不能	靠人帮忙	31°～60°
1	卧位不能活动	常服强烈止痛剂	卧床或坐轮椅	不能走	卧床	不能	不能	0°～30°

* 内收、外展、屈曲、后伸、内旋、外旋六个方向活动角度总和

评定方法：按表所列，将临床所见结果分为三项，即疼痛、功能、活动度。每项分为 6 级，1 级最差，记 1 分，6 级最好，记 6 分；其余类推。结果最好的为 6、6、6，总数是 18 分；最差为 1、1、1，总数是 3 分。根据各种不同情况，也可以为 5、4、5 或 4、5、4 等。上述三项中，活动度为单一项目，而疼痛与功能项目中有 2 个或 3 个分项。计算时可采取各分项的平均值，凡高过 5 就归入 6 级，高过 4 的归入 5 级，依此类推。

疗效总评定：分为 6 级：优良（6 级）16～18 分　很好（5 级）13～15 分　好（4 级）10～12 分　尚可（3 级）7～9 分　差（2 级）4～6 分　很差（1 级）3 分

100 分，并增加 X 线评定标准为附加项目。在我国，"北戴河标准"主要应用于股骨头缺血性坏死和髋关节置换疗效的评估。"北戴河标准"提高疼痛权重并降低关节活动度权重是有意义的，在反映髋关节实际情况上更为可靠。

五、以患者为中心的评估体系

以患者为中心的评估体系是一种基于患者自身感觉及日常生活的评价体系，其适应现代生物—心理—社会医学模式，在临床上的应用已较为广泛。

（一）WOMAC 骨关节炎指数

Bellamy 等于 1988 年提出专门针对髋关节炎及髋部疾病治疗评价的评分系统，其量表分为疼痛、僵直、躯体功能 3 个维度，共计 24 个条目。其中疼痛 5 条，僵直 2 条，躯体功能 17 条，包含了整个骨关节炎的基本症状和体征。作为最常用的特定疾病的评估问卷，WOMAC 骨关节炎指数在关节疼痛和功能方面的指标内容可以很好地反映及评价关节置换术后的改善情况，对于骨关节炎患者的评估也有较高的可靠性和有效性，且容易使用，一般可在 10min 内完成，但是需要患者有较高的依从性。该问卷在评估绝大部分髋关节及膝关节疾病方面是可靠的。但在用于青年人群时，因存在天花板效应，该评分可能需要改良。

（二）老年髋部骨折功能恢复量表

Zuckerman 等于 2000 年提出一个针对老年髋部骨折由患者自我评定的日常生活功能恢复量表，主要包括基本日常生活项目、工具日常生活活动项目、行走项目等 3 大类，总分为 100 分。该量表的特殊之处是在预实验中对疼痛、上楼梯等指标进行了修正与删除，改良后的量表被证实仍拥有较好的结构和效力。量表侧重患者行走能力的恢复程度，更加简洁，应答率较高，适合于老年人群。

（三）特定干预调查问卷

OHS 是 1996 年由 Dawson 等提出的关节功能评估量表，内容为日常行为相关的生理功能问题。该量表主要包括疼痛、功能、步行能力和工作等 4 个方面，总分越低，髋关节功能越好。该评分主要由患者本人自行选择，是目前较常用的髋部量表之一，有较好的有效性及可靠性，在关节评分中敏感性及可靠性均良好，对于关节翻修的患者，OHS 的评分

更加敏感。

（四）通用调查问卷

SF-36 量表是最受欢迎的通用问卷之一，现已广泛用于内外科疾病的结果评估。SF-36 量表涵盖患者满意度的各个方面，评价项目包括健康相关生命质量的 8 个方面：生理功能、生理职能、躯体疼痛、总体健康、活力、社会功能、情感职能、精神健康。此外，评价项目还包括健康变化，用于评价过去 1 年内的健康改变。SF-36 量表在各国均有较好的信度和效度，对全髋关节置换患者疗效评估的有效性和可靠性已被证实，但是，SF-36 量表存在轻微的"地板效应"和"天花板效应"。

参考文献

[1] 江志伟，李宁，黎介寿. 快速康复外科的概念及临床意义. 中国实用外科杂志，2007，27（2）：131-133.

[2] Wilmore DW，Kehlet H. Management of patients in fast track surgery. BMJ，2001，322（7284）：473-476.

[3] Weller I，Wai EK，Jaglal S，et al.The effect of hospital type and surgical delay on mortality after surgery for hip fracture. J Bone Joint Surg Br，2005，87（3）：361-366.

[4] Eriksson M，Kelly-Pettersson P，Stark A，et al. 'Straight to bed' for hip-fracture patients：a prospective observational cohort study of two fast-track systems in 415 hips. Injury，2012，43（12）：2126-2131.

[5] Kosy JD，Blackshaw R，Swart M，et al. Fractured neck of femur patient care improved by simulated fast-track system. J Orthop Traumatol，2013，14（3）：165-170.

[6] Louw A，Diener I，Butler DS，et al. Preoperative education addressing postoperative pain in total joint arthroplasty：review of content and educational delivery methods. Physiother Theory Pract，2013，29（3）：175-194.

[7] Aydin D，Klit J，Jacobsen S，et al. No major effects of preoperative education in patients undergoing hip or knee replacement—asystematic review. Dan Med J，2015，62（7）.

[8] Husted H，Holm G. Fast track in total hip and knee arthroplasty—experiences from Hvidovre University Hospital，Denmark. Injury，2006，37 Suppl 5：S31-35.

[9] Jin F，Chung F. Multimodal analgesia for postoperative pain control. J Clin Anesth，2001，13（7）：524-539.

[10] Lobo DN，Bostock KA，Neal KR，et al. Effect of salt and water balance on recovery of gastrointestinal function after elective colonic resection：a randomised controlled trial. Lancet，2002，359（9320）：1812-1818.

[11] Jans Ø，Jørgensen C，Kehlet H，et al. Role of preoperative anemia for risk of transfusion and postoperative morbidity in fast-track hip and knee arthroplasty. Transfusion，2014，54（3）：717-726.

[12] Husted H，Lunn TH，Troelsen A，et al. Why still in hospital after fast-track hip and knee arthroplasty？Acta Orthop，2011，82（6）：679-684.

[13] 中华医学会麻醉学分会老年人麻醉学组，中华医学会麻醉学分会骨科麻醉学组. 中国老年髋部骨折患者麻醉及围术期管理指导意见. 中华医学杂志，2017，97（12）：897-905.

[14] 中华医学会麻醉学分会老年人麻醉学组，中华医学会麻醉学分会骨科麻醉学组. 中国老年髋部骨折患者麻醉及围术期管理指导意见. 中华医学杂志，2017，97（12）：897-905.

[15] 中华医学会麻醉学分会老年人麻醉与围术期管理学组，国家老年疾病临床医学研究中心，国家老年麻醉联盟. 中国老年患者围手术期麻醉管理指导意见（2020 年版）（四）. 中华医学杂志，2020，100（35）：2736-2757.

[16] 中华医学会麻醉学分会老年人麻醉与围术期管理学组，国家老年疾病临床医学研究中心，国家老年麻醉联盟. 中国老年患者围手术期麻醉管理指导意见（2020 年版）（三）. 中华医学杂志，2020，100（34）：2645-2651.

[17] 中华医学会麻醉学分会老年人麻醉与围术期管理学组，国家老年疾病临床医学研究中心，国家老年麻醉联盟. 中国老年患者围手术期麻醉管理指导意见（2020 年版）（二）. 中华医学杂志，2020，100（33）：2565-2578.

[18] 中华医学会麻醉学分会老年人麻醉与围术期管理学组，国家老年疾病临床医学研究中心，国家老年麻醉联盟. 中国老年患者围手术期麻醉管理指

导意见（2020 年版）（一）. 中华医学杂志，2020，100（31）：2404-2415.

[19] McDaid C，Maund E，Rice S，et al. Paracetamol and selective and non-selective non-steroidal anti-inflammatory drugs（NSAIDs）for the reduction of morphine-related side effects after major surgery：a systematic review. Health technol Assess，2010，14（17）：1-153.

[20] Jack NT，Liem EB，Vonhögen LH. Use of a stimulating catheter for total knee replacement surgery：preliminary results. Br J Anaesth，2005，95（2）：250-254.

[21] Skinner HB. Multimodal acute pain management [J]. Am J Orthop，2004，33（5 Suppl）：5-9.

[22] Young A，Buvanendran A. Recent advances in multimodal analgesia. Anesthesiol Clin，2012，30（1）：91-100.

[23] 袁志峰，徐文清，石姗. 多模式镇痛技术在髋关节置换术围手术期中的应用. 中国骨与关节损伤杂志，2012，27（6）：517-518.

[24] Baharuddin KA，Rahman NH，Wahab SF，et al. Intravenous parecoxib sodium as an analgesic alternative to morphine in acute trauma pain in the emergency department. Int J Emerg Med，2014，7（1）：2.

[25] Kang SH，Byun IY，Kim JH，et al. Three-dimensional analysis of maxillary anatomic landmarks for greater palatine nerve block anesthesia. J Craniofac Surg，2012，23（3）：e199-e202.

[26] 李晖，李清，杨风顺，等. 多模式镇痛对老年髋部骨折术后谵妄影响的研究. 中华骨科杂志，2013，33（7）：736-740.

[27] Farr J，Jaggers R，Lewis H，et al. Evidence-based approach of treatment options for postoperative knee pain. Phys Sportsmed，2014，42（2）：58-70.

[28] Thienpont E. Does advanced cryotherapy reduce pain and narcotic consumption after knee arthroplasty. Clin Orthop Relat Res，2014，472（11）：3417-3423.

[29] 王秀丽，王庚，冯泽国，等. 围手术期深静脉血栓/肺动脉血栓栓塞症的诊断、预防与治疗专家共识// 中华医学会麻醉学分会. 中国麻醉学指南与专家共识. 北京：人民卫生出版社，2017.

[30] Kearon C，Akl E A，Ornelas J，et al. Antithrombotic Therapy for VTE Disease：CHEST Guideline and Expert Panel Report. Chest，2016，149（2）：315-352.

[31] Falck-Ytter Y，Francis C W，Johanson N A，et al. Prevention of VTE in orthopedic surgery patients：Antithrombotic Therapy and Prevention of Thrombosis，9th ed：American College of Chest Physicians Evidence-Based Clinical Practice Guidelines. Chest，2012，141（2）：e278S-325S.

[32] Lyles KW，Co16 13. -Emeric CS，Magaziner JS，et al. Zoledronic acid in reducing clinical fracture and mortality after hip fracture. N Engl J Med，2007，357：1799-1809.

[33] Khosla S，Am in S，Orwoll E. Osteoporosis in men [J]. Endocr Rev，2008，29：441-464.

[34] 徐峰，袁凯旋，陈圣宝，等. 髋关节功能评分研究进展. 国际骨科学杂志，2018，39（3）：141-144.

[35] Ware J. The MOS-36-item short-from health survey（SF-36）. Med Care，1992，30.

（郑　江　李开南）

中英文专业词汇索引